T0351936

ON ASTHMA

VOLUME 2

◆

THE MEDICAL WORKS
OF MOSES MAIMONIDES

Medical Aphorisms: Treatises 1–5

Medical Aphorisms: Treatises 6–9

On Asthma

On Asthma, Volume 2

◆   ◆   ◆

Forthcoming Titles

Abridgments of the Works of Galen

Commentary on Hippocrates' Aphorisms

Medical Aphorisms: Treatises 10–15

Medical Aphorisms: Treatises 16–21

Medical Aphorisms: Treatises 22–25

Medical Aphorisms: Indexes and Glossaries

On Coitus

On Hemorrhoids

On Poisons and the Protection against Lethal Drugs

The Regimen of Health

*This publication was funded through the support
of the U.S. Congress and the Library of Congress*

Maimonides

On Asthma
Volume 2

*Critical Editions of Medieval Hebrew
and Latin Translations by*

Gerrit Bos and Michael R. McVaugh

◆ ◆ ◆

PART OF THE MEDICAL WORKS
OF MOSES MAIMONIDES

Brigham Young University Press ◆ *Provo, Utah* ◆ *2008*

LIBRARY OF CONGRESS CATALOGUING-IN-PUBLICATION DATA

A catalogue record for this book has been requested

PRINTED IN THE UNITED STATES OF AMERICA.

1 2 3 4 5 6 7 8 9   14 13 12 11 10 09 08

First Edition

To Hermann Kroner (1870–1930)

Pioneering Editor of Maimonides' Medical Works

Contents

Sigla and Abbreviations for Latin Editions

Manuscripts

C	MS Cambridge, Gonville and Caius College 178/211, fols. 130r–165r
Pe	MS Cambridge, Peterhouse 101, IV, fols. 1r–11r
T	MS Torino, Bibl. Naz. I.iii.35, fols. 67rb–75ra
H	MS Jerusalem, Jewish National and University Library 2o FR. R 571–576, 30va–44vb
M	Munich, CLM 77, fols. 71rb–76vb

Abbreviations

add.	addidit
Ar.	Arabice, in the Arabic text
corr.	correxit
eras.	erased
del.	delevit
Heb.	Hebraice
iter.	iteravit
ins.	inseruit
lac.	lacuna
m. rec.	manu recentiori
mg.	margine
om.	omisit
scrips.	scripsi, scripsit
tr.	transposuit or transtulit

Other Symbols

(?)	unclear reading
***	passages in **T** that are too fragmentary to reconstruct or places where comparison with the Arabic suggests a portion of the Latin is missing
[ ]	words or letters missing or illegible in the original

Italics and italics within parentheses are glosses by the translator.

Sigla and Abbreviations for Hebrew Editions

Benveniste Manuscripts

ג   Paris, BN héb. 1173, 2, fols. 92b–112

¹ג   Note in the margin of ג

פ   Parma, Biblioteca Palatina 2643, De Rossi 1280, Richler 1519, fols. 1a–38b

¹פ   Note in the margin of פ

ב   Paris, BN héb. 1175, 1, fols. 1a–44b

¹ב   Note in the margin of ב

ק   Moscow, Rossiiskii Gosudarstvennyi voennyi arkhiv fond 707 opis 1 no. 209, fols. 1a–8b

¹ק   Note in the margin of ק

ס   Paris, BN héb. 1176, 1, fols. 1a–11a

Shatibi Manuscripts

מ   Munich, Bayerische Staatsbibliothek 280; fols. 5a–37b

ה   Berlin, Staatsbibliothek Preussischer Kulturbesitz Qu. 836; fols. 66a–92b

¹ה   Note in the margin of ה

²ה   Note above the line in ה

Anonymous Manuscripts

א   MS Jerusalem, The National and University Library, Heb. 803941, fols. 20a–78b

¹א   Note in the margin of א

²א   Note above the line in א

Arabic Manuscripts

J   New York, JTS, 2729, fols. 8a–11a

N   New York, JTS, 9069, fols. 3a–8b

P   Paris, BN, héb. 1211, fols.1a–160b

Hebrew Editions

A   Anonymous translation
B   Translation Benveniste
S   Translation Shabiti
M   Edition Muntner (in Benveniste)

Arabic Editions

k   edition Kroner

Abbreviations and Symbols

[...]	seclusion of text: conjectural deletion
< ... >	conjectural addition
(!)	corrupt reading
(?)	doubtful reading
ditt.	dittography
om.	omitted in
add.	added in
inv.	inverted in
del.	deleted in
corr.	corrected in

Transliteration and Citation Style

Transliterations from Arabic and Hebrew follow the romanization tables established by the American Library Association and the Library of Congress (*ALA-LC Romanization Tables: Transliteration Schemes for Non-Roman Scripts*. Compiled and edited by Randall K. Barry. Washington, D.C.: Library of Congress, 1997; available on-line at www.loc.gov/cat dir/cpso/roman.html).

Passages from *Asthma* are referenced by chapter and paragraph number (e.g., 3.12). Maimonides' introduction is designated as treatise 0.

Foreword

Brigham Young University and its Middle Eastern Texts Initiative are pleased to sponsor and publish the Medical Works of Moses Maimonides. The texts that appear in this series are among the cultural treasures of the world, representing as they do the medieval efflorescence of Arabic-Islamic civilization—a civilization in which works of impressive intellectual stature were composed not only by Muslims but also by Christians, Jews, and others in a quest for knowledge that transcended religious and ethnic boundaries. Together they not only preserved the best of Greek thought but enhanced it, added to it, and built upon it a corpus of scientific and philosophical understanding that is properly the inheritance of all the peoples of the world.

As an institution of The Church of Jesus Christ of Latter-day Saints, Brigham Young University is honored to collaborate with Gerrit Bos and other members of the academic community in bringing this series to fruition, making these texts available to many for the first time. In doing so, we at the Middle Eastern Texts Initiative hope to serve our fellow human beings of all creeds and cultures. We also follow the admonition of our own religious tradition, to "seek . . . out of the best books words of wisdom," believing, indeed, that "the glory of God is intelligence."

—DANIEL C. PETERSON
—D. MORGAN DAVIS

Preface

The current volume—Maimonides, *On Asthma, Volume 2*—is the companion to an earlier volume which contained only the Arabic text and English translation of this treatise. It supplements that first volume by providing critical editions of all three surviving Hebrew translations of Maimonides' work: one allegedly prepared by the fourteenth-century physician Samuel Benveniste, who served Don Manuel, brother of King Pedro IV of Aragon; a second by Joshua Shatibi from Játiva (Xátiva) between the years 1379 and 1390, for the referendary Fernán Díaz of Toledo at the court of King Juan II of Castile; and a third by an anonymous translator, perhaps in the thirteenth century. The volume also contains critical editions by Michael McVaugh of the two medieval Latin translations of Maimonides' treatise, one probably made by Giovanni da Capua at Rome c. 1300 and the other begun by Armengaud Blaise in Montpellier in 1294 but completed eight years later. It concludes with a section of addenda and corrigenda.

This volume is part of a project initiated at University College London, sponsored by the Wellcome Trust, and now proceeding at the Martin Buber Institute for Jewish Studies at the University of Cologne with the financial support of the Deutsche Forschungsgemeinschaft. The project aims to provide critical editions in the original Arabic together with English translations of Maimonides' medical works that are still in manuscript. Where possible, it will also supply editions of their medieval Hebrew and Latin translations. Thus, it includes *On Asthma* (volume 1 in print); *Medical Aphorisms: Treatises 1–5* (in print); *Medical Aphorisms: Treatises 6–9* (in print); *On Asthma, Volume 2; Commentary on Hippocrates' Aphorisms; On Poisons and the Protection against Lethal Drugs;* and *Abridgments of the Works of Galen*. At a later stage we will look closely at those works that have appeared in critical editions in the original Arabic in the past but now have to be revised in light of new manuscript findings: *On Hemorrhoids, On Coitus,* and *The Regimen of Health* (all previously edited by Kroner), and *On the Elucidation of Some Symptoms and the Response to Them.*

The series is published by the Middle Eastern Texts Initiative at Brigham Young University's Neal A. Maxwell Institute for Religious Scholarship. On this occasion I thank Professor Daniel C. Peterson, under whose direction this series has been prepared for publication, and his colleague, Dr. D. Morgan Davis, for their enthusiastic support of the project and dedication to it. Thanks are also due to Angela C. Barrionuevo and Jude Ogzewalla for their diligent editorial work. I thank Thaddaeus Ochs and Carsten Schliwski for their help in the preparation of this volume.

Introduction to the Latin Translations of Maimonides' *On Asthma*

The Translation by Armengaud Blaise

Maimonides' treatise *On Asthma* (*De asmate*) was twice translated into Latin in the Middle Ages. One of these translations was begun in Montpellier in 1294 by Armengaud Blaise, nephew of the better-known physician Arnau de Vilanova. It is known to exist in two Cambridge manuscripts: Peterhouse 101, IV, fols. 1r–11r, of the fourteenth century (**Pe**); and Gonville and Caius 178/211, fols. 130r–165r, of the fifteenth (**C**). The Peterhouse manuscript is made up of four sections, all of the late thirteenth or early fourteenth century (it was given to the college by the physician Richard de Outheby, active 1350–70 and dead before 1393).[1] The first section contains Gerard of Cremona's translation of Rhazes' *Liber ad Almansorem* and other works, but the remaining three sections all contain translations by Armengaud: his translation of Averroes' commentary on Avicenna's *Cantica*, made in 1284; of Maimonides' *De venenis*, completed in 1305 or 1307; and of *De asmate*. Gonville and Caius 178/211, composed of fourteenth- and fifteenth-century materials, came to the college from Roger Marchall (d. 1477). Besides *De asmate*, the codex contains the *Teisir* of Avenzoar with his antidotarium, anonymous treatises on poisons and theriac, Ferrarius's *On Fevers*, and Arnau de Vilanova's translation of Avicenna's *De viribus cordis*.[2]

I am grateful to Sahar Amer, Gerrit Bos, Charles Burnett, Federico Corriente, Tzvi Langermann, and Joseph Shatzmiller for their suggestions and corrections to successive drafts of this introduction.

1. Montague Rhodes James, *A Descriptive Catalogue of the Manuscripts in the Library of Peterhouse* (Cambridge: University Press, 1893), 117–19.

2. Montague Rhodes James, *A Descriptive Catalogue of the Manuscripts in the Library of Gonville and Caius College* (Cambridge: University Press, 1907–1908), 1:204–5; Linda Ehrsam Voigts, "A Doctor and His Books: The Manuscripts of Roger Marchall (d. 1477)," in Richard Beadle and A. J. Piper, eds., *New Science out of Old Books: Studies in Manuscripts and Early Printed Books in Honor of A. I. Doyle* (Aldershot, England: Scolar, 1995), 271.

A third copy of Armengaud's translation is contained in MS Torino, Biblioteca Nazionale I.iii.35, fols. 67rb–75ra, of 1469 (**T**). This third manuscript was severely damaged in the library's disastrous fire of 1904, but it has been restored as far as possible. The upper third of each leaf has lost much of its text to fire and water stains, but the lower two-thirds, though faded, are usually entirely legible. The text of *De asmate* as copied in **T** ends with the words "Quidam autem ex eis qui post ipsum," but the copyist continued with a portion of another text (a "collocutio didascalica super elementis catholice fidei") without calling attention to the sudden transition. A few leaves later, he continued with copies of other Maimonidean medical works: *De emorroidibus* (trans. Armengaud Blaise, c. 1300, fols. 77v–81) and *De regimine sanitatis* (fols. 81–88). The manuscript also contains another medical work ascribed there to Maimonides, entitled *Graduarium medicinarum simplicium*.[3]

Armengaud has long been hidden in his uncle Arnau's shadow, but in recent years a number of studies have allowed us to say more about his personality and career.[4] However, his activity as a scientific translator remains to be examined carefully. He is known to have translated five works besides *De asmate* and *De emorroidibus:*[5]

    1. Avicenna, *Cantica,* with Averroes' commentary: Montpellier, 1284, "ex arabico in latinum";

    2. Profachius [Jacob ben Machir], *Quadrans:* Montpellier, 1290, "ab hebreo in latinum" "secundum vocem eiusdem [Profatii]";

    3. Pseudo-Galen, *Yconomia:* Montpellier, "de arabico in latinum";

---

3. The manuscript was described by Piero Giacosa, *Magistri Salernitani nondum editi. Catalogo ragionato della Esposizione di storia della medicina aperta in Torino nel 1898* (Turin: Fratelli Bocca, 1901), 503–5; its present condition is described by Angelo Giacarria in *Manoscritti danneggiati nell'incendio del 1904: Mostra di recuperi e restauri* (Turin: Biblioteca nazionale universitaria de Torino, 1988), 69–71.

4. Michael R. McVaugh and Lola Ferre, eds. and trans., *The* Tabula antidotarii *of Armengaud Blaise and Its Hebrew Translation,* Transactions of the American Philosophical Society 90, pt. 6 (Philadelphia: American Philosophical Society, 2000); Michael R. McVaugh, "Armengaud Blaise as a Translator of Galen," in Edith Sylla and Michael McVaugh, eds., *Texts and Contexts in Ancient and Medieval Science: Studies on the Occasion of John E. Murdoch's Seventieth Birthday* (Leiden: Brill, 1997), 115–33; Michael R. McVaugh, "The Aphorisms of Armengaud Blaise," in C. De Backer, ed., *Cultuurhistorische Caleidoscoop: Angeboden aan Prof. Dr. Willy L. Braekman* (Ghent, Belgium: Stichting Mens en Kultuur, 1992), 415–19.

5. Armengaud's translations are listed conveniently in Ernest Wickersheimer, *Dictionnaire biographique des médecins en France au moyen âge* (Paris: Droz, 1936), 41.

4. Galen, *De cognitione propriorum defectuum et viciorum:* Montpellier, 1299, "de arabico in latinum";

5. Maimonides, *De venenis:* Barcelona, 1305 or 1307.

Scholarly opinion has been divided over whether Armengaud's translations from Arabic were done with the help of a collaborator or by himself alone. Only one of these translations has been given a modern critical edition, and in that case no Arabic or Hebrew version seems to have survived, so that up to now it has been impossible to make comparisons between his Latin and a possible original in another language.[6] But even on the basis of the colophons that provide the information summarized above, it is possible to make certain inferences. First, the fact that Armengaud is careful to specify that the *Quadrans* was translated from Hebrew suggests that he ought to be taken seriously when he says that the other works were translated from Arabic—this would include *De asmate*, which he says in his conclusion was "translated from Arabic to Latin in Montpellier . . . with the help of a trustworthy intermediary [*mediante fideli interprete*] in 1294 and published [*communicatus*] . . . in May 1302."[7]

By May 1302 Armengaud had established himself in Girona in Catalonia, across the Pyrenees from Montpellier;[8] here, it would seem, he polished and published the work he had drafted with an associate eight years before.

De asmate is the only one of Armengaud's translations from the Arabic to mention a collaborator, as though normally he worked alone. But if Armengaud (like his uncle Arnau) could read Arabic himself, what would have been left for the "trustworthy intermediary" to do? Profachius had evidently helped him put the Hebrew *Quadrans* into Latin, perhaps by reading it out to him in the vernacular so that he could render it into the scholarly language, but that should not have been the case here, since Armengaud specifies that *De asmate* was translated from

---

6. McVaugh, "Blaise as a Translator," is a study and edition of Armengaud's translation of Galen's *De cognitione propriorum defectuum et viciorum*.

7. "Translatus ab arabico in latinum apud Montem pessulanum a magistro Armengando Blazini, mediante fideli interprete, anno domini mo.cco.nonagesimo quarto et communicatus per eundem anno domini mo.ccc.ii in mense maii," p. 239.

8. Armengaud is already recorded as living in Girona in September 1296, and even after he had entered the service of Jaume II of Aragon (by 1301), his income from the king was usually paid out of the royal revenues from Girona, probably for ease of collection; McVaugh and Ferre, *Tabula antidotarii,* 1 and appendix 2.

Arabic. A passage late in the work (13.25) provides a suggestion, where Maimonides reports Galen as having said that when the Greeks were in doubt about a disease, they left it to nature, since "this sufficed them" (*hec sufficit eis*); to this Armengaud's text adds, "in alia translatione habetur, 'nam ipsa expellit eam omnino.'" This is one of a number of glosses inserted in the text that appear to be Armengaud's own comments, and it implies that he had more than one version of Maimonides' work before him when he prepared his Latin translation—indeed, one gloss implies that he may have drawn on as many as *three* different sources.[9] These different versions could have been in the Arabic language written in Arabic characters, as Maimonides' medical works appear originally to have been composed; or in Judeo-Arabic, the Arabic language written in Hebrew characters, like the version in MS Paris, BN heb. 1211 (which is the basis of Gerrit Bos's edition in volume 1 of the present work); or in Hebrew translated from Arabic (as we will see, there is some evidence that an Arabic-Hebrew translation already existed in Armengaud's day). Armengaud could presumably have read an Arabic version of *De asmate* himself, but if he had a second version written in Hebrew characters, a *fidelis interpres* would probably have been needed to help him with it, whether the underlying text was in Arabic or in Hebrew.[10]

In any case, signs of an Arabic prototype are not hard to find. Armengaud's Latin text attributes two transliterated words explicitly to an Arabic original—"spidebeg" (*isfīdabāj*) in 4.1, and "halevas" (*ḥalwāʾ*) in 3.10—and a number of other transliterations were plausibly drawn from Arabic as well: "helquebithe" (*al-khabīsa*) in 4.8 and "almuri" (*al-murrī*) in 3.9 and 4.4 still retain an Arabic rather than a Hebrew definite article; and the Arabic vocative or exclamatory particle *ya* seems to be preserved (as "ha") in 13.10, 18, and 33. Yet there are also occasional hints of a Hebrew version to be seen in his translation. One is the curious word "alibius" that Armengaud uses in 4.8 to translate *nashāʾ*, "starch": rather than a copyist's corruption of Latin *amidum*, it seems possible that this was a transliteration of Hebrew *chelev*—the same word that Samuel Benveniste used to render Maimonides' term in his Hebrew translation, dating from the first half of the fourteenth century.[11] Another is Armengaud's frequent reference to Hebrew as well as Arabic weights (see

---

9. In *De asmate* 12.6 (p. 181).
10. On the possible sources available to Armengaud, see also below, p. xxxvii.
11. See Benveniste's translation, p. 257.

below, p. xliii), which suggests that Hebrew as well as Arabic materials may have underlain the final Latin translation.

The Translation by Giovanni da Capua

The Evidence of the Textual Tradition

A second Latin translation of Maimonides' treatise on asthma is known from two manuscripts: Munich, CLM 77, fols. 71rb–76rb, copied in the 1380s (**M**), which presents an incomplete text; and Jerusalem, Jewish National and University Library, 2° FR. R 571–76, fols. 31v–45, of ca. 1450 (**H**), which contains the entire work. This translation is anonymous in both copies, and any suggestion as to its authorship needs to be based on a broad range of evidence, including a further consideration of the contents of those manuscripts. **M** contains four more translations of medical writings ascribed to Maimonides: *De regimine sanitatis* (with *De causis accidentium*) at fols. 60–66v; *De venenis* at fols. 66v–69v; *De emorroidibus* at fols. 69v–71; and, following *De asmate*, "De podagra al' de coytu" at fols. 79r–v. Fols. 77–78v are blank.[12] (The confusingly titled last of these works is not Maimonides' well-known treatise on coitus but an apparently otherwise unknown work on gout.) **H** also contains five Maimonidean medical texts: *De regimine sanitatis* (fols. 7–20), *De venenis* (fols. 20–26), *De emorroidibus* (fols. 26v–28v), *De coitu* (fols. 28v–30v), and *De asmate* (fols. 30v–44v).[13]

Three other manuscripts, though they do not include *De asmate* or *De coitu*, bring together the other three Maimonidean texts in the same order as **H**: *De regimine sanitatis*, then *De venenis*, and finally *De emorroidibus*. In MS Vienna, ÖNB 2280 (**W**), they are on fols. 89–95, 95–98, and 98–99v, respectively;[14] in MS Vatican City, Palat. lat. 1298, they are

---

12. Bayerische Staatsbibliothek, *Catalogus Codicum Latinorum Bibliothecae Regiae Monacensis*, vol. 1, pt. 1 (= *Catalogus Codicum Manu Scriptorum Bibliothecae Regiae Monacensis*, vol. 3, pt. 1) (Munich: sumptibus Bibliothecae Regiae, prostat in Libraria Regia Palmiana, 1892), 17. The catalogue says merely "Rabbi Moysis tractatus varii" without identifying the individual works.

13. Harry Friedenwald, *Jewish Luminaries in Medical History: A Catalogue of Works bearing on the Subject of the Jews and Medicine from the Private Library of Harry Friedenwald* (Baltimore: Johns Hopkins Press, 1946), 99–100.

14. Hofbibliothek (Austria), *Tabulae codicum manu scriptorum praeter Graecos et orientales in Bibliotheca Palatina Vindobonensi asservatorum* (Vienna: Venum dat C. Geroldi filius, 1868), 2:47.

on fols. 189–99, 199–204, and 204–6 (Maimonides' *Aphorisms* are also present at fols. 109–64);[15] and in MS Todi, Biblioteca comunale 53, they are on fols. 23–34, 34–39v, and 39v–42.[16] As a group, these five manuscripts provide evidence of what might be termed a "collection" of translations of Maimonidean medical works transmitted together since at least the later fourteenth century.

Like *De asmate*, the Latin translations of *De coitu* and *De venenis* in this collection are anonymous in all known manuscripts. *De regimine sanitatis* and *De emorroidibus*, however, carry ascriptions to a translator, and in fact to the same man: Giovanni da Capua, a physician active as a translator at the Roman court at the end of the thirteenth century. Giovanni affixed to many of his translations a common preface that gives some details of his life, explaining that he had converted early from Judaism to Christianity and had chosen to use his mastery of Hebrew to communicate knowledge written in that language.[17] This preface is attached to the Latin version of the *Regimen sanitatis* (addressed to Boniface VIII, pope from 1294 to 1303), and declares specifically that this work was translated "ab hebrayca lingua."[18] While the version of *De emorroidibus* in the "collection" does not carry Giovanni's preface, it closes with a statement that it had been translated by him "de hebraico

15. Ludwig Schuba, *Die medizinischen Handschriften der Codices Palatini Latini in der Vatikanischen Bibliothek*, Kataloge der Universitätsbibliothek Heidelberg 1 (Wiesbaden: Ludwig Reichert, 1981), 387–89.

16. Enrico Menestò, *Coluccio Salutati editi e inediti latini dal Ms. 53 della biblioteca comunale di Todi* (Todi, Italy: n.p., 1971), 82–83. Menestò's description in effect conflates the three works—it gives the incipit of *De regimine* and the explicit of *De emorroidibus*, but Dr. Görge Hasselhoff has examined the manuscript and confirmed that *De venenis* is sandwiched in between: Görge K. Hasselhoff, "The Reception of Maimonides in the Latin World: The Evidence of the Latin Translations in the 13th–15th Century," *Materia giudaica: bollettino dell'Associazione italiana per lo studio del giudaismo* 6, no. 2 (2001), 279.

17. See generally Agostino Paravicini Bagliani, *Medicina e scienze della natura alla corte dei papi nel duecento* (Spoleto, Italy: Centro italiano di studi sull'alto Medioevo, 1991), 258–61. Hasselhoff, "Reception of Maimonides," 277–78, gives the text of Giovanni's preface as attached to his translation of Maimonides' *De regimine sanitatis*, and an English translation of that version is given in Ariel Bar-Sela, Hebbel E. Hoff, and Elias Faris, eds. and trans., *Moses Maimonides' Two Treatises on the Regimen of Health: Fī tadbīr al-ṣiḥḥa and Maqāla fī bayān baʿḍ al-aʿrāḍ wa-al-jawāb ʿanhā*, Transactions of the American Philosophical Society, n.s., 54.4 (Philadelphia: American Philosophical Society, 1964), 11–12.

18. Bar-Sela, Hoff, and Faris, *Maimonides' Regimen*, 12; Schuba, *Handschriften*, 103, quoting from MS Vat. Palat. lat. 1147.

in latinum" at the request of Guglielmo da Brescia,[19] a physician active at the papal court 1298–1326. Gerrit Bos and I have now established that the Hebrew version from which this translation was made was the one produced in the later thirteenth century by Zeraḥyah Ben Isaac Ben Sheʾaltiel Ḥen.[20]

Giovanni translated nonmedical works from Hebrew as well: his popular translation of the set of Arabic stories called *Kalila wa Dimna* (which circulated under the Latin title *Directorium humane vite*) was made from a Hebrew version, not an Arabic one.[21]

Could it be that *all* the works in this Maimonidean "collection" were translated by Giovanni da Capua, including the anonymous version of *De asmate* edited here? At first this suggestion might seem unlikely, because this version, like Armengaud's of the same work, appears to have been made from an Arabic rather than a Hebrew original. One of its transliterations is identified specifically as Arabic ("farina in qua mixte sunt furfures que arabice dicuntur cascar" [3.1; Arabic *ka kar*]), and many other transliterations are very close to the Arabic term represented (e.g., "chabis" and "charia" for *khabīṣa* and *qāhiriyya* in 4.8, "besbesa" for *basbāsa*

---

19. Schuba, *Handschriften*, 104.

20. I am preparing a study and edition of the Latin translation for a future volume in this series.

21. The translation carries an autobiographical preface comparable to, but shorter than, the preface attached to the medical translations. The most recent edition of the *Directorium* is that of Friedmar Geissler, *Beispiele der alten Weisen des Johann von Capua*, Veröffentlichung 52 (Berlin: Akademie, 1960), where the preface is on p. 2. The preface declares that the work was translated from Hebrew and dedicates it to Matteo Rosso Orsini, named as "cardinal-deacon of Santa Maria in Porticu"; from this, it has sometimes been concluded that the work must have been translated between 1263, when Orsini was made cardinal, and 1278, when he was named archpriest of St. Peter's (see Isidoro Montiel, *Historia y bibliografía del Libro del Calila y Dimna* [Madrid: Editora Nacional, 1975], 173–74). However, Matteo did not lose his previous title when he became archpriest; he held it until he died in September 1305, and his successor was created four months later (Konrad Eubel, *Hierarchia Catholica medii aevi* [Regensberg: Monastery Library, 1913], 1:5, 81). Moreover, he continued to be referred to at the papal court by that original title: see Maurice Prou, ed., *Les registres d'Honorius IV* (Paris: Thorin, 1888), col. 407 (from 1286), and Ch. Grandjean, ed., *Les registres de Benoît XI* (Paris: Thorin, 1883), col. 5 (from 1304), for two examples out of many. Thus Giovanni's dedication of the *Directorium* to Matteo as cardinal-deacon of Santa Maria means only that he did so between 1263 and 1305. There is no reason to fix its composition in the early part of that period, and it may be just as plausibly dated to the 1290s, when we know that Giovanni was translating other texts for figures at the papal court.

in 12.6, "anazaruc" for *anzarūt* in 12.8), though this is not particularly conclusive.[22] More importantly, a comparison of this Latin version with the three Hebrew translations known to have been made from Arabic in the Middle Ages does not suggest that it is derived from any of the three.[23] One Hebrew version was prepared between 1379 and 1390 and is thus too late to have been the source of the Latin, of which one copy dates back to the 1380s. A second translation was made by Samuel Benveniste, probably in the mid-fourteenth century though perhaps earlier; not only is his version (Bos's ב) apparently later than the Latin, it is different enough from the Latin version to be excluded as its source.[24] A third Hebrew translation (Bos's א) exists in a manuscript apparently of the thirteenth century, but here too there are obvious divergences from the Latin.[25]

One final piece of evidence seems virtually conclusive. In a few isolated passages, the Latin translation includes words or phrases that are radically at odds with Maimonides' original meaning and that seem, therefore, to indicate that the translator misunderstood or misread the text that he had before him. In one of these (13.45), for example, the Latin renders Arabic *yankulūna*, "recoil [from]," as "consumantur." Gerrit Bos has proposed to me that in this instance the translator is likely to have mistaken the Arabic verb *nakala* (to recoil) for *ʾakala* (to consume), reading *yuʾkulūna* instead of *yankulūna*. This very plausible suggestion would mean that the translator must have been working from an Arabic rather than a Hebrew text, for I have not been able to identify Hebrew

---

22. It may also be significant that one Arabic article has been carried over in transliteration ("algenali" for *al-janāḥ* in 12.1), though Gerrit Bos has pointed out to me that some Hebrew translators preserve the Arabic article as well.

23. For a fuller account of these, see Maimonides, *On Asthma*, ed. Gerrit Bos (Provo, UT: Brigham Young University Press, 2002), 1:xxxiii–xxxix.

24. Gerrit Bos, in his edition of Maimonides, *On Asthma*, 1:119, calls attention to the substitution in ב at 13.16 of a quotation by Hippocrates for a different quotation by Ibn Zuhr; the Latin text gives the correct text from Ibn Zuhr. A sampling of other significant differences: in 2.1 Latin and Arabic read "in a concealed way," while ב reads "in a light way" (ibid., 1:114); in 12.3 Latin and Arabic read "a fine sieve," but ב "a coarse sifter" (ibid., 1:117); in 13.46 the Latin and Arabic read "regimen for the elderly" and "a number of physicians," but ב "a matter of regular hygiene" and "ten physicians" (ibid., 1:122).

25. In his edition of Maimonides, *On Asthma*, Gerrit Bos identifies two long passages peculiar to א which prove not to be included in this Latin translation (1:71 n. 17 and 1:77 n. 33), nor does the Latin reproduce the distinctive variants of א in, for example, 3.10 (ibid., 1:18 n. 58) and 4.4 (ibid., 1:21 n. 8).

words for *consume* and *recoil* that could have been equally easily confused and thus make plausible a Hebrew origin. To be sure, this is merely a preliminary assessment, and a more systematic study would be necessary to settle the matter definitively, but at the moment it seems that only the Arabic text is a possible verbal source for this anonymous Latin version.[26] Since Giovanni is generally thought of purely as a translator from Hebrew, this would seem to make his authorship less plausible.

However, knowing that Giovanni translated works from Hebrew does not preclude his translation of Arabic works as well. A London manuscript (British Library Add. 22.313) contains a translation of the first two books of Abulcasis's *Tasrif* that begins "Incipit liber azarai translatus de arabico in latinum, per magistrum Johannem de Capua, phisicum, medicum in romana curia" (fol. 2r), and the colophon adds that the translation was made "anno domini M.CCC°" (fol. 228vb). The frequent transliterations of words that it contains—sometimes accompanied by Latin glosses, sometimes not—seems to confirm that it was indeed made from an Arabic original.[27] (It is worth remarking, too, that several of the manuscripts of Giovanni's translation of Avenzoar's *Teisir*, dedicated to Archbishop M[artin] of Braga—at the papal court 1292–1313—state confusingly *both* that it was translated from Arabic *and* that it was translated from Hebrew.[28]) Even without a solid mastery of Arabic, Giovanni could have collaborated with a colleague who knew the language well. So it is not inconceivable that he prepared the transla-

26. Bos himself has pointed to a discrepancy between our text (his Γ) and *all* the Hebrew texts, though not the Arabic, at Maimonides, *On Asthma*, ed. Bos, 1.21 n. 8.

27. A few instances among many: "alsarchan (*al-sarḍān*) .i. cancri," fol. 59rb; "passio alcolon que dicitur alcolnag (*al-qaulanj*) tehab et appellatur etiam almustahadina (*al-mustaʿīdhīna*) .i. deus ab ea nos liberet," fol. 128vb; "aspidbagat (*isfīdabāj*) .i. fercula facta ex pullis gallinarum et columbarum coctis in aqua," fol. 185va; "passio altasneg (*al-tashannuj*) .i. spasmi," fol. 201va; "doloris intestinorum qui dicitur almagas (*al-maghas*) .i. tertio [= tortio], . . . passio que dicitur alsahag (*al-sahj*) .i. rasura intestinorum," fol. 203ra.

28. Gabriel Colin, *Avenzoar: Sa vie et ses oeuvres* (Paris: Leroux, 1911), 83–87. Giovanni's translation (inc., "Concordaverunt omnes medici . . .") can be found in a number of manuscripts: in addition to those mentioned above, it is contained in Paris, BN lat. 6948; Paris, Faculté de Médecine 272; and Montpellier, Ecole de Médecine 25.

What appears to be another, earlier, translation of the *Teisir* is a text (inc., "Convenerunt omnes medici . . .") whose colophon describes it as made from the Hebrew by a master at Padua, who completed it in Venice in 1281, "vulgarizante magistro Jacobo Hebreo." It is this version that was repeatedly published in sixteenth-century editions, but it survives too in manuscripts such as Oxford, Merton College 229, and tion of *De asmate* from Arabic, with or without the aid of a collaborator, and that *all* the translations in the "collection" are by him.[29] By what seems a remarkable coincidence, two of the five manuscripts of the "Maimonidean collection," **H** and **W**, also contain part or all of Giovanni's translation of the *Teisir*[30]—but is it only a coincidence? Might it not be that this core "Maimonidean collection" was, to begin with, really a "Giovanni da Capua collection," assembling all his medical translations?

Görge Hasselhoff has recently expressed doubts as to whether Giovanni was the author of the anonymous translations in the collection (*De venenis, De coitu,* and by implication *De asmate*), partly because of that anonymity and partly because the surviving manuscript witnesses are so late.[31] Yet there is concrete evidence that one at least of those three works was circulating before 1320: in his *Chirurgia* of that date, Henri de Mondeville makes reference to "Rabbi Moysem tractatu suo de

---

Cambridge, Gonville and Caius 178/211 (where the colophon is missing). The two versions are certainly rather different. As can be seen from a comparison of their opening passage, the second does not seem to be a simple reworking of the first:

> Convenerunt omnes medici quod in habendo ventrem mollem preservatur sanitas nutu dei. Quod autem levius hoc facit est ut dissolvatur ex tamarindis . . . (ed. Venice, 1530, fol. 2ra)

> Concordaverunt omnes medici quod lenitio ventris adiuvat continuationem sanitatis, et ex levibus que possunt fieri ad illud est quod dissolvantur de thamarindis . . . (BN 6948, fol. 1rb).

Perplexingly, however, the copy of the "Convenerunt" version in Vienna, ÖNB 2280, not only contains the 1281 colophon on fols. 85vb–86ra, but also has Giovanni da Capua's preface on fol. 53ra! Whether the two versions may actually be related needs to be investigated further.

29. Bar-Sela, Hoff, and Faris, *Maimonides' Regimen,* 12, express puzzlement at the closer correspondence of Giovanni's Latin translations of Maimonides' *De regimine sanitatis* to its Arabic original than to the Hebrew translation, given the assumption that he is supposed to have translated from the latter language; might it have been based on the Arabic as well? Indeed, Martin Plessner has gone so far as to say that "in all probability the Latin translation" of the last part of *De regimine sanitatis* (known as *De causis accidentium*) "was made directly from the Arabic text," not the Hebrew; Martin Plessner, "The Extant Latin Manuscripts," in *On the Causes of Symptoms:* Maqāla fī bayān baʿḍ al-aʿrāḍ wa-al-jawāb ʿanhā, Maʾamar ha-Haqraʾah, *De causis accidentium,* ed. Joshua O. Leibowitz and Shlomo Marcus, with the collaboration of M. Beit-Arié et al. (Berkeley and Los Angeles: University of California Press, 1974), 162.

30. **W** has Giovanni's preface, apparently attached to the other translation (above, n. 29); **H** has Giovanni's preface and text on fols. 44v–99v, where it ends incomplete in book 2 chapter 7.

31. Hasselhoff, "Reception of Maimonides," 271–72, 273. This article does not actually address the question of the authorship of the translation of *De asmate.*

venenis cap. 3 generis primi," and that particular division of Maimonides' work, into *genera* as well as *capitula,* is a feature of the anonymous
translation rather than of Armengaud Blaise's version of that work.[32]

And it is not at all impossible that a second of the anonymous works,
De asmate, could also have been available that early. One striking aspect
of the Latin Maimonidean tradition is its repeated association with
Guglielmo da Brescia, who has already been referred to as a papal physician—in Rome until 1305, and later with Clement V in Avignon. At
the Roman court he must have had frequent contact with Giovanni da
Capua; indeed, as we have seen, Guglielmo commissioned Giovanni's
translation of *De emorroidibus.*[33] But Guglielmo certainly knew other
Maimonidean works, for he referred to them in a number of his writings; it seems plausible that he came to know of them, again, through
Giovanni, either orally or through translations that were made available to him.[34] In Guglielmo's *Consilia,* for example, "Raby Moyses" is one
of the more frequently cited authorities, along with Avicenna and "Avenzoar in teysir"—that last reference may be an indication that Guglielmo
knew and put a high value on *all* Giovanni's medical translations. One

---

32. Julius Leopold Pagel, ed., *Die Chirurgie des Heinrich von Mondeville (Hermondaville)
nach Berliner, Erfurter und Pariser Codices zum ersten Male* (Berlin: Hirschwald, 1892), 303.
The case for this identity will be made in more detail in my forthcoming edition of
Maimonides' text.

33. Moritz Steinschneider reported that Guglielmo had also induced Giovanni to
translate Maimonides' *De regimine sanitatis* from Hebrew into Latin (*Die Hebraeischen
Übersetzungen des Mittelalters und die Juden als Dolmetscher* [1893; repr., Graz, Austria:
Akademische Druck-und Verlagsanstalt, 1956], 772). Steinschneider implied that
he was quoting a colophon to the text as given in either ÖNB 2280 or ÖNB 5306,
but in fact no such colophon is present in either. I suspect that in examining ÖNB
2280 he overlooked the actual ending of *De regimine sanitatis* on fol. 95r (as well as the
subsequent texts of *De venenis* and *De emorroidibus,* which indeed are not prominently
marked off) and supposed that the explicit of *De emorroidibus* on fol. 99v—which reads
simply "Explicit liber Rabym Moysi translatus de hebraico in latinum per magistrum
Ioannem de Capoa; et fecit ipsum transtuli magister Gulielmus de Brixia domini
pape medicus"—applied to *De regimine sanitatis.*

34. An exception is his longest surviving work, the 129-chapter *Practica,* which I
have examined in the edition of Venice, 1508. In this survey of illnesses from head
to toe, Guglielmo regularly cites the authorities he is drawing from—Serapion,
Avicenna, Haly Abbas, and Mesue are among those most frequently referred to—but
Maimonides' works are not mentioned, not even in the chapters "De asmate" (ch.
66), "De emorroydibus" (ch. 93), and "De diminutione coytus" (ch. 111). We should
probably understand the *Practica* to have been composed early in Guglielmo's career;
I have found no authority later than Averroes' *Colliget* (translated in 1285) mentioned
there.

of these citations in the *Consilia*—of a passage explaining the advantages of mixing raisins with vinegar—may be to the *Regimen sanitatis* version that Giovanni had dedicated to the pope.[35] A second, to the relative timing of bathing and dining before sleep, could also be to the *Regimen*, though it might possibly be to *De asmate*.[36] Unfortunately, Guglielmo's other references to Maimonides' works have not yet been identified.[37]

But if the references in the *Consilia* do not settle the matter, a piece of evidence from another source not only establishes that Guglielmo was

---

35. "Et si esset acetum passulatum, bonum esset, nam passule removent nocumentum aceti et acetum nocumentum passularum, ut dicit raby moyses"; Guglielmo da Brescia, *Consilia*, MS Munich, CLM 77, fol. 23rb. The corresponding passage in the *Regimen* reads: "Sed quando componitur sirupus de aceto et passulis . . . proveniet ad nos iuvamentum aceti et liberati erimus ab eius nocumento quod infert epati et deveniemus ad utilitatem pasularum et ab ipsarum caliditate liberabimur" (MS Vienna, ÖNB 2280, fol. 90vb; English translation in Bar-Sela, Hoff, and Faris, *Maimonides' Regimen*, 24). However, Maimonides gave the same advice in *On Asthma* 4.3, and for the same reason. The language of neither Latin translation of the latter work seems to correspond particularly well to Guglielmo's citation, and we should probably understand him to be loosely paraphrasing his source. Guglielmo referred to the same passage again later in the *Consilia* (fol. 42va): "ex commixtione aceti cum passulis dulcibus corrigitur nocumentum utriusque sicut abenzoar et raby moyses declara<n>t."

36. "Horam autem ingressus balnei commendo ante cenam dummodo nec multum comederit in prandio nec tarde ita quod cibum adhuc non sit in stomacho. Hanc horam raby moyses commendat ut scilicet sompnus profundior et prolixior sit duabus causis, sompniferis convenientibus, scilicet frigiditate et humiditate noctis et humiditate balnei," *Consilia*, fol. 21va. Again, Guglielmo seems to be paraphrasing: this may conceivably be a faint echo of "Sed eius ingressus sit postquam stomacus fuerit vacuus a cibo, antequam quam recipiat famem et hoc est utile omnibus hominibus" (MS Vienna, ÖNB 2280, fol. 92va; English trans. in Bar-Sela, Hoff, and Faris, *Maimonides' Regimen*, 30), but it might equally well reflect *De asmate* 10.2: "nec intres in [balneum] nisi vacuo stomaco, et dormias post exitum ab eo per unam horam" (in the language of the anonymous translation).

37. The other references to Maimonides in Guglielmo's *Consilia* are as follows:
"Butirum vel adeps et axungia et maxime galline que ut dicit raby 3° afforismorum suorum inter ceteras optinet principatum in mollificanda duriciei et semper in rectificando complexionem malam" (fol. 21vb).
"Similiter et endivia secundum species suas qualitate sua confert alterando et confortando; proprietate autem sua confert contra venenositatem et maliciam melancolici humoris, unde serapio dicit quod confert quartane et raby moyses quod confert emorroidibus et maxime scariola" (fol. 22ra).
"Ut autem kilus plumbi citius et plus colligatur fieri debet huiusmodi confricatio sub sole calido aut ac' quolibet calefacto ut Galienus dicit ibidem. Idem dicit raby moyses" (fol. 22vb).
"Item proprietate speciali confert zucc. ros. pulmoni ut dicit rabi moyses et avenzoar" (fol. 27vb).

acquainted with Maimonides' *De asmate,* it strongly suggests that the version he knew was the anonymous one. In his *Questiones de tiriaca,* which elsewhere I have tentatively proposed were composed after he moved from Rome to Avignon, he passed on a story told by Maimonides at the end of *De asmate* (13.38), describing in detail how a Moroccan ruler died after being given a dose of theriac.[38] Guglielmo summarized the story in rather general language, making it difficult to identify direct quotations from one Latin translation rather than the other, except that he referred to the amount of theriac that the ruler was given as a fraction of a "dragme aut aurei." As it happens, the two translations diverge on precisely this issue: the anonymous translator does indeed speak of "drachm or aureus" at this point in the work, but Armengaud speaks of "drachm or sequel"—his translation never uses "aureus" as a measure.[39] This seems to establish that the anonymous translation of *De asmate* was, like the anonymous version of *De venenis,* in Guglielmo da Brescia's hands by the 1320s at the very latest, and makes its attribution to Giovanni da Capua at Rome circa 1300 that much more plausible.[40] And one further fact is worth bearing in mind: the earliest of the manuscripts of the whole Maimonidean "collection," **M**, also contains the two works of Guglielmo da Brescia that are our earliest witnesses to a European knowledge of Maimonides' medicine: his *Consilia* and his *Questiones de tiriaca.* These various coincidences and recurrent associations begin to indicate that

---

None of Guglielmo's references to Maimonides' writings is included among the selections from the *Consilia* transcribed and discussed by Erich Walter Georg Schmidt, "Die Bedeutung Wilhelms von Brescia als Verfasser von Konsilien: Untersuchung über einen medizinischen Schriftsteller des XIII–XIV Jahrhunderts" (MD diss., Universität-Leipzig, 1922).

38. Michael McVaugh, "Theriac at Montpellier 1285–1325," *Sudhoffs Archiv* 56 (1972), 113–43. My hesitant remarks on dating are on pp. 115–16; the text of Guglielmo's Maimonidean reference is at p. 136.

39. See the summary below, p. xliii.

40. Another early fourteenth-century work that clearly drew on *De asmate* is the *Antidotarium* ascribed to Arnau de Vilanova. The author reports that "Raby Moyses" recommended *tyriaca diatesseron* as an antidote to poison (*Opera Arnaldi* [Lyons, 1520], fol. 256vb), and elsewhere tells Maimonides' story of the Moroccan ruler who died of the theriac given him by four physicians, though here it does not mention him by name (fol. 253rb). This portion of the *Antidotarium* was composed not by Arnau himself but by an associate (Michael McVaugh, "Two Texts, One Problem: The Authorship of the *Antidotarium* and *De venenis* attributed to Arnau de Vilanova," *Arxiu de Textos Catalans Antics* 14 [1995], 75–94); even so, it is not implausible that it was written before 1320. Unfortunately, it is impossible to decide which translation the author knew.

Giovanni da Capua may have translated not merely the *Regimen* and *De emorroidibus* but *De asmate, De venenis,* and *De coitu* as well, and indeed that Guglielmo da Brescia may have had something to do with assembling his colleague's translations into a "collection."

The Evidence of Language and Style

Stylistic comparisons can help us to explore the possible affinities among the various translations in the collection and to test the likelihood that they are all works by Giovanni. Let us begin by comparing the two longest of the anonymous translations, *De asmate* and *De venenis,* which furnish the most material for consideration—for the moment, I will call their authors "Anonymous A" and "Anonymous V," respectively. Both these Maimonidean texts were also translated by Armengaud Blaise, so it will be possible to compare the Latin styles of our anonymous translators not only with each other but with that of Armengaud as well. In *De asmate,* both Anonymous A and Armengaud produced a Latin essay of slightly more than twenty-two thousand words. In that essay, each made adverbial use of both "vero" and "verum": the anonymous translator used "vero" 128 times and "verum" just 4 times; Armengaud used them respectively 10 and 21 times. If we now look at the two versions of Maimonides' *De venenis,* we find a very similar pattern: in roughly nine thousand words of text, Anonymous V used "vero" 27 times, "verum" never; Armengaud used "vero" 7 times, "verum" 6. In another example, "nam" and "enim" are broadly equivalent conjunctions whose use is a matter of individual style. In *De venenis,* Armengaud preferred "enim" by a ratio of 24:16, while in contrast Anonymous V preferred "nam" by 21:10. Similarly, in *De asmate* Armengaud opted 110:69 for "enim" but Anonymous A 44:32 for "nam."[41] Again, in translating *De venenis,* Anonymous V never employed the common words "consequenter," "decet," "necnon," or "nichilominus," while Armengaud found occasion to use them respectively 5, 17, 6, and 11 times. In Armengaud's translation of *De asmate,* he employed these same words 25, 38,

---

41. These calculations are based on a preliminary collation of manuscripts of each translation of *De venenis:* that of Armengaud as found in Cambridge, Peterhouse 101, II, fols. 1–6, and Oxford, Corpus Christi 125, fols. 1–13v; and that of Giovanni da Capua in Vienna, ÖNB 2280, fols. 98r–99v, and 5306, fols. 17–25v.

18, and 30 times, respectively; in contrast, Anonymous A used "decet" 4 times, "nichilominus" once only, and the other words not at all. Or again: in *De asmate,* Armengaud used an enclitic "-que" 25 times, Anonymous A just once. Compare this with the translations of *De venenis:* Armengaud there made use of this device 14 times, Anonymous V only once. Comparisons such as these are at least consistent with the possibility that the two anonymous Maimonidean translations are due to the same person.

Looking at the Latin essays in the light of the Arabic originals tends to confirm that these parallels between the anonymous translators are not just coincidences but expressions of an authorial identity. A Latin word far more commonly used by them than by Armengaud is "donec." This feature is partly to be explained by the fact that both Anonymous A and Anonymous V tended to use the word almost mechanically as an equivalent for Arabic *ḥattā,* a word meaning "until" or, with the subjunctive, "so that"; on the other hand, Armengaud generally tried to distinguish the sequential from the purposive sense by rendering the latter, when he recognized it, as "quatenus" or "ut" or "adeo quod" or "ita quod," or simply by recasting the sentence completely in order to make its purposive nature clear. Such common features of translation technique go beyond Latin style to suggest, again, that one rather than two anonymous translators is in question here.

Maimonides' *De emorroidibus* would seem to offer us a particularly good opportunity to clarify the problem of identity, since in its case we know with effective certainty that its two translations are by Armengaud and "the real" Giovanni da Capua. We might be able to analyze Giovanni's Latinity and compare it with Armengaud's as they deal with the same material. Unfortunately, the only known copy of Armengaud's translation of *De emorroidibus* is that in our MS **T**, which is too defective to be useful in establishing an edition that will allow an account of its style (above, p. xx). However, Giovanni's translation of this work exists in at least four manuscripts and presents a sound text. When we examine Giovanni's version for the stylistic features that seem to be shared by Anonymous A and Anonymous V, we find that it is in striking accord with them all. In this work, which is an essay of slightly more than five thousand words, the "enim":"nam" ratio is 3:5, the "vero": "verum" ratio is 18:0, and "consequenter," "necnon," "nichilominus," and "-que" are

never used ("decet" is employed twice). It might be added that all three
of these translators show an identical fondness for "donec": Anonymous
A uses it 33 times in twenty-two thousand words, Anonymous V 23
times in nine thousand words, Giovanni 12 times in the five thousand
words of *De emorroidibus*.

As a whole, these comparisons bear out the distinctiveness of the
anonymous translators' styles as compared with that of Armengaud, but
of course they cannot demonstrate that Anonymous A and Anonymous V
are identical with Giovanni da Capua; only a detailed stylistic comparison of the anonymous translators' work with Giovanni's self-attributed
translations can do that. And we can take a long step towards this by
comparing Anonymous A's translation of passages in *De asmate* with
Giovanni's translation of the same passages in *another* work. Giovanni da
Capua is well established as the translator of Maimonides' *Regimen sanitatis,* and, as I have already indicated, Maimonides repeated material at
the beginning of book 4 of the *Regimen* that he had previously used in *De
asmate* 13.1–15.[42] How then does Giovanni's translation of this material
in the *Regimen* compare with the translation of the same material by
Anonymous A in *De asmate*? If the two translations were identical, it
would certainly be a strong indication that Giovanni was Anonymous A.
In fact, although they are *not* identical, there is a striking similarity
between the two. Consider the following parallel passages:

Comparison A

Unde inquit Galienus: Esto attentus quod aer subintrans corpus
per inspirationem sit in ultimo temperiei et equalitatis et sincerus et
mundus ab omni impuritate ipsum corrumpente. (*De asmate* 13.2, tr.
Armengaud Blaise)

Inquit Galienus: Consideratio in substantia aeris quam contrahit
homo in sua aspiratione est ut sit in fine temperantie ab omni re que
ipsum coinquinat. (*De asmate* 13.2, tr. Anonymous A)

Inquid Galienus: Intendo per substantiam aeris attracti ab
homine cum spiratione esse in fine temperamenti et puritatis ab
omni re que ipsum coinquinat et detemperat. (*Regimen sanitatis* 4.2, tr.
Giovanni da Capua; MS Vienna, ÖNB 2280, fol. 91vb).

---

42. Gerrit Bos proposes this sequence—that Maimonides first composed *De asmate*
and then the *Regimen*—in *Asthma* 1:xxxiii.

Comparison B

Retulit etiam Rasis in quodam ex libris suis sermones quorum tenor est iste: Cum (inquit) est morbus virtute fortior, inutilis est medicina, et cum virtus est morbo fortior, tunc in nullo est medicus necessarius. Cum autem in virtute et potentia equales sunt, tunc quidem exigitur et necessarius est medicus ad confortandum et iuvandum virtutem ad hoc quod sit potens supra morbum. (*De asmate* 13.8, tr. Armengaud Blaise)

Inquit Alrasis in [quodam] amphorismorum suorum verbum hoc modo: Quod quando egritudo manifestior est ipsa virtute, non est utilis aliquo modo medicina; quando vero virtus manifestior est ipsa egritudine, non egebit medico aliquo modo. Sed quando equales fuerint, tunc erit necessarius medicus ad manutenendam virtutem et iuvare ipsam super egritudinem. (*De asmate* 13.8, tr. Anonymous A)

Inquid autem Rasis in quodam capitulorum suorum quod quando egritudo erit manifestior virtute, non iuvant medicina aliquo modo; quando vero virtus manifestior fuerit ipsa egritudine, medico non egebit aliquo modo. Quando vero egritudo et natura equales fuerint, tunc indigebit medico ad sustentandam virtutem et iuvando ipsam posse superare morbum. (*Regimen sanitatis* 4.8, tr. Giovanni da Capua; MS Vienna, ÖNB 2280, fol. 92ra)

These instances have repeated parallels throughout the first fifteen sections of *De asmate* 13. To my mind, it is apparent from such passages that Anonymous A and Giovanni approach the text in an identical fashion: they structure their sentences in the same way and in the same order, and they often use the same words to translate Maimonides' ideas (like the relatively rare "coinquinat" in 13.2 and "manifestior" in 13.8 rather than "fortior"). It is as though one and the same man were translating anew a passage he had translated some years earlier but had now forgotten and drops back unconsciously into the same patterns of speech that had come naturally to him before. Armengaud's version provides a standard of comparison to show how very differently Maimonides' thought *could* be rendered by another translator. We have already established that Anonymous A must have been a figure roughly contemporary with Giovanni, since his *De asmate* was available to Guglielmo da Brescia; now we find that his linguistic and stylistic choices are also very like Giovanni's. Rather than posit still another early translator of Maimonides who happened to have the same speech habits as Giovanni, it seems to me that the simplest explanation is to accept that Giovanni da Capua was the translator of *De asmate*, probably from Arabic though not impossibly from Hebrew. That he was also the anonymous translator of *De emorroidibus* and *De venenis* is not inconsistent with the patterns of usage I have presented above, but this remains a hypothesis to be tested further in subsequent volumes of this series.

The Relation between the Translations

Concluding that Giovanni da Capua was the author of the anonymous translation of *De asmate* proves to have implications for the manner in which the other translation, by Armengaud Blaise, was produced. As we have seen, the two versions are stylistically very different. The translators may choose the same Latin root to render a given Arabic verb, but they will typically employ it in entirely different grammatical constructions. It is rare to find an identical sequence of more than two or three words in both versions—yet there is one passage at the beginning of the work where both translators use the same eight-word structure to communicate Maimonides' thought:

> tunc enim augeretur nimis liber iste, nam essem **coactus premittere multa preambula super quodlibet particularium predictorum**, quod quidem minime intendimus facere in hoc libro. (Armengaud)

> esset utique hic tractatus prolixus valde et esset **coactus premittere multa preambula supra quodlibet particularium predictorum** et sequeretur determinatio expressiva omnium que predicta sunt modo. (Giovanni)

This can scarcely be a coincidence. One translator—but which?—seems to have fallen back on the language of the other translation in order to express the meaning of the Arabic.

Assuming that Giovanni prepared a translation of *De asmate*, he probably did so before the papal court moved to southern France in 1305—all our evidence of his later career comes from well before that date and places him in Rome. Armengaud's translation, as we have already seen, was drafted in 1294 but was not "published" (*communicatus*) until May 1302. Might he have found Giovanni's translation in the interim and used it to resolve his uncertainties about the text? He himself did not travel to Italy in this period, so far as we know,[43] but there is an easy way in which Giovanni's text could have made its way to Girona: through the agency of Armengaud's uncle, Arnau de Vilanova. After his confrontation with the Paris theologians at the end of 1300 over the beliefs expressed in his treatise *De adventu antichristi*, Arnau had traveled to Rome to defend his ideas before Boniface VIII; he was there during the summer of 1301 and found himself pressed into medical service, writing a short treatise for the pope and treating him successfully for bladder stone.[44] It would have been not at all surprising if he had met Giovanni at the court, had learned of his Maimonidean translations and, aware of his nephew's own delayed version of *De asmate*, had taken a copy of that work with him on his departure from Rome. Arnau was back in Barcelona by April 1302 and could easily have left the copy with Armengaud in Girona on his way.[45] Speculative though this scenario obviously is, it has the advantage of conforming to an independently established chronology in remarkable detail.

Assuming that Armengaud consulted Giovanni's version (rather than the other way round) fits in well enough with what we know about his working habits on this translation, for we have already found him comparing different originals of a passage in 13.25, as mentioned above: "When the Greeks were in doubt about a disease, they left it to nature to expel it" (Bos's translation). Armengaud's preferred text ended "this sufficed them" (*hec sufficit eis*), but he commented that "in alia translatione habetur, 'nam ipsa expellit eam omnino.'" I suggested above that this may reflect his knowledge of an early Arabic-Hebrew translation, but it might even be that he was here (very loosely) paraphrasing Giovanni's version, which ends that passage with the words "nam ipsa est que removebit morbum." Certainly some of Armengaud's other glosses can also easily be understood as clarifications that he based on his access to Giovanni's translation:

---

43. Armengaud's last years are still not well documented, but we know that he had given up his post at the court of the King of Aragon by January 1307 (McVaugh and Ferre, *Tabula antidotarii*, 188–89, doc. 27), and was being referred to as "*quondam phisicus et familiaris . . . Summi Pontificis*" in December 1312 (ibid., 190, doc. 29).

44. Ramon d'Alós, "Coŀlecció de documents relatius a Arnau de Vilanova," *Estudis Universitaris Catalans* 4 (1910), 496–98, doc. 20.

45. P. Marti de Barcelona, "Regesta de documens arnaldians coneguts," *Estudis Franciscans* 47. (1935), 273, doc. 58.

Giovanni: amidum neque sisamus
Armengaud: ex farina tritici (*credo quod sit amidum*) nec ymuxen (*credo quod sit sizamus*) [3.10]

Giovanni: de ciceribus mensuram unam
Armengaud: cicerum mundatorum et lotorum can 1 (*mensura est*) [7.2]

Giovanni: et galbani et masticis
Armengaud: masticis, boquena (*id est galbani et secundum alios alcane*) [12.6]

Still, the translations are so different overall that even if Armengaud *did* know of Giovanni's version, he must not have used it systematically to revise his own, but only to help solve any final difficulties that remained in it. Certainly he did not use it to fill in the gaps that, as we will see, existed in his translation.

The Content of the Translations Compared

The translation I am here attributing to Giovanni da Capua is of the complete text, but Armengaud Blaise's is not. The latter begins with Maimonides' preface, though without his list of chapters, and follows with the first two sections of chapter 1; however, it then skips ahead to the last two sections of chapter 3. Chapters 1.3–3.8 of the work are omitted, suggesting that perhaps those leaves had been missing in the copy from which Armengaud was translating. Yet although he did not set down Maimonides' list of chapters at the beginning of his translation, he seems to have had access to the list, because his chapter titles correspond accurately to those in the Arabic, even for chapters 2 and 3, for which he could not have found the titles at the head of the chapter. So he had a list of chapters, but almost no material to distribute among the first three. He did the best he could by equating Maimonides' 1.1 to chapter 1, his 1.2 to chapter 2, and 3.8–10 to chapter 3; a captious Latin reader might have thought that chapter 2 had little to do with its title, but on the whole Armengaud's version is almost as coherent as Giovanni's.

Apart from this gap (there also are a few much shorter gaps in both versions, perhaps more common in Giovanni's than in Armengaud's, that suggest eye-skip in the Arabic), it seems clear that the two translators were working from broadly similar copies of the text, and that their copies presented a text quite close to that edited in vol. 1, though there are some instances where differences in the readings of the Latin texts suggest a divergence in the underlying Arabic tradition.[46] Here and there distinctive short passages in the Arabic are present in one text but missing in the other—e.g., Armengaud but not Giovanni reports "whitening the blood" in 4.3—but such variations could perfectly well reflect omissions in their sources rather than their own deliberate action. And on the whole, both translators understood Maimonides' text reasonably well, although occasionally an overscrupulous attention to literalness seems to have led them into error.[47] Armengaud seems to have had more problems with some of the complicated passages that Giovanni rendered accurately (e.g., 12.5, 13.9), though his somewhat self-conscious Latin adds to the difficulty of understanding his translation; but Giovanni too failed to understand a number of passages that Armengaud translated clearly (e.g., 13.27)—unless, perhaps, their apparent incomprehension originated in the particular Arabic version from which they worked.

Of the two translators, as the *indices verborum* show, Armengaud displays a richer vocabulary, larger by some 10 percent. A symbol of this richness is that Giovanni fell back thirty-eight times on the vague word "res" to speak of something; Armengaud, only twelve times. Armengaud's translation is also the longer, averaging about 10 percent more words in rendering Maimonides' language, chapter after chapter. (The two contain about the same number of words overall, but Armengaud's does not of course translate 1.3–3.8.) This seems to be primarily a consequence of Armengaud's more elaborate style, not of gratuitous additions he made to the text: he simply wrote at greater length to express the same thought, whereas Giovanni often translated the Arabic nearly word for word. At the end of 4.4, the Arabic uses five words to express a basic dietary principle: "diminution of food so that there is no satiation." Giovanni writes

---

46. One can identify Arabic variants surviving in the Latin translations. Thus in 6.1, Armengaud follows the Arabic text as given in the version edited by Bos, while Giovanni, the Arabic version from which Joseph Shatibi made his translation (Maimonides, *On Asthma*, ed. Bos, 1:29 n. 1). The same thing appears to be true in 11.3 (ibid., 1:62 n. 14). In 12.7 (ibid., 1:73 n. 24), both Latin translators follow the Arabic version translated by Samuel Benveniste (if the Hebrew versions, both of the fourteenth century, were not themselves based on the Latin).

47. Cf. 11.2, where (as Professor Sahar Amer has pointed out to me) both translators seem to have understood the *mā* in Maimonides, *On Asthma*, ed. Bos, 1:61 line 3, as a negation.

succinctly, translating essentially verbatim, "minuere de cibo ut non satietur"; Armengaud chooses to say that the rule is "ut cibi quantitas minuatur in tantum ne ex eo quis saturetur." (*Ne*-clauses with the subjunctive
are a favorite element of Armengaud's style; he uses the construction
forty times in his translation, Giovanni only five times in his.)[48] Again, in
10.9 Maimonides refrains from enumerating the treatment of every
symptom that might occur, saying in five Arabic words, "that would be
the whole of the art of medicine": Giovanni again translates literally,
"hoc enim est tota ars medicine"; Armengaud instead says, much more
floridly, "hoc enim pertinet ad doctrinam universalium canonum in operatione huius artis."

Sometimes, however, Armengaud seems deliberately to have expanded
the original not just for stylistic reasons but in order to make its clinical
implications (as he saw them) more explicit—though it is of course possible that these apparent additions have simply dropped out of the Arabic text as we have it today. Maimonides described how to modify a
drug to make it more incisive; Armengaud added "ut facilior et fortior
sit screatus eius" (12.1). Maimonides explained that another drug might
produce cramps and pain; Armengaud clarified that the discomfort
would be "in stomaco" (12.9). There are many such amplifications in
Armengaud's version that are not found in Giovanni's more literal one.

Armengaud's apparent desire to make the meaning as transparent
as possible may account for one further interesting feature of his translation. Maimonides' original composition was designed as a regimen of
health specific to the needs of a particular asthmatic patient. The patient
remains unnamed in the treatise, but he must have been of high rank,
as Maimonides' recurrent epithet ("my Master") makes plain; he
addressed his patient by that title some twenty-five times. Giovanni da
Capua translated only about half these occurrences of the phrase, and
in the third person (as "dominus rex"), not the second. Curiously, Armengaud chose to increase rather than reduce the occurrence of the phrase:
in his translation, Maimonides is made to address his master ("dominus") directly more than forty times. Whether deliberately or not, there-

---

48. This too conforms to the stylistic difference between Armengaud and Giovanni
argued above: in their translations of *De venenis*, Armengaud used *ne*-clauses twelve
times, Anonymous V never; nor are there any such clauses in Giovanni's translation
of *De emorroidibus*.

fore, Armengaud's version reminds the reader much more insistently than Giovanni's that *De asmate* is not a general treatise on asthma but a regimen directed toward a specific individual.

In the second section of his preface (0.2), Maimonides provided a summary of his patient's clinical history and the conclusions he drew from it: his client was middle-aged, was especially subject to attacks in the winter, and was of a generally balanced temperament but possessed an excessively hot brain, revealed to Maimonides by the discomfort produced in his patient by the weight of his hair (forcing him to keep his head shaved) and by the heat of his headgear. The two translations represent this summary with equal faithfulness, but because Armengaud's, like Maimonides' original, is addressed directly to the patient he is describing, it conveys an element of intimacy and individuality that Giovanni's third-person account does not. In general, Armengaud's presentation tends more to underscore the specificity of the regimen being described in that it reinforces (probably unintentionally) Maimonides' own belief (expressed in *De asmate* 13.30) that "the physician should not treat the [general] kind of a disease, but, rather, the individual case of the disease itself."

As I have said, there seems on the whole to be little to choose between the two translators in their command of Maimonides' Arabic, and again their occasional confusions could be due to the peculiarities of their particular sources. Perhaps Armengaud was slightly less confident of the meaning of technical Arabic terms. He always translates as "singultus" the Arabic word *tukhma* ("over-fullness," "indigestion") that Giovanni renders as "plenitudo." In 3.10 and 4.3 he translates as "fistula" the word that for Giovanni is "canna," the windpipe—to be sure, both refer to a channel, but "fistula" normally has a specifically pathological import that Maimonides does not intend. On the other hand, Armengaud deploys contemporary Latin medical terminology more easily. He uses "prora," for example, to refer to the middle and front of the head (12.6), where Giovanni simply says "medium capitis."[49] And to render an Arabic phrase meaning "a separation [*tafarruq*] of connected parts" (5.2), where

---

49. The Latin term *prora* seems to have originated in Constantine the African's translation of the *Pantegni:* see Danielle Jacquart, "The Influence of Arabic Medicine in the Medieval West," in Roshdi Rashed, ed., *Encyclopedia of the History of Arabic Science* (New York: Routledge, 1996), 3:966.

Giovanni says simply "separatio continuitatis," Armengaud uses the more technical term "solutio continuitatis," which had been introduced into academic Latin medicine with Galen's _Tegni_.[50] Such instances suggest that Armengaud, more than Giovanni, may have been consciously aiming at an academic rather than a general readership.

Inevitably, from time to time Maimonides' text presented terms that evoked his own cultural world and were difficult to render directly into Latin. When the regimen referred to food and alluded to Arabic dishes that could have no meaning for Latin readers, both translators simply transliterated the Arabic without trying to characterize them: in 4.4, _maṣūṣ_ (a kind of stew) and _zīrbāj_ (a broth) are simply "almases" and "zirbigi" for Armengaud and "mazug" and "zirbeg" for Giovanni. Condiments and other individual foodstuffs, however, they sometimes tried to explain. In 9.12 Maimonides presented a list of sharp, strong-tasting foods enjoyed in Islam, including _al-murrī_ (a tart cereal-based preparation) and _al-kawāmikh_ (made with vinegar): for Armengaud, "almuri" became, a little oddly, a "salsamentum factum ex pane assato et aqua sardanum," and "caumaci" was explained as "aque corrupte in quo saliuntur pisces"; Giovanni took the safer path, rendering the former briefly as "oxomogarum" and omitting the reference to the latter.[51] It was naturally the simple botanical medicines used in recipes that were most important to translate accurately into Latin, and there are signs that Giovanni may have felt some hesitancy about the identification of certain plants (unless his glosses are later interpolations). In 12.1 _bābūnaj_ is "bebumeg id est camomille" for Giovanni, but just "camomille" for Armengaud; in 12.8 _anzarūt_ is "anazaruc id est sarcocolle" for Giovanni, but again merely "sarcocolle" for Armengaud. In a few cases neither was able to provide a Latin equivalent: the gum of _al-buṭm_ in 12.6 (Chian turpentine) is left simply as "gumi albotim" by Armengaud and as "gumi butim" by Giovanni.

For some reason, Maimonides' weights seem to have presented Armengaud with special difficulties in translation. The quantities men-

---

50. Galen, _Tegni_, 3.106, in _Articella_ (Venice: Heirs of Octavianus Scotus, 1523) [III] fol. 136vb. For other uses of this term in Latin translations of Galen, Averroes, and earliest of all Avicenna, see Guy de Chauliac, _Inventarium sive chirurgia magna_, ed. Michael R. McVaugh and Margaret S. Ogden (Leiden: Brill, 1998), 2:118–19.

51. On the actual meanings of the Arabic terms, see David Waines, "_Murri:_ The Tale of a Condiment," _Al-Qantara_ 12 (1991), 371–88.

tioned in the original Arabic text are measured in the following units: *dāniq*, *dirham* (= 6 *dāniq*s), *mithqāl* (1 3/7 *dirham*s), *ūqiyya* (7 1/2 *mithqāl*s), *raṭl* (12 *ūqiyya*s)—equivalent in the metric system to approximately .55, 3.125, 4.46, 33.8, and 406.25 grams, respectively. Giovanni chose to render these as "danic," "dirham" or drachm, "aureus," ounce, and pound. Armengaud's terminology is more problematic. In some of the recipes, his translation expresses the weights of ingredients with the standard apothecaries' symbols for scruples, drachms, and ounces; in others, however, he uses an Arabic terminology to express them ("dirham" and "danic"), and in still others, curiously, a Hebrew terminology ("zus" [zuz] and "sequel" [shekel]). When these different terms are compared with Maimonides' text, the following correspondences are to be found:

Armengaud	Maimonides
dr.	*dirham*
unc.	*ūqiyya*
lb.	*raṭl*
danic	*dāniq*
dirham	*dirham*
zus (zuzim)	*dirham*
sequel	*mithqāl*

Sometimes Armengaud combined both Arabic and Hebrew terminology in the same recipe, as in 12.8, where both "dirham" and "sequel" are used. It is not easy to explain these inconsistencies. One might imagine that whenever the unit *mithqāl* (which corresponded to no Latin weight) appeared in Maimonides' text, Armengaud's helper, fluent in Hebrew, supplied the Hebrew term *sequel* instead. But then why would he supply "zus" for *dirham* sometimes and not others? Might the Hebrew terms actually have already existed in one of the copies from which Armengaud was working? At the moment, it is impossible to say.[52]

---

52. Similarly, in 7.2, where Maimonides uses *mudd* as a unit of volume, Armengaud's original text evidently had the Hebrew measure "kav"; not recognizing the word, he transliterated it as "cav" (which later scribes changed to "can") and glossed it as "mensura." Yet earlier, in 4.6, he had been able to render *mudd* immediately as "mensura." Had his text again combined both Hebrew and Arabic names for a unit of measure?

One aspect of Maimonides' world that comes through more clearly in Armengaud's translation is the Muslim prohibition of alcohol. Maimonides began the seventh chapter of *De asmate*, on the regimen of drink, by praising the use of wine, but he acknowledged that "most of this regimen does not apply to Muslims, since wine is prohibited to them and the different kinds of *nabīdh* are prohibited to most of them"—*nabīdh* here refers to any intoxicating drink. He nevertheless went on to speak of wine's "very great benefit" to health, before cutting his account short by saying it was useless to discuss the advantages of something that could not be consumed. In his more succinct translation, Giovanni said simply that "wine is forbidden to the Saracens (*sit prohibitum vinum sarracenis*)"—the subtle distinctions made by Maimonides about Islamic practice were omitted from his account, but all the same he did not editorialize in any way. However, Armengaud reported these distinctions quite faithfully in his translation, even maintaining Maimonides' perplexing implication in 7.1 that *some* Muslims *could* drink *nabidh*, which Armengaud supposed must refer to beer: "many of these recommendations are impossible for the Saracens, since wine is forbidden to them, and many of them are not even allowed to drink beer" (*plurimum eius [regiminis] sit a sarracenis elongatum, eo quod sit eis vinum prohibitum, quin immo quod pluribus ex eis sunt cervisie prohibite seu interdicte*). Armengaud is perhaps also better in 8.3, turning "the rules and teaching of [religious] Law (*sharīʿa*)" as one of the things that shape the treatment of the mind into "dogmatibus legum et fidei," than is Giovanni, who simply speaks of "doctrinis et legibus." Even so, it is doubtful that Armengaud's readers would have fully understood what the term implied for Islam.

The final chapter of *De asmate*, chapter 13, is unusually long, amounting to more than a quarter of the work as a whole. As has been said, the first fifteen sections of this chapter are identical with a portion of Maimonides' *De regimine sanitatis*. In the remaining two-thirds of chapter 13, Maimonides drew repeatedly on his own experience to warn against depending on any but skilled physicians who based their practice on rational deliberation, and he advised his patron to leave his health to nature if the only alternative was an incompetent empiric. There is a vividness in this concluding material that comes in part from its account of specific practices in the Maghreb (northwestern Africa) and in Egypt, which are well conveyed in both translations. Neither author attempted in the least to present this world judgmentally or negatively, to interpret it against Christian rather than Islamic values. Once, as it happens, translating Maimonides' dramatic account of a Moroccan ruler's death from an overdose of theriac (13.38), Armengaud put a mixture of Christian (New Testament) passages into his Jewish author's mouth: "factus est repente in palatio clamor magnus."[53] Yet this was almost surely unintentional: I suspect the familiar words came unconsciously to Armengaud's mind (Giovanni, the Jewish convert, translated the passage "audita est vox fletus").

Certainly neither one tried to disguise the geographical setting of Maimonides' works. To be sure, they appear not to have understood that when Maimonides referred to practices in the Maghreb, he was referring to a particular part of the Islamic world, and their normal translation, "occidens," may have misled their readers into thinking that western Europe was in question. Similarly, when Maimonides speaks of "*al-Andalus,*" both men identify the region in Latin as "Hispania," and again European readers could be forgiven if they automatically thought of Christian Spain.[54] But neither translator disguises their author's frequent references to his life in Egypt; they accurately report Maimonides, for example, when he described (0.3) his patron's habit of leaving Alexandria for the purer air of "Egypt" at the onset of an asthmatic attack. Probably neither knew that the Arabic word *miṣr* here actually referred to the old section of Cairo, not Egypt itself, but they still made sure that the reader would be aware of the physical, geographical setting of the work.

Just as the Muslim setting of *De asmate* is conveyed without disguise or critical comment by its two Christian translators, the academic and the convert, so Maimonides' own religion excited no particular comment, certainly no hostility. Armengaud's translation identifies the author as "ysraelita," though Giovanni's does not. Both men must have been struck by the fact reported by Maimonides that the Moroccan ruler who died of a theriacal overdose had been in the care of two Muslim and two Jewish physicians simultaneously. They would both have

---

53. "Factus est repente de coelo sonus advenientis spiritus vehementis" (Acts 2:2); "Media nocte clamor factus est, ecce sponsus venit" (Matthew 25:6). The passages need not have been familiar to Armengaud from scripture alone; both also had seasonal liturgical use.

54. In 13.33 Armengaud translates *maghrib* as "Hispania," but Giovanni renders the word "occidens."

known very well that Jewish physicians did not easily find that kind of professional equality in the Christian world of 1300, and both probably concurred with the rationale behind the restrictions on Jews, but it did not affect their translation of the passage or their apparent admiration of Maimonides' work.

The translations therefore faithfully present Maimonides in his own terms, Latinized of course. To us he is perhaps at his most sympathetic in 13.27, where, after severely criticizing practitioners who claimed "experience" but had no understanding of why they practiced as they did, he refuses to promote himself at their expense: "Non credis quod *ego* sim ille cui tradi debeat anima et corpus ad curandum," Giovanni has him say; "testor primo Deum quod scio in veritate me esse imperfectum et ex minus bene operantibus in hac arte," Armengaud has him continue. Modesty was not at all a common *topos* in medieval Western medicine, and it is interesting to wonder what the Latin readers of *De asmate* would have made of this self-figuring. They might have taken him at his word—which probably would not have displeased him.

Each translation has its particular merits. For anyone today attempting to reconstruct the Arabic text, Giovanni's approach to translation—providing a succinct, direct, not particularly stylish version of the original—is certainly more helpful. For fourteenth-century readers, however, Armengaud's translation might well have seemed superior, as it allowed Maimonides to evoke his world and its medical practice in a smoother and more technically sophisticated Latin, with some professional amplification to make it even more useful. Still, neither version had much popularity, if the paucity of surviving manuscripts is any indication. Perhaps asthma was simply a disease of comparatively little immediate concern to the later Middle Ages.[55]

Editorial Practices

The text of Armengaud's translation has been prepared by collating the two Cambridge manuscripts (the last dozen or so lines in Peter-

---

55. An excellent survey of medieval European accounts of the pathology, etiology, diagnosis, and treatment of asthma is provided by Luke Demaitre, "Straws in the Wind: Latin Writings on Asthma between Galen and Cardano," *Allergy and Asthma Proceedings* 23 (2002): 61–93.

house 101 are presumably on fol. 11v, which has been pasted to the rear board, and so cannot be read). Under the circumstances, it has not seemed profitable to try to collate the damaged Torino manuscript systematically, but I have examined it closely and recorded its readings, when they are legible, in every case where the texts of **C** and **Pe** disagree and have checked its readings in a number of other passages where the meaning of **CPe** seems unclear. Although **T** is often carelessly written, as well as truncated, it is nevertheless of special interest because it preserves a number of short passages from the original translation that have dropped out of the text in **CPe**. Where these passages are complete, or nearly so, I have incorporated them into my edition; where they are so fragmentary as to be impossible to reconstruct, I have set asterisks in the edition and put the fragmentary passage into the critical apparatus. I have also used asterisks to mark a few other places where a comparison with the Arabic suggests that a portion of the Latin is missing.

T is of interest for yet another reason. All three manuscripts include a number of interpolations which may be the Latin translator's own explanations of unfamiliar terms, but **T** preserves the greatest number of these. In my edition of the Latin, all these interpolations have been placed in parentheses and italicized, with the witnesses to each identified in the critical apparatus. The translator seems also to have introduced occasional rubrics to break up Maimonides' text, as well as subsection headings to break up the long last chapter, and these, too, I have italicized.

Because **C** provides the only complete manuscript of Armengaud's text, I have based my edition upon its readings, though I have not hesitated to follow the reading of **PeT** or even to propose a new reading when the Arabic text (*Ar.*) suggests the desirability of doing so. (I have left a few readings common to **CPe** unchanged even though they are slightly ungrammatical or seem to make little sense as they stand.) I have followed the orthography of **C**, with a very few exceptions: for example, converting -cio to -tio (and the like). In general, **C** uses Arabic numerals for chapter headings, but Roman ones in the text proper, which I have converted into Arabic numerals (except in the colophon). In general, I have tried to keep the textual apparatus to a minimum. I have not recorded **Pe**'s simple transpositions of word pairs in **C**, nor its occasional iterations of words. I have not recorded minor variations in spelling in

PeT, nor certain regular variants (as, for example, where **C** reads "ergo" and "continue" but **PeT** generally read "igitur" and "continuo"). Most scribal corrections and deletions, too, have been omitted. Apothecaries' symbols have been expressed as M (*manipulus*), scr. (*scrupulus*), dr. (*dragma*), and unc. (*uncia*). Paragraphing and punctuation have been introduced, following the English translation of the Arabic in vol. 1 as far as is feasible, and chapter divisions have been introduced (in parentheses) to make comparison with the Arabic easier. Square brackets have also been used to indicate missing or conjectural readings in **T**.

Only one copy of the complete text of the anonymous Latin translation of *De asmate* is known to us, that in MS Jerusalem, Jewish National and University Library 2° FR. R 571–576, fols. 30v–44v, of c. 1450 (**H**). Unfortunately, this manuscript came to our attention only after the Arabic text had been edited in vol. 1, in part on the basis of an incomplete copy of the work contained in MS Munich, CLM 77, fols. 71–76v, copied in the 1380s (**M**). **M** lacks the prologue to the work and begins with Maimonides' list of chapter titles; it also leaves out the last chapter (13) of the work, justifying the omission by appending to the end of chapter 12 the statement that the final chapter "is partly contained in Moses' *Regimen sanitatis,* and the rest is just certain general remarks."

The text given here is therefore based on **H**, which I have read in microfilm. The prologue and final chapter have been carefully transcribed, with very few editorial emendations (aside from some regularization of spelling; **H**'s orthography is often inconsistent). The extreme literalness of this version with respect to the Arabic original means that its style often appears forced and its constructions and grammar faulty. Infelicities that are tempting to ascribe to mistakes in copying, and therefore to emend, regularly prove to be direct translations of the Arabic: in 13.30, for example, it might be a temptation to write "hoc possibile est <et> verum," but the translator was probably simply rendering *"dhālika mumkin ṣaḥīḥ"* literally, so that to supply the conjunction would be a mistake. I have therefore been very hesitant to propose emendations. Some of the difficulties in the text, of course, may have arisen from instances of eye-skip by a scribe (as in the problematic last line of 13.32) and will only be cleared up if a fuller copy of the work appears.

For chapters 1–12 it has been possible to bring **M** (also studied in microfilm) to bear upon the text as well as **H** (and the Arabic edition). These chapters are slightly fuller in **H**—**M** has a greater number of omissions due to eye-skip—but **M**'s readings not infrequently seem to provide a better translation of the Arabic, and its transliterations of Arabic terms are sometimes superior. When I adopt **M**'s reading, I always report the reading of **H**; but in general minor variants in **M** (*eius/ipsius, ergo/igitur*, word transpositions) have not been recorded, nor have most corrections and deletions in the text of **H** been noted. I have normally allowed **H**'s verb forms to stand, while recording the variants in **M**, because either could reflect the taste (or misunderstanding) of the translator: thus **H** often uses the future tense where **M** prefers the present. The spelling of these chapters has again been regularized without comment. In general I have written out the ordinal numbers but expressed the cardinal numbers as numerals (converting **H**'s consistent Roman numerals to Arabic), and I have expressed the symbols for apothecaries' measures as "dr." and "unc."

In **M**, each chapter of Maimonides' work is headed with a version of the title that was also supplied in the list of the chapters that comes after the preface to the work. **H** does the same for chapter 1, but it has no title for the others, though before each it leaves a space where the title was presumably to have been written later. For these chapters (2–13), therefore, I have supplied the titles given in **H**'s initial list, placing them in square brackets.

In my edition, I have used asterisks to mark a few places where a comparison with the Arabic suggests that a portion of the text is missing. Paragraphing and punctuation have been introduced, following the English translation of the Arabic where feasible, and chapter divisions have been introduced (in square brackets) to make comparison with the Arabic easier.

In editing both texts I have naturally been guided to a considerable extent by the Arabic. When the Arabic strongly suggests that a Latin copyist has made a mistake, I have either emended the word ("an" to "autem" in Armengaud 13.33; "generant" to "gravant" in Giovanni 0.2 [Ar. *yathqul*]) or indicated the probable correction in the critical apparatus ("quatenus" for "quamvis" in Armengaud 8.4; "inferiora" for "interiora" in Giovanni 9.8). When a single word appears to have dropped out of the Latin manuscript tradition, I have inserted it in angle brackets. But there are many passages where one or both translations are either at odds with or else appear to misunderstand the Arabic in ways that cannot immediately be explained by a simple scribal error in the

Latin (Armengaud 13.10, where Latin "consequenter Deus placuerit" corresponds to Arabic *mā shā' allāh*, "whatever God wills"; Giovanni 13.45, where Latin "consumantur" corresponds to Arabic *yankulūna*, "they recoil from"[56]). In such cases I have felt it safest to leave the Latin unchanged as perhaps representing what the translator thought he saw in his Arabic manuscript, even though this may leave the passage hard to understand. For similar reasons, I have not tried to bring the two translations into an artificial conformity. When in the recipes of chapter 12 Giovanni regularly translates "bulliat" and Armengaud "bulliatur," I have not tried to smooth away the inconsistency, since it probably originated with the translators themselves; in unvocalized Arabic script, the active and passive forms would look the same. And while I have done some regularization of spelling, I have not tried systematically to ensure that the spelling used in the two translations is identical: I have allowed Armengaud to speak of "zuccara" and "zedoarium," for example, but Giovanni of "zucharum" and "zedoaria."

---

56. On this passage, see above, p. xxvi.

Intorduction to the Hebrew Translations of Maimonides' *On Asthma*

The critical edition of the existing three Hebrew translations of Maimonides' treatise *On Asthma* presented below and their comparison with the Arabic text as mainly extant in MS Paris, BN, héb. 1211 have once again shown that this manuscript suffers from many corruptions and is not a reliable witness to the original text. Thus, the textual tradition as it survives in both the Hebrew and Latin translations often plays a vital role for reconstructing the original text.

Yet the textual tradition of the existing Hebrew translations is also problematic. The translation ascribed to Samuel Benveniste consists of two families, one of which has been compared and corrected with another translation, possibly the one by Joshua Shatibi. The other family, while best representing the original version, is only extant in one complete manuscript which suffers from many corruptions and mistakes.

The anonymous translation was prepared by a translator who, in spite of the fact that he was not familiar with the standard medieval medical terminology, had a clear understanding of the text. However, possibly because he used uncommon terminology, his translation suffered from severe corruption through the copyists and apparently was rarely consulted subsequently: it only survives in one manuscript and ends at 13.34. The translation by Joshua Shatibi is arguably the most reliable witness to the original text, although this translation also survives in only two manuscripts, with a text that suffers from quite a few omissions, corruptions, and mistakes. It has become more and more clear that on the basis of the extant material, a faithful reconstruction of the original is not always possible and will have to wait until further Arabic manuscript material is found.[1]

---

1. This introduction is an adapted version of the section on the Hebrew translations in my edition of the Arabic text; see Maimonides, *On Asthma*, ed. Bos, 1:xxxiv–xxxvii.

The Translation Ascribed to Samuel Benveniste

The identity of Samuel Benveniste is uncertain. Traditionally he is identified with a physician by that name who lived in Tarragona and Sarragossa and who served Don Manuel, brother of King Pedro IV of Aragon, and who died after 1356.[2] The ascription of the translation to him goes back to MSS Parma, De Rossi 1280 and Paris, BN, héb. 1175, in both of which appears at 12.5 the following remark in connection with the problem of establishing the correct number and weight of the ingredients:

> Says Samuel Benveniste the translator: This recipe is very useful and beneficial, and since our <revered> Rabbi the author took great care that the copyist would not make a mistake and omit one of the drugs or their weight, he <explicitly> mentioned their number. But in spite of this a mistake occurs in this recipe. I have also found mistakes in other recipes explicitly quoted by our <revered> Rabbi, and I have corrected those mistakes many times from the original works, but in the case of this recipe I have been unable to correct it because our <revered> Rabbi has invented it himself.[3]

From this note Giovanni Bernardo De Rossi assumes that this Benveniste was, indeed, the translator.[4] This assumption was then adopted by later scholars, although Moritz Steinschneider considered the question undecided.[5] Steinschneider also pointed out that, if this Samuel Benveniste was indeed the one who translated Boethius' *De consolatione philosophiae,* one should conclude that his translation

---

2. See *Encyclopaedia Judaica,* s.v. "Benveniste Samuel"; *The Jewish Encyclopedia,* s.v. "Samuel Benveniste."

3. MS Paris BN héb. 1175, fol. 28a. The Parma MS is unnumbered. See Maimonides, *On Asthma,* ed. Bos, 12.5, and n. 19 to chap. 12.

4. See De Rossi, *MSS. Codices Hebraici Biblioth. I. B. De Rossi,* (Parma: Ex Publico Typographeo, 1803), vol. 3, no. 1280. See also De Rossi, *Historisches Wörterbuch der jüdischen Schriftsteller und ihrer Werke,* trans. C. H. Hamberger, Bibliotheca Rossiana 3 (Amsterdam: Philo, 1967), 56, s.v. "Benbenaste (Samuel)," where he remarks that he lived in Spain around 1300 and translated Boethius' *De consolatione* and Maimonides' *On Asthma.*

5. See Steinschneider, "Samuel Benveniste und Maimonides über Asthma," *Hebräische Bibliographie* 8, no. 46 (July/August 1865): 85 (repr., Hildesheim, Ger.: Olms, 1972. 21 vols. in 4); see also his "Miscellen, Benveniste," *Hebräische Bibliographie* 10, no. 55 (January/February 1870): 83; see as well M. Kayserling, "Samuel Benveniste," *Hebräische Bibliographie* 8, no. 43 (January/February 1865): 125.

of Maimonides' *On Asthma* was also prepared from a Latin version.[6] Later scholars assumed that this was true and that Samuel Benveniste prepared his translation from a Latin *Vorlage*.[7] However, the compiler(s) of the catalogue of Hebrew manuscripts at the Bibliothèque Nationale[8] held that the text was translated from the Arabic, an assumption confirmed by a closer look at the text of the Paris manuscript. The technical terminology preserves in several cases the original Arabic terms, for instance, נקרס (podagra), שקיקה (migraine) and בלגם (phlegm). One might, of course, argue that the translator simply adopted these Arabic terms from his Latin source document. However, a closer look at the existing medieval Latin translations shows clearly that these terms do not appear as transliterations, but have been properly translated into Latin equivalents. נקרס, for instance, features in both Latin translations as "podagra," שקיקה as "emigranea," and בלגם as "flegma." Until further evidence is adduced, then, it cannot be known for certain whether Samuel Benveniste was the translator, whether this Samuel Benveniste was indeed the physician who served Don Manuel, or whether he was also the translator of Boethius, *De consolatione philosophiae*.[9] The

---

6. Moritz Steinschneider, *Die hebräischen Übersetzungen des Mittelalters und die Juden als Dolmetscher* (1893; repr., Graz, Austria: Akademische Druck- und Verlagsanstalt, 1956), 767.

7. Maimonides, *Sēfer ha-qaṣṣeret ʾō sēfer ha-misʿadīm*, ed. Süssman Muntner (Jerusalem: Rubin Mass, 1940), 9: "The first Hebrew translation was apparently translated from the Latin by Samuel Benveniste from Saragossa in the year 1320"; however, *Encyclopaedia Judaica*, s.v. "Benveniste, Samuel," remarks that he translated this text—apparently from the Latin—in about 1300. *Moses Maimonides' Treatise on Asthma*, ed. and trans. Rosner, 22, repeats the information found in the former source. See also Max Meyerhof, "The Medical Work of Maimonides," in *Essays on Maimonides: An Octocentennial Volume*, ed. Salo Wittmayer Baron (New York: Columbia University Press, 1941), 279.

8. H. Zotenberg, ed., *Catalogues des Manuscrits hébreux et samaritains de la Bibliothèque impériale* (Paris: Imprimerie impériale, 1866), no. 1173.2 (p. 215). It is possible that De Rossi already thought that the text was translated from the Arabic; see De Rossi, *MSS. Codices Hebraici*, vol. 3, no. 1280: "Patet autem ex nostro hoc codice tractatum de Asthmate in gratiam sultani Aegypti, qui eo morbo laborabat et Maimonidem consuluerat, ab eo susceptum fuisse, et a Samuele Benbeneste hebraice translatum." ("It is clear from our manuscript that the treatise *On Asthma*—[written] for the sake of the Sultan of Egypt, who suffered from that disease and consulted Maimonides— was composed by him and then translated by Samuel Benveniste.")

9. See A. Cardoner Planas, "El médico judío Benvenist Samuel y su parentesco con Samuel Benvenist de Barcelona," *Sefarad: Revista de estudios hebraicos, sefardíes y de oriente próximo* 2 (1941): 327–45, esp. 343–44.

translation ascribed to Samuel Benveniste was edited by Muntner, for the first time in 1940 and in a second revised edition in 1965. However, as this edition is mainly based on one manuscript, Paris BN héb. 1173, it has adopted many of its mistakes and corruptions. It also suffers from additional mistakes from the editor's hand.[10]

The translation ascribed to Samuel Benveniste is extant in the following manuscripts:[11]

1. Paris, BN héb. 1173.2 (ג);[12] fols. 92b–112; Sephardic cursive script; fourteenth–fifteenth century; no initial title. The manuscript is a collection of medical treatises, above all those composed by Maimonides: it also contains *Medical Aphorisms* (Hebrew translation by Nathan ha-Me'ati), *On Hemorrhoids* (Hebrew translation by Moses ibn Tibbon), *On Poisons* (Hebrew translation by Moses ibn Tibbon), and *On Coitus* (anonymous Hebrew translation). Although the text preserved in this manuscript suffers from many mistakes and corruptions, probably from the hands of the copyists, it is the only complete text with the original translation ascribed to Benveniste in an unadulterated form. It has a few additional explanatory notes in the text which were perhaps marginal glosses and were subsequently inserted into the text itself.[13]

2. Paris, BN héb. 1176.1 (ס);[14] fols. 1a–11a; Sephardic script; fifteenth century. The text is fragmentary—it only covers 12.9: הרפואה פעולתה until 12.11: שאלתכם, and chapter 13 (complete). According to the colophon on fol. 222a, the text was copied by Barzilay B. Maimon Ḥabib in the city of ʾLYZ̧NW(?). The text belongs to the same family as ג, but suffers from many errors, corruptions, and omissions. Occasionally we find explanatory terms dealing with materia medica or diseases which were perhaps marginal glosses originally.[15] In some cases we find Latin

---

10. Cf. the critical apparatus where these mistakes have been listed under the siglum M.

11. For the information on the manuscript locations, I thank Benjamin Richler.

12. See Zotenberg, *Manuscrits hébreux et samaritains*, no. 1173.2 (p. 215).

13. Examples are 3.4: פי' [הר] התמרים; 3.9: פי' פשתנגש; 3.8: שלא נתבשלו עד שנקפאהו; ibid.: הוא זרע שפראן ברדי כלומר ממ[?]; 4.4: שלא יתבשלו באילן כל צרכן ויאכלו כשהן לחים הקלוי: פי' קוראים אותו קלוי מפני שאין משימין בקדרה מים בעת הבשול אלא מה שישאר על הבשר פי' הוא מין היין; 7.1: פי' כאב בני מעים או עוצר; 5.6: האשקיל: ויקראו בצל החזיר; 4.5: מן הרחצה שיעשה על בשול.

14. See Zotenberg, *Manuscrits hébreux et samaritains*, no. 1176.1 (p. 216).

15. Examples are 13.37: איסתיקא הוא אגרינוס רנפלי for אסתקא, and ibid.: ורפיון הוא פרלישין.

terminology where the other manuscripts have kept the original Arabic term, as in 13.15: בקולוקינטידא for בשחם חנטל and 13.37: רנפלי for רבו. We also find a few unique correct readings: cf. 13.2: בהשואה ובמצוע ובנקיות מכל for והעבודה ועבודת האדמה :13.6 ,(בגפ in) ההשואה והמצוע והנקיות מכל סוג for סיג (in בגפ), 13.4: צבאביה for איד עשני (in בגפ), 13.34: חולשת for חלש (in בגפק), and 13.47: נתברר לו for נתבאר (in בגפ).

3. Moscow, Rossiiskii Gosudarstvennyi voennyi arkhiv fond 707 opis 1 no. 209 (former Vienna Kultusgemeinde, cat. Schwarz, no. 296)[16] (ק); fols. 1a–8b; Sephardic script; fourteenth–fifteenth century. The text of this manuscript belongs to the same family as ג and has preserved far better readings, but unfortunately the text is fragmentary, running from 13.9: בכל המחלות until 13.39: ברבויי and from 13.40: אמר המחבר until 13.42: ועשה מה.

4. Bologna, Universitaria Biblioteca 3574b; fols. 107–125(?); Sephardic script; fourteenth–fifteenth century.[17] The text is identical with ג, except for even more mistakes and corruptions by the copyist(s). Because the text is so corrupt and does not contribute any unique correct reading, it has not been used for this critical edition.

5. Vienna, Nationalbibliothek, 168 III.9;[18] fols. 1a–46b; Sephardic script; fifteenth century. This text is a *versio mixta*, as the original translation from the hand of Benveniste has been systematically emended and corrected by a learned copyist, possibly on the basis of the translation by Joshua Shatibi.[19] For this reason it has not been used for the critical edition.

6. Paris, BN héb. 1175.1 (ב);[20] fols. 1a–44b; Italian script; sixteenth century; no initial title. Part of a medical miscellany which also contains Maimonides' *On the Regimen of Health*. The text of this manuscript belongs to the same family as the Vienna manuscript.

---

16. Arthur Zacharias Schwarz, *Dávid Sámuel Löwinger, and Ernst Roth, Die hebräischen Handschriften in Österreich (ausserhalb der Nationalbibliothek in Wien)* (Leipzig: Hiersemann, 1931), no. 296 (p. 26).

17. See Leonello Modona, *Catalogo dei Codici Ebraici della R. Università di Bologna*, Cataloghi dei codici orientali di alcune biblioteche d'Italia, fasc. 4 (Firenze: Tipografia dei Successori le Monnier, 1888), no. 20.5 (p. 353).

18. Cf. Arthur Zacharias Schwarz, *Die hebräischen Handschriften der Nationalbibliothek in Wien* (Leipzig: Hiersemann, 1925), 168 III.9 (pp. 180–81).

19. See the section on Shatibi below.

20. See Zotenberg, *Manuscrits hébreux et samaritains*, no. 1175.1 (p. 216).

7. Parma, Biblioteca Palatina 2643 (פ);[21] De Rossi 1280, Richler 1519; fols. 1a–38b; Sephardic semicursive script; fourteenth century; no initial title. The manuscript is a collection of medical treatises composed by Maimonides; it also contains *On Coitus* (anonymous Hebrew translation), *On Hemorrhoids* (Hebrew translation by Moses Ibn Tibbon), and *On Poisons* (Hebrew translation by Moses Ibn Tibbon). The manuscript suffers from several corruptions by the copyist(s) which have been partially corrected in marginal annotations; the section running from 0.4: הבריאות until 2.1: ויסתבכו באיברים ויכבד צאתם is missing. The text of this manuscript belongs to the same family as the Vienna manuscript.

The history of the transmission of the translation of Benveniste is complicated and unclear. The Vienna manuscript is a sort of abbreviation and adaptation of the original text.[22] Moreover, it belongs to a tradition in which the text has been collated systematically by a learned scribe with another translation, possibly that by Joshua Shatibi, especially for the technical terminology.[23] The text has thus been turned into a sort of *versio mixta*. A learned scribe probably decided to replace Benveniste's terminology because he used a nonstandard, uncommon technical vocabulary most of the readers must have been unfamiliar with, contrary to the Shatibi's terminology, which was part of the standard medieval

---

21. Cf. Benjamin Richler and Malachi Beit-Arié, *Hebrew Manuscripts in the Biblioteca Palatina in Parma* (Jerusalem: Hebrew University of Jerusalem, Jewish National and University Library, 2001), no. 1519.

22. Cf. 0.1: שאלני אדוננו השוע הנכבד ישוע יאריך השם שלותו בזה החולי הנאמן אשר לו הוא הנקרא בלעז רנפלי ובערבי אלרבו, which the Vienna manuscript abbreviates as שאלני אדוננו על החולי הנקרא בערבי אלרבו, and ibid.:

והיה צריך להקדים העיון בכל מקום שקדמתי לזכרו בחלוקים. ואין זה כונת המאמר אחרי שחברו הרופאים בכל חולי מה שצריך אליו מזה ואין החולי הזה נופל מעט ואין סבותיו נסתרות כדי שאחבר בו מאמר. ואין אצלי בו דברים נפלאים שאביאם בו ואעשה מאמר בגללם. אך היתה הכונה במאמר הזה הולכת למלאת מה שהתפאר עלינו אדוננו ירפאהו השם,

which the Vienna manuscript summarizes as אך הכונה בזה המאמר הוא רצון האדון; see as well 0.2: בהעביר תער על הראש, which is abbreviated as בגלוחו.

23. Some examples are: 0.1: מן הידוע והגלוי for והמפורסם (Benveniste); 0.2: ואז תנצל for ממנה (Benveniste); 0.2: בהעביר תער על הראש for בגלוחו (Benveniste); 0.3: שכפל תנאם for חסירות תנאים (Benveniste); 0.4: אכול המסעד for לקיחת המזון (Benveniste); 1.1: על כל פנים for בהכרח (Benveniste); ibid.: זה ישים הזמן for זה ישיב הזמן; ibid.: בחזוק; ibid.: ברב הכאב for שלא יחלה (Benveniste); ibid.: שאינו עלול for שלא יחלה (Benveniste). See as well 1.1: וכאב חצי הראש והסבוב, where וכאב חצי הראש is characteristic for Shatibi and והסבוב for Benveniste.

technical vocabulary created in the wake of the translation movement
from the Arabic.[24]

Not only the Vienna manuscript, however, but also manuscripts פ and
ב were at some stage corrected and emended, possibly by consulting the
translation from the hand of Shatibi, though not to the same degree as
Vienna, as the table below illustrates:

	ג	ב/בפ	S
2.1	כדי לסמך עליהם או להרחיקם	שיכוין אליהם או ירחיקם (ב)	אשר נכון אליו
2.1	בנקבי הגוף	במעברים הדקים (ב)	במעברים הדקים
2.1	מחוים	התוכם (ב)	התכתם
2.1	הנוספים	המותרות (בפ)	המותרות
7.1	<ואין> כיוצא בו	ואין תמורה להם ממנו (בפ)	ולא תמורה ממנו
7.2	וישפתהו	ויושם (בפ)	ויושם
8.1	בגשמים	בסתו (בפ)	בסתיו
9.1	ההעמדה	העוצר (בפ)	ההעצר
9.5	במסעדים	במזונות (בפ)	במזונות
9.13, 15	קריסות	חמיצות (בפ)	חמוץ/חימוץ
10.0, 1	התנומה	השינה (בפ)	השינה
10.1	המשמרה	העונה (בפ)	העונה
10.2	ההמס	ההתוך (בפ)	ההתכה
10.5	בשערי	במיני (בפ)	במיני
10.6	משוש	חפיפת (בפ)	חפיפת
10.9	לאשר חיה מחלי	למי שקם מחלי (בפ)	לקמים מחולי
10.9	ובא לו מגנת לב	ונתעלף (בפ)	ונתעלף
10.9	שתבחר לך	בשתסתפק (בפ)	בשתסתפק
11.5	העלה	החלי (בפ)	החולי
11.5	וכשהעמידה	וכשהתמידה (בפ)	וכשהתמידה
13.4	החשופות	המגלות (בפ)	המגולות
13.5	הכח הכובש	הכח המחזיק (בפ)	הכח המחזיק
13.10	תשגג'	קווץ האבר (בפ)	ונתכוץ
13.25	מקובלות	נאותות (בפ)	נאותים
13.34	ותכף	אחר כן המשיך (בפ)	עוד המשיך
13.48	יאסוף	יקבץ (בפ)	יקבץ

But because these manuscripts are less "contaminated" than the
Vienna manuscript and also have not been abbreviated, we have used

---

24. For this type of adaptation of the original text, mostly done by learned copyists,
cf. Malachi Beit-Arié, *Unveiled Faces of Medieval Hebrew Books: The Evolution of Manuscript
Production—Progression or Regression?* (Jerusalem: Magnes, 2003), 65.

them for the critical edition and listed their variant readings in the textual apparatus.

The edition is based on ג, ק, and ס as they represent the manuscript tradition that has best preserved Benveniste's translation. In the case of ס I have only mentioned the correct variant and unique readings in the critical apparatus, while omitting the corruptions and mistakes. Whenever ג, ק, and ס are corrupt or missing, I have adopted the reading of פ or ב or both, insofar as these represent uncorrected original readings. Since especially ג suffers from so many corruptions and ק and ס are fragmentary, the edition has the character of a *versio mixta*. In some cases I have adopted the correct readings of פ or ב or both, although I could not establish whether these readings are original or secondary, as in 11.5: ‏מהמים הרעים (ג): מרווי המים (פב)‏.

The Translation by Joshua Shatibi

A second translation of Maimonides' *On Asthma* from the Arabic[25] was prepared by Joshua Shatibi from Játiva (Xàtiva)[26] between the years 1379 and 1390.[27] Shatibi, called "the scholar in every science, especially medicine," allegedly translated the text for a "relator" at the court of Don Juan of Castile.[28] Steinschneider, probably perplexed by this word, emended it into the Hebrew loanword *delator* (from Latin *delator,* meaning "informer") and concluded that the book was translated for an anonymous baptized Jew and informer who held a high position at the court of King Juan I (or II) of Castile.[29] However, Gutwirth has recently pointed out that the enigmatic *relator* is Spanish for "referendary" and has identified the high-ranking official as not an

25. Clear indications that the translation was done from the Arabic are 9.2: ‏ג'לוזה‏ ‏(= جَلْوَزة); 9.5: הרבוב (= الربوب); 9.13: וחסו (= وحسو); 12.6: ויעשהו קרץ for ‏وَيَقْرَص أقراصا‏; ibid.: ‏העמבר אלכאם‏ for: ‏العنبر الخام‏; 12.7: אלבט (= البَط). The translation has also retained many Arabic technical terms, especially the names of the medicines.

26. On Játiva (Xàtiva), a city in the province of Valencia which had a prominent Jewish quarter and community, see Encyclopaedia Judaica, s.v. "Játiva."

27. Meyerhof, "Medical Work," 279, remarks that the translation by Joshua Shatibi was from the Latin.

28. According to the colophon in MS Munich 280, see below; cf. Steinschneider, *Hebräischen Übersetzungen,* 768.

29. See Moritz Steinschneider, *Die hebräischen Handschriften der K. Hof- und Staatsbibliothek in München,* 2nd rev. enl. ed. (Munich: Palm'schen Hofbuchhandlung, 1895), no. 280; and *Hebräischen Übersetzungen,* 768.

informer, but the referendary Fernán Díaz of Toledo at the court of King Juan II.[30]

This translation is extant in the following manuscripts:

1. Munich, Bayerische Staatsbibliothek 280 (מ); fols. 5a–37b; fifteenth century; no initial title; medical miscellany.[31]

2. Berlin, Staatsbibliothek Preussischer Kulturbesitz Qu. 836 (ה); fols. 66a–92b; Sephardic semicursive script; fifteenth century; no initial title.[32] The manuscript is a collection of medical texts, mainly from the writings of Maimonides, as it also contains his *Commentary on Hippocrates' Aphorisms* (Hebrew translation, Moses ibn Tibbon), *On the Regimen of Health* (Hebrew translation, Moses ibn Tibbon), *On Poisons* (Hebrew translation, Moses ibn Tibbon), *On Coitus* (anonymous Hebrew translation), *On Hemorrhoids* (anonymous Hebrew translation), and *Medical Aphorisms* (Hebrew translation, Nathan ha-Me'ati). The text has several marginal annotations, possibly from the hand of Steinschneider, some of them referring to his works and studies.

3. Munich, Bayerische Staatsbibliothek 43; fols. 52b–86a; sixteenth century.[33] The text of this manuscript is copied from MS Munich 280 and has therefore not been used for this edition.[34]

The edition of Shatibi's translation is based on מ because it provides the best readings, while variant readings in ה feature in the critical apparatus. In case of corruptions and mistakes, ה has been used as the basic manuscript.

The Anonymous Translation

A third translation of the treatise On Asthma was discovered by Beit-Arié: MS Jerusalem, The National and University Library, Heb. 8° 3941 (א), fols. 20a–78b, which runs from the beginning until 13.34 أو كان

---

30. Eleazar Gutwirth, "Dyl'twr o ryl'twr: Fernán Díaz de Toledo y los Judíos," *Sefarad* 46, fasc. 1–2 (1986): 229–34.

31. See Steinschneider, *Hebräischen Handschriften in München*, no. 280.

32. See Moritz Steinschneider, *Verzeichnis der hebräischen Handschriften* (1878–97; repr., in 1 vol., Hildesheim, Ger.: Olms, 1980), no. 232.

33. See Steinschneider, *Hebräischen Handschriften in München*, no. 43.

34. See Steinschneider, *Hebräischen Übersetzungen*, 768.

فـم (ויהיה פי).[35] The text has marginal notes in two different hands: the first, featuring on many folios, consists of minor corrections of textual mistakes often limited to one word, and the second consists of learned pharmacological annotations dealing with the identification of certain plants. By comparing this translation with the other two, Beit-Arié concludes that it represents an independent translation by an unknown author, possibly earlier than the other translations, if the dating of the manuscript to the thirteenth century is correct.[36] An analysis of the Hebrew terminology used by the author shows that he was not familiar with the standard medieval technical (medical) terminology as it was coined by the Tibbonides and other translators. But in spite of this lack of familiarity and the uncommon, often inadequate vocabulary used by the author, he clearly understood the text at hand. The problem was that he did not have adequate tools to deal with it. An indication for a correct understanding of the text and familiarity with its contents is the fact that the names of medicines have generally been transcribed or translated correctly. One might infer from this that the translator of this text was a medical doctor, who because of his training and practice was familiar with the specific pharmaceutical terminology, but not with the more general technical terminology. The problem of the evaluation of this translation is aggravated by the fact that the manuscript at hand suffers from many severe corruptions from the hand of ignorant copyist(s). I have emended these corrupt words, whenever I could, in order to reconstruct the "original" text. For an impression of the terminology employed by our anonymous author (**A**) in comparison to Benveniste (**B**) and Shatibi (**S**), see the following table:

---

35. The manuscript contains three other medical works by Maimonides, namely, *On Coitus, On the Regimen of Health,* and *On the Causes of Symptoms,* all from the hand of the same translator. For the manuscript see Malachi Beit-Arié, "A Palaeographic Description of the Jerusalem Hebrew Manuscript," in *Moses Maimonides and the Causes of Symptoms:* Maqāla fī bayān baᶜḍ al-arᶜāḍ wa-al-jawāb ᶜanhā, Maʾamar ha-Haqraᶜah, *De Causis Accidentum,* ed. Joshua O. Leibowitz and Shlomo Marcus, with the collaboration of M. Beit-Arié et al. (Berkeley and Los Angeles: University of California Press, 1974), 34–38.

36. Malachi Beit-Arié, "Targūmīm biltī Yedūᶜīm el Sifrēy Refūʾāh la-Rambam," *Qiryat Sēfer* 38 (1962–63): 567.

	A	S	B
0.4, 8.0–1:الهواء	הרוח	האויר	האויר
0.4:الاحتباس	האימוץ	ההעצר	וההעמדה
ibid.:	רצון	כונת (= غرض)	רצון
1.1:	זולתי עמידה	מבלי השמר	מבלי הזהר
ibid.:	העצבון	הכאב	צער
2.1:تحلّلت تحليلا خفيا	תתחולל חלילות נסתר	ימסו בהתכה נסתרת	נמחה מחוי קל
ibid.:سدد	אוטם	סתום	סתום
ibid.:ضيق	צוק	צרות	מצוקה
2.3:يبخّر	מעשן	יעלה אידים	שיעשן
ibid.:أبخرة	עשנים	אידים	עשנים
4.2:وصفتها	וטופסה	ותארו	מתכנתה
4.6:في قوام	בעמדת	–	בתכונת
7.3:أعراض	מאורעות	מקרים	מיחושים
7.4:الاستسقاء	צבות הבטן	האסתסקא	האסתיסקא
8.1:النزلات	הירידות	הנזלות	ההזלות
9.1:والاستفراغ	והשלשול (א' והנקוי)	וההרקה	וההרקה
9.13:بثفله	בזבלה	בשמריהם	בפסלתו
10.4:أحكامها	דינם	משפטיהם	משפטים
ibid.:سخونة معتدلة	חום אמצעי	חימום שוה	חמימות
10.6:أدوار	משמרות סובבות	סובבים	תקופות
10.8:مدخل	פתח	מבוא	מבוא
10.9:النصّ	הלשון	המאמר	הנוסח
11.2:فلا بدّ من	ואי אפשר מ–	נהיה מוכרחים	ועל כל פנים צריך
12.3:ويعقّد	ומעמידין	ויעבהו	ויעשהו
12.8:مدبّر	מחובר	מתוקן	מתוקן
13.1:روح (pneuma):	נפש	רוח	רוח
13.4:آفاق	קצוות	האפקים	האופק
13.19:الحفظ	הגירסא	השמירה	השמירה
13.24:بتقدير	בכוון	בהשערה	בהנהגת
13.30:قزازة	צמר גפן	האריגה	אריגה
13.34:في الحمّى المطبقة	בחמים הדבוקה	בקדחת דבקה	בקדחת המטבקה

The comparison of the Hebrew text of this translation with the Arabic Vorlage leads to the preliminary conclusion that the translator especially consulted the Arabic text as extant in manuscript **J**,[37] as both the translation and **J** share several unique readings, for instance, 9.8: ما يتناول, להקיא: أن يتقيّا: 9.11; ומעכר: ويكدر: 9.9; ההרגשות: الحوّاس, במקרה: بالعرض מה שיוקח, مع أسفل: עם תחת (see as well the addenda and corrigenda).

The edition of the three Hebrew translations of *On Asthma* is supplemented by two glossaries. The first is based on the Arabic text as edited in volume one and compared with the Hebrew translations, and the second is based on the Hebrew translation by Shatibi as edited in volume one for those passages missing in the Arabic, whereby the other two translations are adduced for comparison. In addition to the glossaries there are separate alphabetical indices of the Hebrew terms as they feature in both glossaries with numbers referring to the corresponding number in the glossary. It is our hope that these indices will be a useful source of information about the medieval Hebrew medical terminology and a tool for identifying the authorship of anonymous translations of medical material.

---

37. For a description of this manuscript, see the addenda and corrigenda.

Maimonides, *On Asthma*

The Latin Translation by Giovanni da Capua

edited from

MS Jerusalem, Jewish National and University Library

2° FR. R 571–576, 30va–44vb (**H**)

MS Munich, CLM 77, fols. 71rb–76vb (**M**)

Incipit tractatus de asmate raby Moyses

(0.1) Inquit Moyses filius Maymonis filii Addelle Cordubensis His-
panus: Narravit nobis dominus rex—cuius Deus excelsus nobilitatem
conservet et honorem exaltet—infirmitatem suam longam que existit
5 in ipso (*et talis infirmitas dicitur arabice rabo, id est asma*), et gloriatus est
super me dominus rex ut scribam sibi aliqua de cibariis a quibus debeat
abstinere et ea que debet uti, cum aliis generibus utilis regiminis que
ante ipsum fuerant in hac egritudine secundum quod declaraverunt
boni medicorum. Et notum est apud medicos quoniam hec egritudo
10 multas habet causas et quod regimen sanationum egritudinum diversificatur secundum diversitatem causarum, nam apud medicos notum et
manifestum est quoniam impossibile est in curationem egritudinum
secundum modum magis laudabilem pervenire nisi post considerationem egri complexionis universaliter et (**H30vb**) cuiuslibet membro-
15 rum suorum complexionis specialiter, et maxime complexionem ipsius
membri infirmi et quod cum eo participat in ipsa egritudine; deinde
consideranda est macies et pinguedo corporis, que quidem pertinent ad
complexionem; deinde considerande sunt etas et regio in qua est et ea
que consuevit et tempus anni et complexio aeris existentis in illo tem-
20 pore. Quod si esset intentio nostra in hoc nostro tractatu generalis—
intentio scilicet determinare huius egritudinis curationem, cuicumque

---

1 Incipit…Moyses] **M** : *om.* **H**

The Latin Translation by Armengaud Blaise
edited from
MS Cambridge, Gonville and Caius College
178/211, fols. 130r–165r (**C**);
MS Cambridge, Peterhouse 101, IV, fols. 1r–11r (**Pe**);
MS Torino, Bibl. Naz. I.iii.35, fols. 67rb–75ra (**T**)

Raby Moyses de asmate

(0.1) Inquit raby Moyses ysraelita: Strenuus et insignis dominus noster—cuius nobilitatem pacem et potentiam augeat dominus et conservet—adiit consilium meum super passionem asmatis et sui curialitates, volens michi revereri. Iussit michi quod scriberem a quibus cibis 5 caveret sibi et quibus deberet uti et quod regimen conferret ei amplius in hoc morbo, et hoc secundum opinionem et doctrina peritorum et potiorum medicorum. Est autem notum medicis plures esse causas huius morbi et quod regimen eius secundum varietatem causarum habeat variari. Constat etiam eisdem ne possit morborum cura conse- 10 qui sicut decet nisi precognoscatur complexio totius corporis patientis in generali et cuiuslibet ex membris eius in speciali; et non solum membri patientis et secum colligantiam habentis et affinitatem, sed etiam ut cum hoc patientis habitudo cognoscatur, utpote si sit macer vel pinguis aut carnosus et corpulentus, et etiam etas, regio, et tempus 15 anni et dispositio aeris presentis in illo tempore, necnon etiam patientis regimen in dieta. Non autem est intentio mea in hoc libro tradere generale regimen huius morbi, cum contingat considerando cui continget et ubi et quando et qua causa et similia, tunc enim augeretur nimis liber iste, nam essem coactus premittere multa preambula super quod- 20 libet particularium predictorum, quod quidem minime intendimus

---

1 raby moyses de asmate] **C** : incipit liber raby moyses **Pe** : rabi moysis liber de asthmate ad almansor[...] **T** ‖ 2 ysraelita] **T** : iraelita **C** : ysrahelita **Pe** ‖ 4 adiit] **C** : ut **Pe** : adhiit **T** ‖ 5 quod] **CT** : ut **Pe** ‖ 15 carnosus et] **C** : *om.* **Pe**

accidat et in quocumque loco accidat et in quocumque tempore et ex
quacumque causa—esset utique hic tractatus prolixus valde et esset
coactus premittere multa preambula supra quodlibet particularium
predictorum et sequeretur determinatio expressiva omnium que pre-
5   dicta sunt modo. Sed non est hic tractatus intentio postquam medici
determinaverunt in omni egritudine omnia huiusmodi que ad hoc sunt
necessaria. Nequaquam enim hec egritudo est rare contingens, nec
eius cause sunt occulte donec oporteat ei separare tractatum, nec aliquod extraneum sum positurus in ipso ut statuam ei tractatum propter
10 illud extraneum. Fuit ergo intentio in hoc tractatu perficere domino
nostro regi, quem Deus ab omni lesione preservet.

        (0.2) Et cognovi firmiter et per ea que narrata sunt michi a domino
rege quoniam causa huius egritudinis (*arabice dicti rabo*) est fluxus
descendens a cerebro per tempora, et plurime in hieme, et quod fluxus
15 et molestia non cessant suis diebus et noctibus secundum longitudinem paroxismi et eius abbreviationem donec abbrevietur fluxus et
coquatur quod pervenit ad pulmonem quousque mundificetur. Hoc est
quod novi de causis egritudinis. Item narratum est michi quod indiget
necessario ventris laxatione semel vel bis in anno, cum hiis que habent
20 purgare flegma et mundificare cerebrum et pulmonem et quod aliquando sumit laxativum ventris tempore paroxismi et sit liberatus ab
ea. Scivi etiam quod etas eius 40 annorum est et corpus eius mediocre
inter maciem et pingudinem et eius complexio valde proxima est tem-
peramento, verumtamen aliquantulo declinat ad caliditatem. Com-
25 plexio vero sui cerebri est magis calida quam oporteat, et hoc presumpsi
ex eo quod narravit michi ipsum offendi a calidis aromatibus et nec ea
potest odorare, et quia pili gravant ipsum valde et percipit utilitatem
quando frequenter facit eos radi, et molestatur multum quando assid-
uat (**H31ra**) capiti involutionem sudarii—quod totum hoc ostendit
30 caliditatem cerebri.

---

3 premittere] *scrips.* : pretermittere **H** || 20   aliquando] *scrips.* : alno **H** ||
25 presumpsi] *scrips.* : presumpsit **H** || 27 gravant] *scrips.* : generant **H**

facere in hoc libro, et hoc quia medici iam collegerent super quodlibet
ex morbis quod indigent ex predictis; nec etiam iste morbus est de raro
contingentibus nec sunt clandestine causes sue, pro quanto minime
oportet me super hiis sermonem edere specialem, rursum non habeo
aliqua verba nova admirationem inducentia propter que debeam trac-   5
tatum novum inchoare, unde intentio mea in hoc libro est solum perficere ea quibus voluit michi prefatus dominus revereri—salvet eum
Deus.

(0.2) Scio autem testimonio et michi relatis quod causa huius morbi
sit fluxus reuma descendens a cerebro, et maxime tempore hiemali, et   10
quod secundum longitudinem et brevitatem excessus predicti fluxus
cruciant ipsum incessanter dolor et orthomia donec cesset dictus fluxus
et digeratur quod ex eo fluxit ad pulmonem et tandem mundificare.
Hec enim nota sunt michi de morbo domini mei. Significasti etiam
michi, domine, quod semel vel bis in anno indigeas medicina attra-   15
hente flegma et cerebrum et pulmonem mundificante, et quod sumis
pluries laxativum tempore excessus dicti fluxus (**C130v**) et tunc eva-
dis ab eo. Scio etiam te habere annos circiter 40 et quod corpus tuum
sit mediocre inter macrum et pingue et quod tua complexio est michi
summe propinqua equalitati et temperiei, nisi quod declinat aliquan-   20
tulum ad latus caliditatis, unde complexio cerebri tui est calida; quod
quidem scivi ex hiis que michi retulisti, scilicet quod odores calidi te
offendunt adeo quod eos nequeas tolerare, et quod capilli gravant te,
et quod reprimas remedium immediate post rasorii transitum super
caput, et quod etiam non possis pati cooperturam et positionem pan-   25
norum plurium super caput. Hec autem omnia significant excessum
caloris cerebri.

1 hoc quia] **T** : quia hoc **Pe** : hoc quidem **C** | iam] **C** : *om.* **Pe** || 5 aliqua] **Pe** : alia **C** ||
13 fluxit] **C** : fluxum **Pe** || 18 circiter 40] **PeT** : .l. **C** || 20 temperiei] *corr.* **C** *mg. ex*
temperiri? || 23 offendunt] **C** : offendant **PeT** || 24 remedium] **Pe** : *om.* **C**

(0.3) Narravit etiam michi quoniam aer Alexandrie multum offendit ipsum in hac egritudine, et quod ipse appetit esse in Egipto per tempora quibus adveniunt ei tales paroxismi, eo quod aer Egipti magis siccus et tranquillus existit, propter quod est ei facile tolerare paroxis-

5 mum. Similiter narravit michi quod plures medici curaverunt ipsum, extimans quilibet illorum quod illa esset curatio que fieri debet, nec pro tanto cessabat egritudo. Postquam ergo premisi quod debeo premittere ut sit mei excusatio apud medicum respicientem hunc tractatum, ab hiis scilicet regulis particularibus aut deficientibus in conditionibus, incipio a responsione supra qua quesivit a me dominus rex.

10 (0.4) Et videtur michi facere hunc tractatum capitula generalia et multum utilia omnibus hominibus de regimine sanitatis et preservantia in egritudinem incidendi, ex verbis Galieni collecta et aliorum preter ipsum; et scribam illa nominem illius qui protulit ea ut in eorum administratione sit homo celer. Ponam etiam in fine ipsorum regulas utiles generaliter in regimine sanitatis et egritudinum cura-

15 tione ut principaliter perveniat utilitas ad dominum ipsum et regem ex ipso toto tractatu et ad alios preter ipsum ex ipsorum aliquibus. Et visum est nobis dividere ipsum in capitula, ut facilis sit ipsorum conservantia et eorum levis fiat inventio.

---

16 ex] *scrips.:* et **H** || 18 inquit Moyses [0.1]…inventio] **H** : *om.* **M,** *add.* **M** iste tractatus 13 dividitur capitulis

(0.3) Notificasti etiam michi quod aer Alexandrie tibi plurimum adversetur, et ideo fugis in Egiptum tempore quo dubitas instantiam dicti morbi; aer enim Egipti magis siccus et quietus est, et ob hoc facilius potes pati ibidem morbum istum. Significasti etiam michi quod licet rexerint te plures medici et omnia que tibi iniunxerint in tuo regi- 5 mine utilia fuerint, omnia tamen illa non potuerunt prohibere quin contingeret suo tempore morbus iste. Postquam premisi et signavi excusationem mei studenti in hoc libro, eo quod licet interdum inveniat aliquas conditiones particularium, non tamen interdum inveniet omnes, incipiam nunc respondere hiis que a me quesivistis. 10

(0.4) Placebit autem michi nichilominus in hoc tractatu scribere quedam particularia generalia et multum conferentia in regimine sanitatis cuiuscumque et preservatione ipsius a lapsu in egritudines necnon in causa etiam plurimum egritudinum seu morborum. Collegi autem ea precipue ex dictis Galieni et quorundam aliorum secundum 15 quod occurrit menti mee cum compilavi librum istum, scripsique ea eisdem verbis quibus retulerunt ei actores ipsorum quatenus attentius et perfectius apprehendantur; scribamque in fine quedam precepta utilia in regimine sanitatis necnon etiam in causa egritudinum. Est autem intentio mea prodesse universaliter omnibus in quibuscumque 20 potero taliter ut inde contingat domino nostro universale iuvamentum et aliis particulare. Decrevique dividere librum istum in partes et capitula determinata, ut eorum memoria sit facilis et ut possit etiam quis in eo quod voluerit invenire, divino auxilio mediante.

---

1 plurimum] **C** : multum **Pe** || 5 iniunxerint] **C** : iunxerint **Pe** : iniunc'xi't **T** || 11 placebit] **T** : placebis **CPe** || 16 scripsique] **Pe** : scripsi quia **C** || 20 mea] *add.* **C** in

Capitulum primum: de intentione boni regiminis universaliter;

Capitulum secundum: de dandis regulis de cibis attendendis vel prohibendis secundum hanc egritudinem;

Capitulum tertium: de memoratione generum ciborum apud nos
5   usitatorum et amabilium qui sunt relinquendi vel requirendi;

Capitulum quartum: de compositione cibariorum utilium in hac egritudine;

Capitulum quintum: de quantitate cibi;

Capitulum sextum: de horis cibi sumptionis;

10   Capitulum septimum: de potu seu de vino;

Capitulum octavum: de regimine aeris et animalium motuum;

Capitulum nonum: de regimine laxationis et constrictionis;

Capitulum decimum: de regimine sompni et vigilie et balnei et fricationis et coitus;

15   Capitulum undecimum: de dandis regulis iuvativis in hac egritudine;

Capitulum duodecimum: de compositione medicinarum in hac egritudine necessariarum secundum quemlibet speciem curationis huius egritudinis iuxta intentionem huius tractatus;

20   Capitulum tredecimum: de memoratione capitulorum pauci numeri et multi iuvamenti apud omnes homines in regimine sanitatis et sanatione egritudinum (**H31rb**) per modum precepti precedentium.

Postquam vero premissimus hec capitula, devenimus in determina-
25   tionem cuiuslibet capituli breviter cum adiutorio Dei.

1 capitulum primum] **H** : primum est **M** | intentione] **M** inventione **H** ‖ 2 de cibis] **M** : *om.* **H** ‖ 3 prohibendis…egritudinem] **H** : reiciendis in hac egritudine **M** ‖ 5 sunt…requirendi] **H** : eorum sint eligendi vel dimittendi **M** ‖ 6 cibariorum] **H** : ciborum **M** ‖ 8 cibi] **HM**, *corr.* **H** *ex* cibariorum ‖ 11 motuum] **M** : mortuum **H** ‖ 14 fricationis] **M** : fricatione **H** ‖ 18 speciem] **H** : specierum **M** ‖ 22 precepti] **H** correctionis **M** ‖ 24–25 postquam…Dei] **H** *om.* **M**

Capitulum primum
De intentione boni regiminis universaliter.

(1.1) Necesse est scire omnem studentem in hoc tractatu quod
omnium huiusmodi longarum egritudinum secundum paroxismos
5 evenientium, sicut podagra et dolor iuncturarum et yleos et asma quod
dicitur rabo et emigranea et hiis similes, quarum curatio est impossibilis aut difficilis, quando quis habuerit bonam curam circa eas et in
preservatione ab eis modum ultimaverit, cavendo ab omnibus a quibus
debet cavere et administrando omnia que debent administrari, pro-
10 longabit necessario spatium quod est inter duos paroxismos et demet
accidentia ipsius paroxismi et molestiam et dolorem alleviabit. Quando
vero male se rexerit, sequens eius appetitum et consuetudinem absque
ulla custodia, abbreviabit necessario spatium quod est inter duos paroxismos et addet in accidentia paroxismi et eius molestiam et aug-
15 mentabitur labor in ipso donec moritur—ita quod si fuerit aliquod
membrum corporis debile naturaliter a principio sue generationis, et
non desinit superfluitates recipere propter sui debilitatem, erit tunc
bonum regimen minuens de eius superfluitatibus et allevians molestiam; malum vero regimen addet ad superfluitates et vehementiam
20 molestie. Iam ergo presignavimus radicem valde utilem demonstran-
tem omne bonum regimen in hac arte.

Et dixit Galienus verbum hoc modo: Et quod ostendit tibi optima
ostensione hoc quod tibi significavimus est quoniam invenimus plures
homines in quibus excitatur tussis in membris suorum corporum
25 debilibus quolibet sexto mense aut plus. Nam si esset membrum debile
per se tantum inducens egritudinem, continuo egrotaret illud membrum debile. Sed cum invenimus ipsum non totaliter perditum, manifestum est quoniam aliud subintrat per quod perficitur innovatio
egritudinis, quod quidem nichil aliud est quam superfluitas in quanti-
30 tate vel qualitate.

---

1 capitulum primum] **H** post hoc sit primum capitulum **M** ‖ 1–2 capitulum…
universaliter] *iter.* **H** ‖ 6 similes] **M** : similium **H** ‖ 7 et in] **H** : cum **M** ‖
9 administrari] **M** : administrare **H** ‖ 11 dolorem] *scrips.* : laborem vel dolorem **H** :
laborem **M** : dolorem *Ar.* ‖ 14 et eius] **H** : *om.* **M** ‖ 16 membrum] **M** : membrorum
H ‖ 17 recipere] **H** : accipere **M** ‖ 21 in hac arte] *add.* **M** et necessarium ‖
23 significavimus] **H** : signamus **M** ‖ 24 excitatur] **H** : excitavit **M** ‖ 25 aut plus]
H : apostema **M** ‖ 26 tantum] **M** : tamen **H** ‖ 27 invenimus] **H** : inveniamus
M | non] *ins.* **H**

Capitulum primum
De collectione magis utilium in regimine huius morbi in generali.

(1.1) Decet ergo scire quemlibet intuentem in hoc libro quod in omnibus morbis magnis interpolate secundum peryodos contigentibus, (**C131r**) sicut podagra, sciatica, nefresi, asmate, vertigine, emigranea, et similibus, quorum cura est difficilis aut impossibilis, observantia electi regiminis et bene eis convenientis, fugiendo scilicet continuo nociva et iuvantia prosequendo, quod hec quidem necessario producunt tempus autem medium inter duos paroxismos et accidentia paroxismo contingentia morbi <diminuunt>, quia onus et gravitatem alleviant et remittunt. Et per oppositum, mali regiminis persecutio et voluptatis absque cautela faciet ut tempus inter duos paroxismos breve sit et succintum et accidentia in paroxismo contingentia magnificabis, adeo quod interdum pre doloris vehementia mortis infert nocumentum; et quod quantum aliquod ex membris sit debile et naturaliter et ex prima sua creatione non cessat pre sui debilitatione a receptione humorum et superfluitatum, bonum tamen regimen minuet humores predictos et eorum receptionem et laborem etiam alleviabit. Et econverso malum et incongruum regimen malos et superfluos humores augmentabit et eorum nocumentum plurimum magnificabit. Induxit autem nos ad proponendum declarationem horum verborum magne utilitatis testificantium esse bonum in hoc opere Galienus sermonibus eius, quorum processus est iste.

Quicquid (inquit) instruet et declarabit tibi doctrina manifesta in ultimo manifestationis super hiis que diximus est quoniam invenimus quosdam in quibus exitura tussis et fluxum in debilibus membris corporum eorum solum in omnibus sex mensibus vel etiam in tempore longiori. Et si membri debilitas esset tantum causa morbum inducens, tunc quidem ipsum esset continue infirmum. Cum igitur non inveniamus ipsum continue egrotare, liquido constat ei aliud accidere quo in eo morbi generatio compleatur; hoc autem non est nisi quia causa morbi in quantitate vel qualitate augeatur. Litera Galieni hec est.

---

8 necessario] **CT** : *om.* **Pe** ‖ 11 per oppositum] **CT** paroximaliter **Pe** ‖ 12 tempus] **Pe** (*corr.* **Pe** *ex* tempore) : tempus *ins.* **C** *mg. et del.* iste : tempore **T** ‖ 15 et] **Pe** : etiam **CT** ‖ 16 sua] **C** : sui **PeT** | cessat] **C** : cesset **PeT** ‖ 18 etiam] **PeT** : et **C** ‖ 22 Galienus] *del.* **C** de ‖ 30 aliud] **PeT** : aliquid **C**

(1.2) Inquit auctor: Ostendit nobis Galienus manifeste quod egritudines incitantur membris debilibus aut ex multitudine humorum,
quamvis boni sint, aut ex malitia et alteratione ipsorum qualitatum,
quamvis pauci (**H31va**) sint. Sed quando fuerint humores multi et
5   male qualitatis, erit molestia maior. Et sic narravit Galienus quoniam
ipse sanavit plures homines ab egritudinibus multorum annorum cum
bono regimine tantum et ipsorum motus rectificatione. Et posuit
etiam Galienus quod corruptio advenit similiter moribus anime utendo
malis cibis et potibus, et quod bonum regimen multum rectificat mores
10   anime. Et hec sunt utilia iuvantia egris et sanis convenientia.

(1.3) Scivisti, inquam, quoniam regimen sanorum et egrorum
simul adduxerunt medici in septem generibus, sex quorum sunt necessaria et aliud vero non necessarium. Sex necessaria sunt genus aeris
circumdantis nos, et genus eius quod comeditur et bibitur, et genus
15   corporei motus et quietis sibi opposite, et genus animalium motuum,
et genus sompni et vigilie, et genus evacuationis et constrictionis.
Genus autem quod non est necessarium est illud quod corpus pertingit
in peractione extra, preter aerem et ablutio et fricatio.

(1.4) Coitum vero nullus antiquorum posuit in regimen sanitatis
20   intrantem. Sed in curatione egritudinum posuit ipsum Ypocras et
Galienus quoniam oportet evacuare semen in quibusdam malis com-
plexionibus; verumtamen pre nimio sui usus ab hominibus absque
necessitate sed ad delectationem tantum est conveniens ut intret in
hoc genus. Et adhuc erit tractatio de regimine cuiuslibet istorum
25   generum septem breviter secundum intentionem huius tractatus.

---

5 erit] **M** : et **H** || 6 sanavit] **H** : curavit **M** || 10 iuvantia] **H** : *om.* **M** | convenientia]
H : conferentia **M** || 16 et constrictionis] **M** : *om.* **H** || 18 peractione] **M** : prepara-
tione **H** | et] **H** : ut **M** || 22 usus] **H** : usu **M** | hominibus] **H** : omnibus **M**

[Capitulum secundum]
[De dandis de cibis regulis attendendis vel
prohibendis secundum hanc egritudinem.]

(2.1) Omne cibus a quo generantur humores grossi vel viscosi debet
5   relinqui, similiter quicumque nutrit magno nutrimento, et quamvis sit
bonus; similiter omnis cibus cuius superfluitates sunt multe. Sed oportet attendere ad cibum cuius nutrimentum est mediocris quantitatis
vel parum declinans ad paucitatem, et sit eius qualitas non viscosa
neque grossa sed parum ad subtilitatem declinans. Causa vero huius
10   manifesta est, quoniam quando digeruntur cibi in membris et fuerit
superfluitas tertie digestionis in eis modica, nec viscosa nec grossa,
soluetur solutione occulta et exiet per vaporem et sudorem. Et cuius
erit superfluitas levis, exit a membris per subtiles vias et expelletur
cum stercore et urina et aliis similibus; si vero fuerit superfluitas multa
15   viscosa vel grossa, non erit eius solutio facilis nec transibit per vias
subtiles sed adheret membris, et difficile erit exire ab eis. Quod si virtutes membri fuerint bene conservate, superabunt illam superfluitatem et expellent eam ad aliud membrum debilius eo, (**H31vb**) et
requiescet et figetur ibi et addet corruptionem.
20   Et quando medicus attendet ad eius subtiliationem et dissolutionem, indigebit forti medicina vel longo tempore vel ambobus, secundum quantitatem humoris grossiciei et eius subtilitatis aut eius
viscositatis aut eius multitudinis, et secundum quantitatem angustie
viarum vel amplitudinis ipsarum in illo membro et secundum debilita-
25   tem eorum que circa ipsum sunt aut eorum virtutum. Et hec est causa
alterationis aliquorum humorum et ipsorum obedientie difficultatis
voluntati medici, quia non recedunt sed semper stant firmi in locis
suis, corrumpentes quicquid ad eos pervenerit, donec generatur egritudo difficilis nocens que inducit membrum ad perditionem vel totum
30   corpus universaliter. Et ideo erit cura ingrossativa error in regimine
omnium hominum universaliter, cum in ea fuerit molestia et periculum

---

1–3 [capitulum…egritudinem]] capitulum secundum de regiminis ciborum
M ‖ 9 sed] **M** : vel **H** | parum] **H** : vel mediocris vel **M** ‖ 16 adheret] **H**, *add.*
H al. inviscatur in : adherebit **M** ‖ 22 grossiciei et eius] **H** : et secundum modum
grossiciei vel **M** ‖ 23 multitudinis] **H** : modi **M** ‖ 24 secundum] **M** : *om.* **H** ‖
25 eorum virtutum] **H** : virtutum membrorum **M** ‖ 26 obedientie] **H** : obvie **M** ‖
31 universaliter] **H** : *om.* **M**

Capitulum secundum
De doctrina canonum utilium ad eligendum iuvantia
et fugiendum nociva in generali.

(1.2) Inquit compilator: Iam quidem patefacit nobis Galienus et
etiam significationem firmam et manifestum induxit quod in membris   *5*
debilibus generetur morbus excedente quantitate humorum quamvis
sint boni et laudabiles, et ex eorum malitia et mala qualitate etsi
fuerint parve quantitatis; unde si fuerint simul excedentis quantitatis
et male qualitatis, nocumentum quidem ex eis proveniens erit maius.
Retulit etiam Galienus se curasse multos (**C131v**) ab egritudinibus   *10*
quas longis temporibus passi erant solo bono regimine et suorum
motuum directione et rectificatione. Asserit etiam idem corruptionem
contingere ex continuatione malorum ciborum et potuum et quod
bonum regimen rectificet multum mala anime accidentia. Et hec quidem dicta sunt multum utilia et conferentia de quibus confidere debent   *15*
et secundum eorum consilium se regere sani et egri.

---

6 excedente] **C** : excedenti **PeT**

magnum in descriptione aliquorum. Sed sit semper intentio esse omnes
venas et meatus apertos ac ipsorum virtutes liberas ab opilatione et
strictura, ut possint per eos incedere spiritus et humores et ab eis
superfluitates expelli.

5   (2.2) Inquit Galienus verbum sic ad litteram: De preservantia et
securitate est quod sint transitus nutrimenti (scilicet vie epatis) aperte
et fortes, et hoc non tantum in egris sed etiam in sanis. Et dicit etiam
in alio capitulo verbum hoc modo: inquit, Et ideo iubeo omnes homines relinquere omnes cibos malos humores generantes, et etiam si dig-
10   erantur leviter et celeriter, et non sint negligentes circa hoc, nam in
processu temporis congregantur ex eis in venis eorum mali humores
quos non percipit; et adveniente eis modica causa, iuvat eos putrefieri,
quibus putrefactis generantur febres fraudulente.

(2.3) Inquit actor: Hec regula est iuvativa valde et consilium utile
15   omnibus hominibus, scilicet preservari a cibo grosso et viscoso generaliter. Sed in hac egritudine de qua est nostra tractatio, regimen
ingrossativum est res mortifera, subtiliativum vero valde utile est
secundum quod declaravimus. Nec oportet quod ducatur ad ultimita-
tem, quod diximus de equalitate corporis in macie et pinguedine.
20   Similiter oportet quod dimittatur de cibis omne quod generat fumum
et implet caput, et maxime quando caput fuerit multum calidum, nam
debilitas cerebri augetur cum rebus calidis postquam causa eius debilitatis est caliditas, sicut determinavit Galienus. Nam omnium membrorum virtutes corrum(**H32ra**)puntur quando excedunt equalitatem
25   magno excessu, in quacumque qualitate fuerit excessus ille. Preterea
quando membrum calefit, attrahit; sed quando repletur cerebrum,
multiplicantur eius superfluitates et distillant—secundum quod consuevit hec egritudo—ad pulmonem et implent meatus pulmonis proce-
dentes ab ipsa canna, et erunt madefacti et in infusione permanentes.

2–3 ab opilatione et strictura] **H** : ad opilationem et stricturam **M** || 3 incedere] **M**
: attendere **H** || 8 inquit et] **H** : *om*. **M** || 12 iuvat] **M** : iuvatur **H** || 16 tractatio]
H : intentio **M** || 19 diximus] *scrips.* : duximus **H** | quod diximus…pinguedine]
H : *om*. **M** || 22 cum] **H** : ab huiusmodi **M** | eius debilitatis] **H** : debilitas eius
cerebri **M** || 23 sicut determinavit] **H** : ut dixit **M** || 24 corrumpuntur] *add*. **H**
vel perduntur | excedunt equalitatem] **M** : extendunt ab equalitate **H** || 28 hec
egritudo] **H** : *om*. **M** (*del.* **M** hoc) || 29 ab ipsa canna] **H**, *add*. **H** vel per ipsam
cannam : ab ipsa causa al. per ipsam vel ipsum pulmonem **M**

Et similiter oportet quod derelinquas cibos difficilis digestionis,
nam quantumcumque fuerit eius digestio in stomaco difficilis, tantum
erit eius permanentia diuturna in ipso, et ascendentes ex ipso fumi ad
cerebrum, gravant illud et replent illud et addunt in ipso debilitatem.
5 Hoc est quod visum est nobis esse necessarium in illo capitulo.

---

1 similiter] **H** : semper **M** || 2 tantum] **M** : tamen **H** || 3 diuturna] **H** : diuturnior
M | ipso] **H** : ipsis cibus **M** || 5 nobis esse] **H** : *om.* **M**

[Capitulum tertium]

[De memoratione generum ciborum apud nos usitatorum
et amabilium qui sunt relinquendi vel requirendi.]

(3.1) Ecce determinavit Galienus quoniam quicquid fit ex farina
5 frumenti cribellata bona cribellatione retinet grossiciem et viscositatem et digestionis tarditatem et multum nutrit. Et non auffertur ab eo
hoc nocumentum nisi quod panis factus ex ea retineat aliquid residui
furfuris et manifestetur in ipso fermentum et sal et sit factus sapienter
in sui confectione et tractione et sit coctus in furno bona coctione. Nam
10 omnis panis hoc modo factus laudabilior erit hiis que fiunt ex aliis seminibus. Post panem furni est panis clibani qui dicitur fornax; et post
illum in bonitate est farina in qua mixte sunt furfures que arabice
dicuntur cascar, et est farina facta de frumento non infuso in aqua et
non excorticato et que est cribellata in cribello que non relinquit pluri-
15 mam partem furfurum, et cuius machinatio fuerit bona, quoniam hec
farina, quando temperata fuerit sicut diximus et factus fuerit ex ea
panis modo predicto, erit ex eo bonum nutrimentum et amabile et facilis digestionis temperati nutrimenti et boni. Et quicquid ex frumento fit
preter hunc modum predictum erit omnibus hominibus malum et vitu-
20 perabile, et maxime domino nostro regi, nec oportet me narrare omnia
que de ipso frumento fiunt, ut granum coctum et farres, nec que ex
farina coquuntur, ut farinata, nec ea que ex pasta coquuntur, ut vermicella et similia, nec ea que fiunt cum oleo vel que friguntur cum oleo;
nam omnia hec addunt in ipsum viscositatem et faciunt ipsum acquir-
25 ere caliditatem, ut torticule distemperate cum oleo et alia genera que
fiunt sicut illa que dicuntur zalabie. Similiter vermicella pessima sunt,
quia fiunt de pasta in qua non est (**H32rb**) fermentum et sunt sicut
azima, et etiam propter viscositatem et malitiam temperationis eorum.
Quod si adiungetur cum eis esse plenam de zucharo aut de melle, aut
30 quod sint frixa cum oleo, erit pessima causa egritudinum in sanis, maxime in egro qui suos intendit subtiliare humores et ab eis viscositatem
aufferre, nam oleum addit in omnibus hiis cibariis viscositatem grossi
nutrimenti, sicut diximus. Et quando adiunctum fuerit cum eis mel aut

---

1–3 [capitulum...requirendi]] capitulum quartum [*sic*] de memoratione ciborum
usitatorum **M** ‖ 7 residui] **M** : residuum **H** ‖ 9 bona coctione] **H** : bene **M** ‖ 18 temperati...boni] **H** : *om.* **M** ‖ 23 fiunt...cum] **H** : friguntur in **M** ‖ 27 fermentum]
M : *om.* **H** ‖ 29 adiungetur] **H** : adiungatur **M** ‖ eis esse plenam] **H** : hoc eis plena
M : covering them *Heb.* ‖ 30 quod sint] **M** : etiam **H** ‖ 32 hiis] *ins.* **H**

Capitulum tertium

De rememoratione specierum ciborum simplicium fugiendorum et eorum de quibus habetur fiducia in hoc morbo apud nos tamen repertorum et consuetorum.

zucharum, erit nocumentum ipsorum in epate maius et opilabunt magis, quia epar delectatur in illis, et perveniunt usque ad epatis extremitatem donec opilabunt venas. Cave ergo ab hiis et evita ea. Multum peiora predictis sunt que fiunt ex simila que est medulla frumenti
5 puri.

(3.2) Inquit Galienus: Quicquid ex frumento fit est grossum et tarde digestionis, opilans vias nutritionis que sunt in epate, et generat duriciem in splene debili et magnificat ipsum, et generat arenam in renibus. Et dixit etiam Galienus quod panis azimus est inconveniens
10 et inutilis omnibus hominibus.

(3.3) Inquit auctor: Similiter oportet derelinquere omnia genera leguminum inflativorum, sicut sunt fabe et cicera, pise et faseoli, similiter granum risum et lenticule, et omnia que cerebrum implent fumis, ut nuces, et que calefaciunt ipsum nimis, ut allea, cepe, et porra. Eodem
15 modo relinquende sunt omnes carnes grosse, ut vaccine, caprine, et ovine annose. Galienus enim dicit quoniam carnes bovine et caseus sunt grossi nutrimenti, (3.4) et si fuerit caseus vetus erit pessimus.

Genera vero lactis quorum usus proximus est hominibus implent caput et nocent cerebro; ideo non sint tibi propinqua. Similiter carnes
20 avium aquarum grosse sunt et male, sicut carnes anserum et anatum, quoniam multas habent humiditates. Sed oportet ut eligantur de carnibus avium aves non multum pingues; sunt enim minoris superfluitatis et facilis digestionis, sicut galline, turtures, et starne; et quantumcumque aves minores fuerint, erunt magis iuvative in hac egritudine,
25 et maxime quando sunt assate apud carbones vel facte in patella cum oxomogaro facto ex ordeo. Iura vero gallorum veterum currunt per modum medicine in hac egritudine; sed vitella ovorum gallinarum, quamvis sint laudabilia, et maxime quando non coagulantur in decoctione sua, non videtur michi tamen in eorum administratione magna
30 utilitas propter eorum nimiam humiditatem. Pisces vero parvi non multum pingues quorum carnes sunt albe et saporose et frangibiles in sua decoctione ex ipsorum humiditatis privatione sunt boni (**H32va**) cibi, quoniam sunt digestibiles et modicam habentes superfluitatem,
35 et pisces etiam existentes in magnis rivis et currentibus et quorum aque sunt clare, (3.5) et iam narrati sunt hii pisces.

---

2 perveniunt] *scrips.* : proveniunt **HM** || 5 puri] **M** : *om.* **H** || 9 inconveniens et] **H** : *om.* **M** || 19 tibi] **H** : sibi **M** || 20 avium] **H** : avine **M** || 25 et maxime quando sunt] **M** : quando fiunt **H** || 30 utilitas] **M** : utilitate **H** || 34 cibi] **H** : nutrimenti **M**

Et laudantur in hac egritudine pisces salliti propter ipsorum incisionem et subtiliationem. Nec consulo de eis multiplicare comestionem, ut non convertatur flegma ad viscositatem. Similiter dico esse
bonum comedere semel aut bis in mense de genere piscium qui dicun-
5   tur cefaloti, sallitorum de proximo.

(3.6) Et assiduet comestionem carnium ovium frequenter, et eligat
illas que sunt annicule vel in principio secundi anni; de habentibus
vero duos annos nullo modo attentet. Et capiantur ex illis que pascunt
in campis, non autem pascentes in domo, quoniam multas habent
10 superfluitates, et maxime pingues. Carnes vero feminini sexus huius
generis male sunt omnibus hominibus universaliter, et proprie regi,
propter earum viscositatem et digestionis difficultatem et superfluitatum multitudinem. Similiter quoque viscera mala sunt cuiuscumque
generis animalium. Capita vero multarum sunt superfluitatum; pedes
15 vero privati sunt a superfluitatibus, habent tamen viscositatem. Et
regulariter dico, non accipiatur de masculis huius generis nisi carnes
anterioris partis, et proprie que coniuncte sunt ossibus, ut spatule et
coste que sunt circa cor. Et cavendum est a pinguedine ventris, quoniam universaliter mala est omnibus hominibus propter sui viscosita-
20 tem et digestionis corruptionem, et quia replet et aufert appetitum
cibi in hac vero egritudine est mortifera propter eius abundantiam
humiditatis. Nec convenit esse aliquod genus suorum ferculorum nimis
pingue, et etiam carnes predicte, si habuerint multam pinguedinem in
ipsarum superficie, auferatur et non relinquatur de ea cum carnibus
25 nisi quod faciat acquirere cibum bonum saporem tantum.

(3.7) Et scias quod carnes capreolorum et yrcorum silvestrium et
leporum sunt bone et laudabiles in hac egritudine, * * * et que currunt per modum cibariorum in hac egritudine, licet sint male, sunt
carnes vulpium et maxime pulmo earum. Carnes vero ericii silvestris
30 dixerunt esse iuvativas in hac egritudine propter ipsarum exiccatio-
nem materiarum corruptarum et ipsarum rectificationem rei rectific-
abilis. Et pulmo eius maxime iuvat in hac egritudine.

---

6 ovium] **H** : ovinarum **M** ‖ 7 annicule] **H** : annuales **M** ‖ 8 attentet] **H** :
commedat **M** | capiantur] **H** : accipiantur **M** ‖ 11 generis] **H** : complexionis **M** ‖
13 similiter] **H** : semper **M** ‖ 17 et proprie] **M** : *tr.* **H** ‖ 18 coste] **M** : costis **H** ‖
20 replet et] **H** : *om.* **M** ‖ 24 superficie] **M** : superficiem **H** ‖ 26 quod carnes] **H** :
om. **M** ‖ 31 materiarum] **H** : medicinarum **M**

(3.8) Olera vero laudabilia in hac egritudine sunt sparagi, blete,
licet sint dure digestionis. Feniculi, apii, menta mentastrum, origanum,
nasturcium, et radix, et omnia hec, licet sint mala, sunt quasi medicina
in hac egritudine. Olera (**H32vb**) vero humida, ut lactuce et cucurbite
5 et similia, sunt mala in hac egritudine, que oportet vitare. Vegetabilia
vero grosse substantie, ut carote et caules et melangiane et rape, omnes
huiusmodi evitande sunt propter eorum grossam substantiam, quamvis habeant humiditatem subtiliativam. Nec propter hoc habes excusationem uti ipsis ex quo congregate sunt in eis malitia nutrimenti et
10 grossicies ipsius.

(3.9) Fructus vero humidi, ut melones et persica et etiam barozoc
(*id est grisomoli*), celsi et citrulli, mali sunt, quia omnes fructus humidi
generaliter mali sunt nutrimenti hominibus, et maxime hii predicti. In
hac vero egritudine <dactili> proprie mali sunt propter ipsorum vis-
15 cositatem et grossiciem et quia generant dolorem capitis. Similiter quoque uve propter ipsarum inflationem, et omne inflativum—secundum
quod dixerunt medici—implet caput et addit in difficultatem digestionis. Verumtamen quando suggeret quis de illis parum ieiuno stomaco
in mane et sumeret post illud cibum in quo esset salsamentum para-
20 tum cum menta bona, non haberet malitiam secundum me. A ficubus
vero humidis non abstineat, nec continuet comedere de illis, quoniam
licet habeant inflationem, non tamen nocent, quia cito exeunt de
stomaco. Sed oportet comedere eas vacuo stomaco, sicut ceteros fructus, et excorticatas a suis corticibus, et eligat que bene mature sint.
25 Quod si sumeret cum oxomogaro facto de ordeo vel cum aceto vel cum
sale cui adiuncta sit ruta vel menta vel ciminum, erit hoc procedere per
viam medicine in mundificatione et subtiliatione. Quod si non placuerit
ei miscere ficus cum aliquo predictorum, et comederit eas per se, sumat
postea aliquid de illis predictis. Et sit cibus eius in illo die (postquam
30 ficus descenderint a stomaco) subtilis nutrimenti, ut pulli vel turtures
aut passeres cocti in aceto vel cum succo limonum et menta. Et bonum
est suggere de granis granatorum, quia conferunt pectori.

2–3 menta…omnia] **H** : mentastrum et olera **M** || 5 que] **H** : quare **M** ||
6 carote] **H** : carobe **M** || 11 et etiam barozoc] **M** : barcoc **H** || 12 grisomoli] **H** :
grisomila **M** || 17 addit] **M** : addet **H** || 19 sumeret] **M** : summet **H** || 20 secundum
me] **H** : dictam **M** || 21 nec] **M** : non **H** | continuet] **H** : continet **M** || 23 ceteros]
M : tentos **H** || 29 aliquid] **H** : a't **M** || 32 granis granatorum] **H** : granatis **M**

(3.9) Dactili recentes propter eorum grossitiem et viscositatem necnon propter dolorem quem inferunt capiti cum hoc membro sint nocivi, et similiter uve ratione inflationis quam inferunt. Asserunt enim medici quod omne inflativum replet caput et difficultatem digestionis habet augmentare. Qui tamen sugit ex uvis aliquantulum de 5 mane, stomaco mundo et vacuo existente, et consequenter accipit aliquid ex ferculis acetosis cum aromaticis, utpote cum conditis, nequaquam ut opinor ei inferet nocumentum. Ficus autem recentes nec omnino vitet nec continuet seu frequentet, nam quamvis sit in eis inflatio, tamen quia cito egrediuntur a stomaco parum ledunt dum 10 non in excedenti quantitate recipiantur. Decet tamen ut sicut alii fructus recentes ieiuno stomaco accipiantur, et quod eorum cortex abiciatur et quod ex eis maturiores eligantur, quod si cum almuri condite recipiantur aut cum aceto vel sale aut cum aliquantulo rute, mente, vel cimini, erunt tunc vice medicine, nam tunc sunt desiccative et pen- 15 etrative. Verum si displicetur ei usus et comestio ficuum cum predictis, sumat ex aliquo eorum aliquantulum priusquam perfecerit comestionem ficuum; et si cibetur, datur illa die post exitum earum a stomaco cibo subtili, puta et pullis parvis gallinaceis, turturibus, et aviculis cum aceto vel aqua limonum elixatis. Et si convenienter sugat 20 succum mali granati, erit plurimum eius pectori iuvamentum.

---

4 inflativum] **C** : inflatum **PeT** | replet] **C** : repleat **PeT** ‖ 5 habet] **C** : habeat **PeT** ‖ 7 conditis] **C** : conditum **PeT** ‖ 9 nec] *add.* **Pe** omnino ‖ 11 recipiantur] **C** : recipitur **PeT** ‖ 15 vice medicine] **T** : vite medie **CPe** ‖ 16 verum] **Pe** : quoniam **C** : vero **T** | comestio] **Pe** : confectio **CT** ‖ 17 ex] **C** : *om.* **Pe** ‖ 19 puta et] *iter.* **C**

(3.10) Citonia vero post cibum bona sunt, sed non multiplicet de eis,
nam omnia coadunativa, sicut citonia, granata, et sorbe, nocent in hac
egritudine. Similiter poma sunt mala propter eorum coadunationem et
odorem. Fructus vero sicci sicut passule iuvant in hac egritudine, quia
5 subtiliant et decoquunt et sedant mordicationem quando fuerit in orificio stomaci et cannam pulmonis; sed oportet quod abiciantur nuclei
sui. Ficus vero sicce comedantur postquam miscuerit illas cum aniso
trito et cribellato, et erunt bone. Et assiduet comedere post cibum
festu(**H33ra**)cas et amigdalas—et precipue amaras mixtas cum dulci-
10 bus donec assuescat comedere illas sic per se—quoniam sunt medicam-
ina magna in hac egritudine, et in subtiliando humores et aperiendo
omnes opilationes et mundificando pulmonem et abilitando screatum.
Appone autem oculos tuos circa hoc. Similiter grana pinee magne bona
sunt, quia mundificant pulmonem, et maxime quando fuerint infuse in
15 aqua calida per horas et infrigidata, deinde comedat illa. Comedere
vero parum de nucellis non nocet. Nucum iam prohibui te, quia faciunt
fumos ascendere ad cerebrum. Et oportet quod comedantur omnes isti
fructus sicci cum zucharo vel penidio vel aliquo dulcium cum quibus
non admisceatur amidum neque sisamus aliquo modo.

---

2 coadunativa] *add.* **M** id est stiptica ‖ 3 eorum coadunationem] **H** : ipsorum
stipticitatem **M** ‖ 6 pulmonis] *add.* **M** mundant ∣ nuclei sui] **M** : sua nuclea **H** ‖
10 illas] *add.* **M** amaras ‖ 12 abilitando] *scrips.* : agilitando al. abilitando **M** ‖ 12–14
et abilitando…pulmonem] **M** : *om.* **H** ‖ 16 nucum] **H** : a nucibus **M**

(3.10) Est etiam laudabilis ei suctio citoniorum post comestionem, non tamen recipiat ex eo nisi parum, quoniam omnia stiptica, velut pira, mespile, et citonia, sunt huic egritudini nocentia; pruna similiter sunt ex nocentibus in hoc morbo, eo quod ventositatem augeant et coartant. Fructus autem sicci sicut (**C132r**) passe prosunt plurimum huic 5 morbo, nam sunt digestibiles et penetrativi, digestionem confortantes et mordicationem oris stomaci et fistularum pulmonis sedantes et quiescere facientes, decet tamen ut ab eis accini expellantur. Esus etiam caricarum cum aniso trito et cribellato confectarum prodest ei. Proderit etiam ei si assuescat surgere a mensa cum pistaceis et amigdalis, spe- 10 cialiter amaris; decet tamen ut cum dulcibus misceantur quatenus melius recipiantur. Sunt autem medicine magne in hoc morbo, eo quod dissoluant flegma et opilationes aperiant et pulmonem mundificent et ad screandum adiuvent, pro quanto teneas ea bene in memoria. Maiora etiam grana pinearum assumpta post infusionem eorum in aqua calida 15 indutiis duarum horarum et eo infrigidationem pulmonem bene mundificant. Non etiam nocent avellane in parva quantitate assumpte. Nos tamen vitamus in hoc casu nuces, eo quod sint causa elevationis fumi ad caput (*credo deffendant*). Et decet quidem ut medullaris substantia omnium predictorum siccorum fructuum cum zuccara vel penidiis 20 assumantur, vel cum aliquantulo ex confectionibus siccis que arabice (*credo quod sit confectio quam latini vulgares appellant panis dolo*) halevas appellantur quorum compositionem non ingreditur lac seu cibus ex farina tritici (*credo quod sit amidum*) nec ymuxen (*credo quod sit sizamus*).

---

3 pruna] **Pe** : prima **C** : poma *Ar.* ‖ 5 passe] **PeT** : passi **C** ‖ 13 dissoluant] **C** : […]uant **T** : dissoluatur **Pe** ‖ 14 in] **C** : *om.* **PeT** | maiora] *scrips.* : […]iora **T** : minora **CPe** : maiora *Ar.* ‖ 16 eo infrigidationem] **PeT** : eo etiam [*vacat*] **C**, *mg.* **C** corum infrigidationem ‖ 19 credo deffendant] **T** : *om.* **CPe** ‖ 20 penidiis] **PeT** : penideis **C** ‖ 21 assumantur] **CT** : assum'tur **Pe** ‖ 22–23 credo…appellantur] **CPe** (halenas **Pe**) : halevas appellant credo quod sit confectio quam latini vulgares appellant pandalo **T** ‖ 24 credo quod sit amidum] **T** : *om.* **CPe**

[Capitulum quartum]

[De compositione cibariorum utilium in hac egritudine.]

(4.1) Iam declaravimus virtutes ciborum a quibus debeat abstinere vel quibus debeat uti habens hanc egritudinem; similiter narravimus
5 ipsorum genera specialia. Si componantur igitur secundum hoc fercula de istis cibariis apud nos usitatis et propinquis, sicut est ius blete cum carnibus galline et carnibus ovis, sicut diximus, et coquatur hoc ferculum cum ciceribus et non comedendo de ipsis ciceribus, et si fuerit illud ius aqua in qua infusa sint cicera, esset bonum.

10 (4.2) Et ex hiis que in fine iuvamenti et ultimi saporis sunt est ferculum passulinum, et est sicut medicina, cuius modus hic est. Elixentur carnes ovine vel avine in aqua et bulliant secundum modum aliorum ferculorum et specierum que adhuc narraturus sum, et extrahantur carnes elixate et seorsum ponantur. Deinde vero accipiatur de
15 passulis enucleatis et infundantur in aceto vini per duas horas. Deinde pistentur in mortario lapideo cum amigdalis excorticatis, sicut quarta pars ipsarum passularum, et extrahantur per cribellam donec remov<e>antur cortices passularum, et apponatur hoc super brodium carnium elixatarum super lento igne donec perficiatur eius decoctio.
20 Istud namque ferculum vidi fieri in Egipto, cuius compositionem laudavi multum quoniam subtiliat et coquit. Et est mediocris caliditatis, ad siccitatem declinans, et est in ipso virtus aperiendi, et bonus cibus omnibus sanis, et melius omni re in hac egritudine.

(4.3) Bonitas vero que in hac compositione reperitur est quoniam
25 passule impinguant epar et sunt ei valde utiles, et auferunt mordicationem ex ore stomaci et mundificant pulmonem. Et iam dictum est quod frequens ipsarum comestio urit sanguinem. Et acetum incidit et subtiliat et aperit meatus, nocet tamen epati quia radit ipsum, et (**H33rb**) offendit cannam pulmonis et ipsam exiccat et ingrossat, et
30 propter hoc nocet tussi. Sed quando fuerint temperata simul, quodlibet eorum resisitit nocumento alterius et facit permanere ipsorum

---

1–2 [capitulum...egritudine]] capitulum 4^m de compositione ciborum in hac egritudine utilium **M** ‖ 3 debeat] **H** : debet **M** ‖ 8 et non commedendo] **M** : prime **H** ‖ 10 sunt] **M** : sicut **H** ‖ 11 et] **M** : *om.* **H** ‖ 15 infundantur] **M** : infundatur **H** ‖ 16 sicut] **H** : et sint **M** ‖ 16 pars] **M** : parte **H** ‖ 17–18 et extrahantur...passularum] **H** : *om.* **M** ‖ 21 coquit] *add.* **H** digestionem ‖ 27 ipsarum comestio] **H** : usus ipsarum **M** ‖ 28 et] **M** : *om.* **H** ‖ 30 fuerint] **M** : fuerit **H**

Capitulum quartum
De compositione fercularum seu cibariorum compositorum
conferentium huic morbo.

(4.1) Iam quidem narravi et retuli cibos qui debent vitari vel qui
cum fiducia debent eligi in hoc morbo, retuli etiam divisim species 5
simplicium eorundem. Et secundum hoc poteris componere cibaria et
fercula ex hiis cibis notis et apud nos consuetis. Ex hiis autem omnium
est unum quod arabice spidebeg nominatur, et fit ex bletis et carnibus
galline et mutonis, apposito ex eis secundum magis et minus sicut est
consuetum; et si hoc ferculum conficeretur cum ciceribus, non tamen 10
cum substantia ipsorum sed solum cum brodio vel iure ipsorum, erit
ferculum laudabilius.

(4.2) Ex hiis autem est fer(**C132v**)culum ex uvis passis, quod quidem est in ultimo bonitatis et amicabilis ad comedendum, et est quasi
medicina. Cuius compositio hec est: assentur carnes arietine vel vola- 15
tiles sicut assantur alii cibi quos dicam in hoc libro, et consequenter
assate ponantur ad partem. Et postea uve passe, abiectis arillis et accinis, infundantur indutiis duarum horarum in aceto, et consequenter
terantur in mortario lapideo addendo eis quartam partem amigdalarum scorticatarum, et simul trite cribrentur cribro ut remaneant cor- 20
tices suorum. Deinde simul cribrata ponantur in brodio carnium super
lentum ignem et coquantur ad perfectionem. Hoc autem ferculam vidi
sepius fieri in Egipto, et approbavi valde compositionem ipsius, et hoc
ideo quoniam iuvat digestionem et de facili digeritur et transit et penetrat et est temperate caliditatis, declinans ad siccitatem, pro quanto 25
confert omnibus sanis et maxime in hoc morbo.

(4.3) Est autem laudabile valde hoc ferculum ratione uvarum passarum que valde impinguant epar et ei conveniunt, auferuntque mordicationem oris stomaci et fistularum pulmonis. Calor tamen dominatur
in eis in tantum quod excedens esus earum urat sanguinem, ut quidam 30
ferunt, et acetum quidem incidit et penetrat et opilationes aperit, ledit

---

4 qui cum] **CT** : quantum **Pe** ‖ 6 poteris] **CT** : poterit **Pe** ‖ 11 solum] *mg.* **C** ‖
20 scorticatarum] **Pe** : scorticarum **C** ‖ 30 esus] **Pe** : eius **C**

iuvamenta simul, et maxime cum facta fuerit hec compositio cum iure
galline et amigdalis; nec ego vidi aliquid hac compositione melius.

(4.4) Similiter cibus dictus mazug est bonus valde, et cibus qui dicitur zirberg, sed parcatur aceto in ipsis. Similiter si coquatur cum lim-
5   one et zucharo et amigdalis vel cum medullis granorum croci
orientalis, erit bonum; similiter ferculum factum cum confectione de
rosis, et hoc in tempore frigoris. Similiter ferculum factum cum melle
dispumato vel zucharo, et si sit ibi de aceto et de limone preparato
cum menta erit bona compositio. Et ex hiis quibus uti debet tempore
10 frigoris est ferculum factum de feniculis recentibus, scilicet accipiantur feniculi et, abiectis suis foliis viridibus, accipiantur eorum turiones
et incidantur et elixentur per se. Et prohiciatur super ipsis, postquam
fuerint elixati, brodium galline in quo sit modicum pinguedinis, deinde
prohiciantur in eis carnes galline elixate et perficiatur eius decoctio
15 super igne. Quod si accipiantur turiones feniculorum quando sunt
magni, et excorticentur et incidantur capita sua et elixentur secundum modum narratum, erit bonum nutrimentum et adiuvans screationem. Et hoc ferculum est divulgatum apud nos in occidente et est
delectabile et bonum valde. Similiter si utatur cibario quod dicitur
20 mezeg—et est quando iungitur cum brodio sicut quarta pars ipsius
totius congregati de isto quod est cum oxomogaro de ordeo, cum succo
limonis, et fuerit coctum absque speciebus, et dimittatur donec perficiatur eius decoctio—erit hoc sapidum et facilis digestionis.

(4.5) Et ex cibariis habitatorum Egipti est panis confectus cum
25 aceto et melle dispumato vel cum aceto et zucharo et oxomogaro facto
de ordeo. Et oportet quod sit super mensa continuo, et precipue in
hieme, acetum squille (4.6) in quo infundat aliquos bolos, et similiter
in sinapi per aliqua tempora. Et modus faciendi cinaba (*id est sinapim*)
apud nos in Hispania est ut sumatur mensura una sinapis orientalis et
30 infundatur in aqua calida per noctem unam et prohiciatur eius aqua.
Deinde ponatur sinapis in mortario lapideo et ponatur in ipso bom-
bax, ut non volet sinapis de mortario in hora triturationis, et teratur

---

31, previous page–1 facit…simul] **H** : bona erit ipsorum permanentia insimul **M** ||
3 mazug] **M**, *mg.* **M** al' mazeg : maczug **H** || 4 parcatur aceto] **H** : parcat acetum
M || 5 medullis granorum] **H** : medulla **M** || 11 turiones] *scr. supra* **H** id est stipites ||
16 excorticentur et incidantur] **M** : excorticantur et inciduntur **H** || 20 ipsius] *mg.*
H || 21 cum] **H** : ex **M** || 22 et] **M** : *om.* **H** | dimittatur] **H** : permittatur **M** ||
24–25 cum aceto…vel] **H** : *om.* **M** || 28 cinaba] **H** : tinabaz **M** || 31 ponatur sinapis]
H : accipiatur sinape et ponatur **M** | bombax] *add.* **H** *mg.* id est feltrum || 32 volet]
H : evoluatur **M**

tamen et excoriat epar et sanguinem albificat, nocetque fistulis pulmonis et ipsum exasperat et ob hoc nocet tussientibus. Cum autem componuntur uve cum eo, totaliter nocumentum cuiuslibet ex eis aufertur et remanet utilitas et iuvamentum ambarum insimul, et precipue cum conficitur hoc ferculum cum brodio gallinarum et amigdalarum excor- 5
ticatis, unde non memini me unquam vidisse melius ferculum eo.

(4.4) Ferculum etiam dictum almases et zirbigi sunt ex conferentibus in hoc casu, dum aceti quantitas minuatur. Expedit etiam ut cum amigdalis, croco ortolano, limonibus, et zuccaro condiantur. Congruit etiam in proposito ferculum conditum cum condito rosy (*credo quod sit* 10
mel rosaceus) , et maxime in hieme. Est etiam laudabile ferculum compositum ex melle despumato et zuccara cum aliquantulo aceto vel aqua limonum aromatizata cum menta. Congruit etiam in proposito (**C133r**) ferculum factum ex feniculo recenti: si abiectis eius foliis recentibus, remanentes stipites frustratim in cibis incisi et bulliti; post 15
eorum ebullitionem assentur per se seu torrefiant et exsiccentur. Post quorum desiccationem superinfundatur brodium gallinarum aliquantulum pingue vel condito butiri quibus addantur carnes galline toste vel assate et coquantur super ignem usque ad perfectionem. Hoc autem ferculum est laudabile, iuvans screatum. Est autem notum et 20
eius bonitas est approbata apud nos in occidente. Ferculum etiam mamzog deinde competit in proposito si addatur ei quarta pars ex almuri composito ex ordeo cum aliquantulo aque limonum et coquantur simul perfecte super ignem; hoc autem ferculum est ad comedendum delectabile et facilis digestionis. 25

(4.5) Ex cibis autem Egiptiorum convenientium ad hoc est panis mixtus cum melle despumato et aceto aut cum zuccaro et aceto et almuri ex ordeo composito. Expedit autem ipsum frequenter habere in mensa, et maxime in hieme, et acetum squilliticum (4.6) in quo infundantur parva frustra seu mice panis. Expedit etiam ei si aliquibus diebus 30
intingat panem in sinapi. Modus autem componendi sinapim assuetus apud nos in Hispania est iste: ponatur et infundatur in aqua calida per

---

1 fistulis] **CT** : fl'culis **Pe** ‖ 2 ob] **PeT** : ab **C** ‖ 3 aufertur] **C** : *om.* **PeT** ‖ 7 zirbigi] **C** : zirbiget **Pe** ‖ 10–11 credo quod sit mel rosaceus] credo quod sit mel ros. (rosy **Pe**) **PeT** : *mg.* **C** credo quod sit mel ro. ‖ 18 condito] **Pe** : cum [*vacat*] **C** : modico **T** ‖ 20 screatum] **CT** : screatui **Pe** ‖ 25 facilis] **C** : [...]cilis **T** : facilius **Pe**

bene cum aceto acuto. Deinde imbibatur cum bono oleo paulatim
donec predicta quantitas sinapis imbibat lb. 1 de oleo ut sit bene mollis, deinde agitetur cum aceto vini albi. Postea vero accipiatur lb. 1 de
amigdalis dulcibus excorticatis (**H33va**) et terantur optime donec sint
5   ad modum medulle, et agitentur manu iterum cum illo aceto cum quo
distemperata fuit sinapis. Et coletur totum cum pecia panni ut egre-
diatur ad modum lactis in eius, scilicet colore proprie, nullam habentibus differentiam nisi in sapore, et utatur ipsa, quoniam ista sinapis
iuvat multum digestionem et dissoluit flegma et mundificat mixtio-
10 nem stomaci et incidit viscositatem flegmatis, nec calefacit multa
calefactione.

(4.7) Et nota quod res calide et sicce valde nocent in hac egritudine, et maxime in predicta complexione, quoniam indurant humores
habentes pinguedinem et congelant non habentes pinguedinem. Et
15 totum hoc est quia non videtur michi quod debeant esse species in
ipsis ferculis tanta quantitate quod percipiantur, neque sint de valde
calidis quemadmodum consuevimus in pluribus locis, sed sufficiat ex
illis secundum hanc compositionem: Recipe piperis unc. sem.; cinamomi, carui, ana unc. 2; zinziberis unc. sem.; spice dr. 3; macis dr. 2
20 et sem.; coriandri sicci unc. 6. Pulverizentur omnia et apponatur de
ipsis in cibariis in quantitate qua sit ei delectabile et non appareat in
eo caliditas. Fercula vero preparata cum aceto, si addatur in ipsis que
narravimus zedoarie, fisticellorum, gariofilorum, ligni aloes, et folio-
rum spice, ana dr. 2, non erunt nisi bona; additur etiam ad subtiliatio-
25 nem et incisionem cum ipso aceto. In quibus vero ferculis consuetum
est apponi crocum, ponatur iuxta consuetudinem, nec minuatur de
ipso, quoniam maturat et subtiliat nec calefacit multa calefactione.

(4.8) Genera vero pulmentorum in quibus apponitur amidum ex
frumento mala sunt valde et opilativa, et similiter quicquid intrat in
30 ipsa de frumento—sicut quoddam genus pulmenti quod dicitur chabis
et charia et hiis similia—mala sunt et opilativa. Dixi autem in Egipto
confecta quoniam oportet esse contentum de generibus dulcedinis

---

2 predicta…imbibat] **H** : bibat predicta quantitas sinapis **M** ‖   3 deinde…albi]
M : *om.* **H** ‖ 4 excorticatis] **H** : *om.* **M** ‖ 9 mixtionem stomaci] **H** : stomacum
M ‖ 13 maxime] **M** : maxima **H** | indurant] **H** : adurunt **M** ‖ 16 percipiantur]
M : percipiatur **H** ‖ 17 sufficiat] **H** : fit **M** ‖ 19 carui] **M** : zuchari **H** | dr. 2 et
sem.] **H** : unc. 2 **M** ‖ 23 ligni aloes] **H** : *om.* **M** ‖ 28 ex frumento] **H** : *om.* **M** ‖
29 similiter] **H** : *om.* **M** ‖ 31 charia] **H** : chario **M** | opilativa] *add.* **M** et semper
quicquid intrat in ipsa de frumento | in Egipto confecta] **H** : *om.* **M**

noctem unam mensura una ex sinapi orientali. Et in crastinum aque infusionis eiciatur et teratur sinapis post infusionem in mortario marmorio, superextenso filtro vel cotone ne evolet dum teretur; et teratur fortiter cum forti aceto cui superinfundatur paulatim ex oleo electo et dulci donec predicta mensura receperit ex eo lb. 1 * * * con[seque]nter *5* lb. 1 amigdalarum dulcium scorticatarum. Teratur fortiter donec substantiam habeat medullarem, et cum aceto albo in quo fuit sinapis trita et agitata dissoluantur, et colentur per pannum quorum colatura similis erit lacti in colore et substantia, non differens ab eo nisi in sapore. Huiusmodi autem sinapis confert multum ad digerendum et *10* dissoluit flegma, humorum viscositatem incidit, et stomacum desiccat, nec tamen superflue calefacit.

(4.7) Est autem sciendum quod calida et sicca sunt valde huic morbo nociva, et maxime in complexione supradicta, nam educunt et dissoluunt (**C133v**) subtilius et humidius ex humoribus et non humidum *15* et grossius ex eis coartant et compingunt. Pro quanto videtur ne in aliquo eorum quibus ipse utitur debeat esse sapor manifestus specierum elefangie, et maxime earum quarum calor magnus est et fortis, sicut faciunt plures in pluribus harum regionum. Sufficiat igitur compositio sequens: Recipe cinamomi, carui, ana unc. 2; piperis, zinziberis, ana *20* dr. sem.; spice dr. 3; macis dr. 2; seminis coriandri unc. 6; ex quibus tritis fiat pulvis ex quo superaspergatur in cibis eius ad condiendum solum preter quod inde calor manifestus efficiatur. Cibaria tamen cum aceto confecta si cum sequentibus conficiantur minime nocebunt, immo ex eis et aceto eorum incisio et penetratio augmentatur; recipe *25* igitur zedoarii, gariofilorum, ligni aloes, pilorum spice nardi, ana dr. 2; fiat pulvis. Ferculum autem omnibus assuetis quorum compositionem ingreditur crocus utatur preter quod aliquid minuatur aut subtrahatur, et hoc quoniam digerunt et penetrant nec calefaciunt valde.

(4.8) Verum omnes species placentularum quarum compositio- *30* nem ingreditur alibius ex frumento sunt illaudabiles, sicut sunt ille que helquebithe et cachorie nominantur; omnes enim modi huiusmodi

---

3 ne] **T** : *mg.* **C** : *om.* **Pe** (**Pe** *corr.* cotone *ad* coto ne) ‖ 5 con[seque]nter lb. 1] **PeT** : *mg.* **C** ‖ 16 videtur ne] **Pe** : mᵉ ne **C** ‖ 17 eorum] *add.* **C** et ‖ 19 igitur] **C** : ergo **PeT** ‖ 21 seminis] se. **CPe** : sicci *Ar.* ‖ 22 eius] **PeT** : suis **C** ‖ 24 si cum] **CT** : siccum **Pe** ‖ 31 alibius] **CPe**, *corr.* **Pe** *ad* albius : amidum *Ar.* ‖ 32 cachorie] **Pe** : cachoke **C**

sicce cum hiis que narrata sunt de medullis fructuum. Et quando ves-
tiuntur pinee cum penidio sicut investiuntur festuce erit hoc bonum.

placentularum in Egipto confectarum sunt illaudabiles et opilationes facientes. Iam autem dixi quibus ex hiis placentulis sit innitendum, utpote si exsiccantibus, cum doctrinam de usu fructuum compilavi; et si grana pinearum involuantur penidiis sicut involuuntur eisdem pistaceis, erunt perutilia.

[Capitulum quintum]
[De quantitate cibi.]

(5.1) Postquam diximus de qualitate cibi, oportet nos dicere etiam de ipsius quantitate, que quidem diversificatur secundum diversitatem
5 individuorum hominum. Nam est aliquis cuius stomacus est magnus et eius digestio fortis et sustinet de cibo magnam quantitatem; est et alius cuius stomacus est parvus et eius digestio debilis et non sustinet de cibo nisi modicam quantitatem. Et notum est quod ista ars medicine posita fuit pro rationalibus animalibus. Et ideo oportet
10 unumquemque hominum extimare suum cibum tempore sanitatis, et sciat quantitatem quam sumat tempore veris ut sit (**H33vb**) facilis tolerantie et quod digeratur bona digestione et leviter. Et assumat sibi illam quantitatem tanquam regulam super qua fundetur, et diminuat de ipsa quando augmentatur calor et addat ad ipsam quando augmen-
15 tatur frigus, et hoc paulatim. Et radix huius negotii tota consistit quod caveat sibi a saturitate que inducit stomaco distractionem, nam omne membrum quando distrahitur eius operationes impediuntur necessario; distractio enim de genere separationis continuitatis est. Et quando distrahitur stomacus ultra quam sui natura fuerit, omnes eius opera-
20 tiones debilitantur nec potest cibum circuire, et aggravatur donec appetat bibere aquam absque siti ut deponat a se cibum et allevietur eius gravedo natando in aqua. Et inde est quod homo bibit multam aquam post saturationem.

(5.2) Et iam quidem determinaverunt medici quod conveniens in
25 hoc est quod homo subtrahat manum a cibo antequam abhorreat illum, et recedat quando sedata fuerit eius appetitus vehementia et remaneat cum aliquo appetitu. Cum vero sint plura alia animalia bruta in ipsorum regimine ab hominibus constituta, sicut equus, asinus, et camelus, in quantitate cibi eorum, nec nutriuntur modo for-
30 tuito, quomodo igitur homo non poterit se abstinere a cibo donec

---

1–2 [Capitulum...cibi]] capitulum 5ᵐ de quantitate cibi **M** ‖ 3 qualitate cibi] **H** : cibo **M** ‖ 4 diversificatur] **M** : diversificantur **H** ‖ 9 rationalibus] **H** : rationabilibus **M** ‖ 10 cibum] *add.* **H** eius ‖ 13 tanquam] **M** : *om.* **H** ‖ 15 quod] **H** : ut **M** ‖ 16 distractionem] **M** : attrahactionem **H** ‖ 17 distrahitur] **M** : attrahitur **H** ‖ 18 distractio] **M** : atractio **H** ‖ 19 distrahitur] **M** : attrahit **H**, *supra scr.* **H** a. extenditur ‖ 20 circuire] **H** : c'tuire **M** ‖ 22 aqua] **M** : aquam **H** | multam] **M** : multa **H** ‖ 27 animalia] **M** : animali **H** ‖ 29 fortuito] **M** : fortuitu **H**

Capitulum quintum
De quantitate cibi et refectionis.

(5.1) Postquam locuti sumus de qualitate cibi, decet ut etiam de
quantitate eiusdem sermonem faciamus. Est autem cibi quantitas varianda secundum varietatem particularium hominum, nam quorundam   *5*
ex eis stomacus est magnus et capax et eorum digestio fortis, tolerans
ex cibis quantitates magnas, et quorundam stomacus parvus et digestio debilis, nequeuntes tolerare ex cibis nisi parvam quantitatem. Est
autem notum quod ars medicine propter animal rationale compilata
est. Decet autem ut quilibet quantitatem sui cibi metiatur tempore   *10*
sanitatis. Sciat igitur in qua quantitate posset cibum tolerare et bene
et de facili digerere tempore vernali, et ponat predictam quantitatem
velut exemplar et radicem cui continue mutatur, et minuat ex eo paulatim modicum sicut augebitur calor temporis estivalis; et similiter
(**C134r**) augeat eandem paulatine sicut augebitur frigiditas temporis   *15*
hiemalis. Est autem intentio nostra in hiis verbis ut semper vitetur
saturitas inducens stomaci tensionem, nam operationes cuiuslibet
membri extensi impediuntur proculdubio et turbantur, cum tensio sit
quedam species solutionis continuitatis. Pro quanto cum stomacus
magis debito tendatur, necessario omnes operationes eius debilitantur   *20*
et ideo cibus assumptus gravabit et angustiabit ipsum, nec ipsum
poterit retinere, unde appetet potum aque absque siti quatenus cibus
natans et aggravans ipsum descendat ad inferiora stomaci potu aque,
et ideo comedentes ad saturitatem desiderant bibere magnam aquam.

(5.2) Iam autem decreverunt medici quid liceat et faciendum sit in   *25*
hoc casu, et est hoc ut scilicet dimittatur mensa et retrahatur manus
ab assumptione ciborum ante perfectam saturitatem et antequam cesset magnus appetitus eius, dum scilicet aliquid ex eo supererit. Nam si
bruta in regimine animalis rationalis existentia sicut asini et cameli
recipiant cibum suum—puta avenam—in determinata quantitate et   *30*
non absque mensura, quare homo non metitur cibum suum preter

3 ut etiam] **CT** : nunc et **Pe** ‖ 4 sermonem] **CT** : *om.* **Pe** ‖ 6 tolerans] **C** : tolerantis
Pe : tollerantes **T** ‖ 11 igitur] **C** : ergo **PeT** ‖ 12 ponat] **PeT** : penes **C** ‖ 14–15 cal-
or…augebitur] **CT** : *om.* **Pe** ‖ 15 frigiditas] **T** : stans **Pe** : *vacat* **C**, *mg.* **C** stans ‖
19 species] **CT** : *om.* **Pe** ‖ 23 descendat] **CT** : descendit **Pe** ‖ 24 bibere] **CT** : potare
Pe ‖ 29 rationalis] **C** : *iter.* **Pe** : *om.* **T** ‖ 31 quare] **Pe** : quia **C**

comedat secundum appetitum, non autem secundum sustentationem,
quousque cibus ad os pervenerit?

(5.3) Et ego vidi quosdam gulosos comedentes donec pervenit cibus
ad os suum, donec faciunt eructationem sicut faciunt animalia rumi-
5 nantia. Et generant sibi magnas egritudines, nam cibus bonus, quamvis
sit melior quam esse possit, si superabundaverit corrumpitur eius
digestio necessario, et generantur ex eo mali humores qui sunt radices
egritudinum et earum materies. Quod si fuerint multi et superflui,
inducent plenitudinem que dicitur tachma; tachme vero sunt de egri-
10 tudinibus valde acutis. Et iam narravit Galienus quoniam interficiunt
in eodem die si sint magne, si vero non sunt magne interficiunt in
duobus aut tribus diebus, aut inducunt languores. Et contingent huic
plenitudini accidentia que manifesta sunt, quorum est morsus oris
stomaci ducens ad sincopim. Verumtamen non huius tractatus intentio
15 est curare species tachme; est tamen nostre intentionis caveri ab ea et
narrare plurimum ipsius nocumentum, ut evitetur.

(5.4) Et medici quippe iusserunt non comedere diversa cibaria in
una mensa et esse contentum de uno tantum, ponentes supra hoc
causam diversitatis digestionis; nam quando unus stomacus habet in se
20 multa cibaria et diversa, necessario generabunt illa cibaria humores in
quibus fuerit debilitas digestionis vel fortitudo. Et laudaverunt unicam
digestionem, dicentes quod maior necessitas est gradare cibum quia
cibus corrumpit digestionem multis modis, videlicet aut ex parte qualitatis aut ex parte quantitatis, sicut diximus, (**H34ra**) aut ex ordine,
25 quoniam oportet preponere grossiorem et postponere subtiliorem,
secundum aliquorum opinionem. Sed Galienus dicit preponere subtiliorem et postponere grossiorem. Similiter preponendum est quod habet
in se lenificationem et postponendum est quod habet in se coadunationem, secundum quamlibet opinionem. Sed quando cibus fuerit unicus,
30 non est necesse hunc ordinem observare quemadmodum dixerunt ipsi.
Et michi verificatum est quoniam in hoc maxima est utilitas, maior
illis duobus, quia diversa cibaria faciunt multiplicare comestionem, eo

2 pervenerit] **M** : pervenit **H** ‖ 8 multi] **H** : mali **M** ‖ 9 tachma tachme] *scrips.* :
cachma cachme **H** : cathma cathme **M** | sunt] **M** : *om.* **H** ‖ 15 tachme] **H**, *supra
scr.* **H** .i. singultus : cathme **M** ‖ 17 quippe] **H** : quidem **M** ‖ 20 in] **M** : *om.*
H ‖ 24 sicut] **M** : sic **H** ‖ 28 coadunationem] **H** : stipticitatem **M** ‖ 31 est] **M** :
om. **H**

quod prosequatur appetitum suum sine mensura donec cibus assumptus attingat ad principium mery?

(5.3) Iam autem novi quosdam ex hiis crapulosis eructuantes in
quibus cibus usque ad os regreditur, sicut in animalibus ruminantibus.
Hec autem est radix magna et causa generationis egritudinum ut   5
plurimum, nam si sumatur ex meliori cibo qui possit esse in quantitate excedenti, disturbatur quidem necessario ipsius digestio, et per
consequens generabuntur inde humores mali et illaudabiles qui erunt
causa et radix diversorum morborum et malorum. In pluribus enim
ex istis generatur singultus colerice passionis, que quidem est de   10
genere peracutarum passionum, cum secundum Galienum interficiat
eadem die si fuerit magnus, vel si non in secunda vel tertia aut infert
egritudinem malam et molestam. Accidit tamen cum predicto singultu qui est cum fluxu ventris malitia accidentium sicut notum est,
ex quibus est morsus cordis et stomaci inducens patientem ad sin-   15
copim. Nec est intentio nostra in hoc capitulo tradere doctrinam de
cura specierum predicti singultus, sed potius est intentio nostra in hoc
ad referendum nocumenta magna inde contingentia quate(**C134v**)nus
caveat sibi quilibet ab eo et causis eius.

(5.4) Prohibuerunt etiam medici ne plures et diversi cibi in eadem   20
mensa sumantur, unde preceperunt ut quilibet sit contentus una specie cibi in comestione sua, reddentes causam huius diversitatem digestionum ipsorum, nam cum in uno et eodem stomaco sint cibi diversi et
varii, necessario humiditates ex eis generate in eo magnam vel parvam digestionem exigent et indigebunt. Dixerunt etiam quod competit   25
amplius esus unius cibi quam plurimi, quia tunc non exigitur observantia ordinis in assumptione eorum. Cum enim cibi digestio multis
modis corrumpatur et destruatur, scilicet ipsorum qualitate, quantitate, vel ordine, opinati sunt quidam quod grossior ex eis sit in ordine
preponendus, et subtilior et levior postponendus. Galienus tamen dicit   30
quod subtilior et levior debet preponi et grossior postponi debeat. Et
similiter secundum opinionem quorundam humidior et magis lenitivus
est stiptico et magis constrictivo preponendus. Cum autem reficitur

---

6 sumatur] **Pe** : sumantur **C** ‖ 8 erunt] **C** : erant **Pe** ‖ 10 passionis] **Pe** : passiones
CT ‖ 13 et] *iter* **Pe** | tamen] **C** : enim **PeT** ‖ 15 cordia et] **CPe** : oris *A*. ‖
19 causis] *scrips.* : causas **CPe** ‖ 21 unde] *mg.* **C** | contentus] **Pe** : attentus **C**, *corr.*
ad contentus ‖ 22 diversitatem] **T** : diversitate **CPe** ‖ 26 plurimi] **Pe** : plurium?
CT ‖ 28 ipsorum] **CT** : eorum **Pe** ‖ 29 quidam] **C** : quidem **PeT**

quod appetitus correspondet unicuique generum cibariorum. In unico
vero cibo superstabit appetitus, neque enim de eo poterit ultra debitum
sumere nisi fuerit quis maxime gulosus. Et omni modo comestio unius
cibi minor erit comestione multorum. Et quod necesse est super eo
5   fundari in regimine sanorum est minuere de cibo ut non satietur.

(5.5) Inquit Ypocras hoc verbum ad litteram: Continuatio sanitatis
erit cum preservatione a plenitudine cibi et non negligere a labore et
ab exercitio. Et Galienus iussit quicquid utile in hoc loco quod visum
est michi narrare ipsum hic. Inquit Galienus: Quies est maximum
10   malum in conservatione sanitatis. Nam sicut moderatus motus est
maximum bonum, quia homo non egrotat nisi quando accidit ei malitia digestionis, et quando non exercet motum magnum ante comestionem. Nam sicut labor ante cibum iuvat super omnia in continuatione
sanitatis, ita motus post cibum offendit super omnia, quia cibus exit de
15   stomaco et transit per meatus corporis antequam digeratur et congregantur in venis multi chimi, de quorum natura est generare diversas
egritudines nisi precesserit hec dissolutio que causatur ex multo labore
aut digestio fortis aut alteratio in sanguine ex virtute forti que est in
epate et venis.

20   (5.6) Inquit auctor: Nonne vides excessum iuvamenti in quiete post
cibum? Et ex hoc patebit tibi quoniam intrare balneum, coitus, et flebotomia post cibum error maximus est, quoniam huiusmodi sunt
motus; oportet autem quod celebretur perfecta quies post cibum. Et
considera etiam excessum iuvamenti in preservatione a malitia diges-
25   tionis, que causatur ex superflua repletione absque dubio. Et Galienus
quidem narravit accidentia *** quorum quodlibet accidit ei cuius
cibus non digeritur, et potest accidere cuilibet hominum aliquod illorum accidentium vel eorum plura secundum diversitatem naturarum
et etatum et corporum dispositionum et secundum diversitatem cibo-
30   rum qui corrupti sunt. Accidentia vero predicta que malam digestionem sequntur sunt hec: inflatio vel mordicatio aut lubricatio exitus aut
mollitudo ipsius aut cachechia aut corruptio appetitus aut vehementia

---

3 modo] **M** : *om.* **H** | unius] **H** : illius **M** || 6 continuatio] **M** : curatio **H** || 8 iussit]
H : iunxit **M** || 10 malum] **H** : *om.* **M** || 12 et quando non] **H** : ut quando **M** |
exercet] **M** : exerceret **H** | ante] **HM** : post *Ar.* | comestionem] *add.* **M** ita quies
post commestionem bona est || 14 super omnia] **H** : *om.* **M** || 16 chimi] *add.* **M**
mali || 18 fortis] **H** : *om.* **M** | sanguine] **H** : sanitate **M** | forti] **H** : *om.* **M** || 24 in]
M : a **H** || 26 accidit] **M** : accidet **H** || 32 aut] *add.* **M** intensio ipsius et

quis uno cibo, non oportet talem ordinem observari. Ego tamen habeo
meliorem rationem ambabus, et est quoniam pluralitas ciborum excitat hominem ad sumendam magnam cibi quantitatem, quoniam appetitus movetur et excitatur ex qualibet specie cibi, et ex unica specie
cibi abscinditur appetitus et cassatur, ita quod forsitan non comedatur   *5*
ex eo ultra necessitatem, et hoc proculdubio est potior ceteris rationibus, preter quam in crapulosis. Unde verum est absolute quod melior
est necessario comestio unius cibi comestione plurium. De quo autem
confitendum est in regimine sanitatis est ut cibi quantitas minuatur in
tantum ne ex eo quis saturetur.   *10*

(5.5) Unde Ypocras imposuit nobis preceptum perutile verbis istis:
Sanitas (inquit) conservatur preservando a saturitate et diminuendo
confractionem contingentem ab immoderato vel inordinato exercitio
vel labore. Addidit ad hoc aliud preceptum valde utile Galienus, pro
quanto placet michi ut recitem ipsum verbis eis. Inquit igitur Galienus: *15*
Quies est valde nociva in conservatione sanitatis cuiusque, sicut et
motus temperatus et ordinatus prodest plurimum in hoc casu, et hoc
quia nunquam aliquis pateretur si securus esset ne ex corrupta digestione lederetur nullatenus, (**C135r**) et ideo non laboret quis seu forti
motu moveatur post comestionem; nam sicut motus et exercitium con-   *20*
fert in conservatione sanitatis pre ceteris rebus, sic quidem factus post
cibum magis ceteris rebus ledit, tunc enim cibus egreditur a stomaco
indigestus et talis diffunditur et distribuitur per totum corpus. Et generantur inde in venis humores mali et superflui apti ad hoc ut inde
morbi varii generentur, nisi prius per forte exercitium vel fortem diges-   *25*
tionem et conversionem eorum in sanguinem ex forti virtute epatis et
venarum pulsatilium et non pulsatilium liquefiant et dissoluantur.

(5.6) Inquit compilator: Ego quidem video iuvamentum magnum
in quiete et vitatione motus cuiuslibet post comestionem. Et inde pat-
ent tibi valde esse erroneum ingredi balneum et coire et celebrare   *30*
flebotomiam post cibum sumptum; in hiis enim omnibus fit motus
aliquis, unde ex valde conferentibus est sola quies post comestionem et

---

32 aliquis] **CT** : alius **Pe**

eius aut pigritia operandi aut difficultas intelligentie vel eius grossitudo
aut gravedo capitis et multus sompnus aut vigilie et gravedo oris
stomaci aut dolor capitis aut permixtio intellectus aut melancolia aut
alia preter ipsam aut dolor colon (*latine colica*) aut dolor renum aut
5 (**H34rb**) splenis aut dolor epatis aut dolor iuncturarum aut molestia
corporis aut rigor aut orripilatio aut febris.

(5.7) Inquit auctor: Oportet sana habentes corpora et intellectum
omnia hec considerare, utrum valeat delectatio cibi in loco horum
accidentium que narravit Galienus, quorum evitatio est abbreviatio
10 cibi unius et boni et non repleri ex ipso et non laborare post ipsum,
sicut predictum est. Quod si hec preservatio est necessaria in dispositione sanorum, et multo magis patientibus longas egritudines, et maxime illi cuius aliquid membrorum principalium est debile natura vel
propter aliquam egritudinem que sibi evenerit, quoniam oportet talem
15 assuefacere se usui regiminis cibationis cuius ordines et species et genera predixi et regule tradite sunt.

---

2 capitis…gravedo] **M** : *om.* **H** || 4 preter] **H** : post **M** | latine] **H** : id est **M** ||
8 valeat] *add.* **H** et sufficiat | loco] *add.* **H** vel casu || 9 narravit] **H** : ponit **M** |
quorum…abbreviatio] **H** : que evitantur per abreviationem **M** || 10 repleri] **H** :
repletione **M** || 11 dispositione] **H** : descriptione **M** || 14 evenerit] **H** : advenit
M || 15 usui] **M** : usu **H** || 15–16 species…et] **H** : *om.* **M**

vitare malam digestionem ex crapula ex supradicto singultu contingentem. Retulit autem Galienus numerum morborum inde contingentium, et tandem addidit quod quilibet ex morbis illis accidit ei cui
contingit cibi indigestio * * * quod accident eidem necessario morbi
omnes illi, immo quod interdum generetur in aliquo ex hominibus una   *5*
solum ex predictis egritudinibus et aliorum plures, et hoc secundum
diversitatem dispositionum corporum in complexione etate et usu
malorum ciborum et corruptibilium. Sunt autem morbi etiam nocumenta post malam digestionem contingentia ista, scilicet inflatio et
mordicatio, fecum mollities et excedens quantitas eorum, fastidium   *10*
nausea et casus appetitus, gravitas et pigritia sensuum, gravitas capitis et insompnietas, dolor stomaci aut capitis aut turbatio intellectus
aut opilatio vel sompnolentia et ymaginationes ex colera nigra contin-
gentes aut dolor colericus vel renum vel splenis vel epatis aut dolor
aurium vel rigor aut horror vel febris.   *15*

(5.7) Inquit compilator: Decet sana corpora habentes et intelligentes animadvertere et discernere an comestionis delectatio sit potior
molestia et difficultate morborum quos retulit Galienus. Est autem
modus preservandi a lapsu in morbis predictis ut sit quis contentus
unico cibo preter quod repleatur eo, nec etiam excitetur post sumptio-   *20*
nem eius sicut predixi. Que siquidem in sanis precavenda sint, multo
amplius in egrotis et cronicas patientibus, et precipue in eo in (**C135v**)
quo aliquod ex membris principalibus debile fuerit, vel naturaliter vel
ex morbo eidem contingente. Unde oportet ut talis regatur bono regimine in cibis cuius genera et species predixi.   *25*

---

3 quilibet] **PeT** : quandoque **C** ‖ 12 aut turbatio intellectus] **CT** : *tr.* **Pc** *supra, post*
gravitas capitis ‖ 14 colericus] **CPe** : colicus *Ar.* ‖ 16 et] **PeT** : *om.* **C** ‖ 19 sit
quis] **CT** : si quis sit **Pe** ‖ 21 que] **C** : quod **Pe** : qui **T** ‖ 23 aliquod] **C** : aliud **Pe** ‖
24 eidem] **CT** : eadem **Pe**

[Capitulum sextum]
[De horis cibi sumptionis.]

(6.1) Consuetudo hominum in hoc diversa est. Nam plures eorum comedunt bis in die, scilicet mane et sero, quidam vero sunt comeden-
5 tes semel, quidam vero ter in duobus diebus. Sed ego ignoro consuetudinem domini regis circa hoc. Verumtamen res communis super qua est fundamentum est quod habentibus abundantem virtutem possibile est comedere semel quantum indigent. Debiles vero, ut senes et ab egritudinibus convalescentes, comedere simul et semel totum cibum
10 suum error maximus est; sed dividatur eis cibus iuxta virtutis debilitatem, et comedat paulatim ut non extinguatur virtus nec calor naturalis suffocetur.

(6.2) Inquit Galienus in regula regiminis senum, dictum est hoc ad litteram: Et ex melioribus regulis que fieri debent est ista et valde
15 levis, scilicet quod quando virtus fuerit debilis cibetur corpus paulatim per modici temporis interpollationem, sed quando virtus fuerit fortis cibetur multo cibo per longi temporis interpollationem.

(6.3) Inquit auctor. Iam recapitulavit hoc idem in suo libro pluries, sed tota huius rei radix est, quomodocumque fuerit, non apponere
20 cibum supra cibum et non comedere nisi mundificato stomaco a cibo precedenti, non autem sicut faciunt stulti qui sibi horam comestionis istorum certam et determinatam statuunt horam diei, non permutabilem, ac si esset comestio officium orationis. Sed illud quod debes semper attendere circa hoc est mundificatio stomaci, que quidem
25 diversificatur secundum id quod sumit de cibo aut secundum longitudinem aut brevitatem diei, etiam noctis, et secundum ea que accidunt extrinsecus. Statutio vero temporis in quo homo debet sumere cibum est quando precedens cibus exierit a stomaco et non percipiet cibi saporem per eructationem, et excitabitur appetitus et movebitur ad
30 cibum motu manifesto, et invenerit sputum surgens circa os, et post hoc desistat per mediam horam. Et dixerunt quod non debet preterire post hoc per duas horas; et dico iterum secundum pinguedinem corporis aut eius maciem et humorum paucitatem aut multitudinem et

---

1–2 [capitulum.... sumptionis]] capitulum 6 de horis cibationis **M** ‖ 3 hominum]
M : homini **H** | hoc] **H** : horis cibationis **M** ‖ 5 in] **M** : vel **H** | 8 semel] *mg.*
H | quantum] **M** : quanto **H** ‖ 19 rei] **H** : *om.* **M** ‖ 26 etiam noctis] **H** : *om.* **M** ‖
27 statutio] **M** : statuitio **H**

Capitulum sextum
De tempore et hora sumendi cibum.

(6.1) Sunt autem consuetudines hominum in hora refectionis varie et diverse. Plures enim eorum comedunt bis in die, scilicet mane et sero, et quidam ter, et quidam etiam sunt qui non comedunt in die nisi 5
semel. Ego autem nescio in hoc consuetudinem domini mei. Est autem innitendum in hoc huic canoni, ut scilicet sufficiat unica refectio in die habenti virtutem fortem; debiles tamen sicut senes et convalescentes committerent errorem magnum si non reficerentur nisi semel in die, pro quanto decet ut secundum quantitatem debilitatis virtutis ipsorum 10
dividant cibum suum, sumendo ex eo parum et paulatim taliter ne virtus debilitetur nec calor naturalis extinguatur.

(6.2) Unde Galienus loquens de regimine senum in generali retulit et imposuit canonem quendam, cuius tenor est iste: hoc quidem est ex preceptis observatione dignioribus, ut cum alicuius virtus erit debilis 15
quod sumat ex cibis parum et frequenter, sed habens virtutem fortem sumat cibum in magna quantitate et temporibus magis intermediis.

(6.3) Inquit compilator: Sermo iste iteratur et replicatur ab eo frequenter in libris suis, et similis quidem intentio eius est, ut qualitercumque sit, ne superponatur cibus cibo, ne comedatur cibus aliquis 20
donec stomacus mundus sit a preassumpto. Nequaquam enim est faciendum sicut faciunt fatui, statuentes semper sibi aliquam ex horis diei determinate ad comedendum, ac si refectio esset oratio que necessario deberet fieri illa hora. Et munditia quidem stomaci est illud cui innitendum est in hoc capitulo; hec autem munditia stomaci variatur secun- 25
dum illud quod stomacus recepit ex cibo et secundum longitudinem et brevitatem dierum et noctium et secundum etiam extrinsecus accidentia. Scitur autem et determinatur hora refectionis ex descensu preassumpti cibi a stomaco, et privatione saporis in ructu emisso, et manifesta excitatione appetitus et veridica et novo fluxu et diffusione salive per os; 30
hiis autem contingentibus, tardanda est adhuc refectio indutiis dimidia hora. Et ferunt non esse differendam post hoc duabus horis, est autem

---

1–2 capitulum…cibum] **CT** : *om.* **Pe** || 5 etiam] **CT** : et **Pe** || 14 quendam] **C** : quandam **PeT** || 17 magis] **C** : magnis **T** : *om.* **Pe** : long time *Heb.* || 20 aliquis] **CT** : alius **Pe** || 23 esset] **CT** : est **Pe** | oratio] *scrips.* : or'o **PeT** : omnino **C** || 27 noctium] **C** : noctuum **Pe** || 29 ructu] **C** : ruptu **Pe** || 30 veridica] **Pe** : mundicia **C** | os] **Pe** : hoc **C** || 31 dimidia] **C** : dimidie diei **Pe** : dimidie **T**

ipsorum caliditatem et frigiditatem, quia macer paucos habet
hu(**H34va**)mores et acutos, unde debet comedere per mediam horam
post illud; qui vero contrariatur ei omnibus temporibus, tardet per duas
horas. Hec est terminatio mundificationis stomaci quam posuerunt.

5   Neque sit contentus experientia sola famis, nam illis qui sunt pleni
superfluitatibus aliquando accidit fallax fames ex malis humoribus orificium stomaci mordicantibus. Et determinatum est quoniam qui consueverunt cibari mane et sero cibentur in hieme secunda vel tertia hora
diei, propter longitudinem noctis et potentiam digestionis; in estate

10 vero in quinta hora diei, tunc enim stomacus potest esse mundus.
Eodem modo tempus comestionis noctis preponatur et postponatur
secundum quod diximus. Et scias quod aliquando quis sumit cibum
suum semel in die, et contingit esse vigilias in aliquibus noctium hie-
malium, et non intrabit lectum donec plures hore pretereant et eius

15 stomacus reperitur vacuus. Similiter quoque in estate aliquando contingit aliquem comedisse levem cibum ante horam solitam ex longitudine dierum invenit suum stomacum vacuum quando inerit dormitum.
Hec enim sunt que frequenter contingunt.

(6.4) Et ego quidem probavi ratione et verificavi experientia, quod

20 si comederem etiam de pane modicum preter consuetudinem utique
corrupta esset mea digestio; quod si intrarem lectum vacuo stomaco,
abundarent mei humores et impleretur meus stomacus malis humoribus qui attrahuntur ad ipsum, sicut accidit cuicumque ieiunanti. Ideo
videtur michi bonum occupare ipsum cum aliquo cibo delectabili et

25 sapido et facilis digestionis, et aliquando bibebam brodium pulli, si erat
paratum, et intrabam lectum, et quandoque faciebam coqui michi in
aqua 5 vel 6 ova de quibus capiebam vitella et appositis in eis cinamomo
et sale comedebam. Et quandoque comedebam aliquid de festucis et passulis mundatis aut passulis et amigdalis et penidio, et bibebam post illud

30 sirupum factum de zucharo vel melle, quecumque eorum contingat. In

---

3 per] **H** : post **M** ‖ 5 contentus] **M** : contenta **H** ‖ 6 superfluitatibus] **M** : superflue
H | orificium] **H** : os **M** ‖ 7 quoniam] *add.* **M** hora hyemis etiam cibando apud illos ‖
8 cibentur in yeme] **H** : est **M** ‖ 13 noctium] *scrips.:* noctum **H** : noctuum **M** ‖
16 solitam] *add.* **M** et ‖ 17 invenit] **H** : inveniet **M** | quando] *mg.* **H** ‖ 22 meus
stomacus] **H** : stomacus meus **M** ‖ 23 attrahuntur] **H** : attraherentur **M** ‖ 24 occu-
pare] *scrips.:* impedire **H**, *scr. supra* **H** occupare : impedire vel occupare **M** ‖ 25 si erat
paratum] **H** : *om.* **M** ‖ 26 faciebam] **M** : percipiebam **H** | michi] **H** : *om.* **M** ‖
27 capiebam] **H** : recepi **M** ‖ 28 comedebam] *add.* **H** illa et intrabam lectum ‖
30 quecumque … contingat] **H** : *om.* **M**

varianda in hoc secundum pinguedinem et maciem corporis et secundum multitudinem et paucitatem (**C136r**) humorum calidorum vel frigidorum, unde macer extenuatus cuius humores sunt pauci et calidi debet differre refectionem suam ex tunc solum per dimidiam horam; sed ei contrarius in omnibus, differat per duas horas. Et hec quidem est 5 meta et terminus quam posuerunt ad sciendum munditiam stomaci. Nec est in hoc confidendum solum in fame, nam sepius contingit fames mendosa ex humoribus malis os stomaci mordicantibus. Est autem notum quod qui consueverunt bis in die comedere, mane scilicet et sero, debent facere primam refectionem tempore hiemali secunda vel tertia 10 hora diei, et hoc propter longitudinem noctis precedentis et fortitudinem digestive, sed estivo tempore hora quinta diei, nam usque ad illam horam non est bene mundus stomacus ex cibu preassumpto. Est autem hora cene seu refectionis secunde anticipanda vel tardanda sicut diximus. Est autem sciendum quod convenit interdum semel in die come- 15 dentibus quod vigilent multum in prima parte noctis aliquibus noctibus hiemis, pro quanto reperiunt stomacum suum vacuum et inanitum. Contingit etiam interdum tempore estivo quod aliquis ex eis ante horam solitam reficiatur et tempore dormiendi ratione longitudinis precedentis inveniat stomacum suum vacuum. Et hec quidem sunt de frequenter 20 contingentibus.

(6.4) Et hoc quidem videntur michi ratione didici, nichilominus ea experientia probavi, quoniam si comedam panem preter solitum, etiam modicum, abest michi ratione mutationis consuetudinis mee et digestio mea corrumpitur. Si etiam intrem lectum stomaco vacuo cibo, mov- 25 entur quatuor humores in me existentes et stomacus meus repletur malis humoribus ad ipsum derivantibus, et sic etiam accidit cuilibet esurienti. Propter quod decrevi quod detur ei aliquid in quo agat ex cibis amicabilibus levis seu facilis digestionis, unde interdum sumo ius gallinarum (si fuerit michi promptum) et post intro lectum; et interdum 30

---

5 ei] **PeT** : si **C** ‖ 6 quam] **CT** : quem **Pe** | munditiam] **CT** : mundiciem **Pe** ‖ 9 scilicet] **C** : *om.* **PeT** ‖ 15 convenit] **PeT** : *del.* **C** erit, *mg.* **C** contingit ‖ 18 tempore estivo] **CT** : *om.* **Pe** | aliquis] **C** : alius **Pe** ‖ 20 inveniat] **Pe** : inveniant **C** ‖ 22 ea] *mg.* **C** ‖ 23 comedam] *del.* **C** ea | etiam] **PeT** : et **C** ‖ 30 et interdum] **CT** : *om.* **Pe**

diebus vero hiemis accipiebam de vino propter frigus. Et regulariter
dico quod non debet quis ire dormitum cum stomaco vacuo neque cum
fame nisi habuerit in stomaco humores crudos et grossos quos intendat
coquere.

5   (6.5) Et ego quidem tractabo super hiis in hoc opere toto. Et bibatur loco vini in hieme a tertia lb. usque ad mediam de aqua mellis bene
parata, quoniam vidi in ipsa in hoc regimine bonam operationem.

---

sumo 5 vel 6 vitellos ovorum aromatizatos et conditos cum aliquantulo
(**C136v**) cinamomi electi et salis. Et quandoque comedo aliquantulum
ex pistaceis cum passis, abiectis accinis earum, vel passas et amigdalas
cum penidiis, et sumo in potu tempore estivo ydrozaccara vel ydromel,
quodcumque ex eis michi presto fuerit. Verum tempore hiemali sumo   5
propter frigiditatem temporis in potu duos ciphos vini. Et in summa
non congruit ut quis intret lectum stomaco vacuo et famelico nisi essent
in eo humores crudi et grossi digestione indigentes.

(6.5) Pro quanto consulo tibi domine ut hec omnia observes et cus-
todias. Sumas tamen in potu vice vini a tertia parte unius libre usque   10
ad mediam ex ydromelle bene composito. Apparent etiam michi ves-
tigia magne utilitatis ex observantia huius regiminis.

---

4 ydrozaccara] *scrips.* : ydroza ca[usa]m **CPe** ‖ 5 quodcumque] **C** : quecumque **Pe**

[Capitulum septimum]
[De potu seu de vino.]

(7.1) Et postquam diximus conveniens regimen in cibo, oportet nos sequi regimen in vino. Licet sit prohibitum vinum sarracenis, iam
5 magnificavit Deus excelsus regem nostrum in hoc et non oportet custodiri ab eo. Et licet vina omnia repleant caput et offendant cerebrum quia calefaciunt ipsum et generant magnas egritudines et difficiles, et cum hoc maxime noceant (**H34vb**) in hac egritudine, hoc tamen totum est ex multiplicatione ipsorum, et maxime in ebrietate. Sed
10 sumere de ipso vino in modica quantitate, ut 3 aut 4 ciphos postquam facta fuerit digestio et cibus de stomaco exierit, erit eius iuvamentum magnum in regimine sanitatis omnium hominum et multarum egritudinum sanatione. Et ex ipsius laudibus est quoniam rectificat digestionem et auget calorem naturalem et educit superfluitates per sudorem
15 et urinam. Sed non est utile narrare laudem tibi cuius acceptio est prohibita. Sed generaliter eius usus modicus et in tempore debito est maxima causa in preparatione corporis et anime in omnibus modis, et maxime senibus, de quibus determinatum est per rationem quoniam non decet eos esse absque illo, nec est aliud quo loco eius utatur. Sed
20 multiplicatio eius corrumpit magna corruptione corpus et animam omnibus hominibus omnibusque etatibus.

(7.2) Et quia totaliter est prohibitum sarracenis, ingeniati sunt medici invenire aliquid quo eius loco utantur aliquo modo, sicut sirupum de melle speciatum, quoniam stat loco vini in pluribus laudibus,
25 preter quam in dilatatione anime et remotione turbulentie superfluitatis fumose spirituum, et ipsum eorum quilibet componit secundum etatem et complexionem. Et ego quidem scribam regi descriptiones senum quas vidi esse in ultimo finitive secundum rationes precedentes, et ponam in ipsis de speciebus quod convenerit complexioni et
30 egritudini, que quidem hoc est: Accipe de ciceribus mensuram unam— et si fuerit nigra erit illud melius—et abluantur a pulvere et infundantur in lb. 5 aque clare ad lb. Egipti per noctem unam; mane vero

1–2 [capitulum … vino]] capitulum 7ᵐ de vino **M** ‖ 5 regem] **M** : regimen **H** ‖ 6 vina] **M** : vino **H** ‖ 12 omnium] **H** : *om.* **M** ‖ 13 rectificat] *scr. supra* **H** id est bonificat ‖ 15 acceptio] **M** : operatio **H** ‖ 19 utatur] **H** : utantur **M** ‖ 20 corrumpit] *add.* **H** nutrimentum ‖ 26 ipsum] **H** : *om.* **M** ‖ 28 senum] **H** : *om.* **M** | finitive] *add.* **M** seu vicine : *add.* **H** s'n'tie | rationes precedentes] **H** : rationem procedentes **M** ‖ 29 convenerit] **H** : convenit **M** ‖ 30 ciceribus] *add.* **H** *mg.* mundatis et lotis

Capitulum septimum
De regimine regulandi potum.

(7.1) Postquam retulimus conveniens regimen in cibis, decet ut consequenter ordinemus conveniens regimen sumendi potum, licet plurimum eius sit a sarracenis elongatum, eo quod sit eis vinum pro- 5
hibitum, quin immo quod pluribus ex eis sunt cervisie prohibite seu interdicte. Deus enim protexit vos ab eis. Verumptamen licet vinum et omnes cervisie dicantur replere caput et nocumentum et supercalefactionem inferre cerebro et pravos et difficiles morbos generare et huic morbo obesse, hoc tamen intelligendum est cum sumitur nimis ex eis, 10
et potissime si quis inebrietur eis; sumere tamen in quantitate convenienti ex eis, utpote 3 vel 4 ciphos plenos ex vino cum cibus digestus egreditur a stomaco, confert valde ad conservandum sanitatem in omnibus hominibus, necnon ad curam plurium egritudinum. Sunt autem ex iuvamentis eius rectificatio digestionis et augmentum seu 15
magnificatio caloris naturalis et eductio superfluitatum per sudorem et urinam. Non est multum utile referre illud a quo non potest quis iuvari, cum sit ei prohibitum, et nichilominus sciendum in summa quod sumere parum ex vino, tempore convenienti et debito, est causa unde rectificetur corpus et anima omnibus modis, et signanter in seni- 20
bus. Notum enim est quod ipsi nequeunt convenienter transire absque eo; non enim est aliquid quod possit poni vice eius. Sumere tamen nimis ex eo corrumpit corporis (**C137r**) et anime nutrimentum, et hoc in quolibet homine et qualibet etate.

(7.2) Verum quoniam parum et multum ex eo prohibitum est sar- 25
racenis, conati sunt medici ad investigandum et querendum illud quod vice eius esse possit, et si non in toto, saltem in parte, et quod illud sumant in potu loco vini. Et ydromel quidem aromatizatum similatur vino in multis ex iuvamentis eius, preter quam in letificatione anime et expulsione fumosarum superfluitatum. Ego autem referam compo- 30
sitionem quandam ipsius quam quidam ex senibus expertis et michi notis composuerunt, et est eius compositio optime proportionata et in

---

1–2 capitulum…potum] **C** : *om.* **Pe** : capitulum septimum de regimine et modo regulandi potum **T** ‖ 8 et nocumentum] **CT** ; *om.* **Pe** ‖ 13 egreditur] **CT** . *om.* **Pe** ‖ 22 aliquid] **C** : aliud **PeT** ‖ 23–25 corrumpit…ex eo] **CT** : *om.* **Pe**

bulliant donec immittatur virtus cicerum in aquam, et non est
expectanda decoctio cicerum. Et coletur illa aqua super lb. 1 mellis
apum, boni et albi, et ponatur super lento igne et aufferatur spuma
continue; qua ablata, ponantur in ipsa unc. sem. lingue bovis et tres
5 cime mente bone, et de speciebus secundum etatem et complexionem
et secundum dispositionem membrorum.

Et secundum egritudinem domini nostri regis et secundum illud
quod percepi de complexione membrorum, ponatur cum supradictis ciceribus, tempore ipsorum infusionis, de capillis veneris unc. sem. Et sus-
10 pendatur in sirupo postquam fuerit dispumatus, in pecia panni rari,
cinamomi dr. 2, zinziberis contusi, masticis, macis, spice, ana dr. sem.,
croci dr. quarta, et continue exprimatur pecia cum spatula hora post
horam donec fiat totum ad modum iulep. Deinde deponatur ab igne et
eo utatur, et non fiat de eo nisi lb. 1, nam si reservatur multo tempore
15 ebullit et acessit. Iste vero qui est subtilis substantie est nobilior, ita
quod non eget temperatione cum aqua. Sed si feceris ipsum ad modum
sirupi et quandocumque acciperet de eo et limpharet (**H35ra**) ipsum
cum aqua et biberet ipsum, iam diminueret de ipsius laudibus. Quod si
fuerit hoc necesse post eius exitum ad iter, contemperet ipsum cum
20 aqua frigida in estate, cum calida vero in hieme; nec bibat ipsum statim
cum limphatur donec bene temperetur et uniatur per spatium temporis. Et videtur michi etiam quod loco mente apponatur mentastrum
fluviale, aut saltem addatur in quantitate menta, ut iuvet ipsum in
screatione et mundificatione superfluitatum a pectore et pulmone.

---

1 cicerum] **H** : *om.* **M** ‖ 2 aqua] *add.* **H** cicerum ‖ 3 et albi] **M** : *om.* **H** ‖ 3 continue]
M : cotidie **H** ‖ 8 percepi] *scrips.* : percepit **HM** | ciceribus] **H** : rebus **M** ‖ 12 con-
tinue] **M** : cotidie **H** | pecia] **H** : *om.* **M** ‖ 15 acessit] **H** : arescit **M** ‖ 16–17 non
eget…sirupi et] **H** : *om.* **M** ‖ 16 cum aqua] *ins.* **H** ‖ 23 menta] *scrips.* : mente **H** *om.*
M

ultimo bonitatis, et ponam in compositione eius ex speciebus aromaticis secundum quod magis congruet complexioni et passioni domini
mei. Recipe ergo cicerum mundatorum et lotorum can 1 (*mensura* est)
nigra, cum ex eis sunt meliora, et infundantur per noctem unam in 1
lb. Egiptiatice aque munde et clare, et in crastinum bulliantur donec   5
virtus eorum mandetur aque, nec expectetur cicerum decoctio. Deinde
coletur super lb. 1 mellis apum, albi et electi, deinde ponantur super
lentum ignem et continue despumentur, quibus addatur post eorum
perfectam despumationem lingue bovis unc. sem. cum tribus ramis
mente, et ex rebus aromaticis secundum exigentiam etatis, complexio-   10
nis, forme, et compositionis membrorum.

   Videtur autem conveniens domino meo secundum morbum eius et
secundum ea que novi de complexione et dispositione membrorum
suorum quod addatur cum ciceribus cum infundentur capilli veneris
unc. 1. Et postquam fuerit predictus potus vel sirupus despumatus,   15
pannus rarus et subtilis continens unc. 2 electi cinamomi, et zinziberis
contussi dr. 3, et masticis, macis, et spice nardi, ana dr. sem., et pilorum spice nardi quartam partem unius dr. fricetur, agitetur frequenter
et vicissim in eo cum cocleari, et hoc tamdiu donec sit velut subtilior
et clarior ex sirupis qui iulep appellantur; et consequenter deponatur   20
ab igne. Nec est faciendum ex eo una vice plus quam lb. 1, nam acces-
serit et ferverit si diu factus permaneret. Sunt etiam meliores ex istis
subtiliores, tunc enim non oportet eos limphare cum aqua; quoniam
cum fuerint spissi sicut sirupus et reponuntur in vase convenienti et
cum bibi debent limphantur cum aqua, nequa(**C137v**)quam prosunt   25
tantum. Si quis tamen necessitetur ad faciendum tale et multum ex
eo, limphet ipsum cum aqua calida in hieme et frigida in estate. Nec
sumatur in potu immediate postquam limphatum fuerit, sed post lim-
phationem per horam. Et similiter etiam videtur michi quod debeat
poni loco mente mentastrum fluviale, vel quod saltem mente quantitas   30
augeatur, ut iuvet ipsum ad screandum et ad educendum superfluitates ab eius pectore et pulmone.

---

3 mensura est] *mg.* **CPe** : et est mensura **T** ‖ 9 sem.] .s. **Pe** *Ar.* ; .i. **C** · etiam
T ‖ 19 eo] **Pe** : ea? **C** : in eo *om.* **T** ‖ 20 appellantur] **PeT** : appellatur **C** ‖
21 accesserit] **C** : accesseret **PeT** ‖ 22 ferverit] **C** : ferveret **PeT**

(7.3) Potus vero aque iam plures sciunt quoniam nocet super cibo, quia incrudat cibum et dividit inter cibum et stomacum et natat in ipso et impeditur eius digestio. Sed si fuerit ibi perfecta consuetudo, diminuatur de ea quantumcumque est possibile et tardet in bibendo
5 ipsam quamdiu poterit sustinere. Hore vero que meliores sunt ad bibendum aquam sunt a duabus horis post cibum; et eligatur ex aquis que dulcis est et clara et munda ab alteratione mali odoris, et sit hausta in illo die ex loco sui originis. Et oportet quod bulliat duabus vel tribus bullitionibus, deinde infrigidetur et bibatur, quoniam hoc
10 tollit multum de ipsius nocumento. Quod si rectificaret ipsam dum bullit cum liquiritia mundata in tantum quod non alteretur manifeste in ipsa sapor suus, et de mastice tantum quod immittatur in ipsam eius sapor et odor, et bulliret semel in olla nova et vitreata, esset utique talis aqua in ultimo bonitatis omnibus sanis, tam in hieme quam in
15 estate. Habet enim confortare omnia membra intrinseca et rectificare stomacum, et modicum ipsius tollit sitim. Ei vero qui conqueritur de aliqua calidarum egritudinum, paretur secundum sui discrasiam.

Et scito quod potus aque tepide, scilicet in qua non manifestatur frigiditas, ledit digestionem omnium hominum generaliter et debilitat
20 stomacum, et non satiat appetitum sitis etiam multa eius quantitas. Aqua vero frigida que non pervenit ad gradum nivis illa est optima, et que debet eligi tempore sitis, et maxime calidis complexione.

(7.4) Et medici quidem narraverunt laudes potus huius aque in mediocri quantitate, dicentes quod quando bibitur in moderata quan-
25 titate absque multitudine, preparat digestionem et congregat partes stomaci et emendat colorem faciei et prohibet a multis febribus et languoribus calidis et reprimit inflammationem cordis et stomaci et putredinem sanguinis in venis, et ipsius modicum sistit sitim.

---

8 illo die] **M** : illa **H** | sui] **H** : sue **M** || 11 manifeste] **H** : *om.* **M** || 12 quod] *iter.* **M** || 13 semel] **H** : *om.* **M** || 16 ei vero qui] **H** : qui vero **M** || 17 paretur…discrasiam] **H** : bibat eam frigidam **M** || 19 generaliter] **H** : complexionaliter **M** || 21 et] *add.* **M** prohibet enim inflammationem stomaci et putredinem sanguinis in venis || 24 in] **M** : cum **H**

(7.3) Est autem notum pluribus quod sumere aquam in potu super cibum tempore refectionis incrudat ipsum et separat inter stomacum et cibum et facit ipsum supernatare et digestionem corrumpit. Unde si hic usus fuerit, mutet et minuat ipsum in quantum plus poterit. Est autem melius tempus ad sumendum aquam in potu post comestionem 5 per duas horas, decetque ut eligatur ex aquis magis delectabilis, clarior et levior et ab immutatione earum magis im(**T70vb**)munis, et quod sit eadem die hausta ab aqua fluente. Congruit etiam ut aqua prebulliatur aliquamdiu et consequenter infrigidetur et quiescere permittatur et tandem in potu assumatur, hoc enim tollit plurimum de 10 nocumentis et malitiis eius et protegit seu preservat eam a corruptione. Et si dum bullit ponatur in ea modicum ex liquiritia, taliter scilicet ne immutetur manifeste vel alteretur sapor eius, sed ex mastice taliter quod odor et sapor eius manifestetur in ea, et bulliant simul in olla nova et vitreata, tunc quidem aqua illa erit in ultimate 15 bonitatis omnibus sanis, hieme et estate, et hoc quia corroborat omnia membra interiora et stomacum meliorat et rectificat, et parum ex ea satiat. Si quis tamen alia patiatur accidentia, propinetur tunc aqua secundum exigentiam illorum accidentium.

Est autem sciendum quod potus aque tepide, id est private frigidi- 20 tate actuali et manifeste, stomaci nocet valde digestioni in omnibus et debilitat tunicam stomaci, nec multum ex ea satiat seu sitim sedat; unde aqua frigida, dum non sit in ultimate frigiditatis sicut infrigidata in nive, est laudabilior que possit esse ad bibendum dum quis estuat siti, et insuper si complexio sitientis fuerit calida. 25

(7.4) Iam autem retulerunt medici iuvamenta ex potu talis aque provenientia si sumatur in quantitate debita, asserentes quod iuvat digestionem facitque ut stomaci substantia bene uniatur et adhereat cibo et ipsum corroborat et firmat, appe(**C138r**)titum etiam excitat et augmentat et rubeum colorem corporis inducit, preservat etiam ab 30 eventu febrium et aliarum egritudinum calidarum, prohibet etiam cordis et stomaci inflammationem et sanguinis in venis putrefactionem.

---

7 et] **CT** : *om.* **Pe** | eorum] **Pe** : earum **C** : odorum *Ar.* || 12 ponatur] **Pe** : ponis **C** || 21 digestioni] **CT** : digestionem **Pe**

Aqua vero tepida totum contrarium facit, et est causa debilitatis
corporis et corruptionis complexionis et principii ydropisis. Et ideo
dicunt quod invenimus plures nationes bibentes aquam calidam, scilicet non frigidam, habentes colorem citrinum et viridem, et macillen-
5   tos, et apostematicos splenes, et epata eorum debilia et debilem
appetitum ad cibum, diminutos pinguedine et colorem faciei non clarum, quoniam sanguis ipsorum est sanguis malus paratus ad inflammationem et putrefactionem, propter quod debet homo (**H35rb**)
evitare ipsam.
10   (7.5) Dicto igitur de regimine ciborum et potus, cum quo etiam
communicatum est regimen motus et quietis corporis, secundum
intentionem tractatus, dicendum est de reliquis generibus secundum
intentionem huius tractatus.

---

1 tepida] **M** : frigida **H** || 10 ciborum] **M** : cibo **H** | etiam] **M** : et **H** || 11–12 et
quietis…tractatus] **H** : *om.* **M**

Sed aqua tepida operatur contrarium omnium predictorum: ipsa etiam est causa mollificationis corporis et corruptionis complexionis et principium ydropisis, unde inveniuntur plures eorum qui tales aquas bibunt, scilicet non frigidas, viridis coloris et macri, ex splene et epate patientes et casum appetitus, et cum parva et diminuta pinguedine, 5 nec est color eorum clarus et splendidus, et hoc quia sanguis eorum est turbidus, supercalefactionem et putrefactionem apparatus. Et ideo vitandus est multum usus eius.

(7.5) Postquam igitur perfecimus conveniens regimen in cibis et potibus et induximus sermones convenientes in regimine motus et qui- 10 etis corporis, secundum intentionem quam habemus in hoc libro, restat ut secundum eandem intentionem loquamur in aliis generibus superstitibus ex hiis septem.

---

3 principium] **PeT** : plurimum **C** ‖ 5 patientes] **C** : passientes **T** : patet **Pe**

[Capitulum octavum]

[De regimine aeris et animalium motuum.]

(8.1) Res nota est quoniam debet aer rectificari et preparari ut tollatur putrefactio in descriptione omnium sanorum hominum; in
5 egris oportet aerem esse contrarium egritudini. Eodem modo in temporibus anni, distemperatis scilicet, oportet regere aerem in diebus estatis cum cursu bonarum aquarum et clararum et cum floribus et foliis infrigidativis et cum venti flatione; similiter calefacere ipsum in hieme cum rebus bonum odorem habentibus et calidis speciebus et
10 igne et exiccativis fumigiis. In descriptione vero regis, aer frigidus et humidus nocet multum, et oportet cavere a reumatibus frigidis et calidis penitus.

(8.2) Conditio vero motuum animalium manifesta est ex hoc quod videmus ex contristatione anime et brevitate spiritus debilitationem
15 animalium actionum et vitalium et naturalium, ita quod perditur appetitus cibi in tempore tristitie, timoris, et suspirii. Et si vellet homo levare vocem, non posset, et anhelat cum brevitate spiritus propter debilitatem anime secundum iudicium manifestum et ex multitudine fumose superfluitatis. Et non potest etiam extendere rectus, quia non est ibi
20 virtus sufficiens ad elevandum membra. Et quando hoc in eo permanserit, egrotabit penitus, et si habuerit illud longo tempore, morietur cum eo. Hoc autem manifestum est et non indiget prolixitate sermonis.

Exultatio vero et letitia econverso operantur ex dilatatione anime et motu sanguinis et spiritus, ex quibus resultant membrorum opera-
25 tiones perfectius quam esse poterunt. Sed quando hoc fuerit ultra modum et magnificatur delectatio, sicut accidit multis sponsis stultis, possibile erit interficere ex dissolutione spiritus et eius processus ad exteriora, quare infrigidatur cor et moritur homo.

1–2 [capitulum…motuum]] capitulum 8ᵐ de regimine aeris **M** ‖ 8 flatione] **H** :
flatu **M** ‖ 14 et brevitate spiritus] **H** : brevitatem spiritus et **M** ‖ 18 secundum
iudicium manifestum et] **H** : sed iudicium manifestum est **M** ‖ 19 rectus] *scrips.* :
pectus **HM** ‖ 20 membra] **H** : membrum **M** ‖ 22 est] **M** : eo **H**

Capitulum octavum
De regimine aeris et motuum animalium.

(8.1) Est autem notum quod congruit in regimine sanorum aerem equare et ad temperiem reducere et eius corruptionem fugere et vitare; in egris autem oportet ut aer sit contrarius eorum egritudini. Et simili- 5
ter intelligendum est de diversis anni temporibus: decet enim ut tempore estivo rectificetur et temperetur aer cum decursibus aquarum frigidarum et mundarum et floribus et foliis et infrigidantibus et flabellis et eventationibus, tempore autem hiemali calefiat cum herbis aromaticis et speciebus et igne ipsum calefacientibus et fumigationibus 10
congruis ipsum exsiccantibus. Et aer quidem frigidus et humidus est valde contrarius in regimine domini mei; decet ut quanto plus poterit caveat sibi ab occursu et obviatione omnium calidorum et frigidorum.

(8.2) Palam autem est quid ex regimine motuum animalium contingat, nam occulta fide potest intueri quanta debilitas ex accidentibus 15
anime contingat operibus virium animalium, vitalium, et nutritivorum, in tantum quod ex lamento, anxietate, et tristitia quassetur et impediatur appetitus. Si etiam velit elevare vocem suam, minime poterit, anelitus etiam eius detractabitur et abbreviabitur, et hoc quia organa anelitus sunt debilia per comparationem ad illum anelitum 20
quem deberet fa(**C138v**)cere, tunc etiam pre multitudine fumosarum superfluitatum nequit exaltare vocem suam. Cum igitur virtus non sit tunc sufficiens in exaltatione et elevatione membrorum, constat quod si huiusmodi accidentia continuentur, facient patientem egrotare, et si multum augeantur et ultimentur, facient ipsum mori; nec oportet super 25
hoc sermones producere, cum sit notissimum.

Gaudium autem et letitia huius contrarium inducunt, nam dilatant animam et sanguinem et spiritum in tantum movent quod manifeste in corpore appareant, faciuntque ut operationes membrorum in ultimo perfectionis videantur. Verum si predicta accidentia in tantum ulti- 30
marentur quod inde patientes maximam delectationem consequerentur, sicut contingit in stolidis parve discretionis, proculdubio inde

---

5 sit contrarius] **C** : contrarietur **Pe** ‖ 6 enim ut] **CT** : autem ut in **Pe** ‖ 7 decursibus] **Pe** : discursibus **C** ‖ 14 contingat] **CT** : contingunt **Pe** ‖ 15 occulta] **Pe** : oculata **C** ‖ 16 operibus] **CT** : operationibus **Pe** ‖ 19 etiam] **CT** : autem **Pe** ‖ 21 deberet] **T** : debent **Pe** : debebat **C** ‖ 23 in] **T** : quod **Pe** : que **C** ‖ 24 huiusmodi] **C** : huius **PeT** | patientem] **C** : paucitatem **Pe** : passientem **T** ‖ 31 patientes] *add.* **C** anime

(8.3) Curatio vero harum ambarum specierum motuum anime et
preservatio ut homo non incidat in illas non'est cum dietis et medicinis solum, nec medicine ad hoc sunt ordinate, sed medicatio harum
mutationum est cum alio artificio, videlicet cum moribus philosophicis
5   aut intellectualibus scientiis aut cum doctrinis et legibus. Et non est
dubium quin cum hiis poterit magis evadere ab istis accidentibus et
esse magis securus ab ipsorum adventum, nam studens in scientiis
cognoscet naturam universi et quod accidit in hoc mundo generabili et
corruptibili. Similiter per mores philosophicos prolongatur homo a
10 passionibus, ut non patiatur ab ira et delectationibus sicut bestia, quemadmodum accidit vulgo in ipsis motibus, quoniam anima eius trahe-
tur post illud quod humana ratio iudicat, non autem ad passionem
corporalem pietatis et crudelitatis et aliorum (**H35va**) consimilium.
Per doctrinam vero et fidem vituperabit homo hunc mundum et quod
15 boni vel mali in ipso est, que omnia sunt instabilia. Nec in hoc debes
negligere, quoniam hec omnia videntur nobis magna in prima consideratione; verumtamen cum vera et diligenti meditatione, omnia sunt
ludibria et absque firmitate.

(8.4) Feci autem memorationem de istis, quamvis non sint de inten-
20 tione tractatus, quoniam ego scio quod dominus noster rex (cuius Deus
conservet honorem et ipsum salvum reddat a malis accidentibus) per-
sistit adhuc in magna consideratione et vehementi tristitia, et non pro-
cedit per viam regiminis sanitatis sicut oportet nec per viam sanationis

---

3 medicine] *add.* **H** *mg.* id est sole ‖ 8 cognoscet] **H** : cognoscit **M** ‖ 14 doctrinam]
H : doctrinas **M** ‖ 19 sint] **M** : fuit **H** ‖ 20–21 Deus…accidentibus] **H** : vita Deus
prolonget **M**

nocumenta et egritudinem incurrent, et esset possibile quod interdum mortem, nam ex forti dissolutione spiritus et egressu eius ad exteriora infrigidatur cor et tandem homo sic moritur.

(8.3) Cura autem harum duarum specierum accidentium anime et previsio in preservatione ab eventu earum non solum consistit in cibis 5 et medicinis, nec medicus volens in talibus operari debet operari solum causa huius, nam cura predictorum fit etiam cum aliis operibus seu regulis philosophie et lumine seu discretione intellectus, necnon etiam dogmatibus legum et fidei. Nec dubium quin ex hiis possit quis precipue protegi ab huiusmodi accidentibus, immo quidem potest esse 10 securus cum eius ab eventu eorum, et hoc ideo quoniam lumine intellectus et ratione cognoscitur quod natura omnium entium apud nos finiri habeat et terminari, quod quidem necesse est in hoc mundo per naturam generationis et corruptionis. Et inde est quod per canones philosophie elongetur quis ab huiusmodi accidentibus, et quod non 15 exponat se ire, voluptati, et letitie immoderate, sicut faciunt bruta, sed tamen bene contingit fatuis et stolidis. Motus autem anime sunt in philosopho ordinati et sequele eius quod indicat lumen intellectus humani, non solum in actionibus corporeis sed etiam in operationibus anime, utpote in audacia et fortitudine, timore et pusillanimitate, et 20 similibus. Dogmatibus etiam et monitionibus fidei contempnitur in oculis mentis mundus iste et omne mundanum et prosperum in eo existens, sicut thesaurus et similia. Hiis enim ambobus scientur hec esse instabilia, unde non debet aliquis ex hiis multum letari vel tristari; unde licet hec omnia in prima appre(**C139r**)hensione eorum 25 videantur magna apud nos, sunt tamen secundum verum intellectum velut delusoria, stabilitate carentia.

---

5 previsio] **PeT** : previso **C** || 15 huiusmodi] **C** ; hiis **Pe** || 19 corporeis] **C** : corporis **Pe** || 21 contempnitur] **CT** : contempnibus **Pe**

egritudinis perfecte. Sed talis debet contemplare abire per viam iustorum virorum et prophetarum omnium, qui desinunt tristari multum pro
mortuis et cogunt naturam suam, dirigendo ipsam in voluntatem creatoris tantum, et student in eo quod est utile loco eius quod inutile est.

---

1 contemplare] **M** : contemplari **H** ‖ 4 loco…est] **M** : *om.* **H**

(8.4) Et licet que retuli non sint de intentione huius libri, nolui nichilominus ea per intentionem rescindere. Deus autem largiatur vobis
prosperitatem veram, et vera angustiam et tristitiam vobis celet et
occultet. Scio enim vos nunc esse in magna perplexitate, tristitia, et
anxietate, et ideo est quod perfectum et congruum regimen sanitatis   *5*
nec perfecta morbi cura est apud nos inventa. Homo autem qualis est
dominus debet attendere quamvis incedat per vias iustorum et phi-
losophorum parum sit ei, nec debet augere fletum et lamentum super
mortuos, sed debet potius conari in hoc super iustificatione iudiciorum
Dei et prosecutione eorum que iuvamentum prestant et obmissione et   *10*
fuga et inutilium. Deus autem doceat nos incedere per viam veritatis.

---

1 non] **T** : *om.* **CPe** ‖ 4 perplexitate] **C** : prolixitate **Pe** : propter lexitate **T** ‖
7 quamvis] **CPe** : qualiter **T** : quatenus *Ar.* ‖ 8 sit ei nec] **PeT** : scit et nec ei **C** ‖
9 potius] **CT** : prius **Pe** ‖ 11 incedere] **CT** : intendere **Pe**

[Capitulum nonum]
[De regimine laxationis et constrictionis.]

(9.1) Ex bono regimine omnibus hominibus, et precipue in cuius corpore congregati sunt humores, est quod sit eius natura mollis sem-
5 per vel proxima lenitati, quia si fuerit eius venter siccus aliquibus temporibus et permanserit sic aliquibus diebus, oportebit ipsum lenificari. Et Avenzoar laudavit eius lenificationem cum hoc quod dixit: dissoluantur de tamarindis dr. 10 cum aqua calida quantum cohoperiantur ab ea et infundatur in ipsa de reubarbaro contuso tres quarte unius dr.
10 per diem naturalem, et coletur totum super 2 unc. sirupi de corticibus citri.

(9.2) Inquit auctor: Videtur michi quod hoc est bonum ei cuius humores sunt subtiles, et iuveni, et in calidis regionibus. Sed habenti humores grossos et viscosos, et senibus, et maxime sustinentibus hanc
15 egritudinem, pro quibus est factus iste tractatus, melius est secundum me quod lenificentur ventres eorum cum eo quod scripsit Galienus, quod est medicina facta de medulla ficuum siccarum et medulla croci orientalis et passulis, vel coriola parva. Quantitates vero istorum et ipsorum operatio est quod accipiatur ex medulla croci orientalis dr. 5,
20 salis dr. octavam, medulle ficuum siccarum circa dr. 20; teratur totum in mortario lapideo vel ligneo donec totum bene uniatur et comedat ipsum cum modico aque calide, quoniam lenit valde et est multum utile senibus, sicut dixit Galienus.

Item teratur coriola parva et exprimatur de succo suo media lb.
25 supra 2 unc. mellis, quoniam lenit bona lenificatione. Item si deglutiat ad modum unius avellane de gumi pini, lenificabit absque nocumento et mundificabit omnia viscera interiora, scilicet (**H35vb**) epar, splenem et renes, vesicam et pulmonem; et accipiat de huiusmodi semel in ebdomada et in alia interpollet.

1–2 [capitulum...constrictionis]] capitulum 9^m de regimine constrictionis et laxationis **M** ‖ 5–6 temporibus...aliquibus] **H** : *om.* **M** ‖ 7 Avenzoar] **M** : Avenzovar **H** | dissoluantur] **M** : soluatur **H** ‖ 9 quarte] **M** : quartas **H** ‖ 17 ficuum] **M** : ficum **H** ‖ 20 ficuum] **M** : ficum **H** | circa] **M** : quasi **H**

Capitulum nonum

De laudabili regimine evacuationis et retentionis (9.1) in
omnibus hominibus et insuper in quorum corporibus humores
sunt collecti et naturaliter in habentibus mollitiem ventris
continuam vel quasi mollitiem.   *5*

Quandocumque ergo cessabit aut mutabitur ventris mollities ab eo
quod consuetum est, mollificetur et fluxetur venter. Anomaron Avenzoar approbavit ut mollificetur venter cum sequenti medicina. Inquit
ergo quod 15 dr. tamarindorum infundantur et dissoluantur in tanta
quantitate aque quod supernatet eis, quibus addatur ex reubarbaro   *10*
electo modicum contuso dr. 1 et sem. minus quarta parte et permittantur ibidem infundi 24 horis, et tandem addatur unc. 1 sirupi pomi
citrini et propinetur.

(9.2) Inquit compilator huius operis: Ego approbo illud eis in quorum corporibus sunt humores subtiles et in iuvenibus et in regionibus *15*
calidis. Est tamen melius apud me ut in quorum corporibus sunt
humores grossi et viscosi, et senes, et maxime si patiantur morbum
propter quem compilavi librum istum, laxentur cum medicina quam
retulit Galienus, et est medicina composita ex interiori substantia
ficuum siccarum et semine croci ortolani mundato et uvis passis, et   *20*
similiter cum corrigiola minori, quorum quantitas sit talis: Recipe
seminis croci orto(**C139v**)lani mundati 5 zuziz, interioris substantie
ficuum siccarum 20 zuziz, salis communis 1 scr. et sem. largum; terantur omnia fortiter et simul incorporentur in mortario marmorio, et
sumatur totum cum aliquibus haustibus aque calide. Hoc enim satis   *25*
laxat et confert in ultimo senibus, sicut retulit Galienus.

Rursus: unc. 1 succi corrigiole minoris trite et colate; sumatur cum
unc. 2 mellis simul mixtis, hoc enim laxat laudabiliter. Et similiter si
sumat avellanam unam ex terebentina, laxabit ipsum bene et absque
nocumento, nam ipsa mundificat omnia viscera et abstergit quod in   *30*
eis existit, scilicet epate, splene, renibus, vesica, et pulmone. Decet
autem ut sumat unum ex predictis una vice et aliud alia vice.

---

7 anomaron] *add.* **PeT** autem | Avenzoar] **C** : benzoar **PeT** ‖ 8 approbavit] **T** :
appropriavit **CPe** ‖ 10–11 ex reubarbaro electo modicum contuso] **C** : electi montem contussi **Pe** : elci zanceni contusi **T** ‖ 12 ibidem] **C** · ibi **PeT** ‖ 22 interioris]
PeT : interiorum **C** ‖ 23 1 scr. et sem.] 1 scr. et s. **C** : scr. s. g. **Pe** ‖ 24 mortario] **PeT**
: mortareo **C** ‖ 27 rursus] **T** : russus **C** : ruffus **Pe** ‖ 31 epate splene renibus vesica
et pulmone] **C** : epar splen renes vesicam et pulmonem **Pe** : epar splenem renes
ves[...] et pulmonem **T** ‖ 32 vice] **C** : *om.* **PeT**

(9.3) Inquit auctor: Blete etiam quando preparantur cum oxomogaro de ordeo et multo olei, non abiecta aqua prima, leniet naturam.
Item hoc cibarium quod notum est in Egipto factum cum succo limonum et medulla cartami et bletis, et est bona compositio ad leniendum
5   naturam pluribus hominibus. Item aqua mellis lenit naturam, que si
coquatur cum sebesten et liquiritia et malvavisco et coletur super
zucharum et oleo amigdalarum dulcium, leniet naturam et educet
feces per modum lubricationis. Et oportet quod eligat de istis quod
conveniens est ipsi corpori secundum tempus anni et etatem.
10   (9.4) Quod si natura lenita fuerit magis quam oporteat, et remanserit hoc duobus aut tribus diebus, tunc debet minuere de quantitate
cibi, et accipiat de huiusmodi cibariis constrictivis usitatis, sicut est
sumachinum et agrestinum, et passulinum que fiunt cum passulis
cum nucleis suis, et granatinum cum costis bletarum; et coquantur
15   cum citoniis et aqua rosacea.
(9.5) Et communiter studeat convertere naturam ad sui consuetudinem cum suis medicinis propinquis nature humane, aut sorbeat
aliquid de sirupis usitatis, sicut sirupo malorum et confectione citoniorum et similibus confectionibus coadunativis. Et comedat de
20   quocumque ipsorum contingerit secundum tempus et etatem. Nec in
huiusmodi est necesse habere medicum acutum, nec pro tanto sit sollicitus de quantitatibus, ex quo res est nota et manifesta pluribus intelligentibus locorum qui studuerunt et exercuerunt medicinas. Sed illud
de quo oportet esse sollicitum et non esse promptum ad faciendum
25   omni tempore nec accelleret eius administrationem nisi de consilio
medici peritissimi est laxatio cum medicinis violentis in quibus est
virtus attractiva, sicut coloquintida, turbith, et scamonea, et hiis
similibus; et hoc maxime senibus, de quibus iussit Galienus quod non
debeant laxari cum medicinis fortibus predictis aliquo modo. Similiter
30   decidere fluxum cum medicinis fortibus non debet fieri nisi de consilio
medici peritissimi qui cognoscat conditiones infirmi.

---

2 leniet] *scrips.* : liniet **H** : lenit **M** ‖ 6 cum] **H** : in ea **M** ‖ 7 zucharum] **H** :
zucharo **M** ‖ 10 oporteat] **H** : oportet **M** | remanserit] **H** : permanserit **M** ‖
12 usitatis] **M** : *om.* **H** ‖ 14 coquantur] **M** : coquatur **H** ‖ 16 studeat convertere] **M**
: studeant converti **H** ‖ 19 coadunativis] **H** : constrictivis **M** ‖ 21 est] **M** : sit **H** ‖
23 locorum] **H** : *om.* **M** ‖ 27 hiis similibus] **H** : similia **M** ‖ 29 modo] **M** : *om.* **H** ‖
30 decidere fluxum] **H** : decisio fluxus **M** | fortibus] **H** : *om.* **M**

(9.3) Inquit enim compilator: Sicle condite cum almuri ex ordeo composito et multo oleo, non abiecta prima aqua, laxant et mollificant ventrem et naturam. Et similiter facit decoctio nota in Egipto composita ex succo limonum, semine croci ortolani mundati, et sicla. Est autem hec decoctio valde laudabilis ad lavandum ventrem in maiori *5* parte hominum; et similiter aqua mellis dissoluit et mollificat materiam, et si bulliantur in ea sebesten, liquiritia, et umbilici, et colentur super zuccaram et oleum amigdalarum dulcium, mollificat ventrem et leniendo feces educit. Decet autem ut eligatur melius ex hiis secundum habitudinem corporis et etatem et secundum anni tempora. *10*

(9.4) Si autem mollificaretur venter magis debito, et hoc continue duobus aut tribus diebus, tunc quidem congruet ut cibi quantitas minuatur et quod utatur cibis constringentibus assuetis, utpote decoctione composita ex sumac et agresta aut ex accinis uvarum passarum aut uve acerbe cum stipitibus salac (id est blete) decoctis et bullitis in *15* aqua rosacea et citoniis.

(9.5) Et in summa poterit tunc patiens de facili reduci ad pristinum statum cum huiusmodi cibis assuetis, aut si patiens sumat et glutiat aliquantulum ex sirupis constrictivis consuetis, utpote ex sirupo pomorum aut rob citoniorum et similium constringentium. Et fiat *20* elec(**C140r**)tio predictorum ex occurrentibus secundum etatem et tempora anni. Nec oportet in usu predictorum et similium adire consilium perfectorum medicorum; non enim oportet multum ingeniare se in dosi et quantitate predictorum, hoc enim notum est pluribus hominibus diversorum locorum ex eis que usi sunt in medicina. Forte *25* autem laxativum et habens vim fortem attractivam, sicut coloquintida, turbit, et scamonea, est attente vitandum, nec debet quis unquam eo uti sine consilio periti medici—et maxime senes, de quibus valde certificavit medicum Galienus ne unquam evacuentur fortibus medicinis. Nec etiam decet ut fluxus ventris cum forti constrictivo sistatur *30* nisi de consilio periti medici et decernentis esse et qualitatem morbi.

---

4 mundati] **T** : *vacat* **C**, *mg.* **C** mu'i : m'u **Pe** ‖ 12 aut] **C** : vel **PeT** ‖ 15 salac id est blete] *scrips.* : salac. .i. [*vacat*] **T** : vitis **Pe** : ultimis **C** ‖ 18 huiusmodi] **C** · huius **Pe** . hiis **T** ‖ 20 similium] **PeT** : similia **C** ‖ 21 occurrentibus] **C** : occurrencium **PeT** ‖ 25 usi] **Pe** : usque **CT**

(9.6) Evacuatio autem cum clistere in regimine sanitatis et curatione infirmorum est bonum et sublime regimen valde, quoniam cum
eo evacuantur humores si per illud voluerit humores attrahere, et cum
hoc non offendet membra principalia, nec molestabit sicut molestare
5 solet ipsa medicina, et transit homo cum eo confidenter et illese. Quod
si fuerit in illo clistere intentio mollificandi tantum et educendi feces
siccas, erit tunc melius omni alia re in regimine sanitatis et non offendet tunc vasa nutritionis. Et non indigebit lenificare naturam cum
sumptione rerum mundificativarum et similium, quoniam debilitan-
10 tur pelles stomaci et provocant (**H36ra**) vomitum, sicut mos est plurium rerum lenientium quando comeduntur.

     Et Galienus quidem narravit clisteria quorum quedam sunt bona
ad regimen sanitatis, quedam vero que non sunt necessaria nisi in
sanatione egritudinum. Sed ego narrabo adhuc in hoc meo tractatu
15 que propria sunt huic egritudini. Illud vero quod oportet fieri ab omnibus hominibus aut pluribus per modum regiminis sanitatis quando
natura fuerit indurata et exiccata et passa fuerit modicam constipatio-
nem, est istud: Recipe mellis unc. 2, aque lb. sem., olei boni unc. 1,
nitri dr. 1; calefiat totum et clisterizetur cum ipso. Quod si volueris
20 lenificare ventrem a stercore sicco, adde de oleo, et si forte volueris
educere flegma viscosum, adde ad quantitatem mellis et nitri.

     (9.7) Aliud: Recipe succi blete lb. sem., olei electi unc. 2, calefiat et
clisterizetur cum eo. Aliud: Accipe de furfuribus frumenti et appone
de ipso in aqua quod cohoperiat ipsa, et bulliat donec deficiat eius
25 tertia pars; deinde coletur et apponatur de oleo et clisterizetur cum
ipso; hoc enim clistere est bonum ad educendum stercus quod est
induratum sicut lapis. Ista quidem tria clisteria sunt de genere compo-
sitionum Galieni, et sunt bona apud me in regimine sanitatis. Similiter clistere quod fit cum muscillagine seminis lini, aut fenugreci, aut
30 amborum, simul cum oleo et pinguedine galline et aqua blete, est

4 offendet] **H** : offendit **M** ‖ 6 mollificandi] *add.* **M** vel lubricandi ‖ 7 offendet tunc] **H**
: offendit **M** ‖ 10 pelles] *add.* **H** *mg.* id est tunicas | provocant] **M** : provocat **H** ‖ 14 sa-
natione] **H** : curatione **M** ‖ 15 ab] **H** : in **M** ‖ 19 cum ipso] **H** : *om.* **M** ‖ 20–21 de
oleo…adde] **H** : *om.* **M** ‖ 24 de ipso in] **H** : in ipsas de **M** | deficiat eius] **M** : fiat **H** ‖
29–30 aut fenugreci aut amborum] **H** : et fenugreci **M**

(9.6) *De clisteribus.* Evacuatio autem facta cum clisteri est valde
laudabilis et secura, tam in conservatione sanitatis quam in cura egritudinum; eius enim iuvamentum est in hoc valde magnum. Nam si
clistere debeat humores educere, attrahet et educet eos preter quod
inferat membris principalibus nocumentum. Est etiam securus homo 5
ne ex eo angustietur sicut aliis medicinis laxativis, unde finis eius est
valde laudabilis. Si autem intendatur ex clisteri solum laxitas et mollificatio et fecis sicce eductio, constat quidem hoc esse primum et de
precipuis in regimine et conservatione sanitatis, nec infertur inde
nocumentum vel lesio membris nutritivis. Unde non est adeo bonum 10
evacuare cum sirupis et decoctionibus et similibus, eo quod debilitent
tunicas stomaci et vomitum provocent, sicut faciunt multa ex lenitivis
lubricativis dum assumuntur.

Galienus autem retulit multa clisteria in regimine sanitatis convenientia et multa que non congruunt nisi in cura egritudinum. Et ego 15
quidem referam in hoc libro ea que principaliter conferunt in hoc
morbo. Ea vero quibus uti potuerunt omnes homines vel plures ex eis in
conservatione sanitatis dum fuerit eorum venter siccus et constipatus,
in tantum quod prohibeatur egressus fecum aliquantulum, et sunt ista:
Recipe aque lb. sem., mellis unc. 2, olei communis electi unc. 1, nitri 20
zus 1 (*et est aliquantulum plus de dr.*); omnia simul mixta et calefacta iniciantur per clistere. Si tamen intendatur magis ad mollificationem fecum,
addatur amplius ex oleo. Si autem intendatur amplius ad eductionem
(**C140v**) humoris viscosi, augeatur quantitas mellis et salis nitri.

(9.7) Aliud: Recipe succi cicle lb. sem., olei communis electi unc. 2; 25
simul mixta calefiant et iniciantur per clistere. Aliud: furfur tritici
infundatur in tanta aque quantitate donec supernatet, et bulliat donec
aque tertia pars sit consumpta, et tunc coletur; erit autem colatura
tenax et viscosa, cui addatur olei quod sufficit et fiat clistere. Ipsum
enim congruit ad eductionem fecum siccarum. Hec autem tria clisteria 30
sunt de universalibus receptis Galieni et sunt apud me valde bona. Ex
hiis etiam est clistere factum ex muscillagine seminis lini aut fenugreci
aut amborum simul cum oleo et auxungia galline et sicla vel succo eius;

---

1 de clisteribus] **C** : *mg.* **Pe** : De c[..,] **T** ‖ 5 homo] **PeT** · hoc **C** ‖ 9 precipuis]
CT : principiis **Pe** | nec infertur inde] **PeT** : ut non inferatur *mg.* **C**, *corr.* **C** *ex* ut
infertur ‖ 13 assumuntur] **CT** : assumitur **Pe** ‖ 20 sem.] .s. **Pe** : etiam **T** : .i. **C** ‖
21 et est aliquantulum plus de dr.] **T** : *om.* **CPe** ‖ 22 tamen] **CT** : autem **Pe** ‖
27 aque] **CT** : aqua **Pe**, *corr.* **Pe** ad aque

bone compositionis, educens stercora cum lubricatione, et non mordi-
cat nec molestat. Quod si addideris modicum mellis in senibus aut favi
mellis esset melius; et hoc est compositio Galieni etiam.

(9.8) Et dixit Galienus quod clisterizatio cum muscillagine seminis
5   lini iuvat habentes febrem ethicam et sedat humores. Et notandum
quod usus clisteriorum mundificat cerebrum valde, et tardare facit
canos et bonificat digestionem et a multis infirmitatibus eruit, nam
mundificat et lavat interiora, et invenient ex eo membra superiora
viam suam apertam ad expellendum suas superfluitates iuxta placi-
10 tum nature, quod est de exitu superfluitatum per illas vias, et inducit
omnes commoditates predictas.

(9.9) Et scias quod nichil est peius in regimento sanitatis nec
faciens abundare egritudines quam retentio ambarum superfluitatum.
Et dixit Galienus quoniam stercus revertitur violenter et corrumpit
15 omnes humores per ascensionem suorum fumorum usque ad cerebrum et facit turbationem in omnibus spiritibus, et erit causa putrefactionis et corruptionis digestionum et principium magnarum
egritudinum. Similiter sequntur ex retentione urine lesiones quas diximus. Sed hoc quod diximus non est nisi modicum, propter quod caveat
20 sibi homo ab hoc valde.

(9.10) Vomitus vero est in conservatione sanitatis necessarius
omnibus hominibus, et sic etiam in curatione egritudinum. Et ego quidem narrabo eius modum med(**H36rb**)icinalem in hac egritudine.
Sed non est prohibendus vomitus in regimine sanitatis nisi ei qui non
25 consuevit illum, aut habenti egritudinem in cerebro aut in oculis, vel
cui est difficilis valde. Causa vero huius necessitatis est in regimine
sanitatis quoniam penitus generatur aliquid superfluitatis flegmatis in
stomaco et intestinis. Et natura quidem flegmatis est inviscari, et
quando remanserit hoc in vasis prime digestionis, scilicet in stomaco
30 et intestinis, faciet distare cibum a substantia stomaci et intestinorum,
et impeditur digestio et corrumpitur cibus. Intestinis providit vero

---

2 addideris] **M** : adderis **H** || 3 etiam] **H** : *om.* **M** || 5 sedat] **H** : calefacit **M** ||
6 clisteriorum] **M** : clisteriis **H** | tardare] **M** : tarde **H** || 7 nam] **H** anima **M** ||
8 interiora] **HM** : inferiora *Ar.* | invenient] **H** : inveniunt **M** || 9 expellendum]
H : expellendas **M** || 14 violenter] *add.* **H** intra spiritum || 16 putrefactionis] **H**
: putrefactionum **M** || 17 digestionum] **H** : digestionis **M** || 21 in] **M** : de **H** ||
24 non] **H** : *om.* **M** || 30–31 faciet…et] **H** : *om.* **M**

hee enim compositiones sunt bone et laudabiles, expellentes feces leniendo et lubricando, non inferentes mordicationem aut aliam malam stimulationem. Erit autem bonum ut addatur eis in senibus aliquantulum ex melle favi aut ex ipso favo. Hoc enim consulit Galienus.

(9.8) Retulit autem Galienus quod clistere factum ex muscillagine 5 seminis lini conferat ethicis et nocumentum ab humoribus contingens sedet et mitiget. Est autem sciendum quod frequens usus clisteriorum mundificat cerebrum et retardat senectutem et digestionem rectificat et a multis egritudinibus liberat, et hoc quia corporis interiora lavant et mundificant. Ex hoc enim reperiunt membra superiora vias paratas 10 ad expulsionem suarum superfluitatum sicut natura intendit ad expulsionem eorum per has vias. Sunt autem ea que diximus necessaria et valde convenientia.

(9.9) Est enim sciendum nichil magis nocivum esse in regimine et conservatione sanitatis et magis potens inducere egritudines retenti- 15 one duarum superfluitatum. Iam enim probavit Galienus quod feces retro regurgitent propter ventositatem et corrumpant humores et virtutes ex ascensu eius ad cerebrum, et quod vapores et ventositatem illam hinc inde dispergant et diffundant. Et hec (**C141r**) quidem est causa ct principium corruptionis et destructionis digestionis et etiam 20 initium magnarum egritudinum. Et similiter multa contingunt nocumenta ex urine retentione. Retulimus autem quedam ex nocumentis quoniam rememorationem fecerunt ut caveas tibi multum ab eis.

(9.10) *De vomitu.* Vomitus proculdubio est ex regiminibus congruis in conservatione sanitatis humane necnon in cura egritudinum. Ad hoc 25 autem referam medicinas congruas in hoc morbo, nec decet quidem ut prohibeatur vomitus nisi ei qui non est usus eo, et cum difficultate vomendi, aut in cerebro vel in oculis patienti. Est autem necessarius vomitus proculdubio in regimine sanitatis, nam de necessitate generantur in stomaco et intestinis superfluitates flegmatice. Flegma autem 30 ex sui natura tenax est et viscosum, pro quanto si talis superfluitas

---

1 hee enim compositiones] **Pe** : hec enim compositiones **T** : hec enim compositionis **C** ‖ 3 stimulationem] **Pe** : famulationem **C** ‖ 5 factum] **C** : factus **Pe** | muscillagine seminis] **PeT** : semine muscillaginis **C** ‖ 9 interiora] **CPe** : inferiora *Ar.* ‖ 17 regurgitent] **CT** : regurgitant **Pe** ‖ 19 inde] **Pe** : et inde **T** : tamen **C** ‖ 24 de vomitu] **C** : *mg.* **Pe** : de vomitis **T** | proculdubio est] **CT** : etiam est proculdubio **Pe** | congruis] **PeT** : contrariis **C** ‖ 25 necnon] **PeT** : nature non **C** | egritudinum] **CT** : egritudinis **Pe** ‖ 26 congruas] **PeT** : contrarias **C** ‖ 28 vomendi] **C** : vom'ti **Pe** : vomenti **T** | vel] **CT** : aut **Pe** | patienti] **C** : parati **Pe** : passienti **T**

divina provisio, quoniam effunditur ad ea superfluum colere ad lavandum illud flegma et removendum ipsum, ex quo mundificantur
intestina cottidie. Nec conveniret quod aliquid huiusmodi colere
effundaretur ad stomacum, quoniam hoc esset de maioribus corrup-
5   tionibus quas narravit Galienus, et fundavit se super hoc ut mundifi-
caret stomacum per vomitum.

(9.11) Et dixit Galienus hoc verbum ad litteram: Mundificatio
autem stomaci perficitur leviter. Et antiqui medicorum invenerunt
cum eo quod dixerunt cum alio regimine quod conservat sanitatem, et
10 iusserunt fieri vomitum post cibum quolibet mense semel. Et aliqui
ipsorum opinati sunt debere mundificari stomacum bis, sed omnes volunt quod comedant ante vomitum quod est acuti saporis, habens virtutem mundificativam et lavativam, et mundificetur totum id quod in
stomaco est de flegmate preter id quod nocet corpori ex malitia
15 generata ab ipso; omnis enim cibus lavativus et mordicativus generat
coleram rubeam, et totus est malus in eius nutrimento.

(9.12) Inquit auctor: Hoc quod vides plures homines malos cibos et
acutos appetentes, sicut caseum sallitum et oxomogarum et tuninam
et compostam, et etiam res fetidas, ut allia, et genera lactis coagulati
20 et radicem et cepas et hiis similia, causa huius est illud quod congre-
gatur in stomaco de flegmate per longum tempus, et appetit inde
homo incidere et mundificare illud a se. Quando vero fuerit stomacus
mundificatus per vomitum, quemadmodum dixit Galienus, vel per
laxationem, cum rebus scilicet que habent dissoluere flegma a con-
25 cavitatibus suis, et non fuerint humores inviscati in suis pelliculis,
tunc non appetet aliquid de illis malis cibariis, nisi forte habuerit hoc
dominus rex ex consuetudine, eo quod longo tempore extitit suus
stomacus non mundificatus.

---

3 aliquid] **M** : animal **H** || 5 se super] **M** : super se **H** || 6 vomitum] *add.* **M**
levem || 9 dixerunt] **H** : dixit **M** || 13 et] **M** : aut **H** || 20 radicem et cepas] **M** :
radices et cepa **H** || 26 haberuit] **H** : fuerit **M**

retineatur et adhereat organis prime digestionis, scilicet in stomaco vel intestinis, interponetur quidem inter substantiam stomaci et substantiam intestinorum et cibum assumptum, et retardabit cibi digestionem et ipsum etiam in parte corrumpet. Verumptamen intestina fuerunt protecta protectione divina ab hoc nocumento, eo quod ad ea super- 5 fluitas colerica dirigatur, lavans et mundificans et continuo et frequenter ea a predicta superfluitate. Non tamen est possibile ut ex colera veniat sic ad stomacum ad expellendum quod in eo existit ex superfluitatibus multis et magnis, quarum memoriam fecit Galienus. Innitemur autem in hoc cautificando hominem in mundificatione stomaci sui 10 cum vomitu.

(9.11) Unde Galienus retulit sermones convenientes ad hoc quorum tenor est iste: Mundificatio (inquit) stomaci satis parvo tempore completur. Unde antiqui medici rectificaverunt aliis regimen conservandi sanitatem, ex eo quod preceperunt eis in vomitu faciendo, precipientes 15 quod fiat vomitus post comestionem semel in mense. Et quidam ex eis opinati sunt (**C141v**) quod debeat fieri bis in mense, unde omnes convenerunt in hoc quod sumant ante ipsum cibos acidi saporis, in quibus scilicet sit virtus abstersiva et lotiva, quatenus quicquid est in stomaco ex flegmate lavetur et mundificetur per illud quod ex cibis illis genera- 20 tur sine corporis lesione; nam generatur colera ex usu ciborum lotivorum et mordicantium. Omnes autem tales cibi mali sunt et pravi.

(9.12) Inquit compilator: Videbis maiorem partem hominum et etiam ex eis maiores qui malos et acutos cibos appetunt et desiderant, utpote caseum salitum, almuri (*id est salsamentum factum ex pane assato et* 25 *aqua sardanum*), necnon brodium mali odoris similem caumaci (*id est fetori aque corrupte in qua saliuntur pisces*), allia, et diversas species lactis coagulati, raphanum, cepas, et similia; et hoc quia desiderant ut flegma longo tempore in eorundem stomacis generatum abstergant et mundificent. Unde si quis ex istis in eorum stomacis mundificetur, ut 30 retulit Galienus, cum vomitu aut laxativo convenienti vel aliis salsamentis flegma liquefacientibus, nisi cum fuerit flegma viscosum infra tunicas stomaci imbibitum, tunc quidem minime appetet huius malos

---

2 quidem] **PeT** : quiddam **C** ‖ 25–26 id est salsamentum factum ex pane assato et aqua sardanum] **T** : *om.* **CPe** ‖ 26 caumaci] **T:** caumacri **C** : caumarri **Pe** ‖ 26–27 id est fetori aque corrupte in qua saliuntur pisces] **CPe** : id est **T** ‖ 29 eorundem stomacis] **C** : eodem stomaco **Pe** ‖ 30 quis] **C** : quidem **Pe** ‖ 33 appetet] **Pe** : apetet **T** : appareret **C**, *corr.* **C** *mg. ad* appeteret

(9.13) Et ego nescio conditionem domini regis in ipso vomitu. Nam
si est ei facilis, faciat ipsum iuxta consuetudinem. Et modus divulga-
tus apud nos ad mundificandum superfluitatem stomaci hic est: accipiatur radicis albe 1 vel 2 vel 3 lb. et incidatur ad modum avellane, et
5 bulliat cum unc. 1 aneti in lb. 1 aque, et effundatur hec aqua super
frustra radicis cum 2 unc. aut 3 mellis et unc. 1 aceti vini fortis—aut
plus quam 1 unc., secundum eius (**H36va**) potentiam—et dimittatur
hoc totum per noctem unam. Mane vero comedat qui debet facere
vomitum ante tempus consuetudinis modicum panis azimi cum diver-
10 sis cibariis, scilicet piscibus sallitis, tunina, et melonibus et crisomolis,
si tempus eorum fuerit, et radicibus et cepis et porris et melle, et farinata facta de farina fabarum vel de ordeo cum corticibus suis. De
omnibus hiis aut de aliquo illorum, quodcumque poterit, que scilicet
sunt diversa et provocant vomitum, comedat; et repleatur bene cibo, et
15 dilato parum ut stomacus incipiat cibi gravamine molestari, ligetur
tunc pecia panni super oculis suis et cingatur eius venter a stomaco et
infra. Et bibat illam aquam totam tepidam; et dilato parum, evomat
totum de loco alto, et nichil faciat residere in stomaco suo. Et hoc fiat
in meridie. Quod si fuerit tempus frigoris, fiat vomitus in balneo, et
20 expectet longa hora post vomitum et non comedat aliquid donec bene
famescat. Et si habuerit sitim, bibat sirupum de pomis et non aliud. Et
si famescerit, comedat de pulla vel de passeribus aut turturibus cum
brodio. Et utatur bonis cibis post vomitum per multos dies donec confortetur stomacus.

25   Sunt et aliqui quorum vomitus est facilis, in quibus potest fieri
mundificatio stomaci cum vomitu post predicta cibaria cum oximelle
et aqua calida. Et aliqui sunt qui vomunt cum farinata de farina ordei
tantum et cum multo potu vini semel, quod hoc totum bonum est.
Verumtamen cum difficilis sit vomitus, nec usus est eo, aut propter
30 aliquid debilitatis alicuius membrorum principalium aut ex aliquo

---

2 faciat] **H** : faciant **M** || 4 radicis albe] **M** : radix alba **H** || 5 cum…in] **M** : unc. 1
aneti et **H** || 6 frustra] **H** : frusta **M** || 8 qui] **H** : quis **M** || 13 poterit] **H** : fuerit
M || 14 sunt] **H** : fuerint **M** | comedat] **M** : *om.* **H** || 21 sirupum] **H** : succum **M** ||
27 sunt qui] **H** : *om.* **M**

cibos nisi forsitan ratione vomitus longo tempore consueti; hoc enim
poterit ei contingere cum erit immundus eius stomacus.

(9.13) Ego autem ignoro dispositionem et consuetudinem domini
mei, unde si fuerit facilis ei, utatur eo sicut consuevit. Modus autem
notus apud nos in mundificatione interioris partis stomaci et educ-   5
tione predicte superfluitatis ab eo est iste: due vel tres radices minu-
tim incidantur, in frustra scilicet quantitatis unus avellane; et bulliantur
unc. 1 aneti in lb. 1 aque et coletur super predicta frustra cum 2 unc.
vel 3 mellis apum et unc. 1 aceti fortis aut amplius, quod secundum
vim eius reguletur, et sic insimul per noctem unam dimittantur. Et in   10
crastinum parum ante tempus refectionis recipiat vomitum incitantia,
scilicet panem (**C142r**) azimum cum habentibus fortes et diversas
sapores, utpote cum piscibus salsis et almuri, necnon cum citrullis et
crisomilis, si affuerit tempus eorum, et radicem seu raphanum domes-
ticum, cepam, porrum et porratum, mel, faba fractum et ordeum coc-   15
tum nec tamen excorticatum. Hec enim omnia et eis similia, utpote
cibi extranei et contrarii nature, vomitum incitant. Unde repleatur
patiens cibis usque ad nauseativam satietatem et consequenter moretur aliquamdiu, quoad scilicet aggravetur stomacus ex assumptis; ex
tunc autem ligantur et claudantur fortiter oculi eius et fricetur infe-   20
rior pars ventris eius sub stomaco, et tunc etiam sumat in potu decoctionem et aquam supradictam actu tepidam. Et cum consequenter
aliquamdiu steteret, provocet vomitum et reiciat omnia assumpta per
os a parte superiori, ita quod nichil ex assumptis remaneat in eis
stomaco. Hoc autem de mane et meridie faciendum est. Et si fuerit   25
yemps, provocetur vomitus in balneo, et post vomitum quiescat per
magnum temporis spatium, nec comedat donec fames vera in eo incite-
tur. Et si fuerit sitibundus, bibat solum sirupum pomorum, et cum
esuriet, comedat pullos parvos aut aviculas vel turtures aut ferculum
zirbag. Contingit tamen ut longo tempore post vomitum dieta subtilie- 30
tur, donec scilicet patientis stomacus fuerit confortatus.

Sunt autem quidam faciles ad vomendum, potentes mundificare
stomacum suum cum oximelle et aqua calida. Ex eis etiam sunt qui de
facili vomunt cum sola ptisana ordeacia vel sola cervisia vel vino,

---

6 tres] *add.* **T** in al. rafani · *mg* **C** in al. est rafani || 7 bulliantur] **CT**, *add.* **C** *mg.*
cum : bulliatur **Pe** || 14 crisomilis] *add.* **C** id est aut persicum || 15 porratum]
PeT : porrotum **C** | faba] **C** : falba **Pe** || 18 moretur] *corr.* **C** *ex* moratur ||
20 claudantur] **CT** : claudentur **Pe** || 21 etiam] **CT** : *om.* **Pe** || 29 aut] **CT** : et **Pe** ||
33–34 qui de facili] **C** (*corr.* **C** qui *ex* quidam) : quidem qui faciliter **Pe** : quidam
facili **T**

accidente sibi in ipso vomitu, videtur michi esse bonum quod accipiat
quolibet quinto die unc. 1 de melle rosaceo cum unc. 1 secaniabin de
seminibus, et tardet aliquantulum; deinde comedat cibum in quo sit
aliquid acetositatis, quoniam hoc mundificabit stomacum a flegmate
5   et non erit necesse vomere.

(9.14) Quod si corpus eius fuerit humidum et eius complexio fleg-
matica, sumat de oximelle facto de squillis unc. 1 cum unc. 1 mellis
rosati. Et si fuerit cum multititudine ipsius flegmatis frigiditas stomaci,
adiunge cum hiis de zinzibere condito aut dr. sem. de substantia zinzi-
10 beris. Et si fuerit calide complexionis, vel puer, pone unc. 1 de melle
rosaceo aut de zucharo rosaceo et unc. 1 sirupi limonum et accipiat
illud quolibet quinto die. Omnia hec mundificant stomacum a flegmate,
et non indigebit vomitu si inest aliquid prohibens, sicut diximus.

(9.15) Et ego quidem expertus sum in me ipso comedere de zucharo
15 albo circa unc. 1 cum media dr. anisi triti tempore frigoris; in estate
vero accipio illud cum modico succo limonis qualibet tertia vel quarta
die, in diebus quibus contingere poterit. Et inveni illud mundificans
stomacum a flegmate bona mundificatione. Similiter usus secaniabin
facti de citoniis, aut limonibus facti cum succo citoniorum, cottidie
20 (**H36vb**) vel post paucos dies, iuvat nimis ad bonificandum digestionem et mundificandum stomacum a flegmate. Et eius modus est quod
accipiatur ex succo bonorum citoniorum modicum acetositatis habentium et modicum coadunationis et bulliat donec deficiat medietas eius,
et auferatur spuma. Deinde accipiatur lb. 1 aceti vini et media lb.
25 zuchari et 4 lb. mellis dispumati et superponatur totum lento igni, et
ponatur in ipso de pipere albo dr. 1, de zinzibere dr. 2. In hac enim
quantitate non invenio aliquem qui debeat evitare saporem eius; tua
vero est addere de illis secundum frigiditatem complexionis et regionis.
Et aliquando accipitur etiam succus limonum loco aceti; quamvis suc-
30 cus eorum sit debilis respectu aceti in aperiendo opilationes et subtiliando humores et resistendo putrefactioni, est tamen minoris lesionis
arteriis et membris in quibus sunt colligantie nervorum.

---

7 de squillis] **H** : cum squilla **M** ‖ 9 aut dr.] **H** : unc. 1 aut unc. **M** | substantia] **H** :
corpore **M** ‖ 10 vel] **M** : ut **H** ‖ 13 diximus] **H** : dixi **M** ‖ 15 media dr.] **H** : sem.
unc. **M** ‖ 18 bona] **M** : bonam **H** ‖ 23 coadunationis] **H** : stipticitatis **M** ‖
26 dr.] **H** : unc. **M** | dr.] **H** : unc. **M** ‖ 28 tua vero est] **H** : potes vero **M** ‖ 29 et ali-
quando…etiam] **H** : accipitur autem **M** ‖ 30 opilationes] **M** : opilationem **H** ‖
31 humores] *ins.* **H** grossos | minoris] **HM**, *corr.* **H** *ad* melioris

sumendo ex eis in magna quantitate una vice, et hii quidem modi omnes sunt boni et laudabiles. Videtur autem michi ut cum difficultate vomentes aut non assueti vomere aut illi quibus vomitus prohibetur propter debilitatem aliquorum membrorum notorum aut propter alia nocumenta potentia ex vomitu contingere, debeant in quibuslibet 5 diebus sumere unc. 1 zuccare rosacee cum unc. 1 oximellis compositi ex seminibus; quo sumpto, stet et moretur aliquamdiu et consequenter co(**C142v**)medat cibaria acetosa; hoc enim mundificat stomacum a flegmate preter quam oporteat ipsum vomere.

(9.14) Si tamen quis abundaret multum in flegmate et multam 10 humiditatem haberet, glutiat unc. 1 oximellis squillitici cum unc. 1 mellis rosacei. Et si excesserit flegma in eo et fuerit frigidus eius stomacus valde, addatur predictis aliquantulum ex melle zinziberis conditi. Si autem mundificandus fuerit calide complexionis, aut iuvenis, sumat in quibuslibet 5 diebus semel unc. 1 zuccare rosacee cum unc. 1 sirupi 15 limonum. Hec enim omnia mundificant stomacum preter quod indigeant vomitu utentes eis, si fuerit eis prohibitus sicut diximus.

(9.15) Expertus autem sum in me ipso, quod assumptio unc. 1 zuccare albe trite cum media parte zus. anisi per se in tempore frigido, sed cum condimento aut sapore limonum tempore calido, et hoc de 20 tertio in tertium aut de quarto in quartum sicut contingebat. Abstergebat bene stomacum meum et ipsum a flegmate mundificabat. Si etiam continuetur, usus oximellis compositi ex citoniis aut limone composite cum citoniis confert quidem post paucos dies ad confortandum digestionem et mundificandum stomacum a flegmate. Modus autem pre- 25 dicte compositionis est iste. Citonia electa lenia aliquantulum acetositatis habentia coquantur et bulliantur in aqua sufficienti, et hoc donec aque medietas sit consumpta, et despumetur bene; ex quibus decoctis sumatur lb. 1, aceti lb. sem., zuccare aut mellis lb. 4; coquantur omnia simul super lentum ignem quibus addatur piperis albi zus 30 1, zinziberis zuzim 2. Talis enim quantitas predictorum non acuet. Et fortificabit in tantum confectionem predictam quod vitetur et abhorreatur esus eius, et potuerunt etiam addi alia secundum exigentiam

---

8 mundificat] **C** : mundificant **Pe** : mundifficabit **T** || 9 oporteat] **Pe** : oportuit **C** || 16 indigeant] **Pe** : indiget **C** || 23 compositi] **C** : compositis **Pe**

(9.16) Regere autem sanitatem cum evacuatione per flebotomiam aut per potum medicine laxative magnus error est, nec est hoc de consilio probi medici sed erronei. Erit tamen oportuna extractio sanguinis aut medicine laxative sumptio cum habuerit quis egritudinem que requirit hoc, sicut ille cuius corpus est plenum in quo sunt coadunati multi humores, aut cuius sanguis ebullit et abundat secundum malam dispositionem aut malum regimen in quo perseveraverit. Tunc erit necessaria flebotomia, et precipue ei qui consuevit, aut sumptio laxativorum in certis temporibus, et tunc conservet suam consuetudinem et differat aliquantulum inter ista tempora et minuat semper de quantitate evacuationis, gradatim et per ordinem, ita quod quando pervenerit ad etatem senectutis tollatur ab eo usus flebotomie et laxationis.

---

3 extractio sanguinis] **H** : flebotomia **M** ‖ 5 cuius] **M** : cui **H** ‖ 12 etatem] **M** : tempora **H**

frigiditatis complexionis, regionis, et similium, et poterit etiam quantitas perfecte confectionis augeri et multiplicari vel magnificari. Interdum ponatur aqua limonum vice aceti, licet enim non equetur ei in subtiliatione flegmatis, apertione opilationum, et correctione putrefactionis, attamen nocu(**C143r**)mentum ex eo nervis et membris nervosis 5
illatum est minus nocumento ab aceto eisdem illato.

(9.16) Regimen autem evacuationis in conservatione sanitatis factum cum flebotomia et potu medicinarum solutivarum est valde erroneum, nec sit hoc unquam de consilio periti medici, nam talis evacuatio facit labi utentes ea in egritudines necessitantes usum pre- 10
dictarum evacuationum, ratione humorum collectorum in corporibus eorum vel ratione multi sanguinis ebullientis ratione mali regiminis in illo, unde tunc indigebunt predictis. Nichilominus si quis fuerit usus flebotomia et medicinis solutivis temporibus certis et determinatis, non dimittat omnino consuetudinem suam in hoc sed elonget tempora 15
intermedia inter duas evacuationes gradatim et paulatim et minuat vices laxatim, taliter quod usus farmacie et flebotomie dissuetus sit ante senectutem.

---

3 ponatur] **C** : ponitur **Pe** ‖ 4 correctione] **Pe** : correptione **C**

[Capitulum decimum]

[De regimine sompni et vigilie et balnei et fricatione et coitus.]

(10.1) Sompnus vero multum nocet in hac egritudine, et maxime in hora paroxismi, et multo magis in hora comestionis, et ideo minuat
5 ipsum quantumcumque possibile erit. Et scias quod sompnus post cibum nocet omnibus hominibus generaliter, et maxime domino regi, quoniam implet cerebrum vaporibus. Quod si fuerit eius consuetudo in hoc, oportet studere in aliquo post cibum per aliquam horam ut non permaneat in illa consuetudine, et faciat hoc paulatim et gradatim
10 donec ultimo sint inter dormitionem et cibum 3 hore vel 4, et tunc poterit dormire; et iuvabit perficere digestionem et coquet quod remansit in stomaco de superfluitatibus cibi. Ex assuefactione autem que est in quolibet regimento corporali, etsi mala fuerit, non transferatur homo nisi per ordinem et gradatim et insensibiliter, ut natura
15 moveatur per se, quasi furaretur quis sibi aliquid, (**H37ra**) ipsa non percipiente. Hoc est in regimine sanitatis. Sed in ipsa sanatione egritudinum, nullo modo inclines ad mutandum consuetudinem et nulla de causis, sed cave ultima cautione ab hoc, sicut declaravit nobis Galienus in suis regulis iuvativis. Et dixit Galienus de consuetudine hoc
20 verbum: inquit, Non solum quod consueverunt universi homines secundum unum modum regiminis sanitatis relinquere illud est periculum maximum, nec etiam regiminis convalescentium ab egritudine et similium tantum, verum etiam in sanatione egritudinum.

(10.2) Balneatio autem in balneo non est bona nec utilis domino
25 regi. Aqua vero frigida nocet in hac egritudine: opilat enim poros corporis et prohibet fieri dissolutionem que principalis intentio est in hac egritudine. Similiter balneum est nocitivum in hac egritudine, et iam prohibuerunt illud, et maxime circa accessum paroxismorum egritudinis et in hora egritudinis. Et cave ab eo, etsi tue fuerit consuetudinis;

1–2 [capitulum…coitus]] capitulum 10 de sompno **M** ‖ 5 ipsum] **H** : ipsius quantitatem **M** | possibile erit] **H** : fuerit possibile **M** ‖ 6 generaliter] **M** : *om.* **H** ‖ 7 quoniam] **M** : qui **H** ‖ 8 studere] *add.* **M** vel exercere ‖ 10 sint] **M** : fuit **H** ‖ 11 coquet] **H** : coquit **M** ‖ 13 quolibet] **H** : unoquoque **M** ‖ 18 cautione] **M** : cavatione **H** | ab] **M** : ad **H** ‖ 19 de] **M** : in sua **H** ‖ 20 inquit] **H** : *om.* **M** ‖ 21 modum] **H** : modorum **M** ‖ 24 non est bona nec utilis] **H** : bona et utilis est **M** ‖ 25–27 opilat…egritudine] **H** : *om.* **M** ‖ 27 similiter] **M** : unde **H** | nocitivum] **H** : utile **M** ‖ 28 et maxime] **H** : *om.* **M** ‖ 29 cave…consuetudinis] **H** : observa circa ipsum consuetudinem **M**

Capitulum 10
De regimine sompni et vigilie et balnei et fricationis.

(10.1) Sompnus autem est ex valde nocentibus huic morbo, et max- ime tempore paroxismi et in accessione, et potissime si fiat immediate post refectionem, quo circa docet ut quanto plus poterit minuatur. Est *5* autem sciendum quod sompnus immediate post comestionem factus nocet omnibus hominibus, et maxime tibi, domine, eo quod repleat cerebrum fumis et vaporibus. Si tamen fuerit consuetudo dormiendi talis apud te, decet quod exercearis aliquantulum in aliquo post comes- tionem et postea dormias, ne ex omissione consuetudinis offendaris; *10* unde incede paulatim et ascende per gradus donec scilicet tres vel quatuor hore interponantur inter cibum et sompnum, et tunc quidem sompnus iuvabit ad perficiendum digestionem et ad decoctionem eius quod superest in stomaco ex superfluitate cibi. Est autem necessarium servare consuetudinem corporis in omnibus consuetis, etsi fuerint *15* prava et deteriora inconsuetis, nec sunt talia vitanda nisi gradibus occultis, quibus scilicet natura fraudetur et decipiatur ac si ei aliquid furaretur, scilicet taliter faciendo ne ipsa natura possit hoc percipere. Quod siquidem intelligo faciendum esse tempore regiminis sanitatis; nullo autem modo temptandum est mutare solitum regimen tempore *20* curationis morbi, pro quanto domine esto cautus super hoc vehementer. Hoc enim docuit (**C143v**) nos Galienus in suis canonibus perutilibus sermonibus istis: Regimen (inquit) quo usi sunt homines varium et diversum; omissio autem consuetudinis est valde periculosa, non in convalescentibus sed in curatione morborum. *25*

(10.2) *De balneo.* Non autem expedit tibi, domine, calefieri cum aqua calida. Frigida tamen nocet multum in hoc morbo, nam claudit poros corporis et dissolutionem per consequens prohibet, que tamen peruti- lis et necessaria est in hoc morbo. Balneum etiam nocet valde huic morbo, unde medici prohibuerunt ipsum in hac passione, et maxime

---

24 autem] **C** : aut autem **Pe** || 29 valde] **C** : *om.* **T** : multum **Pe**

et sit tuum studium semper differre ambos introitus eiusdem diei gradatim, et non trahere moram in ipso. Et cave ultima cautela ut non
occupet te aer frigidus in tuo exitu a balneo, nec intres in ipsum nisi
vacuo stomaco. Et dormias post exitum ab eo per unam horam, quia
5   iuvat nimis intendentes coquere humores grossos et viscosos, et maxime
in tali egritudine.

(10.3) Inquit Galienus: Oportet te scire quoniam nichil melius est
in coquendo id quod paratum est coqui et dissoluendo malos humores
per se ipsos quam sompnus post balneum.

10   (10.4) Inquit auctor: A die a quo ego scivi hoc, non introivi balneum nisi post solis occasum, et exibam de eo et hoc propter sompnum nocturnum et profundum et laudabilem, et laudavi quod inveni
in meo corpore ex hac operatione valde. Et oportet ut intres in fontem
aque calide, nec accedas ad frigidam in ipso balneo, sed sit aqua
15   habens de caliditate tantum quod sit proxima mordicationi cum sui
caliditate; et si fuerit aqua salsa, erit melior, nam intentio hic non est
humectatio sed exiccatio. Et scito quod frequens introitus balnei hominibus generaliter putrefacit humores paratos ad putredinem. Sed dixerunt ultimi medicorum quod huius determinatio debet esse intrare
20   quolibet decimo die ut plurimum; regiones vero, complexiones, et consuetudines habent in hoc differentiam. Et nos iam diximus de consue-
tudinibus que oportuit.

Effusio vero aque tepide super caput nocet multum generaliter
hominibus in regimine sanitatis, quoniam addit cerebro humiditatem
25   et debilitat eius virtutem. Similiter effusio aque frigide super caput est
magnum periculum, quoniam infrigidat cerebrum et debilitat ipsum
et figit suas superfluitates in ipso. Sed oportet assuefacere caput aqua
vehementis caliditatis donec rubescat cutis capitis, quoniam hoc calefacit cerebrum temperata caliditate que meliorat eius operationes et
30   eius superfluitates diminuit, et facit (**H37rb**) acquirere cutim capitis
duriciem et fortitudinem, ut non patiatur ex modica causa que ipsum
contingat. Et ista sit tua consuetudo.

---

1 eiusdem diei] **M** : eius **H**, *add.* **H** *mg.* diei ‖ 5 nimis] **H** : multum **M** ‖ 7 est]
M : *om.* **H** ‖ 10 inquit auctor] **M** : *om.* **H** | a] **M** : in **H** ‖ 13 ut] *add.* **H** non ‖
15 mordicationi] **H** : mortificationi **M** ‖ 19 intrare quolibet] **H** : in qualibet **M** ‖
21 differentiam] **M** : superamentum **H** ‖ 22 que] **H** : quod **M** ‖ 27 assuefacere]
add. **M** cerebrum et ‖ 30 cutim] *scrips.* : cuti **H** : cutis **M** ‖ 31 ipsum] **H** : sibi **M**

in paroxismo eius et prope ipsum. Servetur autem in hoc consuetudo
tua, nisi quod agendum et prolongandum est spatium temporis inter
duos ingressus gradatim et paulatim, et mora in balneo minuenda est.
Et quod precipue cavere et vitare debes, domine, est ne ab egressu ex
balneo occurrat tibi aer frigidus, et quod non ingrediaris balneum nisi 5
ieiuno stomaco, et quod dormias post egressum a balneo indutiis unius
hore; hoc enim est perutile cuilibet intendenti ad digestionem humorum grossorum et viscosorum, et insuper in hoc morbo.

(10.3) Unde Galienus retulit canonem super hoc, cuius tenor est
iste: Sciendum est (inquit) nichil posse attingere gradum sompni facti 10
post egressum a balneo in digestione eius quod digeri debet et dissolutione malorum humorum.

(10.4) Inquit compilator: Non intravi balneum postquam hoc scivi
nisi post occasum solis, egrediens ab eo in primo sompno noctis, et
comendam valde signa michi inde apparere natura. Decet autem et 15
congruit, domine, ne intres tinam nec etiam appropinques aque frigide
in balneo, sed sit tantus calor aque quod ledaris inde aliquantulum.
Esset autem melius si esset aqua salsa, nam debes intendere ad tui desiccationem, non autem ad humectationem. Est autem sciendum quod
frequens ingressus balnei est universaliter hominibus nocivus, et hoc 20
quoniam corrumpit humores et eos ad corruptionem disponit. Dixerunt
autem medici posteriores quod precisum tempus ingrediendi balneum
est semel in quibuslibet 10 diebus et non amplius; sunt autem traditi
canones in hoc ex regimine et complexione et consuetudine. Nos etiam
dedimus et retulimus hic quid congruat in hoc ratione consuetudinis. 25

Est autem valde nociva infusio aque tepide supra caput omnibus
hominibus (**C144r**) in regimine sanitatis, nam auget humiditates cerebri ipsumque relaxat et mollificat et eius virtutem debilitat. Et similiter infusio aque frigide supra caput est valde periculosa et verenda,
quoniam infrigidat cerebrum et superfluitates in ipso recludit. Unde 30
decet quod utatur in hoc aqua adeo calida quod rubeat inde cutis capitis; hoc enim calefacit cerebrum moderate et eius operationes rectificat et superfluitates ipsius diminuit, et duritiem cutis capitis efficit in

---

1 prope] **CT** : proprie **Pe** ‖ 7 cuilibet] **CT** : cuiuslibet **Pe** ‖ 13–14 balneum
postquam hoc scivi nisi] **T** : sic **C** : vero **Pe** ‖ 14 solis] **T** : solum **CPe** ‖ 19 autem]
PeT : *mg.* **C** ‖ 24 in hoc ex] **CT** : in hoc *del.* **Pe**, *mg.* **Pe** ex | regimine] **CPeT** :
regione *Ar.* | etiam] **CT** : autem **Pe** ‖ 25 hic] **Pe** : hoc **CT** ‖ 30 infrigidat] **CT** :
m'scant? **Pe** ‖ 32 cerebrum] **CT** : membrum **Pe**

(10.5) Fricatio vero totius corporis in principio diei quando homo
excitatur a sompno, et fricatio extremitatum tempore sompni, est
bonum regimen omnibus hominibus tempore sanitatis. Medici vero
habent multa verba in generibus fricationis et horis eius et in modo
5   sue operationis que utilia non sunt in hoc tractatu, quemadmodum
non ponam in ipso totum quod debet poni de generibus exercitii. Nec
pati potest nostra consuetudo omnia que scripsit Galienus de modis
exercitii et fricationis in ipso regimento sanitatis. Sed ultimum quod
est possibile fieri est illud quod dixi in hoc tractatu. Ultimi vero medi-
10 corum posuerunt fricationem pectoris in hac egritudine, et non vidi
apud eos distinctionem super hoc neque conditionem. Sed ego scribam
radices et regulas omnium ordinum fricationis quas scripsit Galienus;
deinde scribam regi quando proficiat ei fricatio pectoris et quando
oportet cavere et evitare ipsam.
15 (10.6) Inquit Galienus: Fricatio membrorum debilium debet evitari
in horis quibus incitantur eorum egritudines. Sed in temporibus sanitatis ipsorum magis debet fieri quam * * * in temporibus suorum lan-
guorum insultationis, et maxime si fiat ante paroxismum per duas
horas vel tres, quia confortantur ex hoc virtutes eorum membrorum in
20 ipsis et prohibetur ab eis ipsorum receptio, nam ipsorum mos est flu-
ere in ipsis de materia. Et ista sunt communia senibus et cuiuscumque
sint etatis. Sed facere exercitium in membris debilibus consulo minus
senibus quam aliis, nam quod melius est senibus est prestare tranquil-
litatem suis membris debilibus.
25 (10.7) Inquit auctor: Patet tibi ex hoc quoniam talis fricatio pectoris tempore paroxismi vel ante ipsius innovationem est maximum

---

3 medici vero] **M** : verum? **H** || 13 proficiat] **H** : proficiet **M** || 16 quibus
incitantur] **H** : in quibus excitantur **M** || 20 ipsorum] *add.* **M** superfluitatum | mos]
H : morum **M**

tantum scilicet quod parum sentiat nocumenti ei contingentis. Esto domine memor consuetudinis tue in his omnibus.

(10.5) *De fricatione*. Fricatio quidem universalis totius corporis facta in principio diei, cum scilicet excitatur quis a sompno, et etiam fricatio extremorum facta tempore sompni, est quidem ex laudabilibus regimi- *5* nis tempore sanitatis. Medici autem retulerunt plures sermones super modos fricationis et tempora quibus debeat fieri et qualitatem ipsius. Non tamen est intentio nostra referre hec omnia in hoc libro, sicut etiam non retulimus omnia referenda de speciebus et modis exercitii. Consuetudo enim nostra non pateretur omne illud quod scripsit Gali- *10* enus de speciebus et modis exercitii et fricationis in regimine sanita- tis. Nos tamen retulimus in hoc libro quod potest fieri ex hiis secundum plurimum. Posteriores autem medici retulerunt fricationem pectoris prodesse in hoc morbo de quo querimoniam apud nos signasti, et hoc simpliciter et absolute, omni conditione circumscripta. Verum ego *15* referam tibi, domine, radicem super hoc ex universalibus canonibus Galieni super fricationem traditis, et consequenter dicam quando debeas ea uti ut iuvativa, quando vites eam ut nocitivam.

(10.6) Posuit igitur Galienus canonem quendam super hoc, cuius tenor est iste: Attendendum est (inquit) ne fiat fricatio membrorum *20* debilium tempore quo morbi contingunt et excitantur in eisdem. Verum decet quod fiat magis in eis quam in aliis, tempore sanitatis, et insuper fricatio sicca. Modus autem faciendi fricationem conveniens in morbis membrorum periodice contingentibus est quod fiat fricatio tempore quietis et interpolationis morbi ad prohibendum adventum ipsorum, et *25* maxime si fiat duabus aut tribus horis ante paroxismum. Inde enim confortantur membra et eorum virtutes, et receptio eius quod ipsa ex humoribus recipere consueverunt minuitur. Et hoc quidem conservan- dum consequenter est in senibus et talem dis(**C144v**)positionem haben- tibus. Consulo tamen quod membra debilia moveantur et exercitentur *30* minus quam aliorum, quies enim membrorum debilium preeligenda est in corporibus senum.

(10.7) Inquit compilator: Iam quidem est tibi declaratum, domine, quod fricatio pectoris debeat fieri tempore interpolationis et quietis et

---

7 qualitatem] **T** : qualitate **CPe** ‖ 15 omni] **Pe** : cum **C** ‖ 19 quendam] **C** : quandam **PeT** ‖ 27 virtutes] **CT** : virtute **Pe** | quod] **T** : quidem **CPe** ‖ 30 exercitentur] **PeT** : excitentur **C** ‖ 33 compilator] *add.* **C** libri

periculum. Sed debet fieri tempore quietis vel ante insultationem paroxismi per duas horas, nec debent fatigari membra debilia senum aliquo temporum.

(10.8) Coitus notus est, etiam vulgo, quoniam offendit multum
5   plures homines, sed eius excessus nocet omnibus. Non est enim egressus seminis de regimine sanitatis continentia nisi in uno ex mille
malas complexiones habentium, nam cum ipso semine exeunt necessario humiditates radicales et calor naturalis, unde exiccantur membra radicalia et infrigidantur. Iuvenes sustinent multum erroris in
10   hoc, licet aliqui eorum non evadant ab egritudinibus causa eius. Senibus autem coitus est mortiferus, quoniam egent eo quod ipsorum calorem conservet et membra radicalia humectet, sed hic exiccat sua
membra et residuum eorum caloris naturalis extinguit, ut diximus.
Propter hoc oportet hominem quantumcumque ad etatem accedit
15   remittere ipsum ab eo quod consuevit. Hoc quidem est quod pertinet
ad corporis regimen, preter id quod nobis ab eo resultat de anime vitu-
peratione et non acquirere mores continentie et verecundie et
ma(**H37va**)nsuetudinis.

Quod si coitus nocet communiter omnibus membris, maius tamen
20   erit suum nocumentum cerebro, donec possibile sit quod eius nimia
evacuatio destruat cerebrum. Iam Ypocras scripsit hoc. Et propter hoc
oportet relinquere ipsum omnem habentem debile cerebrum, ex
quacumque causa sit eius debilitas. Nam quando bene inspexeris hos
qui assiduant coitum, invenies eos iam superari ab oblivione et intel-
25   lectus permixtione et ipsos alienatos cum malo colore corum vultus et
maxillarum extenuatione et bassatione. Verumtamen consuetudo
habet magnum introitum in hoc, et similiter hominum complexiones.
Dixerunt medici quoniam sunt aliqui quibus accidit pigritia et passio
anime et debilitas digestionis, et peracto coitu occupat illos dilatatio
30   anime et exultatio et incitatur in illas cibi appetitus, et aliqui sunt in
contraria huius negotii. Nature autem hominum in hoc diversificantur
valde.

---

4 quoniam] **M** quantum **H** || 8 unde] **H** : et **M** || 11 coitus] **M** : *om.* **H** || 13 ut] **M**
: et **H** || 14 accedit] **M** : accidit **H** || 19 communiter] **H** : *om.* **M** || 20 cerebro] *add.*
H *mg.* sperma est magis propinquum ei || 22 relinquere] **M** : linquere **H** || 23 hos]
M : hiis **H** || 24 eos] *mg.* **H** || 25 permixtione] *scr. supra* **H**. i. ebetudine ||
26 bassatione] **M** : passatione **H**, *scr. supra* **H**. i. perditio lucis || 31 huius negotii]
H : horum **M**

maxime ante paroxismum per duas horas, et quod membra senum debilia non debent moveri et laxari aliquo tempore.

(10.8) *De coitu.* Est autem notum et ignorantibus et vulgaribus coitum esse nocivum maiori parti hominum, et excessum eius cuilibet. Unde emissio spermatis minime congruit nisi paucis, qui scilicet sunt 5 malarum complexionum et diversarum, et hoc quoniam cum spermate emittuntur humiditates radicales et calor naturalis, unde contingit membrorum radicalium exsiccatio et infrigidatio. Iuvenes autem solum possunt pati et ferre multum huiusmodi defectionem, quamvis etiam non sint omnino immunes et securi a quibusdam morbis quo- 10 rum causa est error predictus. Verum coitus ledit valde senes, cum ipsi indigeant que calorem naturalem ipsorum augmentent et eorum membra radicalia humectent. Coitus vero predicta membra exsiccat et quod in eis superest ex calore naturali surripit et extinguit, velut diximus, pro quanto decet in proposito quis magis procedet in diebus tanto 15 amplius dimittat et diminuat coitum. Hoc autem congruit nedum in regimine sanitatis corporis sed etiam adiuvat ad purgationem mentis et receptionem temperantie verecundie et in summa bonitatis anime.

Nam licet coitus obsit omnibus membris in generali, nocet tamen amplius et specialiter ipsi cerebro; sperma enim est magis propin- 20 quum. Et Ypocras quidem rememorationem huius rei fecit. Propter quod decet proculdubio ut omnis habens cerebrum debile, qualitercumque debilitas eidem contingerit, vitet ipsum. Et inde est quod si immoderate coeuntes inspiciantur et considerentur, videbitur et invenietur in eis oblivio et intellectus ebetudo et turbatio dominari cum 25 citrinitate faciei et diminutione et deperditione lucis et claritatis vitalis et profundatione et occultatione lacertorum faciei; superfluus enim usus coitus est quidem ingressus et dispositio ad hec omnia. Reperio nichilominus quorundam hominum complexiones extraneas et diversas, de quibus dixerunt medici quod ex hominibus sunt quibus con- 30 tingit pigritia et casus et (**C145r**) defectus appetitus et debilitas digestionis, qui cum uterentur coitu eorum anima dilatatur et eorum

---

4 esse] **C** : etiam **Pe** ‖ 9 huiusmodi defectionem] **C** : huius defectus **Pe** ‖
15 diximus pro quanto decet [in proposi]to quis magis procedet in] **T** · *om.* **CPe** ‖
16 et diminuat coitum] **C** : coytum et diminuat **Pe** : [...]ant coitum **T** ‖ 19 membris]
T : morbis **CPe**, *corr.* **C** *mg. ad* membris

Et iam narravit Galienus plures malarum dispositionum corporum
cum dixit: Sunt quidem corporum dispositiones in fine malitie, quoniam sunt aliqui in quibus multum generatur de semine, quod eos stim-
ulat et movet ad expellendum illud; quo expulso per coitum, debilitatur
5   in ipsis os stomaci et corpus totum et alteratur eorum color et oculi sui
profundantur. Et si abstinerent se a coitu pre timore eius quod eis
accidit ex illo, gravatur caput et sentiunt gravedinem et molestiam in
stomaco, et non valet eis multum abstinentia, et nocet eis, sicut nocet
quando exercent illum.

10   (10.9) Inquit auctor: Fuit intentio huius rei memorationis quam
dixit Galienus significare nobis diversitatem conditionum hominum in
hoc, sed non est intentio tractatus huius explicare medicinam uniuscuiusque accidentium hominum; hoc enim est tota ars medicine. Sed
intentio huius est observatio super consuetudinem, et remittere ipsam
15   per ordinem, sicut narravi in principio, de eo quod est de fine huius
egritudinis proprie et secundum etates communiter. Et scias quod
coitus non est bonus alicui nec in fine balnei, nec post laborem, nec
post minutionem sanguinis per dies aliquos, nec post potum laxativum
per dies, ut non continuet duas evacuationes simul et dissoluatur vir-
20   tus. Nec est bonum exercere hanc operationem cum fame, nec cum cibi
repletione, sed quando cibus a stomaco descenderit, antequam super-
veniat ei fames. Nocumentum vero contingens ex ipso cum fame est
maius nocumento contingente cum saturitate. Coitus vero ipsis convalescentibus ab egritudinibus est mortiferus. Et ego quidem vidi, et alius
25   preter me vidit et narravit michi, quod fuit quidam mundificatus a
febre acuta qui coivit, et eodem die dissoluta est eius virtus, ita quod in
fine eiusdem diei sin(**H37vb**)copizavit et periit nocte illa. * * *

---

2 quidem] *add.* **H** quedam ‖ 3 stimulat] **M** : exiccat **H** ‖ 6 abstinerent] **H** :
abstinuerint **M** ‖ 8 multum] **H** : *om.* **M** ‖ 11 significare] **M** : significandi **H** ‖
14 consuetudinem] **H** : consuetudinis **M** | remittere ipsam] **H** : remissio ipsius
M ‖ 15 quod] *add.* **H** non ‖ 16 scias] **H** : nota **M** ‖ 17 bonus] **M** : *om.* **H** ‖
18 potum] **H** : *om.* **M** ‖ 19 per dies] **H** : *om.* **M** ‖ 23 saturitate] **M** : satirate **H** ‖
26 virtus] *add.* **M** nimis

appetitus excitatur et eis sunt predictis contrariis. Et in summa hominum regimina sunt in hoc valde varia et diversa.

Galienus autem retulit dispositionem quandam ex dispositionibus
corporum pravorum, et tenor quidem sermonum eius in hoc est iste:
Hec (inquit) est dispositio ex dispositionibus corporum pravorum, que 5
scilicet in ultimo malitie existit, quod est quoniam ex hominibus sunt
in quibus multum sperma calidum generatur, incitans et stimulans
eos ad emissionem et diminutionem ipsius; cum autem emiserint
ipsum per coitum, relaxatur et mollificatur os stomaci et totum corpus
ipsorum, et etiam debilitantur inde et desiccantur et emacerantur et 10
eorum color immutatur, ipsorum etiam oculi profundantur. Qui si
propter hec mala accidentia huic eis contingentia abstineant a coitu,
gravantur eorum capita reperiuntque in eorum stomacis lesionem et
gravitatem, unde non confert eis multum abstinentia a coitu, cum
etiam emittant sperma in sompno absque coitu, et nichilominus incur- 15
runt nocumenta sicut ex coitu.

(10.9) Inquit compilator: Proculdubio intentio nostra in relatione
huius sermonis est ad attendendum varietatem et diversitatem hominum in regimine coitus, non autem quod intendamus referre curam
omnium accidentium cuilibet inde contingentium; hoc enim pertinet 20
ad doctrinam universalium canonum in operatione huius artis. Est
nichilominus sciendum in summa quod decet ut reguletur regimen,
diminuendo coitum paulatim et gradatim, sicut diximus, quod generaliter in omni etate servandum est sed specialiter in hoc morbo. Est
autem sciendum coitum nemini bonum esse post egressum a balneo, 25
nec post magnum laborem et exercitium, nec post minutionem ad
minus per duos dies, nec post sumptionem medicine solutive ad minus
per alios duos dies, et hoc ne due evacuationes facientes ad debilitatem
virtutis simul uniantur. Non etiam debet fieri coitus tempore famis aut
repletionis cibalis, sed potius cum egreditur cibus a stomaco antequam 30
fames incipiat; est tamen nocumentum inde contingens famelico magis
quam cibis repleto. Coitus autem factus a convalescente consumpto

---

1 predictis contrariis] **PeT** : ex [*ins.* **C**] predictis [*vacat*] **C** | hominum] **PeT** :
hominibus **C** ‖ 6 existit] **T** ; exit **C** ; ex't **Pe** ‖ 12 abstineant] **T** : abstineat **CPe** ‖
15 et] **Pe** : *om.* **C** ‖ 20 cuilibet] **C** : cuiuslibet **Pe** ‖ 23 diximus] **C** : prediximus
Pe : predi[...] **T** ‖ 27 solutive] **CT** : laxative **Pe** ‖ 31 est] **Pe** : et **CT** | tamen
nocumentum inde] **T** : autem nocumentum tamen **Pe** : nocumentum tamen
C | magis] **PeT** : maius est **C**

(10.10) Premisimus itaque capitula illa que procedunt per viam sanitatis regimenti et preparationis cibariorum cautele et reliquorum generum regimenti; nunc autem oportet nos exequi regimen huius egritudinis specialiter cum modis curationum et hiis que oporteat fieri
5   in horis paroxismorum, et ante et postea.

---

20 premisimus] **M** : premissis **H**

(**C145v**) et extenuato interficit et necat ipsum. Unde referam quod ego vidi, alius tamen a me retulit illud michi. Vidi igitur quendam qui postquam convaluisset a febre acuta coivit; et eadem die vim suam amisit et sincopizavit cordisque stricturam et tristitiam incurrit in fine illius diei, et nocte sequenti mortuus fuit. Non tamen opinatus est hoc quoad incepit ei contingere sincopis, extunc tamen opinati fuerunt medici precisam mensuram vite sue; ipsi enim opinantur talem determinationem esse possibilem.

(10.10) Postquam igitur predicta capitula premisimus super regimine sanitatis et debita preparatione et ministratione ciborum et aliarum specierum regiminum, decet quidem ut producamus nos in eodem libro super regimine huius morbi, necnon super diversas species et modos antidotorum medicaminum eius quibus siquidem domine inniti poteris tempore paroxismi et ante et etiam post ipsum aliquantulum.

---

1 ego] *add.* **Pe** non ‖ 6 tamen] **PeT** : cum **C** | fuerunt] **PeT** : fuerint **C** ‖ 7 determinationem] **T** : decerationem **Pe** : *vacat* **C**, *mg.* **C** decero'm ‖ 13 eius] **PeT** : eis **C**

[Capitulum undecimum]
[De dandis regulis iuvativis in hac egritudine.]

(11.1) Studium in hac egritudine oportet esse in mundificatione totius corporis universaliter cum medicina composita de cuius natura
5 sit purgare diversos humores et grossos, et in mundificatione pulmonis specialiter, et confortatione cerebri ut non recipiat neque generet superfluitates et non emittat eas, et in confortatione omnium membrorum generaliter, quando non fuerit in ipsis egritudo instrumentalis— et est quod educatur quod est in ipso de superfluitate et temperet eius
10 complexionem, id est quod reducat ipsam ad suum naturale temperamentum. Nam quandocumque membrum fuerit pacificatum a malis superfluitatibus que in ipso fuerunt, et reducitur ad eius naturale temperamentum, forte erit nisi fuerit in ipso aliqua egritudo. Et omnino quando voluerimus confortare quodcumque membrum ut redeat ad
15 sui naturalem modum, oportet nos miscere cum suis medicinis aliquid habens coadunationem cuilibet membro, secundum quod est. Determinatio vero huius rei prolixa est nec est huius tractatus intentionis.

(11.2) Et medici quidem posuerunt in curationibus aliquorum generum huius egritudinis, quod divulgatum est apud quemlibet med-
20 icum, facere scilicet medicinas rubeficativas supra caput et eius ulcerativas, cuius rei intentio est prohibere fluxum. Quod quidem non est bonum domino regi, quoniam habet cerebrum calidum, et quantumcumque calefaceret forti calefactione, adderetur ei debilitas, quamvis talis calefactio exiccet materiam superfluam que in ipso residet et
25 ipsam a fluxu prohibeat. Similiter scripserunt medici plures et unguenta confortantia cerebrum in hac egritudine, cum tota sint calida; non est ei utile quod calefiat vehementi calefactione.

Nec etiam debet confortari cerebrum cum infrigidativis tantum, propter naturam egritudinis. Curatio autem huius generis diversitatis
30 difficilis est, et super hoc cadit error absque dubio quoniam indiget

---

1–2 [capitulum…egritudine]] capitulum 11ᵐ de regulis in cura huius egritudinis
M ‖ 6 recipiat] **M** : recipiet **H** ‖ 10 suum naturale temperamentum] **M** : sui
naturalem temperationem **H** ‖ 11 pacificatum] **H** : pacificum **M** ‖ 12 in] *mg.*
H | fuerunt] **H** : fuerant **M** ‖ 14 voluerimus] **H** : volumus **M** ‖ 20 rubeficativas]
H : rubificationis **M** | eius ulcerativas] **M** : etiam lacerativas **H** ‖ 23 calefaceret]
H : calefieret **M** ‖ 25 similiter] **H** : *om.* **M** | plures] **HM** : pulveres *Ar.* ‖
26 egritudine] *add.* **M** sed non valent ‖ 27 ei] **H** : enim **M**

Capitulum 11
De speciebus et modis curationis et medicinis huius morbi.

(11.1) Attendenda est in hoc morbo mundificatio totius corporis universaliter, et hoc cum medicinis compositis de quarum proprietate sit educere humores grossos varios et diversos, necnon mundificatio pulmonis in speciali et cerebri confortatio, ne recipiat superfluitates aliunde nec eas generet et ad alia membra mandet, necnon etiam confortatio cuiuslibet ex membris in generali, cum non est in eo morbus instrumentalis; tunc enim exigitur evacuatio superfluitatis in eo existentis et cum hoc correctio male complexionis ipsius, taliter scilicet ut ad suam complexionem naturalem reducatur. Nam omne membrum existens in sua dispositione et complexione naturali est securum ne in eo superfluitates illaudabiles existant, et quod sit forte dum non sit in eo aliquis morbus. Oportet autem omnino ut cum volumus aliquod ex membris confortare quod reducatur ad suam complexionem naturalem cum aliqua medicina quod ponamus in ea aliquod habens stipticitatem; hoc tamen faciendum est in quolibet membro secundum quod ei contingit. Referre autem veritatem que in hoc existit longum esset et preter intentionem huius libri.

(11.2) Quidam medici retulerunt notum esse cuilibet medico utendum esse in cura et medicatione huius morbi medicinis (**C146r**) caput rubefacientibus et vesicas in eo facientibus, intendentes ex hoc prohibere fluxum humorum. Hoc tamen nullo modo congruit tibi, domine, et hoc quia cerebrum tuum est calidum, unde quicquid calefaceret eum valde induceret debilitatem eius, quamvis etiam eius calefactio exsiccaret et consumeret augmentum humiditatum in eo ex se vel aliunde existentium et prohibet ut eas et ad alia membra effunderet. Et similiter retulerunt medici pulveres et unguenta cerebrum in hoc morbo confortantia. Ipsa tamen omnia sunt calida; non autem congruit tibi, domine, ut calefacias ipsum valde.

Non etiam est possibile confortare cerebrum cum infrigidantibus simplicibus, propter naturam egritudinis. Unde cura huius morbi et

Line numbers: 5, 10, 15, 20, 25, 30

---

6 confortatio ne] *scrips.* : confortatione **CPe** ‖ 10 correctio] **Pe** : correptio **C** ‖ 15 quod reducatur] **C** : reducendus **Pe** ‖ 16 aliqua] **PeT** : alia **C** ‖ 20 cuilibet] **CT** : cuiuslibet **Pe** ‖ 25 eius] **C** : huius **Pe** ‖ 28 pulveres et] **TAr.** : plures **CPe** ‖ 31 etiam est] **T** : est etiam **Pe** : etiam erit **C**

compositione diverse medicine in suis virtutibus. Mundificatio vero
pulmonis et eius confortatio esse debet cum medicina subtiliativa et
incisiva; sed prohibuit Galienus et omnes successores esse hanc medicinam multe caliditatis, nec esse debet in fine subtiliationis, ut non con-
5   geletur quod est in pulmone de ipsis humoribus et faciet exalare
subtiles et congelabit grossos et spissos humores, et erit eorum eradi-
catio difficilis. Quapropter erit necesse admis(**H38ra**)cere cum eis
humiditatem que iuvet excreationem. Sic enim se habet modus istorum reumatum, quia res que molestat et impedit sompnum est id
10 quod distillat a cerebro quando descendit, et illa res furiosa est que
pervenit ad pulmonem. Et erit quod descendit calidum et subtile,
requirens quod ipsum subtiliet et incidat. Sed hoc addit ad fluxum
distillationis, si stillicidium permanserit. Et possibile est quod illud
quod descendit a capite sit frigidum et grossum in substantia, cum
15 cerebrum sit calidum. Quia hoc invenitur in quolibet membro, quod ·
est quoniam quandoque erit possibile ut superfluitas reperta in membro diversificetur a complexione ipsius membri radicalis et accidentalis Et possibile est aliquando esse id quod pervenit ad pulmonem
subtilis substantie, et tamen non exit nec potest expui donec exspis-
20 setur. Et ego non audivi hoc accidere regi. Et quamvis sciveris operari
secundum has diversas res, erit necessaria operatio peritissimi medici
omni tempore, qui superstet et confirmetur donec ei notescat ad quam
partem intendat, scilicet utrum declinet ad unam viam aut procedat
secundum duas diversas vias, et secundum illas componat omnia. Hec
25 huiusmodi sunt subtilis et difficilis cognitionis apud quemlibet hominum, sicut tu vides aliquos qui fundant se super eo quod positum est
in libro, cum illud non sit nisi species ipsius egritudinis, non autem
ipsa egritudo. Particulares autem egritudines diversificantur secundum aliquem diversorum modorum.

---

4 congeletur] *add.* **M** al. coaguletur || 5 faciet] *scrips.* : faciat **H** : facient **M** ||
8 excreationem] **M** : exicationem **H** || 9 sompnum] *add.* **H** non || 14 sit] **M** : *om.*
H || 17 radicalis et accidentalis] **H** : radicali et accidentali **M** || 19 exspissetur] **H**
: inspissetur **M** || 20 quamvis] **H** : quando **M** || 22 notescat] **H** : innotescat **M** ||
24 duas] **M** : *om.* **H** || 27 libro] **H** : hoc **M**

similium est valde difficilis, et inde contingit sepius error in operibus et
inde etiam contingit necessitas compositionis medicinarum varias et
diversas virtutes habentium. Fit autem pulmonis mundificatio cum
subtilibus et incidentibus. Verumptamen Galienus et sequaces eius
suaserunt 'ne predicte medicine sint immoderate caliditatis, nec ulti-   5
mate subtilitatis, ne humores in eo existentes quorum evulsio est difficilis, propter liquefactionem et dissolutionem eius quod est subtilius
ex eis et compactionem eius quod est grossius in eisdem nimium ingros-
sentur, et ideo exigitur et necesse est ut cum eisdem humectantia mol-
lificantia ad subtiliandum uniantur. Dispositio autem horum   10
catarrorum et fluxuum est interdum laboriosa et molesta, impediens et
prohibens sompnum, quod quidem contingit cum stillat et fluit superfluitas a cerebro; inde etiam interdum contingit angustia, cum scilicet
iam pervenit ad pulmonem. Interdum etiam est materia fluens deor-
sum acuta et subtilis, et nichilominus exigitur medicina incidens et   15
subtilians eam, ne augeatur fluxus et descensus eius quod stillare consuevit, etiam si cessaverit eius stillicidium. Et interdum contingit quod
materia fluens et descendens a capite frigida est et grossa in qualitate,
et nichilominus cerebrum erit calidum. Hoc etiam sepius contingit in
quolibet ex membris corporis; frequenter enim contingit ut superfluitas   20
existens in aliquo (**C146v**) ex membris * * * sive complexio illa fuerit
naturalis vel accidentalis. Interdum etiam materia veniens ad pulmonem est liquide et subtilis substantie in tantum quod non possit expelli
nisi prius eius substantia inspissetur et aliquantulum coaguletur; non
tamen audivi vobis hanc speciem contigisse. Quamvis autem impona-   25
tur conveniens regimen secundum diversitatem harum rerum notarum, est nichilominus semper necessaria presentia periti et perfecti
medici ad hoc ut possit ei constare ad quod latus declinet dispositio
languentis, et utrum ad unum vel ad duo, ita quod cogatur componere
medicamen contra ambo. Tu autem vides, domine, operantes postpo-   30
nere summam harum rationum subtilium huius artis et difficultatem
medicaminum in qualibet innitentes eis que in libris scribuntur. Quicquid autem refertur in libris confert unice speciei egritudinis in speciali, non autem generaliter omnibus sub una specie non specialissima

35

---

6 evulsio] **Pe** · evultio **T** : emissio **C** ‖ 10 uniantur] **PcT** . iuvantur **C** ‖ 21 * * *]
si [...]lla in complexione cum [mem]bro **T** : *om.* **CPe** : est contraria complexioni
membri *Ar.* ‖ 32 scribuntur] **CT** : inscribuntur **Pe**

(11.3) Et ex hoc contingit error ipsis experimentatoribus qui non utuntur ratione, quorum curatio poterit casualiter convenire, non tamen est conveniens. Et propter hoc dico quod quicumque exponit se in manu medici experimentatoris et vias rationis ignorantis similis est
5 pergenti per mare qui exponit se ventorum flatui, qui non currunt secundum semitas rationis, ita quod quandoque erit ipsorum ventorum flatus causa complementi ipsius intentionis totaliter, et aliquando erit eius causa peremptionis ut suffocetur in ipso. Excitavi te igitur super hoc quoniam plures homines decipiuntur per experimentum; et
10 aliqui liberantur, et aliqui moriuntur, sed totum est per accidens.

(11.4) Inquit Ypocras: Experimentum fallax. Et Galienus quidem et alii sui posteri nobilium posuerunt plures medicinas que composite fuerunt cum ratione et humana meditatione utiles in istis diversis accidentibus et similibus. Et ex medicinis huius egritudinis etiam est
15 ipsum clistere factum circa horam paroxismi, ut attrahatur humor ad partem contrariam, et fumigationes in odorem ad confortandum cerebrum et exiccandum quod in eo est de humoribus et prohibere eorum fluxus a capite. Et ego eligam duas vel tres medicinas aut plures ex qualibet specierum curationis huius egritudinis, sed quod conveniens
20 est regi et sue complexioni utile est illud quod iam scivit, scilicet transferri per ipsas, (**H38rb**) ita quod quandoque utatur ista, quandoque illa, quia hoc est illud quod iusserunt nobiles medicorum. Et iusserunt hoc fieri omnibus hominibus, et fecerunt memorationem de hoc in ista egritudine specialiter, scilicet transferri de medicina in medicinam,
25 quamvis sint virtutes illarum medicinarum et operationes earum omnes propinque valde. Sed explicatio huius cause non est huius intentionis tractatus.

Gradus vero medicine super quam debet fundari est quod continuo purgetur caput cum hiis que narrabo in compositione medicinarum,
30 et quod evacuetur corpus cum medicina laxativa (de qua ego narrabo tibi plures compositiones) bis in anno si inveneris tuum corpus plenum

---

2 convenire] **H** : advenire **M** || 4 est] **M** : *om.* **H** || 7 causa complementi] **H** : cum complemento **M** || 15 horam] **M** : hora **H** || 31 compositiones] **M** : discriptiones **H** | tuum **M** : unum **H**

existentibus. Differunt enim egritudines adinvicem in summa secundum diversitatem dispositionum earum.

(11.3) Et hec est causa propter quam experimentatores carentes arte equationis et proportionis errant tota die, licet interdum ea quibus utuntur casualiter prosint et interdum obsint. Unde proculdubio reor *5*
exponentem se experimentatori esse similem exponenti se in mari flatibus ventorum absque nauta et rectore, cui aliquando contingit quod flatus ventorum faciat eum applicare ad portum salutis et interdum pati naufragium. Hec omnia ideo tibi domine retulimus quoniam plures homines errant et decipiuntur in experimentatoribus et experi- *10*
entiis, eo quod vadit evasurus a casu et fortuna et moritur moriturus.

(11.4) Unde Ypocras ait: Experimentum fallax et periculosum seu timorosum. Galienus autem et alii sapientes medici post eum retulerunt medicinas multas per ingenium et subtilitatem peritorum compositas, conferentes pluribus speciebus huius morbi et aliis ab eis. Ex *15*
medicinis autem huic morbo conferentibus sunt clisteria humorem ad partem oppositam attrahentia tempore paroxismi, et odor aromatum cerebrum confortantium et ipsum ex humoribus exsiccantium et fluxum eorum sistentium. Colligam igitur duas vel tres vel etiam plures ex (**C147r**) speciebus medicaminum huic morbo conferentium, *20*
eligendo magis decentes et competentes domino meo secundum dispositionem quam novi ipsius, de quibus cum securitate sperare et confidere possit. Non tamen sumat continue unam solam ex eis, sed nunc .
unam et modo aliam. Hic enim est unus ex canonibus generalibus medicamentorum cuius rememorationem specialem feci in hoc libro, *25*
scilicet quod non continuetur semper usus unius et eiusdem medicine, sed quod una vice sumatur una et alia vice alia, quamvis virtutes omnes et operationes omnium talium medicinarum similes sint et propinque. Non autem est de intentione huius libri recitare causam et rationem huius dicti. *30*

Conveniens autem regimen medicinarum de quo confidere poteris et sperare est ut sis solicitus confortare cerebrum tuum cum hiis que dicam, cum confectionibus et medicinis solutivis quarum receptas plures tibi referam in hoc loco, et hoc bis in anno si tu te valde repletum

---

5 reor] **Pe** : reor rehor **T** : *vacat* **C**, *mg.* **C** reor ‖ 6 exponenti] **PeT** : exponentem **C** ‖ 21 competentes] **T** : componentes **CPe** ‖ 23 sumat] **PeT** : sumam **C** ‖ 26 continuetur] **PeT** : continetur **C** ‖ 27 vice] **CT** : *om.* **Pe** ‖ 29 recitare] **PeT** : tractare **C**

multis humiditatibus; quod si inveneris alleviationem, facias semel in
tempore veris. Et tunc etiam fit purgatio quando fuerit multa plenitudo. Sed ego spero de te quoniam si usus fueris bono regimine sicut
descripsi, non indigebis nisi semel in diebus veris levi medicina.
5 Quando supervenerit tibi paroxismus, incipias bibere aliquod mundificativorum que ego narrabo. Et incipias ab eo quod minus subtiliat, et
attenua cibum nimis, et sufficiant tibi sirupi facti de zucharo et iura
gallorum et sorbere aliquam sorbitionem quas narrabo, ex illis scilicet
que adiuvant screationem. Et permaneas in nocte cum farinata de
10 ordeo preparata si fuerit ibi febris, aut iure galli vetustissimi si non
fuerit febris. Quod si sufficerit hoc et pulmo fuerit mundificatus et
soluetur paroxismus, non indigebis alia re. Si non soluetur paroxismus
nec propter hoc recedet nec pulmo erit mundificatus, tunc transferas
te ad aliud mundivicativum fortius; et si non sufficerent tibi mundifi-
15 cativa, facias clistere, cum aliquo scilicet eorum que narrabo, et
incipias a leviori. Et si cum hiis evaseris, non bibas laxativum; quod si
non suffecerint, incipias bibere aliquod laxativorum cum quo mundifi-
cabis totum corpus a superfluitatibus.

(11.5) Et incipias a levioribus et parce eorum quantitatibus, et si
20 hoc suffecerit, non sumas fortius. Et cum hoc sit semper tuum studium
in confortatione cerebri cum rebus odoriferis et fumigare cum fumigationibus quas narrabo, et sorbeas ex sorbitionibus mundificantibus
pulmonem si reuma fuerit alleviatum et fluxus decisus. Sed cum
reuma descendit et perceperis eius stillicidium, non cures de aliquo
25 eorum que narrabo ante ipsius prohibitionem, nisi fuerit iam pulmo
repletus et anhelitus angustus; tunc studeat circa pulmonis mundificationem cum omnibus que narravi secundum ordinem et gradum.
Quod si paroxismus difficilis fuerit et negotium fuerit molestum, tunc
confide in Deo et fac vomitum una vice post aliam. Et cum hiis cave a
30 multitudine sompni, et maxime a sompno diurno. Et non sequeris
sompnum, sed differ ipsum, ita quod dormias aliquan(**H38va**)tulum
cum sederis ex omni latere appodiatus. Et cave a saturatione potus

---

2 veris] **M** : mensis marcii **H** | etiam fit] **M** : sit **H** || 4 veris levi] **M** : marci
leni **H** || 10 iure galli] **M** : ius galline **H** || 11 sufficerit] **H** : sufficeret **M** ||
12 soluetur] **H** : solutus **M** | alia re] **M** : alio et **H** || 12–13 non soluetur…tunc]
H : autem **M** || 17 suffecerint] **M** : sufficerit **H** || 21 confortatione] **M** :
comspiratione **H** | fumigare] **H** : fumigari **M** || 26 studeat] **H** : studeatur **M** ||
30 diurno] **H** : diuturno **M**

inveneris; alias sufficiat tibi semel in vere. Sum autem certus quod si
servaveris regimen tibi domine relatum, quod non indigebis evacuatione nisi semel in vere, et hoc cum levi medicina. Tempore autem
accessionis sumes aliquem ex sirupis quos tibi dicam. Incipiam autem
in hoc a minus subtiliantibus, et serva tunc domine valde subtilem et   5
tenuem dietam, unde sis contentus ydrozaccara seu potibus cum zuccara confectis, et pullarum brodio, et glutias aliquam ex glutionibus
iam hic seu ad screandum conferentibus, quarum adhuc faciam men-
tionem. De nocte vero sufficiat tibi domine ptisana bene facta et
parata, aut brodium gallorum antiquorum, si tamen sis absque febre.   10
Unde si hec sufficient ad mundificationem pulmonis et cessaverit paroxismus, nequaquam proculdubio aliis rebus indigebis; verum si ex
hiis non cessaverit paroxismus, nec fuerit pulmo mundificatus, transferas te domine ad aliquem de potibus fortioribus, et si hoc etiam non
sufficeret, utere aliquo ex clisteribus que tibi dicam. Inchoa tamen,   15
domine, a debiliori ex eis, et si tu cureris inde, non sumas aliquod
solutivum; verum si hoc non sufficeret, sume aliquod ex soluentibus
et purgantibus totum corpus, tamen tempore convenienti et
determi(**C147v**)nato.

(11.5) Incipe etiam a debiliori ex eis sumasque ex eo in parva quan-   20
titate. Quod si non sufficiat tibi, sume fortiorem eo. Intende etiam,
domine, ad confortandum cerebrum tuum cum aromaticis, unde
fumiga te fumigiis que tibi dicam, et glutias aliquod ex lohoc seu trans-
glutionibus pulmonem mundificantibus, si tamen sistetur aut allevietur
fluxus et descensus materie. Verum quotienscumque senties fluxum et   25
stillicidium materie, preponas omnibus clistere et siste fluxum cum
hiis que dicam, nisi tamen esset nimis magna pulmonis repletio et
anelitus decurtatio; tunc enim debes potius ponere mentem tuam super
evacuationem pulmonis cum hiis que dicam, hoc etiam cum gradatione.
Si vero morbi malitia nimium augeretur et ultimaretur—quod Deus   30
avertat—tunc quidem necessarius est vomitus successivus. Et etiam
necesse est cum hiis omnibus ut vites nimium sompnum, et maxime de

---

5 a] **CT** : *om.* **Pe** ‖ 10 sis] **CT** : sit **Pe** ‖ 15 tibi] **CT** : ibi **Pe** ‖ 16 cureris] **CT** :
careris **Pe** ‖ 17 soluentibus] **CT** : resoluentibus **Pe** ‖ 23 lohoc] **C** : lahoc **Pe** : laho
T ‖ 32 est] **C** : *om.* **PeT**

aque, nisi ad tolerandam sitim solum. Similiter cave a balneo et labore; motus vero paucus et ordinatus et gradatus est bonus in ipsa vehementia paroxismi.

---

1 tolerandam] **H** : removendam **M** | solum] **H** : solam **M**

die, nec colas nec prosequaris sompnum ullo modo, immo vites ipsum
donec assit conveniens tempus parvi sompni tui, et tunc etiam sedeas
in decenti sede convenienter utriusque seu ex omni latere decenter appodiatus. Esto etiam sobrius ut vites saturitatem potus aque, immo non
sumas eam nisi ad mitigandum et sedandum estuationem sitis. Vita   *5*
etiam balneum et laborem; exerciteris nichilominus paulatim et gradatim, hec enim expediunt cum morbus est in augmento vel violentus.

2 tunc] **T** : nunc **CPe** || 3 utriusque] **C** : ut'nque **Pe** : ut'cumque **T** || 7 vel] **C** : et
PeT

[Capitulum duodecimum]
[De compositione medicinarum in hac egritudine necessariarum
secundum quemlibet speciem curationis huius egritudinis iuxta
intentionem huius tractatus.]

5   Mundificativorum vero quorum intentio est decoctio et alleviatio
sputi et mundificatio pulmonis, que debent precedere laxativa:

(12.1) Primum eorum a quo incipiendum est in principio paroxismi
est ut accipiatur de liquiritia mundata, malvavisco, et lingua bovis,
ana dr. 2; capillis veneris dr. 3; feniculis recentibus 5 vel 6 turiones;
10   bulliant hec et colentur supra iulep.

Aliud simile: Recipe feniculorum viridium M 1, ficuum siccarum
10 numero, capillorum veneris dr. 4; coquantur et fricentur et colentur, et bibatur cum zucharo aut melle.

Aliud simile, sed magis forte: Recipe capillorum veneris dr. 4; cor-
15   ticum radicis feniculi dr. 3; liquiritie et malvavisci, ana dr. 2; radicis
lilii contusi, corticum citri, ana aur. 1; passularum sine nucleis unc.
sem.; bulliant omnia, exprimantur, et colentur super zucharo aut
iulep. Et si volueris addere in sui subtiliatione, coletur super sirupum
de limonibus vel secaniabin.

20   Aliud quod est magis forte, et mundificat pulmonem ab humoribus
grossis mundificatione superflua: Recipe liquiritie, capillorum veneris,
ana dr. 3; ysopi sicce dr. 2; sticados, zinziberis orientalis—quod est
rasin, et in Egipto appellant illud speciarii algenali—, centauree subtilis, ana aur. 1; ficuum 6 numero; bulliant et colentur super melle
25   apum. Sed non debet hoc accipere si fuerit ibi febris.

Aliud fortius illo: Recipe saturegie et radicis lilii, marubii, rubee
tinctorum, ana dr. 1; carpobalsami et ligni eius, spice, ana dr. sem.; capillorum veneris, liquiritie, ana dr. 4; mentastri et radicis bebuneg, id est
camomille, centauree subtilis, ana dr. 2; ficuum siccarum et passula-
30   rum purgatarum a nucleis, ana dr. 5; coquantur omnia et exprimantur

---

1–4 [capitulum…tractatus]] capitulum 12 de medicinis huius egritudinis
M ‖ 5 mundificativorum] **H** : modificativorum **M** ‖ 10 supra] **H** : et fiat
inde **M** ‖ 16 unc.] dr. **H**, *corr.* **H** *ad* unc. ‖ 17 bulliant] **M** : muliant **H** ‖
21 capillorum] **M** : capillis **H** ‖ 24 ficuum] **M** : ficum **H** ‖ 25 apum] **M** : apium
H ‖ 26 saturegie] *add.* **H** aliter hasce ‖ 27 capillorum veneris] **M** : capillis veneris
recentis **H**

Capitulum 12

De compositione medicinarum necessariarum et specialium
in cura huius morbi secundum intentionem specialem quam
habemus in hoc libro, et primo de sirupis.

Sirupi quidem et potus ex quibus intenditur digestio et alleviatio 5
seu facilitas spuendi et screandi et mundificatio pulmonis debent preponi laxativis.

(12.1) Sit autem primus quem ex eis prepones, domine, iste. Recipe
liquiritie munde et contuse, altee, et buglosse, ana zuzin 2; capilli
veneris recentis, zuzin 3; botrorum seu ramorum feniculi recentis 10
numero 6; omnia bullita colentur super iulep seu sirupum ex aqua et
zuccara compositum.

Alius precedenti similis: Recipe feniculi recentis M 1, caricarum
numero 10, capilli veneris recentis zuzim 4; omnia simul bullita et
bene et fortiter fricata colentur, et colatura cum zuccara melle aut 15
similibus sumatur in potu.

Alius fortior precedenti: Recipe capillorum veneris zuzim 4or; corticum radicis feniculi zuzim 3; liquiritie mundate et (**C148r**) altee,
ana zuzim 2; radicis yris, corticum pomi citrini, ana sequel 1; carnium
passarum unc. sem.; omnia bullita agitentur et colentur et cum zuc- 20
cara aut iulep misceantur. Quod si intendamus ad incisionem materie,
ut facilior et fortior sit screatus eius, omnia colata misceantur cum
sirupo limonum aut oximelle.

Alius fortior precedenti, ipse enim mundat valde pulmonem ab
humoribus grossis: Recipe liquiritie mundate, capilli veneris, ana 25
zuzim 3; ysopi sicce, zuzim 1; sticados (*in al. zinziberis orientalis*), enule
campane, centauree minoris, ana sequel 1; caricarum numero 6;
omnia bullita colentur et cum melle apum misceantur. Non tamen
decet ut hoc sumeretur si febris adesset.

Alius fortior precedenti: Recipe tymbre, prassii, rubee maioris, ana 30
zuzim 1; carpobalsami, xilobalsami, spice nardi, ana zus sem.; liquiritie

---

2 et] **Pe** : etiam **C** ‖ 9 munde] **C** : mundate **Pe** ‖ 14–18 [omnia] simul bullita et
bene et fortiter fricata [co]lentur et colatura cum zuccara melle a[ut] similibus
sumatur in potu. Aliud fortior [pre]cedenti: Recipe capillorum veneris zuzim 4or,
cortlcum radicis feniculi zuzim 3] **T** : cortices radicis feniculi zuzim 3 **Pe** : *om.* **C** ‖
26 in al. zinziberis orientalis] **T** : *mg.* **C** : *om.* **Pe** ‖ 28 colentur] **CT** : coquantur
Pe ‖ 30 tymbre] **C** : cyrabre **Pe** : timbre **T** | rubee] **PeT** : rubie **C** ‖ 31 sem.] .s.
Pe : i **C** : etiam **T**

et colentur super secaniabin. Mundificat enim et prohibet fluxus et reumata a capite, sed non debet hoc sumi cum febre. Nam si fuerit ibi febris aut fuerit reuma acutum et subtile, non exeat a compositione decoctionum mundificativarum simplicium, que scilicet sunt ex capillis
5   veneris, liquiritia, lingua bovis, semine endivie, et feniculo humido, et nenufar recenti vel sicco et semine cucumeris et citrolli et sebesten et iuiubis, secundum quod preparatur ex eis. Nec faciat minimum in pondere, et dissoluatur in decoctione manna aut zucharum violatum. Et ponatur in hiis mundificativis de violis recentibus vel siccis, secundum
10   quod videbitur medico. Iste sunt que sumuntur cum febre; sed si febris fuerit modica, non est malum adiungere cum istis mundifica (**H38vb**) tivis de passulis mundatis aut de ficubus. Inquit Alrasis: Quando biberit habens istam egritudinem dr. 1 de herba scolopendrion cum sirupo de ficubus, educit multum flegma et putridum, et est mirabile.

15   (12.2) Inquit compilator: Hoc cuius expertus est Rasis et laudavit, illud confirmat ratio. Sed illud quod divulgatum est apud nos experientia et quod debet sumi per intervalla—et mundificat pulmonem et maturat et alleviat anhelitum et auffert tussim—est quod infundantur furfures farine frumenti nocte una in aqua calida et exprimatur et col-
20   etur, et adiungatur illi colature de zucharo et oleo amigdalarum et coquatur donec fiat ad modum iulep, et bibatur tepidum. Et si adiungantur ad istud amigdale amare et dulces mundate et similiter postquam bene trite, erit hoc valde bonum. Et etiam infundatur liquiritia cum ipso furfure. Omnes iste compositiones sunt multum iuvative in hac
25   egritudine et delectabiles et usitate ad faciendum, et etiam cum febre.

(12.3) Genera vero lohoc que mundificant pulmonem et maturant quod in ipso est et alleviant sputum et conferunt stricture anhelitus manifestum iuvamentum, et fiunt omni tempore egritudinis et omni hora diei vel noctis, hec sunt: Recipe passularum mundatarum, fenu-
30   greci, ana; coquantur in aqua clara et coletur et conservetur aqua illa,

---

6 cucumeris et] **H** : *om.* **M** ‖ 7 iuiubis] *add.* **H** ana quantum sufficit | faciat] **H** : facias **M** | minimum] **M** : vim **H** ‖ 8 in decoctione] **M** : cum secaniabin aut **H** ‖ 12 mundatis] **M** : mundati **H** | inquit] **M** : item **H** ‖ 13 de] **M** : *iter.* **H** ‖ 17 per] **M** : pro **H** ‖ 21 si] **H** : *om.* **M** ‖ 22 postquam] **H** : *add.* **M** fuerint ‖ 24 iuvative] **H** : evacuative **M** ‖ 27 stricture] **M** : structure **H** ‖ 28 manifestum iuvamentum] **H** : manifesto iuvamento **M** ‖ 30 conservatur] **H** : bibatur **M**

munde, capilli veneris recentis, ana zuzim 4; mentastri, radicis camomille, centauree minoris, ana zuzim 3; caricarum, pinguium carnium
uvarum, ana zuzim 5; omnia bullita simul bene fricata et malaxata
colentur super oximel (*in al. oxizacara*). Hic autem sirupus et mundat
pulmonem et sistit fluxum humorum a capite; non tamen congruit 5
usus eius si febris assit, immo nunquam velis dimittere compositiones
simplices et mollificantes quotienscumque aderit febris et fuerit materia fluens acuta et subtilis. Alius sirupus: Recipe liquiritie munde,
buglosse, capilli veneris recentis, feniculi et nenufaris recentium et
etiam nenufaris sicci, seminis rostri porcini, cucumeris, et citrulli, 10
sebesten et iuiube, ana quod sufficit; et coquantur et in decoctione dissoluatur et malaxetur ex manna aut zuccara violacea, quantum videbitur expedire. Addatur etiam ex viola recenti aut sicca, sicut medico
apparebit. Hoc enim congruit si febris assit. Si tamen febris debilis sit
et lenta, non oberit si addatur predictis ex uvis passis et agarico. Inquit 15
autem Rasis quod si asmaticus sumat ex scolopendria zus 1 cum decoctione ficuum, quod educet et expellet ab eo multum humorem grossum et putridum. Hoc enim est ad hoc mirabile.

(12.2) Inquit compilator: Hoc (**C148v**) quidem quod asserit Rasis
et expertus est confirmatur ratione et equatione intellectus. Est autem 20
aliud ad hoc apud nos in Hispania notum et assuetum, mundans pulmonem et digerens quod in eo existit et allevians anelitum et sedans
et auferens tussim, et est istud: furfur tritici infundatur per noctem
unam in aqua calida et bene cum manu agitetur, et in mane coletur;
et addatur colature ex zuccara et oleo amigdalarum dulcium quantum 25
videbitur expedire, et coquantur donec habeant substantiam iulep. Et
si addantur predictis amigdale dulces et amare trite, erit perutile.
Contingit etiam interdum ut cum furfure infundatur liquiritia. Hee
autem compositiones congruunt et sunt perutiles in hoc morbo, nec est
in eis aliquid timendum etsi febris adesset. 30

(12.3) Lohoc autem seu transglutiones sunt etiam ex mundificantibus pulmonem et digerentibus illud quod in eo existit et screatum facilem efficientibus et angustie anelitus valde conferentibus, et possunt

---

4 in al. oxizacara] **T** : *om.* **CPe** ‖ 8 alius] *om.* **PeT** : *mg.* **C** ‖ 9 recentium] **T** :
recentis **C** : *om.* **Pe** ‖ 15 oberit si] **Pe** : obediens **C** ‖ 22 sedans] **C** : sedens **Pe** :
cedans **T** ‖ 23 auferens] **C** : aufferans **Pe** ‖ 30 aliquid] **C** : aliud **PeT**

et bibat de ea multotiens una vice post aliam postquam fuerit calefacta.
Hoc dixit Galienus, et dixit quod eius utilitas magna est. Alii vero qui
post ipsum fuerunt narraverunt aliam compositionem, que est ex ficubus siccis et ex fenugreco decoctis in aqua, que colata et adiuncto ei de
5 melle fiat lohoc.

Aliud fortius quod posuit Galienus: Accipiatur cepe squilla et
extrahatur inde succus et adiungatur ei de melle quantitas equalis ei,
et fiat exinde sirupus, de quo accipiat unc. 1 ante cibum et similiter
post cibum.

10 Aliud etiam quod posuit Galienus, et est valde forte: Recipe mentastri montani et hasce, radicis lilii, mentastri fluvialis sicci, piperis
albi, anisi assati, ana partes equales; terantur et cribellentur cum
cribello subtili et conficiantur cum melle dispumato et bibat de eo in
quantitate avellane.

15 Aliud fortius quod ultimi descripserunt: Recipe aristologie rotunde,
farine fenugreci, ana unc. 3; mirre unc. 2; rubee tinctorum unc. 1;
croci dr. 1; teratur totum et sumatur de eo ad modum avellane.

Aliud bonum et leve ad faciendum quod ultimi posuerunt, et est
conveniens confidere in ipso: Accipe de pineis magnis et que sint multi
20 gumi et coque eas in aqua cum marubio recenti in media quantitate
pinearum, et coletur; deinde ponatur in aqua illa tantumdem de melle
puro et coquatur usque ad modum mellis et administretur, quoniam
mundificat quod est in pectore mirabili mundificatione.

Et ex hiis que consueve(**H39ra**)runt fieri in diversis temporibus est
25 quod accipiatur ex rob liquiritie trite et cribellate unc. 1; amigdalarum amararum excorticatarum, penidii, ana unc. 2; teratur medulla
amigdalarum donec sit bene pistata et dissoluatur totum in succo

---

4 ex fenugreco] **M** : fenugreci **H** ‖ 6 squilla] **M** : squillina **H** ‖
7 extrahatur] **M** : extrahetur **H** | melle quantitas equalis ei] **M** : de quantitate
melle **H** ‖ 11 montani] *add.* **H** et fluvialis | mentastri fluvialis sicci] **M** : *om.* **H** ‖
13–14 cum…subtili] **H** : subtiliter **M** ‖ 16 farine] **M** : *om.* **H** ‖ 17 croci dr.] **M** :
citri unc. **H** ‖ 19 conveniens] *add.* **M** posse ‖ 26 medulla] *mg.* **H**

sumi omni tempore morbi, die et nocte. Ex quibus est istud: Recipe
carnium passarum, fenugreci, ana partes 2; bulliantur in aqua munda
et clara et consequenter colentur et sumatur ex colatura, postquam
tamen quieverit et calefacta fuerit, pluries et frequenter, utpote singu-
lis diebus. Sic enim iussit Galienus, qui huius iuvamentum asseruit   5
magnum esse. Quidam autem ex eis qui post ipsum (**T finitur**) fuerunt
retulerunt aliam compositionem, et est ista: carice et fenugrecum bulliantur et colentur, et addatur colature ex melle apum quod sufficit et
fiat sirupus ad lambendum.

Aliud forte cuius rememorationem facit Galienus: Exprimatur suc-   10
cus a squilla marina et addatur ei tantundem mellis, et fiat ex eis
sirupus, de quo sumat antequam comedat unc. 1 et tantundem post
comestionem.

Aliud cuius rememorationem fecit Galienus, et est fortius valde
predictis: Recipe mentastri montani et fluvialis, tymbre, radicis yris,   15
piperis albi, anisi tosti, ana partem 1; terantur et cribrentur cribro
depresso et incorporentur cum melle despumato, ex quo sumat ad
quantitatem avellane.

Aliud forte cuius rememorationem (**C149r**) fecerunt posteriores:
Recipe aristologie rotunde, farine fenugreci, ana unc. 3; mirre unc. 2;   20
rubee, croci, ana unc. 1; terantur omnia et sumatur ex toto ad quantitatem unius avellane.

Aliud laudabile et facile seu leve, cuius etiam rememorationem
fecerunt posteriores, et decet quidem quod dominus meus innitatur
eidem: Recipe granorum pinearum magnarum bene pinguium par-   25
tem 1, prassii recentis partem sem.; bulliantur in aqua et colentur et
addatur colature mellis puri et mundi quod sufficit, et iterato bulliantur super ignem donec sit ad lambendum congruum, habens scilicet
substantiam mellis. Ex quo sumatur frequenter, nam mundificat mira-
biliter quicquid in spiritualibus existit.   30

Quod autem est consuetum et expertum apud nos est istud: Recipe
succi liquiritie unc. 1; amigdalarum amararum mundatarum et penidi-
iorum, ana unc. 2; amigdalis mediocriter tritis, dissoluantur omnia in

---

1 istud] **C** : illud **PeT** ‖ 5 asseruit] **PeT** : asserit **C** ‖ 6 autem] **C** · tamen **Pe** ‖
20 aristologic] **Pe** . afrologie? **C** ‖ 21 rubee] **Pe** : rubie **C** ‖ 27 quod sufficit] **Pe** :
quar. .s. **C** ‖ 31 istud] **C** : illud **Pe**

feniculi, et coagulet ipsum super lento igne ad modum lohoc. Et ego quidem feci loco huius sirupum limonum loco penidii, et addidi in ipso de capillis veneris et oleo amigdalarum, et devenit ad modum lohoc, iuvativum valde ad omnia que volueris.

5 (12.4) Et ex hiis que esse oportet penes regem et uti eis est sirupus de papavere quem scripsit Galienus, quoniam prohibet fluxum et provocat sompnum et materiam subtilem inspissat et ipsam abilitat ad spuendum, cuius modus hic est: Recipe liquiritie mundate et contuse dr. 4; papaveris albi recentis et bene perfecti 10 capita numero; incide 10 eos sicut sunt cum seminibus suis et infunde eos nocte una in aqua calida, mane vero bulliant et colentur super lb. 1 de rob uvarum aut lb. 1 de zucharo aut lb. 1 de melle, et fiat sirupus de quo accipiat in tempore necessitatis. Sed qui fit cum melle est excedens in potentia et mundificatione, sed non est bonus reumati acuto et subtili. Qui vero fit 15 cum rob de uvis est melior ad prohibendum fluxum; ille vero qui fit cum zucharo est mediocris inter illos. Et cum alleviatus fuerit fluxus et eius descensus iam cessaverit et non remanserit nisi id quod in pulmone est, tunc non facias aliquid de generibus sirupi nisi fuerit materia que in pulmone est subtilis, cuius sputum prohibetur propter eius 20 subtilitatem, et indigebis inspissatione. Et tunc sit tua cura quod accipias gumi dragaganti et gumi arabici, terantur et conficiantur cum hoc sirupo super lento igne, et lambeat ex hoc in primis. Et accipe semen papaveris et zucharum et amidum, ana partes equales, et teratur totum et conficiatur cum muscillagine psillii et lambeat de hoc in 25 primis, vel conficiatur hoc cum muscillagine seminum citoniorum. Et poteris adiungere huic de zucharo violato.

(12.5) Et ego quidem composui electuarium cuidam mulieri in cuius negotio studui valde, et curavi mundificare pulmonem et confortare cerebrum et prohibere reuma, quamvis non esset multe caliditatis,

---

2 loco] **H** : et lohoc **M** | addidi] **H** : additur **M** ‖ 3 ad] **M** : in **H** ‖ 11 calida] *add.* **M** rosacea | bulliant et colentur] **M** : bulliat et colent **H** ‖ 18 facias] **H** : faciat **M** ‖ 19 prohibetur] **H** : prohiberetur **M** ‖ 21 gumi…gumi] **M** : grani…grani **H** ‖ 23 amidum] **M** : amigdal. **H** ‖ 24 conficiatur] *add.* **H** totum | in primis] **H** : post **M** ‖ 25 seminum] **M** : seminis **H** ‖ 26 poteris] **M** : poterit **H** ‖ 28 mundificare] **M** : magnificare valde **H**

succo feniculi et coquantur super lentum ignem donec sit aptum ad lambendum. Ego vero tantum pono hic vice penidiorum sirupum limonum, et addo etiam predictis decoctionem capilli veneris et oleum amigdalarum, et fit inde lambitio perutilis ad omnia que intendimus in hoc casu. *5*

(12.4) Decet autem domine quod habeas semper tecum paratum sirupum de papavere cuius rememorationem fecit Galienus, nam ipse sistit et prohibet fluxum humorum et sompnum inducit et materiam subtilem ingrossat et ad screandum adiuvat, et fit sic: Recipe 10 zuzim liquiritie munde cum 10 capitibus papaveris albis recentibus et perfecte maturis, incisis seu contusis cum proprio semine; infundantur per noctem in aqua calida et in crastinum bulliantur et super lb. 1 sape vini aut super lb. 1 zuccare aut lb. 1 mellis et colentur, et fiat inde sirupus ex quo lambat tempore necessitatis. Est tamen sciendum quod amplius mundat pulmonem si componatur cum melle apum, non *15* tamen congruit usus eius in fluxu de materia calida et subtili; sed cum componitur cum sapa vini, congruit magis ad prohibendum et sistendum fluxum humorum. Est autem medius in hoc si cum (**C149v**) zuccara componatur, congruitque usus eius cum alleviatus erit fluxus humorum et cessaverit paroxismus ad expellendum quod iam fluxit ex *20* eis ad pulmonem. Noli autem sumere domine aliquem ex speciebus siruporum ingrossantium et coagulantium, nisi materia pectoris fuerit adeo subtilis quod pre sua subtilitate prohibeatur expulsio eius; tunc enim exigitur illud quod ipsam coagulet et inspisset. Tunc igitur dragagantum et gumi arabici dissoluantur cum predicto sirupo super *25* lentum ignem, ex quo sumat aliquantulum lambendo. Item papaver alhoru cum zuccara et amigdalis equaliter sumpta terantur et cum muscillagine psillii incorporentur aut cum muscillagine seminis citoniorum, ex quo lambat vicissim; poteris etiam predictis domine addere zuccaram violaceam. *30*

(12.5) Ego autem composui confectionem quandam cuidam domine de qua diligentem curam habui in hoc morbo, fuique attentus in mundificatione pulmonis eius et confortatione cerebri sui, necnon etiam in

---

2 vero tantum] *scrips.* : vero tamen **C** : non tamen **Pe**, *corr.* **Pe** *ad* non tantum ‖
3 et] **C** : *om.* **Pe** ‖ 6 paratum] **Pe***Ar.* : *om.* **C** ‖ 7 fecit] **C** · facit **Pe** ‖ 9 recipe] **C**
. *om.* **Pe** ‖ 19 componatur] **Pe** : componantur **C** ‖ 21 aliquem] **C** : aliquam **Pe** ‖
22 coagulantium] **C** : coagulativum **Pe** ‖ 27 alhoru] **C** : alha' **Pe** | amigdalis]
amigd. **CPe** : amidum *Ar.* ‖ 28 seminis] **C** : *om.* **Pe**

nam advenit ei hec egritudo in etate iuventutis et eius cerebrum erat
neque calidum neque frigidum frigiditate immoderata, et erat macil-
lenta; cui contulit in horis paroxismi iuvamentum maximum. Et
postquam continuavit illud tempore sanitatis, dilatus est paroxismus
5 egritudinis, ita quod adveniebat ei semel in anno, et semel in duobus
annis, et levis paroxismus. Et secutus sum in eius compositione intentionem Galieni, qui dicit quod medicine iuvative multum sunt que componuntur ex medicinis diversis, non tantum natura sed etiam virtute.

Et sic processi in (**H39rb**) ipsius compositione: accepi ex capillis
10 veneris ad libitum et decoxi eos per se et expressi, et colavi aquam
eorum, et apposui in illa colatura de capillis veneris ad libitum absque
determinato pondere, et decoxi et colavi secundario et seorsum reposui. Simili modo feci de liquiritia: mundavi ipsam et contusi et decoxi
per se et colavi cum colatorio et reduxi ipsam ad ignem lentum donec
15 rediit ad modum mellis et seorsum reposui. Deinde accepi ex decoctione capillorum veneris duo vasa plena, et de decoctione liquiritie
unum vas (quoniam ipsa est spisse substantie), et de aqua feniculi
recentis unum vas, et de rob uvarum quod est ad modum mellis duo
vasa. Et miscui totum simul et super lento igne apposui, et bullivi,
20 removendo spumam apparentem supra; postea deposui illud ab igne.
Et facta est hec medicina lohoc bonum ad modum mellis sapidum. Et
ista medicina per se non est dubium quin est valde utilis in hac egritudine.

Postea composui hanc medicinam que hec est: Recipe seminis urtice
25 unc. 3; granorum pini infusorum et lotorum, seminis lini assi, ana unc.
1; radicis lilii, aristologie rotunde, rasin (*id est enule*), spice, seminis
carotarum, prassii, rubee tinctorum, ana unc. sem.; scolopendrion,
siseleos, ana dr. 10; croci dr. 2; mirre dr. 3. Omnes medicine sunt 14,
pondus vero totum est unc. 11. Et pulverizavi et cribellavi omnia que
30 cribellanda sunt—semina vero et medullas que non sunt cribellande
pistavi donec facte sunt ad modum medulle—et confeci totum super

---

2 immoderata] **H** : consueta **M** || 10 eos] **M** : *om.* **H** || 14 et colavi] **H** : *om.*
M | colatorio] *add.* **H** et iterato || 19 bullivi] *scrips.* : bullivit **HM** || 22 quin]
scrips : quoniam **HM** || 26 id est enule] *mg.* **H** | seminis carotarum] **H** : seminum
citoniorum al. carotarum **M** || 28 14] **H** : 15 **M** || 29 11] **H** : 6 vel plures **M** ||
30 medullas] **M** : medulle **H**

prohibitione et constrictione fluxus humorum; in ea autem minime excedebat in caliditate. Inveni enim eam patientem morbum istum in iuventute preter hoc quod haberet cerebrum calidum, nec etiam erat lapsa ad frigiditatem immoderatam et non sibi debitam; erat nichilominus valde macra et extenuata. Contulit autem valde ei usus tempore paroxismi. Cum etiam utebatur ea tempore sanitatis, differrebatur paroxismus in tantum etiam quod accidebat ei paroxismus levis et cum facilitate tollerabilis. Composui autem ipsam secundum doctrinam et intentionem Galieni, dicentis quod medicine magnorum iuvamentorum componuntur ex variis et diversis medicinis, conferentibus scilicet non solum ex complexione earum sed etiam ex secundis et tertiis virtutibus earundem.

Et fit sic: Recipe capilli veneris quod sufficit et infundatur aliquamdiu in aqua calida et bulliatur et bene manibus fricetur et coletur, et in colatura eius ponatur iterato ex capillo veneris, quantum videbitur expedire, et simul iterato bulliantur et colentur sicut prius, quod totiens fiat donec bene immutetur color aque; tunc ponatur in vase mundo ad partem. Et similiter fiat de liquiritia; ipsa enim munda et contusa (**C150r**) infundatur in aqua calida semel et bulliatur et coletur et super lentum ignem iterato sicut prius ponatur donec eius colatura habeat mellis spissitudinem, et ponatur ad partem sicut prima. Consequenter recipe decoctionis capilli veneris et sape vini, spisse sicut mel, ana sciatos 2; de decoctione vero liquiritie non ponatur nisi sciatus unus, ratione spissitudinis eius, et ponatur alius sciatus ex succo feniculi. Et simul mixta, ponantur super lentum ignem et bulliantur et iterum despumentur propter succum feniculi et tandem ab igne deponantur. Hec autem la\<m\>befactio spissa est sicut mel et delectabilis saporis, nec est dubium quin valde conferat in hoc morbo.

Deinde sumantur sequentes medicine: Recipe seminis urtice unc. 3; granorum pini infusorum et lotorum et seminis lini tosti, ana unc. 1; yris, aristologie rotunde, enule campane, rubee, prassii, seminis baucie, spice nardi, ana unc. sem.; scolopendrie, fenugreci, ana zuzim 10; mirre zuzim 3; terenda autem ex eis terentur et cribrentur, et

---

lento igne cum 4 lb. de predicto lohoc quod erat ad modum mellis et administravi. Et istam compositionem non vidi apud quemquam medicorum, nec antiquorum nec posteriorum, sed transivit super ordinem rationis. Et ecce narravi tibi quod ex ipsa vidi experientia, et consulo
5   tibi habere penes te ut utaris eo tempore sanitatis et temporibus paroxismi, nisi fuerit ibi fortis febris.

    (12.6) Et nos diximus iam quod iura veterum gallorum iuvant ad maturationem sputi. Illud vero cum quo confortatur cerebrum in hac egritudine, dixit Benzohar quod invenit medicinas apponendas super
10   caput sublimiores in hoc casu quam unctiones. Sed non debet multum calefieri, sicut iam scivisti, nec debet excedere ad faciendum infrigidativa totaliter in hac egritudine. Et illud quod visum est michi est hoc: Recipe macis (*arabice besbesa*) dr. 3; spice, sandali macsir, ana dr. 2; mirre aur. 1; camphore antique dr. quartam; pulverizentur subtiliter
15   et ultimate et cribellentur et conficiantur cum aqua rosacea, (**H39va**) et fiant trocisci. Et accipiatur qualibet vice unus illorum trociscorum et teratur et aspergatur in media parte capitis. In estate ponat cum aqua rosacea; in hieme vero unguatur medium capitis sui cum oleo de citoniis et aspergatur ille pulvis super illud. Modus olei de citoniis:
20   accipiatur de oleo rosaceo bono unc. 1 et exprimatur super illud unum citonium pistatum, et apponatur in eo de mastice dr. sem., de spica dr. quarta, et ponatur in cineribus calidis donec consumatur succus et remaneat oleum, et reponatur.

    Et sciendum est quod ambra confortat cerebrum, et calidum et
25   frigidum, sicut audivi a senibus qui hoc invenerunt per experientiam, quemadmodum endivia iuvat epar calidum et frigidum. Et ideo significo domino regi ut continuo odoret ipsam et fumigetur cum ea per se, quoniam confortat cerebrum et prohibet ipsum a receptione et generatione reumatum.

---

3 transivit] **H** : transivi **M** ‖ 4 experientia] **H** : experientie **M** ‖ 10 sublimiores] **H** : subtiliores **M** ‖ 12 est hoc] **M** : *om.* **H** ‖ 13 besbesa] **H** : hesbesa **M** ‖ 15 conficiantur] **M** : conficerentur **H** ‖ 17 media parte] **M** : medietate partis **H** ‖ 20 bono] **H** : *om.* **M** ‖ 28 receptione] **H** : repletione **M**

habentia medullarem substantiam que cribrari non possunt terantur donec medulle animalium in mollitie similentur, et cum 4 lb. predicte lambitionis melli simul incorporentur super lentum ignem. Hanc autem confectionem minime a prioribus nec etiam a posterioribus habui; est autem temperata in qualitatibus primis. Iam autem dixi quod sit experimento appropriata, pro quanto consulo tibi domine quod habeas eam tecum et quod utaris continue ea, nedum tempore paroxismi sed etiam tempore quietis et sanitatis, nisi tamen fortem febrem patiaris, quod Deus avertat.

(12.6) Iam autem dixi tibi, domine, quod brodium gallorum antiquorum ad digerendum adiuvat et screandum. *De pulveribus.* Confortant autem cerebrum pulveres quorum rememorationem fecit Albenzoar; ipse invenit et decrevit pulveres utiliores esse in hoc casu inunctionibus quibuscumque. Superflue tamen calida minime conferunt tibi, domine, sicut dixi, nec etiam frigida absolute, unde quod placet michi in hoc casu est istud: Recipe (**C150v**) macis zuzim 3; <spice,> sandali aromatici, ana zuzim 2; mirre sequel 1; policarie sicce quartam partem unius derhom; terantur omnia bene et cribrentur et cum aqua rosacea imbibantur et simul incorporentur. Inde parvi trocisci informentur, ex quibus unus teratur et pulverizetur et pulvis ille super mediam crinem capitis aspergatur. Et tempore tamen calido imbibatur pulvis iste cum aqua rosacea, sed tempore frigido unguatur prora caput cum oleo citoniorum et consequenter superaspergatur pulvis predictus. Modus autem compositionis olei de citoniis est iste: Recipe electi olei rosacei et bene aromatici unc. 1 et succum expressum ab uno citonio et darhan 1 masticis et quartam partem unius darham spice nardi, et omnia simul mixta ponantur super cinerem valde calidum, et stet ibi donec succus predictus sit consumptus et supersit oleum solum, et tunc reponatur ad partem.

Scias autem, domine, quod ambra confortat cerebrum calidum et etiam frigidum, quod quidem habui ab antiquis in hoc opere qui hoc per experimentum sciverunt, sicut etiam experimento sciverunt endiviam

---

1 habentia] **C** : habundantia **Pe** | possunt] **C** : potest **Pe** || 3 melli] **C** : mellis **Pe** || 6 appropriata] **Pe** : ap [*vacat*] **C**, *mg.* **C** appropriari || 8 nisi] **Pe** : ne **C** || 9 patiaris quod Deus avertat] **C** : quod Deus avertat paciaris **Pe** || 11 adiuvat] **C** : adiuvet **Pe** || 14 inunctionibus] **Pe** : immutationibus **C** || 16 istud] **C** : illud **Pe** || 17 aromatici] *scrips.* : aroᵃ **Pe** : *vacat* **C**, *mg.* **C** ro. | policarie] **C** : policaria **Pe** || 21 et] **C** : *om.* **Pe** || 23 prora] *scrips.* : prius **CPe** || 28 stet] **C** : stent **Pe** || 30 domine] **C** : *om.* **Pe** || 31 hoc] **C** : *om.* **Pe**

Item accipiatur de oleo ben simplici, non confecto nec aromatizato,
dr. 4, et dissoluatur in ipso ambre crude aur. 1, sandali macsir triti et
cribellati aur. sem., camphore antique dr. quarta; fiat ex istis gallia
cum qua unguatur medium capitis et anterior pars eius post eius exi-
5   tum a balneo per mediam horam vel quasi. Et utatur frequenter hac
unctione in capite tempore hiemali; in estate vero rare fiat, sed non
totaliter tollatur.

In tempore vero paroxismi, iam dixerunt posteriores fumigationes
confortantes cerebrum et exiccantes eius humiditates superfluas et
10 prohibentes eas a fluxu. Et ex illis est aloes; dicunt quod quando proic-
itur super carbones et recipitur eius fumus per nares et os, est res
experta et vera. Aliud: Accipiatur costi et storacis liquide, arsenici
rubei, gumi butim et galbani et masticis, ana partes equales; misceantur omnia et proiciantur super carbones ut ascendat fumus et intret per
15 os et nares et impleatur inde caput et pectus. Dixerunt quoniam confert perfectum iuvamentum. Aliud: Recipe arsenici, aristologie longe,
ana; terantur et conficiantur cum pinguedine bovina et fumigetur.

(12.7) Clisteriorum vero que sunt facienda in hac egritudine, magis
lentum est clistere de bletis: et est quod accipiatur de aqua earum lb.
20 sem., olei sirag vel sisamini unc. 4; calefiat et prohiciatur in ipso nitri
dr. 1 et clisterizetur cum eo. Et fortius est illo oleum olivarum in quo
bullierit vinum et apposito in eo modico nitro vel baurac; fiat cum eo.
Et fortius hoc est quod accipiatur mentastri et aneti, ana M 1, succi
bletarum lb. sem., olei boni lb. sem.; bulliat hoc totum et, adiuncto ei
25 modico baurac, clisterizetur cum ipso. Et fortius hoc est ut accipiatur
aneti, mentastri, et centauree, ana M 1; bulliant omnia in aqua simul

---

2 dr.] *corr.* **M** *ad* unc. || 3 quarta] **H** : 4 **M** || 5 frequenter] **H** : *om.* **M** || 6 rare] **H**
: raro **M** || 10 est] *add.* **M** lignum | dicunt] **H** : dicitur **M** || 12 storacis] *add.* **H**
timiame || 13 butim] **M** : butini **H** || 16 perfectum iuvamentum] **H** : manifeste
M || 19 lentum] **H** : lenitivum **M** || 20 vel sisamini] **H** : *om.* **M** | nitri] **M** : de vino
H || 22 nitro] **M** : vitro **H** || 24 sem.] **H** : 1 **M** || 26 simul] **H** : *om.* **M**

prodesse tam in passionibus epatis calidis quam frigidis. Propter hoc consulo tibi, domine, quod continue odores eam et ea sola te fumiges. Hoc enim confortat cerebrum et prohibet ne in eo superfluitates generentur nec etiam recipiantur.

Accipe etiam olei muscelini, simpliciter et sine alterius commix- 5 tione, 4 daraham, in quo dissoluatur ambre crude electe sequel 1, sandali aromatici pulverizati et cribellati sequel sem., camphore quartam partem unius darham; ex quibus simul mixtis unguatur medium capitis et frons seu prora eius, post egressum tamen eius a balneo per spatium dimidie hore. Augmenta tamen usum inunctionis eius tem- 10 pore frigido et diminue ipsum tempore calido, non tamen cesses ab eo omnino.

De fumigationibus. Posteriores autem retulerunt fumigationes quasdam multum in paroxismo conferentes, eo quod cerebrum confortant et superfluas humidi(**C151r**)tates in eo existentes desiccent et fluxum 15 earum prohibeant. Et una earum fit cum aloe, unde dixerunt quod ponatur in igne quoad vapor et fumus eius ingrediens per os et nares ad caput ascendat, et hoc siquidem experimentum verum est et certum. Aliud: Recipe costi, arsenici rubei, storacis liquide, grani albotim (*id est ara'h*), masticis, boquena (*id est galbani et secundum alios alcane*), ana par- 20 tem 1; omnia simul mixta ponantur super ignem donec fumus eorum per os et nares ingrediatur et eo caput et pectus repleatur. Ferunt autem hoc prodesse perfecte in ultimo. Aliud: arsenicum et aristologia simul mixta incorporentur cum adipe bovino et fiat ex eo fumigium.

(12.7) *De clisteribus.* Debilius autem ex clisteribus ad hoc conferenti- 25 bus est istud: Recipe succi sicle lb. sem., olei sisamini unc. 4; bulliantur simul, quibus addantur salis nitri darhan sem., et iniciantur per clistere. Aliud fortius precedenti: Recipe vini et olei simul bullitorum, quod sufficit, quibus addatur salis baurach aliquantulum et iniciantur per clistere. Aliud fortius precedenti: Recipe aneti et mentastri, ana M 1, 30 olei electi lb. sem., succi sicle lb. sem.; omnia simul mixta bulliantur et

---

1 calidis] **C** : calidi **Pe** | frigidis] **C** : frigidi **Pe** || 7 et] *del.* **C** pulverizati | cribellati] **C** : crebrati **Pe** || 10 tamen] **C** : cum **Pe** || 11 diminue] **C** : dimidie **Pe** || 13 fumigationibus] **C** : suffumigationibus **Pe** | fumigationes] **C** : suffumigationes **Pe** || 14 confortant] **C** : conforent **Pe** || 19 arsenici rubei] arsenici ru. **Pe** : *vacat* **C**, *mg.* **C** arsenici ru. | grani] **CPe** : gumi *Ar.* || 20 ara'b] *vacat* **C**, *mg.* **C** ara'b : arab' **Pe** | boquena] **C** : voquena **Pe** || 26 bulliantur] **Pe** : bulliant **C** || 27 darhan] **Pe** : dahum **C** || 30 precedenti] **Pe** : predictis **C**

et adiungatur ei de bono oleo unc. 2 et medulle cassiefistule unc. 1, et
clisterizetur cum eo dum est tepidum. Quod si fuerint ibi ventositates,
adiungatur huic de cimino unc. sem. Adiunctio vero pinguedinis anatis
vel galline cum oleo in ipsis omnibus clisteribus (**H39vb**) est bonum.

5   Et fortius eo quod adiungitur in clisteribus est coloquintida, a 2 dr.
usque ad sem.; bulliat cum precedentibus et fiat clistere. Et si adiunx-
erit super hiis de serapino et oppopanaco et de castoreo secundum quod
negotium prestat, erit fortius. Omnia vero huiusmodi clisteria acuta non
debent fieri in estate, nec cum febre; nec indigebit quis aliquo eorum

10   nisi apud magnam grossiciem humorum et vehementem opilationem.

(12.8) Et Galienus iam inhibuit fieri senibus clisteria cum rebus
acutis omni tempore. Et scias quod incipere cum clisteriis acutis est
sicut ponere medicinas vehementis laxationis, que ponende non sunt
nisi de consilio periti medici assistentis, non significantis a longe. Lax-

15   ativa vero usitata sunt hec, scilicet laxativum educens humores flegmaticos et mundificans caput: Recipe yere aur. 1; agarici, turbith, ana
dr. sem.; zinziberis dr. quartam; accipiatur cum iulep.

Aliud fortius eo in mundificatione pulmonis: Recipe agarici aur.
sem., aristologie dr. sem., anisi dr. quartam. Aliud fortius: Recipe

20   oppopanacis dr. sem., yere pigre dr. 1, coloquintide dr. quartam; pre-
paretur cum tantundem medulle festucarum et gumi dragaganti et
bibatur cum aqua mellis.

Aliud fortius, et est bona compositio cum qua debet laxari per tempora et in paroxismo huius egritudinis quando fuerit fortis: Recipe

25   agarici, turbith, ana unc. sem.; yere pigre dr. 1; mirre, radicis lilii,
marubii, ana dr. quartam; anazaruc (*id est sarcocolle*) dr. quartam; coloquintide, anisi, gumi dragaganti, bdellii, ana octavam partem aur.;
conficiatur cum rob de uvis.

---

1 unc. 1] **M** : *om.* **H**, *mg.* **H** et mellis quantum sufficit ‖ 3 anatis] **M** : *om.* **H** ‖
4 vel] **H** : et **M** ‖ 5 dr.] **H** : unc. **M** ‖ 6 bulliat] **M** : *om.* **H** ‖ 11 inhibuit] **M** :
innuit **H** | clisteria] **M** : clistere **H** ‖ 15 scilicet] **M** : *om.* **H** ‖ 16 mundificans] **M** :
mundans **H** ‖ 17 accipiatur] **M** : recipiat **H** ‖ 21 festucarum] **H** : cassiefistule aut
fisticorum **M** ‖ 23 qua] **M** : aqua **H** ‖ 25 unc.] **M**, *mg.* **M** unc. al' dr. : dr. **H** | dr.]
H : unc. **M** ‖ 26 dr.] **H** : unc. **M** ‖ 27 gumi] *add.* **M** arabici

eis aliquantulum sal nitri addatur et per clistere iniciatur. Aliud precedenti fortius: Recipe aneti, mentastri, centauree minoris, ana M 1;
omnia bulliantur seu in aqua elixentur, quibus addantur olei electi unc.
2, mellis et cassiefistule quantum videbitur expedire, et actu tepida iniciantur per clistere. Et si adesset ventositas, addatur predictis cimini   5
unc. sem. Si autem additur cum oleo auxungia anatis vel galline in
omnibus clisteribus erit perutile.

Erit autem fortius predictis omnibus si addatur predictis a darhan
sem. coloquintide usque ad darhan 2, et (**C151v**) cum hiis que diximus
decocta et bullita iniciantur per clistere. Erit etiam fortius si addatur   10
predictis ex serapino, opoponaco, et castoreo, quantum videbitur expedire. Non tamen congruit usus istorum clisteriorum calidorum tempore calido, nec etiam cum febris adest, nec etiam indigent eis nisi
habentes humores grossos et opilationes.

(12.8) Iussit autem Galienus—et medicos etiam in hoc certificavit—   15
ne clisterizentur aliquo modo senes huiusmodi clisteribus calidis et
acutis. Et scito quod sicut usus fortis farmacie nocet a principio, sic
etiam et usus violentorum et acutorum clisteriorum, que quidem nunquam debent fieri nisi de consilio periti medici, non tamen absentis
sed presentis. *De solutionibus.* Est autem ex convenientibus solutivis in   20
hoc morbo sequens medicina, educens a corpore humores flegmaticos
et purgans caput: Recipe yerapigre sequel 1, agarici albi, turbit albi et
gummosi, ana darhan sem.; zinziberis albi quartam partem unius darhan; que simul mixta cum iulep misceantur.

Aliud fortius precedenti in mundificatione pulmonis: Recipe agar-   25
ici electi darhan 1 et sem., anisi quartam partem unius darhan. Aliud
fortius precedenti: Recipe opoponacis sequel sem., yerapigre darhan 1,
coloquintide preparate cum pondere sui medullaris substantie pistacearum et dragaganti, ana quartam partem unius darhan, et sumantur in potu cum mellicrato.   30

Aliud fortius precedenti et nichilominus perutile, unde decet quod
fiat purgatio temporibus congruis et precisis et maxime cum aderit violentus et fortis paroxismus: Recipe yerapigre darhan 1; agarici, turbit

---

1 et] **C** : *om.* **Pe** | iniciatur] **C** : iniciantur **Pe** ‖ 3 elixentur] **C** : elixantur **Pe** ‖
4 mellis et] **CPe** : medulle *Ar.* ‖ 6 anatis] **C** ; anetis **Pe** ‖ 8 addatur] **C** . addantur
Pe | a darhan] **C** : de adarha' **Pe** ‖ 15 etiam] **Pe** : *om.* **C** ‖ 16 huiusmodi] **C** : huius
Pe | et] **C** : *om.* **Pe** ‖ 23 ana] **C** : *om.* **Pe** ‖ 26 1] **C** : *om.* **Pe**

Aliud fortius eo: Recipe turbith, agarici, succi absinthii, ana aur. 1;
yere dr. 1; coloquintide, gumi dragaganti, ana dr. quartam; scamonee,
masticis, ana octavam partem unius dr.; bdellii dr. sem.; conficiantur
cum aqua feniculi et fiant pillule cum oleo amigdalarum. Aliud fortius
5 eo, mundificans pulmonem valde: Recipe coloquintide, gumi dragaganti, ana octavam partem dr.; anisi, epithimi, serapini, aristologie,
ana dr. sem.; conficiantur cum aqua mellis.

Aliud fortius illo: Recipe seminis urtice, polipodii, ana dr. 1; succi
cucumeris asinini dr. sem.; coloquintide dr. quartam; gumi dragaganti,
10 bdellii, ana dr. quartam; festucarum mundatarum granorum 3; conficiantur cum aqua apii et fiant pillule cum oleo amigdalarum. Hoc
enim habet educere humores grossos viscosos multos et malos.

Et scito quod ista laxativa fortia sunt que conferunt huic egritudini
quando facta fuerint suo loco et tempore. Nec est laxandum in hac
15 egritudine cum generibus mirabolanorum. Laxationes vero debiles
sunt cassiafistula et reubarbarum, et non sunt mala quando fuerit
intentio ad lenificandum tantum, non alio modo. Sed non habet cassiafistula nec reubarbarum (**H40ra**) operationem in mundificatione
capitis nec in mundificatione pulmonis.

20 (12.9) Modus vero medicinarum laxativarum et preparatio factionis earum sicut experti sunt periti medici in occidente, et nos vidimus
ad oculum et reiteravimus; ipsarum experientia est sicut narrabo tibi.
De agarico: agaricus fricetur super stamine donec cribelletur. *De turbith:*
turbith abradatur cortex superior et teratur et cribelletur. Yera vero
25 ultime cribelletur. *De coloquintida:* coloquintida vero forficulis incidatur
subtiliter multum, et non accipiatur nisi quod alba et mundata est, et
de maiori. Et caveat a turbith putrido et corroso sicut veneno. Gumi
vero dragaganti infundatur et extrahatur per pannum.

---

1 succi] **H** : *om.* **M** ‖ 8 dr.] **H** : unc. **M** ‖ 9 dr.] **H** : unc. **M** ‖ 10 dr.] **H** : unc.
M | granorum 3] **H** : grana 4 **M** ‖ 11 amigdalarum] **H** : amigdalino **M** ‖
12 viscosos multos et] **H** : et viscosos **M** ‖ 21 sunt periti] **H** : *om.* **M** ‖ 23 agaricus]
M : agaricum terratur et **H** ‖ 25 de coloquintida] **H** : *om.* **M** ‖ 26–27 et
non…maiori] **H** : *om.* **M** ‖ 28 infundatur et extrehatur] **M** : infundantur et
extrahantur **H**

electorum, ana darhan sem.; sarcocolle quartam partem unius darhan; anisi, coloquintide, dragaganti, bdellii, ana quartam partem unius sequel; incorporentur omnia ista simul cum sapa vini.

Aliud fortius precedenti: Recipe turbit, agarici, et succi absinthii, ana sequel 1; yerepigre darhan 1; coloquintide, dragaganti, ana quar- *5* tam partem unius darhen; scamonee, masticis, ana octavam partem unius darhan; bdellii darhan sem.; incorporentur omnia cum succo feniculi et formentur inde pillule cum oleo avellanarum. Aliud fortius precedenti, mundificans pulmonem: Recipe coloquintide, draga- ganti, ana octavam partem unius sequel; anisi, epithimi, sagapini, *10* (**C152r**) aristologie, ana darhan sem.; incorporentur omnia simul cum mellicrato.

Aliud fortius: Recipe seminis urtice, polipodii, ana darhan 1; succi cucumeris asinini darhan sem.; coloquintide quartam partem unius darhen; dragaganti, bdellii, ana tantundem; granorum pistacearum *15* cum succo apii malaxatorum tria numero; informentur pillule cum oleo avellanarum. Ipse enim fortiter educunt humores grossos viscosos et perviscosos.

Scias autem domine quod hec farmaca fortia multum prosunt in hoc morbo, dum tamen fiant tempore et loco oportuno. Purgatio autem *20* cum mirabolanis nequaquam congruit in hoc morbo. Usus autem levium et facilium, sicut cassiefistule et reubarbari, minime obest cum fuerit necessaria mollificatio intestinorum; eorum tamen opus est impotens in mundificatione capitis et pulmonis.

(12.9) Hic autem est modus compositionis et rectificationis medici- *25* narum solutivarum quem quidem experti sunt omnes sapientes medici in occidente. Nos etiam probavimus eum sepius et oculis propriis vidi- mus. Et hic quidem modus cuius operationem tibi domine dicam levis est et facilis, et est iste. Agaricus electus teratur et per cribrum duca- tur et cribretur, et similiter fiat de turbit electo et scorticato, necnon *30* etiam de yerapigra. Verum pulpam coloquintide quanto plus poterit minutissime forpicibus incidatur, nec sumatur ex maiori pomo earum nisi quod erit albius ex eo et mundum. Est autem valde cavendum ne

---

6–7 scamonee…darhan] **Pe** : *om.* **C** || 11 aristologie] aristol. **Pe** : astrolog' **C** || 14 asinini] *scrips.* : ani. ana **C** : asini **Pe** || 15 pistacearum] **Pe** . pistaceorum **C** || 16 tria numero] **Pe** : *vacat* **C,** *mg.* **C** tria numero || 19 scias] **C** : sci **Pe** || 22 cassiefistule] **C** : cassia f. **Pe** || 26 quem] **C** : quoniam **Pe**

Et in quacumque medicina laxativa intrat coloquintida aut eius folia, sic debet esse in ipsa modus eius operationis, scilicet quod teratur primo bdellium et ponatur super coloquintidam infusam vel incisam aut super folia eius contusa, et terantur grana festucarum
5   postquam fuerint rasa cum cultello et ponantur cum eis. Deinde extrahe gumi dragaganti per peciam et confice cum ea coloquintidam cum qua est parata et malaxa totum donec fiat sicut placentula, tunc imponat in ea yeram et alias medicinas cribellatas. Scamonea vero et mastix terantur grosso modo; similiter cetere medicine laxative (preter
10 eas quas diximus) terantur grosso modo et non cribellentur, et maxime mirabolani, quoniam debent teri et non cribellari. Et conficiatur totum cum aliquo liquorum, et fiant pillule cum oleo amigdalino. Quod si volueris mundificare residuum corporis, facias pillulas parvas, et sit in illis pillulis humiditas et sumat illas in aurora. Et si senserit a
15 medicina puncturam et dolorem, faciat bullire de lingua bovis dr. 3, sticados aur. 1, de origano comestibili dr. sem., et coletur super zucharam et bibat de eo, et sedabit dolorem et puncturam et operabitur medicina suam operationem.

(12.10) Hec omnia recepimus a senioribus occidentis regionis, et
20 iam tractatum est aliquid de istis in libris non divulgatis apud homines. Et nos quidem iam tradidimus hoc totum quoniam nostre intentionis est utilitatem conferre omnibus hominibus secundum posse. Provocare autem medicinam quando tardaverit a sua operatione aut decidere illam si excesserit in operatione et resistere malis accidentibus quando
25 affuerint—hec omnia sunt magnum capitulum in arte medicine, quod non tolerat hic tractatus. Hoc enim totum diversificatur super diversitatem medicine sumpte et secundum diversitatem etatum et complexionum et (**H40rb**) regionum et temporum anni.

---

1 coloquintida] *add.* **H** incisa sicut dictum est ‖ 3 incisam] *scrips.* : infusam vel incisam **H** : infusam **M** : incisam *Ar.* ‖ 4 eius] *add.* **H** incisa vel ‖ 5 ponantur] **M** : ponatur **H** ‖ 9 terantur] **M** : teratur **H** ‖ 11 quoniam...cribellari] **H** : *om.* **M** ‖ 14 humiditas] *add.* **H** et mollities ‖ 15 dr.] **M** : unc. **H** ‖ 16 de] **M** : *om.* **H** ‖ 19 recepimus] **M** : recipimus **H** ‖ 25 magnum capitulum] **H** : magnam causam **M**

turbit sit abiectum, utpote corruptum et corrosum. Dragagantum in medicinis solutivis ponendum prius est in convenienti liquore vel in aqua infundatur et panno coletur.

Omnis autem medicina solutiva cuius compositionem ingreditur coloquintida, sicut dictum est incisa aut super eius folia quassata et contusa, bdellium tritum ponatur, et similiter addantur eis grana pistacearum cum gladio bene munda. Consequenter cum dragaganto a panno educto bene incorporetur coloquintida etc., eius nocumenta prohibentia, et formentur inde trocisci quibus superaddatur yerapigra et alie medicine cribrate sicut diximus. Scamonea autem et mastix non debent fortiter sed grosso modo teri et quasi quassari; sic etiam sunt preparande alie (**C152v**) medicine solutive ab hiis quas retulimus, et maxime mirabolani. Ipsi enim debent grosso modo teri nec debent cribrari. Debent autem omnes incorporari cum aliquo ex sirupis ad propositum congruis, et debent consequenter pillule cum oleo amigdalarum informari. Et sint pillule parve si intendatur purgatio residui corporis, et sit in eis humiditas et mollities et sumantur post digestionem cibi de mane. Si autem farmacatus pateretur ex medicina in stomaco tortiones et dolores, bulliantur darhe 3 lingue bovine et sequel 1 sticados et origani domestici darhe sem. et colentur, et ex sola colatura aut cum zuccara offeratur in potu, quantum videbitur expedire. Hoc enim sedat predictos dolores preter quod impediat medicine operationem.

(12.10) Hec autem omnia habuimus ab antiquis occidentalibus. Fit tamen rememoratio quorundam ex eis in quibusdam libris sapientum non omnibus manifestis. Posuimus autem et retulimus ista in hoc libro intendentes ad communem utilitatem omnium posse nostro. Referre autem quot vicibus educat quelibet medicina solutiva, et qualiter tollatur vel restringatur eius operatio cum nimis ducit, et qualiter breviter resistatur et obvietur omnibus malis sinthomatibus ex medicinis contingentibus, esset quidem componere magnum tractatum in arte medicine, quam minime tollerat liber iste. Est enim in hoc magna diversitas secundum diversitatem medicinarum solutivarum et secundum diversitatem complexionum, regionum, etatum, et temporum anni.

---

2 est] **CPe**, *eras.* **C** ‖ 5 incisa] *scrips* : inscinam **Pe** : inscidatur **C** ‖ 6 pistacearum] *add.* **C** tamen ‖ 18 farmacatus] **Pe** : farmaticus **C** ‖ 26 libro] **C** : loco **Pe** ‖ 28 et] **Pe** : *om.* **C** | tollatur] **Pe** : colatur **C**, *mg.* **C** tollatur ‖ 32 quam] **C** : quem **Pe**

Vomitiva vero si fuerint necessaria hoc modo fiant. In primis comedat patiens de radice et accipiat post illud dr. 2 nitri cum media lb.
aque mellis. Vomitivum aliud fortius illo: Accipe frustra de elleboro
albo aut de ligno eius et cibetur cum eo radix comestibilis et dimitta-
5 tur per diem et noctem; deinde accipiatur et comedat radicem illam et
bibat post eam aquam mellis et vomat. Aliud vomitivum fortius illo:
Recipe sinapis, salis, ana unc. 1; nitri danic 2; baurac armenici dr.
sem.; dissoluantur hec in tribus unc. aque et unc. 1 mellis et bibat, et
vomat.
10   (12.11) Manifestum est quoniam non fuit intentio in hoc tractatu
perficere totum quod positum est ex generibus medicinarum in hac
egritudine, sed fuit intentio colligere que levia sunt ad faciendum et
que plures homines facere consueverunt. Et ecce retuli domino meo ex
illis quod secundum me melius est, eo quod postulasti, cum adiutorio
15 creatoris.

---

5 accipiatur et] **H** : *om.* **M** ‖ 6–9 aliud vomitivum…vomat] *mg.* **H** ‖ 11 perficere]
H : perficitur **M** ‖ 14 eo quod postulasti] **H** : *om.* **M** ‖ 15 creatoris] *add.* **M**
sequitur capitulum 11 [*sic*] de quo partem habes in fine tractatus de regimine
sanitatis Moyses sed pars deficit et sunt quedam generalia ad omnia *et explicit*

De vomitu. Cum autem, domine, indigebis vomitu, comedas raphanum in principio et consequenter superbibe solius mellicrati lb. sem.
cum duabus darhen salis nitri. Aliud fortius: primo frustra ex radice
vel stipite ellebori albi infigantur in raphano et permittantur ibidem
per diem et noctem, et consequenter, abiectis frustris predictis, rapha-   5
nus comedatur et mellicratum superbibat et tunc vomat. Aliud fortius
primo: Recipe sinapis, salis, ana darhen 1; baurac armenici, nitri, ana
danic 2; omnia trita dissol(**C153r**)uantur tribus unc. aque et unc. 1
mellis et sumantur in potu, et vomat.

(12.11) Est autem notum non esse de intentione huius tractatus ut   10
relatio omnium quorum relationem fecimus perficiatur in cura huius
morbi, sed fuit in hoc intentio nostra facere rememorationem eorum
que de facili fieri possunt et quibus plures usi sunt; hoc etiam regimine usi sunt plures peritorum medicorum. Iam igitur, domine, scriptum est celsitudini et maiestati tue quod opinor magis tibi prodesse   15
secundum postulationem tuam.

1 vomitu] **Pe** : vomit' **C** | vomitu] **C** : vomitum **Pe** ‖ 3 aliud] alius **CPe**, *corr.* **Pe** *ad*
aliud ‖ 4 infigantur] **C** : infingantur **Pe**, *corr.* **Pe** *ad* infigantur ‖ 11 relatio] **Pe** : rel'o
C ‖ 14 scriptum est] **Pe** : scripsi **C**, *post* scripsi *del.* **C** tamen

[Capitulum tredecimum]

[De memoratione capitulorum pauci numeri et multi iuvamenti
apud omnes homines in regimine sanitatis et sanatione
egritudinum per modum precepti precedentium.]

5   (13.1) Inquit auctor: Primum quod oportet considerare est preparare aerem, postea vero preparare aquam, deinde preparare cibaria,
quoniam ea que medici appellant spiritus sunt vapores subtiles existentes in corpore humano et ceteris animalibus, quorum principium et
maior pars materie est ab aere aspirato ab extra. Et vapor qui est de
10   sanguine existente in epate dicitur spiritus naturalis, vapor vero
existens in corde et arteriis dicitur spiritus vitalis. Vapor autem
existens in ventriculis cerebri et quod ab eo transmittitur per concavi-
tates nervorum dicitur spiritus animalis. Sed principium omnium et
maior pars materie est ab aere ab extra attracto, et quando fuerit aer
15   putridus aut fetidus aut turbidus, alterantur illi spiritus omnes et erit
ipsorum negotium econtrario quod debet esse.

(13.2) Inquit Galienus: Consideratio in substantia aeris quam contrahit homo in sua aspiratione est ut sit in fine temperantie ab omni
re que ipsum coinquinat.

20   (13.3) Inquit auctor: Et quantumcumque spiritus subtilis erit, erit
et ipsius mutatio immutatione aeris maior. Nam spiritus naturalis
grossior est vitali, et vitalis grossior est animali; mutato igitur aere
modica mutatione, mutabitur spiritus animalis mutatione que percipi
potest. Et propter hoc reperiuntur multi percipientes in se defectum
25   suarum animalium operationum apud aeris corruptionem, scilicet
quia accidunt eis stupefactio in eorum intelligentia et abbreviatio
intellectus et defectus memorie, quamvis ipsorum operationes vitalis
et naturalis non percipiant mutationem.

---

5 considerare] *scrips.* : curare **H** ‖ 20 subtilis] *scrips.* : subtiles **H** ‖ 28 percipiant]
scrips. : periciant **H**

Capitulum 13m

De manifestatione quorundam capitulorum numero paucorum
sed uti iuvamento magnorum apud omnes, nedum in regimen
sanitatis sed etiam in cura egritudinum, procedentium
secundum semitam canonum. *5*

(13.1) Est igitur sciendum quod decet hominem primo esse attentum super correctionem et rectificationem aeris et consequenter super
rectificationem aque et potus et deinde super rectificationem ciborum,
nam quod medici spiritus vocant sunt quidam vapores subtiles qui in
corpore animalis quamdiu vivit reperiuntur. Est autem principium et *10*
maior pars materie ex qua generantur ab aere exterius attracto. Ipsi
autem medici vocant vaporem sanguinis in epate existentem spiritum
naturalem, et vaporem existentem in corde et arteriis spiritum vitalem,
et vaporem existentem in ventriculis cerebri penetrantem infra nervos
spiritum animalem. Est autem principium et maior pars materie et *15*
que generantur ab aere exterius attracto, et ideo est quod si fuerit aer
continens putridus turbidus et corruptus, quod predicti omnes spiritus
immutabuntur ab eo immutatione mala et preter naturam.

(13.2) Unde inquit Galienus: Esto attentus quod aer subintrans
corpus per inspirationem sit in ultimo temperiei et equalitatis et sin- *20*
cerus et mundus ab omni impuritate ipsum corrumpente.

(13.3) Inquit compilator: Sciendum quod quanto spiritus clarior est
et subtilior, tanto citius ab aere immutatur. Est autem spiritus naturalis grossior spiritu vitali, et vitalis animali, et inde est quod spiritus
animalis ex modica alteratione aeris similiter alteratur; inde etiam est *25*
quod plures hominum participant diminutionem et debilitatem operationum animalium ex corruptione aeris, ita quod contingat eis apprehensionis occultatio et ratiocinationis imperfectio et reminiscentie et
memorie diminutio, preter quod in eorum operationibus naturalibus
(**C153v**) et vitalibus aliqua immutatio comprehendatur. *30*

---

4 procedentium] *scrips.* : precedentium **C** || 7 correctionem] **Pe** : correptionem **C** ||
8 rectificationem] **Pe** : rectificatione **C** || 9 quidam] **C** : quidem **Pe** || 14 cerebri] *add.*
C et || 26 participant] **CPe** : percipiant *Ar.* || 28 occultatio] **C** : occultationis **Pe** ||
29 diminutio] **C** : *om.* **Pe**

(13.4) Respectus aeris civitatis ad aerem camporum et locorum silvestrium est sicut respectus aque turbide et grosse ad aquam claram
et mundam; nam civitatis aer, propter sua edificia et viarum stricturas
et plurimum eius quod dissoluitur ex suis superfluitatibus et cadaveri-
5   bus suis et bestiarum suarum (**H40va**) et illud quod putrescit ex suis
cibis, erit iacens et grossus et turbidus et eius vapores tenebrosi, et
erunt similiter venti in illa proportione secundum gradum, et cum hoc
non perpenditur illud a nobis. Ex qua non possumus excusari ab habitatione civitatum ex quo nutriti sumus in illis et consuevimus in hoc;
10 eligende sunt saltim que illarum discoperte sint aere circumquaque,
et maxime ex parte aquilonis et orientis, et existentes super excelsis
montibus, et in quibus non sunt multe aque et fontes. Quod si etiam in
hoc non poteris accipere argumentum, saltem eligendum est de civitate extremum eius circa partem orientalem et septentrionalem; et
15 sint habitacula excelsa suis edificiis et ampla, in quibus dominetur
ventus aquilus et ingrediatur in ipsam sol, quoniam sol dissoluit aeris
putredines et subtiliat ipsum, clarificat et purum facit. Et sit semper
locus tue habitationis a latrinis procul quantumcumque fuerit possibile. Et cum hoc, argumenteris in te semper rectificare aerem et exic-
20 care ipsum bonis odoribus et fumigationibus, cum hiis que conveniunt
secundum aeris alterationem. Et hoc est radix in principio cuiuscumque egritudinis regiminis ex regiminibus corporis et anime.

---

21 radix] *scrips.* : radis **H**

Capitulum 2 huius capituli: De comparatione aeris villarum ad aerem plagorum heremorum et locorum inhabitabilium.

(13.4) Est autem comparatio aeris villarum ad aerem heremorum et locorum inhabitabilium eadem que est aquarum grossarum impurarum et turbidarum ad aquas puras subtiles et pervias, et hoc ideo 5 quoniam in illis pre celsitudine edificorum et altitudine vicorum, necnon ratione eius quod dissoluitur ab eorum incolis et superfluitatibus ipsorum et morticiniis et cadaveribus eorundem, et etiam ratione putrefactionis ciborum eorum, efficitur aer sopitus seu immobilis et grossus turbidus fumosus et corruptus. Et secundum hoc etiam alter- 10 antur et immutantur gradatim spiritus ex eo; nullus tamen ex eis percipit bene quod eis inde contingit. Si autem, domine, non fuerit tibi oportunum quod possis fugere predictas aeris malas dispositiones, eo quod simus assueti in villis et civitatibus nutriri, eligas saltem ex villis et civitatibus eam cuius orizon magis sic fit patulus et apertus septen- 15 trioni, etiam et orienti patulam et apertam et in arduis montibus fabricatam, nec etiam sint circa aut prope eam aque vel arbores nisi pauce. Si autem nequeas te transferre ab una villa vel civitate ad meliorem, saltem transferas te domine ad partem eiusdem civitatis versus oriens et septentrionem existentem; sitque domus habitationis 20 tue ardue structure et capacis concavitatis, per quam scilicet ventus septentrionalis et sol transire valeant, nam sol dissoluit putredines in aere existentes et ipsum subtilem et clarum et purum efficit. Esto autem attentus domine in quantum poteris ut sit latrina magis remota a loco tuo in quo moraberis et sedebis; ama etiam domine rectificare 25 et exsiccare aerem cum aromaticis et fumigationibus convenientibus, et hoc secundum immutationem et alterationem aeri contingentem. Hoc autem est radix que in principio omnis regiminis corpori et anime convenientis congruet.

---

1 comparatione] **Pe** : operatione **C** ‖ 3 comparatio] **Pe** : comper'o **C** ‖ 7 eorum] **Pe** : eo **C** | incolis] incol. **Pe** : *vacat* **C**, *mg.* **C** incol. ‖ 14 nutriri] **C** : nutriti **Pe** ‖ 15 fit] **Pe** : sit **C** ‖ 16 fabricatam] **Pe** : fabricans **C** ‖ 17 sint] **Pe** : sit **C** ‖ 22 nam] **Pe** : unde **C** ‖ 24 magis] **C** : tua **Pe** ‖ 29 congruet **C** : congruit **Pe**

(13.5) Quamvis homo caveat sibi toto posse, impossibile est quod
non accidant aliqua accidentia in suo corpore frequenter. Aliquando
enim erit sua natura lenis et aliquando sicca aliquantulum; similiter
homo aliquo die non poterit digerere, aut accidet ei aliquid doloris
5 capitis aut in aliqua parte corporis, et multa hiis similia. Et tunc cave
ne intendas curare huiusmodi accidentia, nec festines accipere medicinam qua illud modicum accidens removere intendas, quoniam nobilior
medicorum docuit nos super hoc quia natura ipsa sufficiens est in
medicatione istorum talium nec eget adiutorio medicinarum, sed per-
10 maneas semper cum regimine sanativo et bono. Nam si forte medicare
volueris illud parvum accidens, tu incides inter duo: vel quia tua operatio erit erronea et contraria eius quod natura voluerit, et pones ipsam
in confusionem et augebis malum; aut erit tua operatio conveniens et
convertens naturam ad suas operationes naturales, et docebis tuam
15 naturam pigritiam, ut non operetur quidem nisi cum extraneo amini-
culo. Et erit hoc simile ei qui docet iumentum suum quod non ambulet
nisi cum stimulo, quoniam stabit donec faciet ipsum movere homo. Et
manifestatio huius est quare aliquando invenies naturam lenem preter
consuetudinem, absque innovatione alterius adiutorii in sui regimine,
20 et durabit illud duobus vel tribus diebus sine dolore et debilitate virtutis. Quod si tunc inceperis a coadunatione et restrinxeris hanc solutio-
nem, convertetur natura ad sui consuetudinem cum medicina quam
feceris. Et possibile erit fuisse illius causa motus naturalis ex motibus
virtutis expulsive (**H40vb**) que excitata fuit ad expellendum subito
25 quod debuit et inde lenificavit naturam; et quando restricta fuerit,
remanet confusa et perdetur eius operationis rectitudo et occultabitur
quod paratum erat cernere, et evenient ex hoc egritudines. Et possibile est fuisse causa illius lenitatis debilitas retentive virtutis, et si
dimisisset illam fuisset excitata per se et membrum fuisset conversum

---

14 et docebis] *om.* **H**, *add.* **H** *mg.* | tuam] *corr.* **H** *ex* tuas || 20 durabit] *add.* **H** ei ||
24 excitata] *corr.* **H** *ex* exicata || 27 cernere] *scrips.* : cerne **H** || 28 debilitas] *scrips.* :
debilitatem **H**

Capitulum tertium huius capituli.

(13.5) Est igitur sciendum quod si quis in quantum poterit laudabilem regimen servaverit, quod pauca nocumenta contingent ei ex eis
que sepius in corpore hominis generantur nec ex eis alia <evasio>,
unde exempli gratia frequenter contingit quod venter seu natura ali- 5
quantulum mollificetur, et quandoque autem constipetur et constrin-
gatur aliquantulum, aut quod aliqua digestionis immutatio patiatur
aut aliquis dolor capitis vel alterius partis corporis, et (**C154r**) multa
alia predictis similia. Est autem vehementer cavendum ne curetur de
cura alicuius predictorum, nec est festinanda assumptio medicinarum 10
quibus intenditur ablationi et remotioni nocumentorum predictorum.
Hoc enim potentes medicorum prohibuerunt; natura enim sine medicaminum auxilio potest et sufficit in predictis. Est nichilominus semper laudabile regimen sanitatis observandum, unde si quis ceperit
aliquod ex parvis nocumentis et accidentibus homini contingentibus 15
medicari, minime poterit a duobus alterum evitare: scilicet quoniam
opus medicaminis est erroneum et ei quod natura appetit contrarium,
turbans eam et eius magnificans nocumentum; aut rectum et sine
errore, reducens naturam ad suas operationes naturales, fiet nichilominus inde natura pigra insoluens et otiosa et assueta non facere quod 20
debet nisi vita fuerit ab extra. Cuius simile est quod fertur de animalibus que continue ad eundum calcaribus compelluntur, que quidem nisi
eisdem urgeantur minime amplius volunt ire. Et similiter interdum
contingit quod venter seu natura mollis et laxa preter solitum efficiatur, etsi consuetum regimen non mutetur; que quidem laxitas et molli- 25
ties duobus aut tribus diebus absque dolore et virtutis debilitate
perseverabit. Si autem quis celeriter constringeret predictum fluxum
cum stipticis constringentibus et naturam cum predictis ad consuetudinem suam reduceret, tunc quidem si causa predicti accidentis fuerit
naturalis motus virtutis expulsive, excitate ad expellendum quod 30
expelli debet, et ideo convenit, tunc ventris fluxus et mollities impedi-
etur. Inde proculdubio natura et turbabitur a recta operatione sua et
cogetur retinere quod potius deberet expellere, et inde continget ei

1 capitula] *add.* **C** rubrica ‖ 2 si quis] **C** · *om* **Pe** ‖ laudabilem] **C** . laudabile **Pe** ‖
9 predictis] **Pe** : poteris **C** ‖ 12 enim] **Pe** : autem **C** ‖ potentes] **C** : potiones
Pe ‖ prohibuerunt] **C** : peribuerunt **Pe** ‖ 14 ceperit] **C** : ceperis **Pe** ‖ 20 inde] **C** :
etiam **Pe** ‖ 23 et] *mg.* **C** ‖ 24 preter solitum] **Pe** : presolitum **C** ‖ 25 mutetur] **C** :
mutentur **Pe** ‖ 27 constringeret] **C** : constringetur **Pe** ‖ 33 inde] **Pe** : tamen **C**

ad suas naturales operationes; sed cum impedieris hinc virtutem cum
medicina quantumcumque neglexerit, factum est hoc sibi societas et
consuetudo, ita quod quando indigebit aliquo non per se movebitur,
sed aliud movens ab extra necesse erit. Patuit igitur quoniam conveni-
5   ens est relinquere ipsam naturam ex hoc quidem in omni in quo periculosum non est.

(13.6) Inquit Abunazar Alfarabius: Huius scientia medicine, navi-
gationis, et agriculture non trahitur finis post earum operationes
necessario: nam medicus convenienter operabitur omnia que decet
10 operari et perfecte aget in omnibus que possibilia sunt fieri, nec cadet
error ex parte sue nec ex parte egri, et cum hoc non perveniet sanitas
que est finis. Et causa quidem huius manifesta est, quoniam agens in
nobis non tantum medicina est sed medicina et natura, et aliquando
non respondet natura propter aliquas causas, quarum alique memo-
15 rate sunt in hoc tractatu. Similiter et agricola operabitur totum quod
decet operari, et cum hoc non crescet semen nec prosperabitur; simili
modo et nauta ducet suam navim meliori modo quo poterit, et edific-
abit ipsam meliori edificio et fortiori quo debet, et perget mare tempore consuetudinis, ac cum hoc suffocabitur navis et peribit. Causa
20 vero totius huius est quoniam ille finis pervenit ex operatione duorum,
quorum alterum operatur convenienter quicquid operari debet, alter
vero deficiens erit in suis operationibus.

(13.7) Quando bene inspexeris omnia que precedens capitulum
continet, scies quod egritudo aliquando poterit esse facilis et natura
25 superans ipsam incipit removere ipsam, et movebitur ad faciendum
totum id quod oportet facere; et peccabit medicus in sua medicina, aut

aliquod nocumentum verum. Si causa eius fuerit debilitas retentive, hoc enim contingit interdum, tunc quidem si nichil agatur poterit nichilominus natura per se excitare et membrum lesum ad naturam suam et operationes naturales reducere. Si autem confortaretur predicta virtus cum sic debilitatur, adquiret inde malam consuetudinem, eritque ei 5 necessarium ut semper ei ab extra moveatur et iuvetur. Expedit igitur ut natura non inde quietetur sed quod sibi ipsi permittatur; hoc enim est semper faciendum, dum tamen ex talibus nullum periculum emineat.

Capitulum 4 huius capituli. (C154v) *10*

(13.6) Retulit Aenizat' Alpharabius quod medicus, nauta, et agricola non consequuntur de necessitate ex operibus suis finem intentum. Unde licet medicus perfectissime faciat quod in eo erit, nec committatur aliquis error ab eo nec a patiente, non tamen continget interdum inde sanitas quam tamen finaliter intendit. Hec autem ratio nota est *15* et manifesta, et hoc quia in nobis sunt duo agentia, scilicet natura et medicina insimul. Contingit autem interdum quod natura non sit in operibus suis attenta, impedita in hoc propter multa quorum quedam retulimus in hoc libro. Et similiter contingit de agricola: ipse enim faciet quicquid facere debebit ex officio, nec tamen prosperabit semen *20* eius. Sic etiam nauta gubernabit et reget navem suam quam melius poterit, componetque eam convenienter et eam ponet in mari tempore ad navigandum congruo, et nichilominus naufragium patietur. Causa autem horum omnium est quoniam finis predictorum omnium habetur ex duobus agentibus, ex quibus unum faciet quicquid facere habe- *25* bit, alterum vero faciet operationem suam diminute et imperfecte.

Capitulum 5 huius capituli.

(13.7) Cum erit quis attentus super illud quod in generali dictum est in capitulo precedenti, sciet quidem qualiter interdum, morbo debili et parvo existente et virtute eo fortiore et medico attento exis- *30* tente ad faciendum quicquid debet in ablatione morbi, sed tamen ipso

---

1 debilitas] **C** : debilitatis **Pe** ‖ 7 ut] **C** : *om.* **Pe** | inde quietetur] **CPe** : inquietetur *Ar.* ‖ 11 Aenizat'] **C** : aemzat' **Pe** ‖ 12 consequuntur] ostenduntur **C**, *del. et mg.* **C** consequuntur ‖ 13 nec] **C** : non **Pe** | committatur] **C** : obmittatur **Pe** ‖ 15 quam tamen] **Pe** : quantum **C** ‖ 16 natura et medicina] **C** : materia et natura **Pe** ‖ 17 autem] **C** etiam **Pe** ‖ 19 enim] **Pe** eam **C** ‖ 20 prosperabit] *scrips.:* prospicabit **C** prospicabitur **Pe** ‖ 24 horum omnium] **C** omnium eorum **Pe** ‖ 30 virtute] **CPe** natura *Ar.*

eger in se ipso, et impedientur tunc operationes nature. Et hoc contingit maxime in omnibus provinciis atque temporibus.

(13.8) Inquit Alrasis in quodam amphorismorum suorum (**H41ra**) verbum hoc modo: Quod quando egritudo manifestior est ipsa virtute,
5   non est utilis aliquo modo medicina; quando vero virtus manifestior est ipsa egritudine, non egebit medico aliquo modo. Sed quando equales fuerint, tunc erit necessarius medicus ad manutendam virtutem et iuvare ipsam super egritudinem.

(13.9) Inquit auctor: Ex verbo huius viri perfecti in arte sua etiam
10   sciri potest quoniam non indigere medico magis est quam indigere ipso, cum facta fuerit comparatio in universis egritudinibus, et hoc quando fuerit ille ordinatus, sciens substantare naturam et iuvare ipsam, non quod ponat ipsam in confusionem et eam deponat a sua consuetudine et ordine convenienti.

15   (13.10) Magnus error est medicorum in hiis que faciunt ipsis hominibus. Nam vidi multotiens aliquem qui dedit laxativum non indigenti, et licet fuerit laxativum debile, tamen advenit ei fluxus sanguinis de subtus, et cum permansisset sic pluribus diebus incidit in egritudinem tenasmon magnum valde, sed post tempus sanatus est.

20   Similiter vidi quendam flebotomatum cum haberet repletionem in suo corpore (*que arabice dicitur tachma*), medico ignorante suam repletionem, qui sincopizavit et eius virtus diminuta est et sua egritudo magnificata et prolongata est; postea vero sanatus est, et non fuit cognita causa eius. Et putant homines quoniam malum quod contingit ex errore medicorum modicum sit, et dicunt quando errant quod non morietur ex illo errore, maxime cum erraverit medicus in quantitate cibi aut in quantitate subtilis mundificativi. Non est sic tunc negotium, sed res in istis causis a corpore provenientibus est sicut cause manifeste que videntur ad oculum, quoniam videmus aliquos aliquando quorum

20 repletionum] *scr.* **H** *mg.* crapulam et debilitatem stomaci ‖ 21 tachma] *scrips.* : tachina **H**

medico aut patiente errorem committente, nature operationes turbentur et impediantur; hoc enim ubique et semper accidit.

(13.8) Retulit etiam Rasis in quodam ex libris suis sermones quorum tenor est iste: Cum (inquit) est morbus virtute fortior, inutilis est medicina, et cum virtus est morbo fortior, tunc in nullo est medicus 5 necessarius. Cum autem in virtute et potentia equales sunt, tunc quidem exigitur et necessarius est medicus ad confortandum et iuvandum virtutem ad hoc quod sit potens supra morbum.

(13.9) Inquit compilator: Ex sermone quidem huius viri in opere perfecti, patere potest quod etiam regimen per quod quis contentus 10 esse potest cum non adest medicus sit potius magis necessarium quam medici necessitas cum virtus et morbus sunt equa(**C155r**)les in virtute, et hoc in omnibus morbis; tunc etiam est necessarius medicus perfectus, non autem ille qui naturam turbet et impediat eius congruum regimen. 15

Capitulum 6 huius capituli.

(13.10) Plures errant in hominibus etiam sapientes medicorum erroribus magnis, et tamen non moriuntur inde sed evadunt; ha quotiens vidi forte farmacum exhiberi ei qui etiam debili non egebat, pro quanto educebatur in eo sanguis in magna quantitate per secessum, 20 ita etiam quod in dissinteria fortem et thenasmonem incurrebat. Curabatur nichilominus et evadebat.

Vidi etiam quendam patientem crapulam et debilitatem stomaci qui precepto cuiusdam medici fecit sibi minui medicus, cum hoc minime cognoverat; pro quanto patiens sincopizavit, et debilitata fuerit 25 inde virtus eius, et tamen non mortuus fuit inde sed evasit. Non tamen opinetur quis inde quod parvus error et delictum medici sit parvi nocumenti, dicendo: Si predicti medici commiserunt magnum errorem in predictis et tamen non fuerunt mortui, quomodo igitur morerentur si medicus erraret in regimine eorum in sola quantitate cibi vel 30 sirupi debilis potentie et virtutis? Hec autem opinio non est vera, immo quidem sic est opinandum esse in accidentibus interioribus sicut in exterioribus. Videmus enim interdum quorundam manus amputari usque ad humeros et pedes usque ad genua, cum erutione oculorum et

---

1 committente] **C** committante **Pe** ‖ 6 et] *add.* **Pe** morbo ‖ 19 forte] **C** *om.* **Pe** ‖ 24 cum] **C** : tamen **Pe** ‖ 25 cognoverat] *add.* **Pe** et ‖ quanto] **C** : tanto **Pe** ‖ 27 inde] **Pe** nisi **C** ‖ 28 nocumenti] *add.* **Pe** tamen ‖ 33 interdum] **Pe** : *om.* **C**

detruncantur manus aut pedes a iunctura coxe, aut quorum extrahantur oculi, aut aliquos quibus adveniunt in bello magna et profunda
vulnera ad concavitatem corporis pervenientia et profundando non
moriuntur sed vivunt, sicut Dei placitum est. Aliquando vero videmus
5 aliquem punctum acu vel spina cuius punctura pervenit ad nervum, et
spasmatur et moritur. (**H41rb**) Simili modo accidit in error medicus
quando contingit ipsum errare errore magno ex quo evadit infirmus,
et aliquando contingit illum errare in modica re que nota erit apud
omnes esse valde modica, et erit causa perditionis illius egri. Qua-
10 propter omnis habens sanum intentum debet exercitari super hiis.

(13.11) Notum est quoniam comestio cibi consueti et potus aque et
balneari in aqua frigida apud illum qui consueverit hoc facere, vel
ingredi balneum et omnia talia, forsitan extimabuntur ab aliquo non
esse periculosa egris si contingat ea fieri econtrario quod debet. Sed
15 non est ita, quoniam Galienus ostendit nobis vidisse quosdam febrici-
tantes qui, cum potassent aquam frigidam, facta est in eis cruditas
humorum, unde incitatus fuit in ipsis ignis febrilis, et mortui sunt.
Sunt et alii quibus potus aque frigide est medicina, que cum lenierit
naturam suam, extinguetur inde ignis febris et sanantur—quibus si
20 prohibita fuisset aqua, perissent. Similiter quoque febricitantium, qui
si submergantur in aquam frigidam mox sani facti sunt, et alii qui
exinde perierunt. Eodem modo et balneum mundificat aliqua corpora
febricitantium et eorum perficit sanitatem, in aliquibus vero addit in
putrefactionem ex qua augmentatur febris et moriuntur. Et prohibitio
25 subtilis cibi erit quandoque causa sanationis egri vel causa mortis, et
poterit esse eius exhibitio similiter causa sanitatis et liberationis vel
causa mortis.

Ordinum vero istarum rerum omnium et conditionum quibus inest
quelibet istarum operationum et in quibus debeat prohiberi aut exhi-
30 beri iam cause probabiliter determinate sunt. Verumtamen intelligere
totum hoc ex libris facile est valde habenti bonum intellectum et promp-
tam intelligentiam, sed operari illud descendendo ad corpus huius
individui valde videbitur difficile perito sapienti. Porro autem stultis et

---

3 profundando] *scr.* **H** *mg.* aliter profundum ‖ 12 hoc] *ins.* **H** ‖ 22 balneum] *scr.*
H *mg.* id est aque calide ‖ 23 perficit] *scrips.* : perfecit **H** ‖ 31 habenti] *scrips* :
habendi **H** ‖ 32 descendendo] *scrips.* : descendo **H**

magnis vulneribus, que scilicet usque ad interiora et loca concava corporis profundantur, et tamen minime moriuntur, immo vivunt, consequenter Deo placuerit. Et videmus interdum aliquem pungi cum acu vel spina in cute, putatur tamen attingere nervos et spasmabitur inde et morietur. Et sic proculdubio contingit medicis cum committunt 5
errorem magnum in aliquo et evadit ille homo, latet eos, pro quanto videtur utrique, medico scilicet et patienti, quod non commiserint tunc magnos errores. Cum tamen hoc fuerit causa interitus patientis, decet igitur quemlibet intelligentem et discretum esse valde et attentum super hiis. 10

Capitulum 7 huius capituli.

(13.11) Est autem notum omnes opinari quod usus ciborum et potuum assuetorum et ingressus balnei aque frigide ab eo qui consuevit, vel etiam calide, non obsint multum si indebite fiant. Hoc tamen non est verum, immo manifestavit (**C155v**) Galienus quod si concedatur 15
tur aqua frigida cuidam ex febricitantibus, quod eorum materia incrudabitur et putrefactio febris magnificabitur et tandem patiens morietur; et quod ex eis sunt quibus potus aque frigide est magna medicina cum eorum ventrem mollificet et relaxet, quod ct febris inflammationem extinguat, et sic perfecte curantur; et si prohiberetur eis, perirent et 20
morerentur. Et similiter ostendit quod si quidam ex febricitantibus intrarent balneum aque frigide, curantur et evadunt a febre, et alii sunt qui moriuntur inde. Ostendit etiam quod ingressus balnei aque calide quorundam febricitantibus corpora mundificet et perfecte curet, et in quibusdam ex eis in tantum putrefactionem augeat et febrem 25
magnificet quod moriantur inde. Et similiter quidem contingit in oblatione ciborum, nam prohibitio eorum est interdum causa cure patientium et interdum causa mortis et interitus eorundem.

Sunt autem canones horum et conditiones ipsorum necnon modus applicandi eorundem declaratus et traditus in hac arte. Sunt etiam 30
probationes et demonstrationes inducte super causas predictorum, nec est hoc difficile intelligi ex libris alicui intelligenti. Applicare tamen ad opus super accidentia particularibus contingentia est nimis difficile

---

2 tamen] **C** : inde **Pe** ǁ 2–3 consequenter Deo placuerit] **CPe** : whatever God wills *Ar.* ǁ 7 utrique] *add.* **C** in ǁ 16 cuidam] **C** : quibusdam **Pe** ǁ 18 potus aque frigide est] **Pe** : potuʼ aqua frigida esse **C** ǁ 20 si] **Pe** : non **C** | prohiberetur] **Pe** : prohibentur **C** ǁ 22 intrarent] *scrips.* : intraret **CPe** ǁ 33 particularibus] *add.* **C** super

huius artis radices ignorantibus nichil videtur difficile, nec extimant
vel considerant quod sit egritudo aliquam requirens medicationem.

(13.12) Inquit Alrasis in quodam amphorismorum suorum: Medicina est ars in corde reposita in qua malus medicorum gloriatur, sed
5   quantum apud peritum (**H41va**) medicum videtur difficilis!

(13.13) Inquit auctor: De hoc quod dixit Rasis in hoc amphorismo,
Galienus implevit libros suos et narravit quomodo ista ars apparet
facilis viris deceptoribus et est manifesta apud eos, cum sit difficilis in
oculis Ypocratis et longa. Et ne putes qui studes in hoc meo tractatu
10   hoc esse proprium in arte medicine, verum etiam quando consideraveris scientias naturales et mathematicas vel legales, eas invenies hoc
modo; nam quantumcumque quis erit magis perfectus in illa scientia
et subtilis speculationis in ipsa, tanto plus adveniunt ei dubia, et videtur ei difficilior et insurgunt sibi termini in ipsius contemplatione, et
15   in pluribus responsis silentium. Sed quanto quis erit magis defectius in
ipsa scientia, facilius ei videtur quod est difficile et omne remotum
propinquium, multiplicans suas alienationes intellectus in hiis que
intendit, et accelerat respondere super hiis que non intelligit.

Et rediens ad meum propositum, dico quod hoc quod dixit de facil-
20   itate intelligentie artis medicine bonum habentibus intellectum et difficultate operationis eorum in ipsa, iam narravit Galienus dicens
verbum ad litteram:

(13.14) Inquit: Et propter hoc erit tractatus conveniens quod unguatur senes cum oleo et leni fricatione, et facta est operatio huius frica-
25   tionis secundum modum debitum ex rebus difficilibus valde.

(13.15) Inquit auctor: Considerandum est vobis viris discretionis
esse fricationem et unctionem ex rebus difficilibus in intentione Galieni, quando scilicet pervenitur in operationem individuam; similiter et
potus aque aut eius prohibitio, sicut diximus. Quanto magis erit nego-
30   tium difficilius in minutione sanguinis, et evacuatione cum coloquintida et succo cucumeris asinini et ambobus generibus ellebori, et in

---

4 reposita] *corr.* **H** *ex* posita ‖ 16 est] *scrips.* : cum **H**

intelligentibus multum valde—licet fatuis et insciis in radicibus huius artis non videatur hoc esse multum difficile, immo non opinantur esse aliquam egritudinem in qua magna speculatio et premeditatio sit necessaria.

(13.12) Et hoc ait Rasis in quodam ex libris eius: Medicina est offi- 5
cium quod in libris scribitur et docetur, ex quo usurpat et adquirit sibi magnam gloriam deterior medicorum, cum tamen ipsum sit multum austerum et difficile prompto medico et probato.

(13.13) Inquit compilator huius libri: Ex hoc quidem cuius rememorationem fecit Rasis in libro suo replevit Galienus libros suos in 10
quibus ostendit qualiter hec ars fuerit facilis in oculis hominum sui temporis, licet modicum habuerint ex ea, que nichilominus fuit valde profunda et longa apud oculos Ypocratis. Nec tamen opinetur quis ex hiis verbis medicinam imperfectam esse (**C156r**) et diminutam, nam hoc idem poterit experiri in aliis scientiis, tam philosophie quam 15
etiam legum et sectarum. Occurrunt enim perfectis et attente consid-
erantibus in aliqua ex predictis grandia dubia et questiones difficiles, pro quanto necessitantur ad magnificandum considerationem et investigationem suam super solutione quarundam ex predictis questioni-
bus; imperfectis autem et diminutis in predictis scientiis videntur 20
omnia difficilia facillima, immo etiam videntur oculis eorum ea que secundum veritatem sunt ad intelligendum valde remota multum propinqua, multiplicantes ea que nichil sunt et festinantes respondere ad ea etiam que non intelligunt.

Redeundo igitur ad propositum, dicam quod Galienus iam fecit 25
rememorationem de facilitate et difficultate artis medicine apud sapi-
entes boni et clari intellectus, dicens super hoc quidem quod (13.14) diximus est quoniam bonum est proculdubio ungere senem cum oleo, nec est hoc difficile; hoc tamen facere sicut decet et quando, est ex magis difficilibus canonibus huius artis. 30

(13.15) Inquit compilator huius libri: Animadverterunt domini recti iudicii et speculativi dicentes si inunctio olei decenter facta cum appli-
catur in homine particulariter apud Galienum est ex rebus valde diffi-
cilibus, et similiter potus aque et prohibitio eius, sicut retulimus, qualiter ergo erit negotium in flebotomia, et farmacia ex coloquintida, succo 35
cucumeris asinini, et elleboro composita, et clisteri facto cum castoreo

---

clisteriis cum castoreo et oppopanaco, et in incisione! Omnia hec sunt
difficilia vere apud medicos.

(13.16) Inquit Habenzovar in libro suo noto: Non propinavi alicui
medicinam laxativam quin cor meum ante ipsius administrationem
5   esset pro eam sollicitum et post ipsam per dies.

Visum michi est esse conveniens excitare te, studens in hoc tractatu, super verbo Ypocratis in quodam notorum ex librorum suorum,
et narrabo tibi di(**H41vb**)ctum Ypocratis et expositionem Galieni
super eo ad litteram, ut eius intellectus recipiatur penes te toto corde,
10 unum post aliud, in ipsa provisione; et postea excitabo te super eo
quod ex ipso sequitur.

(13.17) Inquit Ypocras: Oportet duo attendere: unum est quod
iuves infirmum, alterum vero ut non offendes illum.

(13.18) Inquit Galienus: Consideravi quod tam rem modicam non
15 extimaret Ypocratem dicere, quoniam neminem extimo pati dubium
super hoc, scilicet quod omnis bonus medicus suam intentionem
dirigat ad iuvandum infirmum, qui si non iuvet saltim non ei noceat.
Et fuit hoc in principio mei studii in arte medicine, antequam presu-
merem curare aliquem vel inesse curationi alicuius. Et cum cogitas-
20 sem super hoc, vidi plures in arte medicine divulgatos multis egris
iubentes inconvenienter, sicut flebotomiam aut introitum balnei aut
potum farmacie aut concedere vinum infirmo vel aquam frigidam; et
extimavi quod etiam Ypocrati accidit hoc, sed nulli dubium est quod
hoc accidit multis contemporaneis suis. Et ex tunc munivi me previsione
25 et sollicitudine, ita quod incipiens curare egrum cum aliquo genere
medicinarum fortium, meditabar intra me primo apud finem illius
medicine, nec deficiens cum hoc eram meditari finem sui nocumenti si
forsitan in eum iudicium erraret, et quod non noceret infirmo.

---

1 oppopanaco] *scrips.* : oppomaco **H** ‖ 24 hoc] *ins.* **H**

et opoponaco, necnon in cauteriis incisionibus et perforationibus? Eruntne hec omnia secundum veritatem medicis facilia vel difficilia?

(13.16) Certe asserit Benzoar in quodam ex suis libris manifestis quod nunquam prebuit farmacum alicui quin biduo esset anxius animus eius et biduo consequenter. 5

Capitulum 8 huius capituli.

Ypocras retulit quodam ex libris suis notis sermones quosdam perutiles in proposito, unde decrevi (**C156v**) melius esse quod dicam illa et expositionem quam fecit super ea Galienus recitem, de verbo ad verbum, sicut ipsi posuerunt ea, quatinus volens intueri in eis sit circa 10 intentionem eorundem magis solicitus et attentus; et consequenter referam quid inde habeatur.

(13.17) Inquit ergo Ypocras: Decet in duobus esse solicitum et attentum, quorum primum est ut prosis semper si possis patienti, secundum autem est ut saltem non obsis eidem. 15

(13.18) Super quorum expositione inquit Galienus: Ha quo cum opinatus sum huius sermonis sententiam esse modicam et succinctam, cuius quantitatis memoriam minime attigit Ypocras. Opinabar enim nulli dubium esse quin deceat medicum plurimum ex hiis considerationibus et investigationibus ponere ad conferendum patienti, quod si 20 facere nequeat, saltem nullo modo eos ledat. Fui autem huius opinionis priusquam audirem medicinam vel operarer per me vel per alium in eadem. Cum autem secutus fui plures ex scientibus eam, vidi eos exercentes operationes valde nocivas in pluribus patientibus, per flebotomiam vel ingressum balnei indebitum, aut per oblationem farmacie, 25 potus vini, vel aque frigide, unde occurrit tunc menti mee quod hoc acciderat etiam Ypocrati, nec est dubium quin hoc idem pluribus sui temporis accidisset. Quapropter consequenter rediens ad meipsum, talem cautelam cum diligentia et sobrietate magna michi imposui, ut cum scilicet vellem curare aliquem patientem cum aliquo medicamine forti, 30 essem valde attentus in principio de fine ipsius, preter quod abbreviarem considerationem meam in hoc quantum posset esse nocumentum

---

3 Benzoar] **Pe** : benzaar **C** | in quodam] **Pe** : quod **C**, *corr.* **C** *mg. ad* quoddam ||
7 quodam] **Pe** : quoddam **C** || 9 recitem] **Pe** ; retine **C** || 11 eorundem] **C** : eorum
Pe || 16 quo cum] **Pe** : quibus **C** : quondam *Ar.* || 17 modicam] **Pe** : magnam **C** ||
18 attigit] **C** : attingit **Pe** | opinabar] **Pe** : opinabat **C** | enim] **Pe** : eam **C** || 19 hiis]
C : suis **Pe** || 25 aut] **C** : vel **Pe** || 26 hoc] **Pe** : hec **C** | acciderat] **Pe** : accidant **C** ||
27 etiam] **C** : tunc **Pe** | quin] **C** : quod **Pe** || 31 preter] **C** : propter **Pe**

(13.19) Inquit auctor: Respice, studens in hoc tractatu, quomodo erraverunt maiores in arte medicine et noti in tempore Galieni, concedentes infirmis aquam frigidam, sicut ipse narravit, vel introitum balnei, et adduxerunt ex hoc magnum nocumentum infirmo; et etiam
5   Ypocras consuevit illud, et ideo iussit caveri ab ei. Quoniam Galienus cum toto eius complemento erga istam scientiam protestatus est in se de operatione medicinarum ita quod in qualibet specie medicine cum aliquem curabat, non confidebat in sua ratione sola, nec faciebat quod ratio tantum inducit, sed iudicabat intra se ut figuratim dicatur "talis
10 res debet purgare humorem talem tali ratione;" postea considerabat super illa et videbat utrum illa purgatio competeret et si res ita se habuit quemadmodum rationes (**H42ra**) ostenderunt, vel si nocuerit— non tamen multo—si ipsa res econtrario se habuerit, et tunc administrabat ei. Sed si videret quod res erit econtrario eius quod extimaverit,
15 et quod nocebit ergo magno nocumento, quoniam ipse non faceret secundum suam rationem et quod auctores probaverunt. Et simili modo de flebotomia vene et aliorum consimilium, sicut narravit.

Et cum fuisset Galienus cum rectitudine sui intellectus et longitudine suorum dierum in practica medicinarum et sui ipsius traditione
20 huic arti et eius cautele vehementia in se ipso dubitavit pro tanto in suis processibus et eos redarguit, quanto magis erit negotium arduum apud nos circa ea que medici iusserunt, scilicet de studio medicine cum diligentia necessarie cautele et ipsarum particularum multitudine, sicut in expositione mea amphorismorum Ypocratis determinavi.

---

8 aliquem] *scrips.* : aqua **H** ‖ 9 figuratim] *scr.* **H** *mg.* exempli gratia

meum ex eo si ex mala opinione mea malum committerem. Unde
decrevi quod non uterer aliquo nisi postquam bene manifestum michi
esset quod non obessem patienti ex eo nocumento magno dubio vel
periculoso.

(13.19) Inquit compilator huius libri: Esto vigil et attentus qualiter 5
magni et famosi in medicina qui fuerunt tempore Galieni erraverunt
in ministrando potum aque frigide et ponendo eos in balneo indecen-
ter, unde (**C157r**) induxerunt super eos gravia nocumenta, et similiter
contingit eis qui fuerunt tempore Ypocratis; pro quanto esto cautus
super hoc, precipiens patientibus qualiter debeant evitare. Cum autem 10
Galienus esset in hac scientia valde perfectus, testificatus est nichilominus de seipso quod in nulla cura alicuius quem ipse curaret innisus
est et opinionem proprie, nec etiam operabatur secundum illud quod
eius opinio et ratiocinatio cogebat. Ipse enim exempli gratia propone-
bat secum, hoc patiens debet purgari ab humore hoc, cum tali medi- 15
camine, et hoc huiusmodi ratione. Deinde attendebat an farmacum seu
medicamen cuius exigentia ipse ratus erat sic prodesset patienti si ita
esset ut ipse opinabatur, quod non obesset nocumento magno si non
esset ita sicut ipse credebat sed potius econverso, et si sic, ministrabat
illud patienti. Verum si quod videbatur ei utile posset obesse nocu- 20
mento magno, si non perficere posset quod ex sui ratiocinatione conicie-
bat, nullo modo tunc utebatur illo si non esset flebotomia, si non aliud
ab ea et similia ei.

Si igitur Galienus, cum excellenti bonitate intellectus et ingenii sui
et longitudine temporis sui in operatione huius artis cui quidem adhesit 25
vehementer et cum magna solicitudine faciens in quolibet eius magnam vim, sic dubitavit in ea, quod etiam que sibi videbantur interdum
congrua revocaret hoc, quomodo erit negotium nostrum in huiusmodi
casibus, super quibus attenti fuerunt medici multis tractatibus cum
longitudine partium ipsorum faciendo in eisdem rememorationem plu- 30
rium multum necessariorum? In quarum quidem partium completa
adeptione est vita hominis brevis, quin immo imperfecta adoptatione
unius ex partibus eius, sicut ostendimus in expositionibus nostris super
afforismos Ypocratis. Hanc autem anticipationem proposui tibi, domine,

---

1 malum] **C** : errorem **Pe** || 2 postquam] **C** : *corr.* **Pe** ex priusquam || 3 esset] *add.* **C**
et || 7 indecenter] *corr.* **Pe** *ex* decenter || 9 quanto] **C** : tanto **Pe** || 12 nulla] **C** : ulla
Pe || 13 opinionem] **Pe** : *vacat* **C**, *mg.* **C** opl3 || 16 huiusmodi] **C** : huius **Pe** | an] *scrips.*
: aut **CPe** || 17 cuius] **Pe** : eius **C** | exigentia] **C** : exigentiam **Pe** | ratus] **Pe** : latus
C || 19 si] **C** : *om.* **Pe** || 22 tunc utebatur illo] **Pe** : *om.* **C** || 32 hominis] **Pe** : *om.* **C**

Premisi autem tibi hec omnia ut rectificem tui preservationem a medicis, ut non incipias tradere personam in manu cuiuscumque inveneris
medici, sed attendas circa bonum regimen cuius radices iam diximus,
et principium eius quod oportet te scire circa hoc est quoniam error et
5 importunitas pluries ab eis resultant quam rectitudo et utilitas.

(13.20) Inquit Aristoteles in quodam divulgatorum librorum suorum hoc verbum ad litteram. Inquit autem hoc: Vero oportet inspicere
naturam, ut sanitatem et egritudinem, quoniam maior pars medicorum errat in virtute donec fuerit causa mortis hominis medicus et
10 farmacia.

(13.21) Inquit auctor: Vidi ipsum in alio libro dicentem sic: Plurimi
morientes sunt a medicina. Et michi quidem non videtur Aristoteles
nisi dignus super hoc, nam huiusmodi scientie suo tempore sicut scis
perfecte erant, et nullum erat exercitium sapientis in aliis quam in
15 ipsis.

Manifestavi igitur tibi magna et utilia in angulis librorum et exer-
citavi te super illis in omni eo in quo est rectificatio iuvamenti in arte
medicine universaliter.

(13.22) Scio quidem te dicturum quoniam finis dictorum tuorum
20 erit quod relinquatur medicina: totum igitur exercitium quod habitum
est in ipsa in vanum est et absque utilitate. Ego autem removebo hoc
dubium, licet remotum sit virtute eorum que dicta sunt, et dico quod
secundum quod medicina est ars necessaria homini omni tempore et
omni loco—non in statu egritudinis tantum, verum etiam in ipso statu
25 sanitatis—ita quod possibile est ut nullo tempore homo desinat a presentia medici; hoc quidem quando medicus fuerit valde perfectus in
arte sua simpliciter, in manu cuius anime et corpora traduntur et
ducuntur per ipsum ad portum salutis. Sed quam rare et difficulter

---

4 principium] *scrips.* : pl'm **H**

ad hoc ut prebeam tibi sanum et perutile consilium, et est ut caveas
bene tibi ne tradas et exponas corpus tuum manibus iuvenum medicorum, sed potius innitaris bono et laudabili regimini cuius iam premisi
principia et radices retulique tibi quid ex eo sit magis necessarium.
Nocumentum (**C157v**) autem medicorum maius est multum quam sit 5
eorum iuvamentum, scilicet communiter operantium.

(13.20) Inquit enim Aristoteles quodam ex libris suis notis hunc
sermonem, de verbo ad verbum: Prius tamen quam loquamur super
hoc, decet nos intueri naturam puram, sanitatem et egritudinem, in
hoc enim quamplures medici erraverunt adeo quod medicus et medic- 10
ina sint causa mortis.

(13.21) Inquit compilator: Reperii in alia translatione in hoc loco
quod maior pars eorum qui moriuntur propter medicum moriuntur.
Dico etiam decens esse ut hoc ab Aristotele recipiatur et credatur
eidem, quoniam scientie iste erant perfecte tempore Aristotelis, et hoc 15
quoniam domini scientiarum non divertebantur tunc ex aliis.

Ego autem, domine, retuli tibi et induxi tibi sermones mirabiles
latentes in extremis et latitabunt librorum, quo excitem te ex omnibus
eis ad utilitatem tuam eo quod in generali operationem rectificent
medicine. 20

Capitulum 9 huius capituli.

(13.22) Scio quod dices, domine, quod finalis intentio sermonum
meorum est ut dimittatur medicina et omnino eius iuvamenta et quod
omnia sunt an dederunt operam et in quibus fuerunt soliciti in hac
arte fuerunt inaniter tradita. Ego autem ammovebo a te, domine, 25
istam dubitationem, quamvis etiam iam ammoverim eam ex predictis
bene intellectis. Debes igitur scire, domine, medicinam multum neces-
sariam homini ubique et semper, nedum tempore morbi sed etiam
tempore sanitatis, adeo quod videtur probabile oculis mentis mee ne
deceat hominem a medico separare—dum prudens fuerit et perfectus 30
et ad talem gradum seu terminum pervenerit quod possit homo—et
debeat corpus suum et animam suam sibi committere quatinus regatur per eum et secundum intentionem eius. Talis autem raro invenitur

---

7 Aristoteles] **Pe** : Rasis **C** ∥ 14 credatur] **Pe** · tradatur **C** ∥ 17 tibi] **Pc** : *om.* **C** ∥ mi-
rabiles] **C** : amicabiles **Pe** ∥ 18 latitabunt] **Pe**, *corr.* **Pe** *ex* latibunt : et l [*vacat; mg.* la]
C ∥ quo] **C** : quibus **Pe**, *corr.* **Pe** *ex* quo ∥ 23 meorum] **C** : eorum **Pe** ∥ 25 inaniter] **C**
: in Avicenna **Pe** ∥ 30 separare] **Pe** : separari **C** ∥ 32 quatinus] q'tinus **Pe** : quibus
C ∥ 33 raro] **Pe** : caro **C**

invenitur talis in omni tempore et loco! Medico autem insufficienti ut
vulgo non debet quis se tradere, ut ducatur in periculum mortis, quemadmodum potest quis nutriri malo cibo quando non invenitur bonus;
ex quo non potest a cibo excusari, ita possibile est excusari a traditione
5 anime et corporis in manu medici insufficientis, et dimittat negotium
suum apud naturam cum bono regimine bono modo assumpto.

Et iam precessit (**H42rb**) nobis determinatio huius, et est quoniam
peritus medicus et fundatus in arte sua et radicibus eius, cui insunt
ratio et previsio, ipse est qui scit que egritudinum debent relinqui
10 nature et sue operationi. Et sciat que illarum debemus incipere ab
earum curatione et subtiliari in ipsa ante quam egritudo augmentetur
et pereat homo et non sit possibilis eius curatio. Et sciat etiam causam
timoris et diminuat illum, secundum quod narravit Galienus in se
ipso, et discernat loca dubiorum in quibus non decet fieri penitus oper-
15 atio aliqua, et doceat dimittere medicinam et permanere infirmum
cum operatione nature usque ad tempora sue cognitionis, et sequatur
operationem nature et cedat ei locum, sicut docuerunt nos Ypocras et
Galienus. Hoc est quod sibi debet imponere et semper tenere, quod si
contingat errare in aliquo istorum, modicum erit et extraneum, nam
20 rare contingit quod sit in aliquo periculoso sollicitus et negligens ubi
non debet esse negligens.

Imperitus vero non desinit disputare et ignorare hos casus omnes et
deviare tantum, sed eius deviatio maior erit sua inventione per accidens. Et si non inveneris preter ipsum, id est preter imperitum, relin-
25 quatur opus cum natura quam inveneris; et si contingat ipsam peccare,
inventio eius maior est et substantialis sibi, sed eius error modicus est
et per accidens. Et propter hoc erit inclinatio cuiuslibet intelligentis et
sapientis permanere cum natura potius quam adhibere consilium apud
curationem insufficientem. Et quod homines quasi omnes non opera-
30 bantur hoc, absque dubio erat ex ipsa sanatione illius cuiuscumque hoc

---

8 radicibus] *scrips.* : radicis **H** ‖ 10 sciat] *scrips.* : scias **H** | illarum] *ins.* **H** et ‖
12 curatio] *scr.* **H** *mg.* id est in posterum ‖ 18 est] *ins.* **H** | tenere] *add.* **H** *mg.* ab
eis ‖ 28 adhibere] *scrips.* : prohibere **H**

et cum difficultate, non etiam semper. Non tamen expedit ut aliquis exponat se medico imperfecto, quales sunt plurimi ex eis qui communiter reperiuntur, sicut oportet ipsum exponere cibis pravis cum non reperit bonos et laudabiles. Non enim potest quis sic esse absque cibo et ab eo abstinere, sicut potest et debet sibi cavere ne exponat corpus   *5* et animam suam medico imperito. Cautius enim est (**C158r**) committere negotium nature et inniti eidem cum artificiali regimine subtili ingenio ordinato, cuius declarationem premisimus.

Patet autem ex hiis quod bonus medicus et in arte sua perfectus, qui scilicet est boni intellectus et bene servat omnes radices et prin-   *10* cipia artis sue, scit quis ex morbis omittendus sit operibus nature, ne deceatur ei pigritia, velut diximus; scitque cui ex eis sit resistendum prius quod in tantum augeatur et fortificetur quod non possit in posterum medicari. Scit etiam loca formidinis et terroris, attentus bene non contempnere ea, sicut testatur Galienus de seipso, unde nos-   *15* cit casus dubios in quibus nulla operatio debet fieri sed potius in eis est negotium nature. Quamvis etiam casus dubius non adesset, medicus enim debet sequi operationes nature et per vias eius incedere, sicut nos Ypocras et Galienus docuerunt. Et hoc quidem ab eis recipiendum est et tenendum, suntque omnia in hiis facienda secundum eorum pre-   *20* cepta, eritque valde absonum et irrationabile si in hoc error committatur, unde non occultabitur malitia taliter operantis patienti cum ledat ipsum inde magno nocumento.

Imperfecti enim nec operantur nec permittunt operari secundum canones artis, et interdum succedit eis bene et interdum male; eorum   *25* tamen errores sunt quamplures et successus pauci et casuales. Cum igitur relinquitur negotium operibus nature, eo quod non recipiantur alii medici a predictis, natura ipsa interdum recte operatur et interdum errorem committit in opere suo; eius nichilominus recta operatio est ut plurimum et per se et eius errores pauci et per accidens, pro   *30* quanto quilibet discretus et sapiens debet potius inniti nature et operibus eius quam operationibus et regimini imperfecti in hac arte. Licet homines non ita faciant, immo velint in omni eventu a quocumque eis

---

1 non etiam] **Pe** (non *corr.* **Pe** *ex* unde) : unde et **C** | ut] **C** : quod **Pe** ‖ 2 exponat se] **C** : ponat se exponat **Pe** | medico] *mg.* **C** ‖ 4 potest] *add* **C** sic ‖ 8 ordinato cuius] *scrips.* : ordinatus **C** : ordine cuius **Pe** ‖ 11 sue] **Pe** : suo **C** ‖ 12 sit] **C** : scit **Pe**, *corr.* **Pe** *ad* sit ‖ 13 in tantum] **C** : intentum **Pe** ‖ 16 dubios] **C** : dubius **Pe** ‖ 19 quidem] *del.* **Pe** secundum eorum precepta ‖ 20–21 omnia…eritque] *mg.* **C** ‖ 30 accidens] *add.* **C** et ‖ 33 omni eventu] **C** : omnem eventum **Pe**

contingebat. Et quia maior pars medicorum insufficiens est conclude-
tur Aristoteles cum dixit quod plurimorum hominum mors est per
medicinam et farmaciam. Et cavi multum ex hoc et rectificavi et docui
relinquere negotium penes naturam, cum ipsa sufficiens sit in pluribus
5　hiis que accidunt quando eam relinqueris et non eris confusus.

　　(13.23) Inquit Ypocras hec ad litteram: Natura sanat egritudines.
Et dixit: Natura invenit sibi vias, non autem ex cogitatione; et dixit
quod natura operatur totum id quod operari debet quoniam ipsa est
habens doctrinam, nam nos per ipsam cognoscimus et doctrinam
10　recipimus.

　　(13.24) Inquit auctor: Hoc idem narravit in multis libris et preser-
vavit illud et rectificavit homines ut semper duci debeant post operationes nature, que omnes sunt absque dubio per extimationem
sapientis apud veritatem confitentem.

15　　　(13.25) Et dixit Galienus in quodam notorum capitulorum suorum
verbum ad litteram: inquit, Quando occurrebat Grecis aliquod dubium
in egritudine, relinquebant nature et operibus eius, nam ipsa est que
removebit morbum. Et est eorum ratio super hoc quoniam natura est
que custodit animal tempore sanitatis et que sanat illud tempore egri-
20　tudinis, sciens complexionem membrorum et transmittens cuilibet
membro quod debetur ei de nutrimento, cum sit preparativa eius locorum ad superfluitates nutrimenti et humores convenientes corpori.

　　(13.26) Inquit auctor: Quando consideraveris hec (**H42va**) verba,
invenies ea convenientia ad ea que dixi, quoniam cum non fuerit per-
25　fectus medicus et certitudo apud te dubia est, debet relinqui nature,
sicut dixi.

---

24 ea] *scrips.* : ei **H**

occurrente medicari. Plures autem et maior pars medicorum imperfecti sunt valde in hac arte, efficientes quod operibus suis quod ab
Aristotele est conclusum, scilicet quod potius sint causa mortis plurium hominum quam cure ipsorum vel alicuius iuvamenti. Ex hoc
autem suasi et consului tibi, domine, ut innitaris nature et operibus *5*
eius, quoniam ipsa erit sufficiens proculdubio in eo quod accidet tibi ut
plurimum, (**C158v**) dum non impedias ipsam sed permittas eam
potius decenter operari.

(13.23) Retulit enim Ypocras sermones sequentes verbotenus:
Natura (inquit) est que curat morbus, rimaturque in hoc sibi modos *10*
convenientes ex se et non ab alio. Ipsa etiam facit quod debitum est
fieri cum sit in hoc bene regulata et assueta. Nos igitur ex ea convenientem correctionem et regulam adicimus.

(13.24) Inquit compilator: Ypocras retulit hos sermones aut eis
similes in multis libris suis, cautificans semper homines ut innitantur *15*
operibus nature, et hoc quoniam omnes operationes eius sunt proculdubio sicut operationes ex regimine intelligentis et sapientis proce-
dentes.

(13.25) Unde Galienus retulit quodam ex libris suis notis sermones
quosdam quorum tenor est iste: Retulerunt (inquit) Greci ut quotiens- *20*
cumque occurrebat eis dubia egritudo, dimittebant eam nature et
operibus eius, nam hec sufficit eis (*in alia translatione habetur: nam ipsa
expellit eam omnino*). Induxerunt etiam rationem super sermones suos,
dicentes: Ipsa enim natura ordinata est et parata ad conservandum
sanitatem animalis, ipsa etiam curat ipsum tempore egritudinis *25*
novitque complexionem et naturam cuiuslibet ex membris, unde mit-
tit et destinat cuilibet ex eis quod magis congruit eis ex cibo et nutrimento post disposuit et paravit loca congrua cibi superfluitatibus et
humoribus corpori convenientibus.

(13.26) Inquit compilator: Attende bene et considera sermones *30*
istos, et invenies pro certo quod de necessitate cogunt et concludunt
cuius rememorationem premisimus, scilicet quod absente perfecto
medico, debet patiens esse dubius de passione sua; decet nichilominus
tunc ipsum inniti operibus nature, ut dictum est.

---

5 consului] **Pe** : consilui **C** ‖ 11 est] **C** : *om.* **Pe** ‖ 12–13 nos…adicimus] **C** : *om.* **Pe**
(correptionem **C**) ‖ 19 quodam] **Pe** : quedam **C** ‖ 23 etiam] **Pe** : et **C** ‖ 26 no-
vitque] **Pe** : noluit quod **C**

(13.27) Non credas, audiens hec verba mea, quod ego sim ille cui tradi debeat anima et corpus ad curandum; sed attestor Deum supra me quoniam scio vere quod ego etiam de illis sum qui non sufficiunt in hac scientia et qui confusi sunt et difficile pervenire ad finem eius. Et
5 non est dubium quod ego cognosco me magis quam alii, et redarguere scientiam meam vel scientiam aliquorum sapientum preter me melius est quam redarguere scientiam illius qui sub meo gradu est in scientia. Et protestor Deum secundario quoniam hoc quod ego dico non dico per modum illius qui gloriatur secundum quod sancti viri protes-
10 tati solent defectum ipsorum scientie quamvis in ipsa perfecti fuerunt, et defectum operationis quamvis fuissent bene solliciti in ipsis rebus secundum veritatem eorum rei in qua est. Sed intuli hoc tibi in hoc capitulo pre timore quem erga te habeo, tu studens in hoc meo tractatu, ne forte cogitans in eo super quod excusaverim me videbitur tibi
15 hec mea rectificatio difficilis et extimabis ipsam fuisse forsitan inclinationem animi, et defeceris in eius observatione et falles intentionem meam. Et ideo ostendi hoc tibi in hoc capitulo et redibo ad perficiendum quod proposui.

(13.28) Manifestum est apud studentes in scientia medicine et
20 plures hominum sciverunt quoniam ipsa est ars requirens experimentum et rationem, et ea que agunt in ea experimento plura valde sunt hiis que ratione aguntur. Et considerantes homines hoc, invenerunt favorem in suo animo pro experientia multum donec factum est hoc verbum divulgatum in ore vulgi in partibus occidentis: relinque medi-
25 cum et quere expertum. Et inde facti sunt ex hoc querentes vetulas et vulgus, et appellant omnem legentem experimentum sapientem; et invenit quilibet idiota et stultus portam intrandi in artem, dicans ipse habere quedam quorum expertus est, et plures secte hominum eliguntur

---

10 quamvis] *scrips.* : quam **H**

Capitulum 10 huius capituli.

(13.27) Noli audiendo hos sermones opinari quod sim ille cui committendum sit corpus tuum quatinus regatur et reguletur per me sicut decet. Testor enim primo Deum quod scio in veritate me esse imperfectum et ex minus bene operantibus in hac arte, et ex eis qui retrahunt 5
se ab ea cum sit eis difficile attingere finem eius, nec dubium quin ego cognoscam me melius (**C159r**) quam alius a me; iudicium et electio seu cognitio scientie mee et etiam alterius a me est melius iudicio existentis sub me in scientia. Testor etiam secundo Deum quod quid dixi nequaquam dixi ratione humilitatis, sicut faciunt nobiles et bene eru- 10
diti, concedentes se esse imperfectos in scientia quamvis perfecti fuerint in eadem, et etiam in opere pigros et tardos quamvis sint in eo promptissimi et acuti. Ego enim sicut est rei profero veritatem. Hoc autem causam ideo induxi quia dubito ne forte inspiciens in hoc libro opinaretur quod appetitu proprie exaltationis tulissem sententiam quam pre- 15
misi, per consequens quod non esset ad quiescendum laudabili et recto consilio meo supradicto, et ex hoc istud capitulum hic induxi. Ex nunc autem redeam ad perficiendum quod prius intendebam.

Capitulum 11 huius capituli.

(13.28) Notum est omnibus qui dederunt opera super operationes 20
huius artis, et etiam quibusdam aliis, quod medicina est ars vel scientia que indiget experimentis et demonstrationibus. Ea tamen que nota sunt in ea per experimentum sunt plura quam sint ea que notificata sunt in eadem per demonstrationes. Quod quidem plures percipientes, posuerunt multum intentionem suam super experimento, in tantum 25
quod publice dicitur in vulgo: quere experimentatorem, non medicum. Et inde facti sunt tales medici homicide; ad hoc enim deductum est in negotium quod patientes discretioni seu potius fatuitati stolidorum et vetularum innitantur. Inde etiam reperit quilibet iniquus et superbus occasionem ad dicendum: apud me sunt multa experimenta et proprie- 30
tates perutiles, attribuentes earum electionem medicinis. Ipsi enim opinantur quod medici utantur eorum experimentis sicut ipsi, et hoc

---

2 opinari] operari **CPe** | sim ille] **Pe** : si nulle **C** ‖ 3 tuum] **Pe**, *corr.* **Pe** *ex* suum? : suum **C** ‖ 4 scio] **C** : *om.* **Pe** | imperfectum] **C** : imperfectus **Pe** ‖ 5 ex minus] **C** : eximius **Pe** ‖ 6 ea] **Pe** : eo **C** ‖ 11 fuerint] **C** : fuerunt **Pe** ‖ 14 forte] **C** : forstem **Pe** ‖ 15 proprie] **Pe** : prope **C** | premisi] **Pe** : premin' **C** ‖ 17 istud] **C** : illud **Pe** ‖ 20 opera] **C** : operam **Pe** ‖ 22 ea tamen] **Pe** : earum **C** ‖ 24 quidem] quid' **Pe** : quidam **C** ‖ 25 experimento] **C** : experimenta **Pe** ‖ 28 quod] **Pe** : quam **C**

pro medicis vel quia dicunt se expertos vel quia facti sunt senes. Et plures sunt dicentes, talis non est medicus, sed habet penes se experientiam et consuetudinis prerogativam in practica. Et omnia hec sunt errores inducentes homines ad incidendum in id quod iam precavimus.

5   (13.29) Et primus quidem error est credere tale experimentum quod dictum est in medicinis que sunt experimenta medicorum cuiuscumque temporum, et non est ita res. Sed ea que probant experientiam (**H42vb**) in prolixitate antiquarum generationum ante tempus Galieni sunt illa que scripta <sunt> in libris medicine, et iam experte
10   sunt alique medicine et alique compositiones iam a tempore multorum annorum preteritorum que etiam scripte sunt in libris. Vir autem exercitatus in hac scientia non assumit ibi experimentum aliquo modo ex defectu conditionis experientie, nec illud pretermittit ullus nobilium medicorum etiam, quoniam Ypocras iam dixit: Experimentum
15   vero fallax. Sed inducit experientia in hiis temporibus aliquas sectas hominum postulare vulgus in re que non existit ratione, ut patet per hoc defectus eorum.

(13.30) Et de erroribus etiam est quod aliquis habuerit penes se usus practice medicinarum, non tamen habet in se scientiam. Quod
20   autem aliquis sciat artem medicine et sit in ipsis radicibus et ramis medicinarum peritus, hoc possibile est verum. Poterit enim habere librorum notitiam, non tamen contulit cum senioribus artis nec usus est practica et operationibus. Sed quod quis habeat usum et viderit per operationes et eas co<m>pertus fuerit, cum non sit sapiens, hoc fal-
25   sum est, quoniam non est ars medicine ars carpentarie aut textorie, cuius doctrina haberi possit per ymaginationem et notescat per operis iterationem multotiens, nam operatio in hac arte post previsionem et speculationem trahitur, ita quod in quolibet egro erit necessaria nova previsio et speculatio. Nec dicatur quod hec egritudo est sicut ista, et ita
30   consuetum est fieri in ipsa, aut sic vidi facientes socios meos, vel hoc tale est de medicina Ypocratis et Galieni medicina perfecta, quoniam

---

9 sunt illa] *iter.* **H** || 27 previsionem] *scrips.* : provisionem **H** || 29 previsio] *scrips.* : provisio **H**

quia reperiunt ea scripta ab antiquis. Sunt etiam aliqui qui dicunt, talis quidem non est ex hiis qui noverunt scientiam, sunt nichilominus apud eum plurima experimenta et est exercitatus in certitudine operis. Hec autem omnia sunt proculdubio erronea occasionem labendi prebentia in hoc quod vitare precipimus.   5

(13.29) Est autem principium erroris huius quoniam ipsi opi(**C159v**)nantur quod experimenta quorum relatio fit in medicina fuit collecta per experientiam habitam in tempore cuiuslibet ex eis medicis. Hoc tamen non est ita, immo quidem quod ex experimentis habitum est post multas generationes ante tempus Galieni et Ypocra-   10 tis est illud quod scriptum est communiter in libris medicine. Plures enim ex medicinis et confectionibus fuerunt experte prius pluribus centenis annorum et communiter fuerunt scripte in libris. Vir autem perfectus et dominus huius artis nullo modo utitur experimentis nisi servando conditiones que debent servari per artem, nec prorumpit   15 aliquis fidelis ex medicis in experimentis nisi servando conditiones que debent servari per artem, asserit enim experimentum periculosum esse. Multi nostri temporis attribuunt sibi inanem gloriam experimentis inde errare homines, non enim inducunt super hoc aliquam probationem, occultantes et rogantes inde eorum imperfectionem.   20

(13.30) Unde magnus error est proculdubio opinari aliquem bonum practicum sine theorica et speculativa huius artis. Est nichilominus verum et possibile aliquem perfectum esse in hac arte et certum in eius radicibus et ramis, et tamen non erit apud eum aliqua operis certitudo, et hoc quia didicit eam ex libris preter quod expertis et senibus   25 huius artis fuerit solicitus de particularibus operationibus eius. Est tamen impossibile semper aliquem certum esse in hac arte absque scientia et theorica sed solum practicas operationes eius inde, etsi fuerit in eisdem solicitus et attentus. Non enim est ars medicine sicut carpentatoria et textoria, que usu et frequenti reiteratione operatio-   30 num ipsarum sciuntur et addiscuntur, nam praxis artificialis in arte hac exercetur post magnam et vehementem previdentiam et speculationem. Nam quilibet patiens indiget de necessitate nova et propria

---

1 sunt etiam] **C** : sicut etiam sunt **Pe** || 2 noverunt] **Pe** : noverit **C** || 4 autem] **C** : *om.* **Pe** || 5 prebentia] **Pe** : presentia **C** || 9 ex] **Pe** : *om* **C** || 18 multi] **Pe** : multum **C** || 19 inducunt] **Pe** : inducere **C**, *mg.* **C** inducunt || 20 occultantes] *mg.* **C** | inde] **Pe** : tamen **C** || 22 speculativa] **C** : speculabilia **Pe** || 24 certitudo] **Pe** : celsitudo **C** || 28 inde] **Pe** : vide **C** || 30 carpentatoria] **Pe** : carpentaria **C** | operationum] **Pe** : operatione **C**

medicus non curabit speciem egritudinis sed individuum ipsius. Determinatio vero huius et huius tractationis complementum non est de
intentione nostri tractatus, sed fuit nostre intentionis ne quis decipiatur in hiis deceptionibus et non confidat nisi in sapientibus teorice,
5   nam teorica est radix in hac arte, practica est eius rami, et rami non
sunt preter radicem; sed inveniuntur radices carentes ramis usque
hodie, quemadmodum determinavimus.

Et ego dixi tibi in hoc tractatu quoniam qui tradit se in manu
experimentatoris qui sine ratione est et operatur sicut videt similatur
10 pergenti per mare sine nauta qui per accidens evadit et aliquando
perit. Et Galienus multum de hac intentione scripsit et prolongavit et
suos libros de ea implevit, et verborum suorum super experientia et
experimentatore est verbum ad litteram sic: inquit, Ratio tibi prestat
certitudinem et declarat tibi quod declarare intendis; experimentum
15 vero, cum sine ratione sit, erit eius auctor cecus propriam ignorans
viam.

(13.31) Inquit auctor: Quando consideraveris assimila(**H43ra**)tionem
auctoris experimenti ipsi ceco, invenies ipsum in curatione egri traditi
in manu sua esse sicut qui pergit mare sine nauta. Et hoc etiam totum
20 est de rebus que attendi debent et caveri ne incidatur in ipsum.

(13.32) Hoc narravi tibi, scilicet de errore medici—scilicet quando
concedit aquam frigidam aut prohibet ipsam aut concedit balneum,
tunc poterit inducere difficilem egritudinem—verum est quemadmodum narravi tibi ex dictis Galieni, nichilominus raro hoc contingit.
25 Est tamen mea subtiliatio tota super hoc, videlicet ut non confidas in
non perito in arte de medicina difficili. Et inter medicinas non est
medicina magis difficilis quam minutio sanguinis et sumptio laxativi,
et post istas sunt vomitus et clisteria acuta. Ista sunt de quibus non

---

5 practica] *add.* **H** nec ‖ 6 carentes] carentibus **H**, *corr. mg. ad* carentes

speculatione, nec est dicendum sicut faciunt fatui: hic morbus huius est similis morbo alicuius alterius in quo antiqui assueti sunt uti hiis et illis sic vel sic ministratis, * * * et hoc quoniam medicus nequaquam species curat. Nec est intentio nostra in hoc capitulo istam perfecte declarare, sed (**C160r**) potius te cautificare ne pericliteris et decipiaris 5 predictis delusionibus et fraudibus, unde non confidas, domine, nisi de dominis speculantibus perfectis in theorica. Ipsa enim est sicut radix in hac arte, et practica sicut ramus eius; non autem est aliquis ramus absque radice. Poteris nichilominus reperire radices que huc usque nullum ramum protulerunt, velut iam ostendimus. 10

Iam etiam patefeci alibi in hoc libro quod qui exponit se experimentatori agenti secundum ea que vidit solum et non secundum canones theorice similatur ei qui exponit se mari sine nauta qui per accidens et a casu evadet vel forsitan submergetur. Galienus autem latissime retulit ista et inde replevit libros suos. Hii autem sunt ex 15 sermonibus eius quos ipse retulit super experimentatorem: Ratiocinatio (inquit) dabit tibi probationem ad inveniendum illud quod queris, sed experimentator similatur ceco nescienti per vicum incedere.

(13.31) Attende igitur quomodo comparavit eum ceco, unde manifeste ex hoc poteris percipere quod qui exponit se manibus eius similis 20 est legenti mare absque nauta. Hoc igitur est sciendum ut caveatur ne fiat lapsus in hoc.

Capitulum 12 huius capituli.

(13.32) Sermo cuius rememorationem premisi, scilicet quod ex errore medici in concedendo aut prohibendo potum aque vel ingres- 25 sum balnei procuratur nocumentum magnum patienti, est verus quemadmodum ostendi per propria verba Galieni, et scire vitare errorem in hoc non est facile, immo valde difficile. Finalis autem intentio huius investigationis ad hoc tendit, ne scilicet confidas ullo modo in assumptione fortis medicine de medicis imperfectis. Nulla etiam medicina est 30 fortior flebotomia et medicina solutiva per secessum; sunt post has in fortitudine medicine vomitive et clisteria fortia et acuta, pro quanto

---

1 fatui] *add.* **Pe** medici ‖ 5 cautificare] ca'tificare **Pe** : *vacat* **C**, *mg.* **C** [cau] tificare ‖ 6 delusionibus] *scrips.* : dol. **CPe** ‖ 9 huc usque **Pe** : huic usque **C** ‖ 11 etiam] **C** : enim **Pe** ‖ 14 forsitan] **C** : fortificant **Pe** ‖ 15 inde] **Pe** : iam **C** ‖ 18 ceco] *add. et del.* **C** in ‖ 20 similis est] **C** : similatur **Pe** ‖ 26 procuratur] **Pe** : procreatur **C** | verus] *scrips.* : medicus **CPe** : verus *Ar.* ‖ 28 est] **Pe** : erit **C** ‖ 30 medicis] **C** : medicinis **Pe**

debet quis confidere cuilibet medico, sicut tu vides homines sanos et
egros disponentes se minutoribus pro minutione sanguinis et pueris
pro potu laxativorum.

   Iam narravit Galienus et determinavit quoniam de ordinibus med-
5 icine est non flebotomari in aliqua egritudine nisi fuerit ibi aliqua
accidentia plethoriam ostendentia, et inquit: Et ita considerandum est
de ventris laxatione et vomitu. Et causa huius est quod determinavit,
scilicet de fortitudine egritudinis et eius difficultate cum virtutis fortitudine, et exposuit nobis quod est fortitudo egritudinis et eius diffi-
10 cultas cum fortitudine virtutis. Simili modo exposuit nobis quod
quando signa egritudinis reperta fuerunt in sanis cum superatione virtutis, non erit necesse ad flebotomiam accedere, neque ad farmaciam
neque ad vomitum, sed sufficit abstinentia cibi et potus et in aliquibus
modicum de cibo, aliquibus vero lenificatio nature (nec enim est leni-
15 ficatio nature ipsa laxatio), aliquibus vero sufficit intrare balneum,
aliquibus vero erit sufficiens exercitium solum, et aliquibus fortis et
multa fricatio sola. Omnia hec sunt magne considerationis et difficiles.
Et quando consideraveris diligenter, tu studens in hiis, patebit tibi
quomodo erit necessarius nobis in huiusmodi peritus medicus qui
20 excludat nos ab hiis cum eis que vidit de arte.

   (13.33) Et ego quidem vidi in partibus occidentis iuvenem quendam bone virtutis, manifeste plenitudinis, qui cum incideret in febrem
continuam colericam flebotomatus est de consilio medici secunda die
sue febris, et educto de sanguine quasi 50 dr. evanescebat sua virtus.
25 Et videns hoc, medicus timuit et iussit ligari flebotomiam et quod biberet de sirupo rosato et secaniabin, et quod haberet silentium usque in
crastinum, et quod curaret ipsum cum hiis que convenirent—et mortuus est illa nocte. Ex quo insurrexit contentio inter medicos et vulgus.
Et dixit michi quidam senex ex senioribus artis, cuius ego fui scolaris
30 studens cum aliis scolaribus in ipsum: Nunquam scivisti modum erroris quo (**H43rb**) erravit talis in flebotomia tali. Et ego respondens
dixi: Et tu autem domine sic dicis? Peccavit ergo? Et ridens ille senex

---

6 plethoriam] *scrips.* : prethoriam **H** ‖ 24 evanescebat] *scrips.* : evanescere **H**

minime confidendum est in assumptione talium de quolibet occurrente. Videmus nichilominus quosdam confidentes de barbitonsoribus
super celebratione flebotomie et de pravis nequeuntibus oculos (**C160v**)
suos aperire in difficultatibus huius artis super assumptione farmacie.

Ostendit enim et probavit Galienus secundum canones medicine   *5*
quod nullus patiens debet minui nisi appareant in eo signa manifeste
repletionis. Ait etiam quod hic sermo est servandus in medicinis solutivis et vomitivis, nisi cum hoc fieret ratione violentie fortitudinis et
austeritatis morbi, cum constantia tamen virtutis. Ipse autem declaravit que sit talis fortitudo et difficultas morbi. Ostendit etiam quod mul-   *10*
totiens apparent signa manifeste repletionis in sanis cum constantia
virtutis, et tamen minime exigetur vel expedit minutio nec assumptio
vomitive aut farmacie, immo quod sufficiet in quibusdam abstinentia
cibi et ieiunium, et in aliis diminutio eius, et in aliis ventris lenitas et
mollities, nec est ventris mollificatio cum assumptione medicine solu-   *15*
tive; et in aliis sufficiet artificialis ingressus balnei, et in quibusdam ex
eis sola fricatio. Est autem super hiis necessaria subtilis investigatio et
magna valde. Averte igitur, domine, an sit necessarium sequi in hiis
rebus medicum certum et expertum vel illum qui vidit aliqua in hac
arte.   *20*

(13.33) Vidi autem semel in Hispania quendam iuvenem fortem et
manifeste repletum cui accidit febris continua ex colera, ad quem
medicus vocatus fecit minui secunda die egritudinis sue. Cum autem
exivisset ex sanguine eius circiter lb. sem., cepit virtus eius debilitari
et fere sincopizare, unde medicus perterritus iussit foramen brachii   *25*
claudi optulitque ei sirupum violarum cum sequanabin et consequenter precepit assistentibus ut permitterent eum sic esse usque in
crastinum, et tunc ipse ordinaret ei conveniens regimen; mortuus
tamen fuit patiens prius in nocte. Fuit autem inde murmur magnum
in vulgo et etiam inter alios medicos, dixitque michi quidam ex   *30*
antiquis a quo hanc addiscebam scientiam: Scisne errorem quem com-
misit talis medicus in flebotomia talis? Cui dixi: Ha domine, esne tu
talis? Fuitne in hoc error? Qui michi respondit: Scias quod predictus

2 de] **Pe** : *om.* **C** ‖ 4 in] **C** : et **Pe** ‖ 8 hoc] h' **Pe** : febris **C**, *ins.* **C** *mg.* h' *ante* febris ‖
11 apparent] **Pe** : appareant **C** ‖ 13 quod] **C** : quos **Pe** ‖ 18 averte] **CPe**, *mg.* **C**
adverte ‖ 19 aliqua] **Pe** : alia **C** ‖ 22 ad quem] **C** : quod **Pe** ‖ 26 ei] **C** : *om.* **Pe** | se-
quanabin] **Pe** : sequabinum **C** ‖ 29 magnum] **Pe** : magnus **C**, *corr.* **C** *ex* magnum ‖
31 hanc] **C** : hac **Pe**

dixit: Bene, nam talis—scilicet eger ille—fuit comedens maximo appetitu et homo repletus, cuius repletio commovit orificium sui stomaci et suffocavit illum et etiam generatus erat in suo stomaco humor colericus. Galienus iam inhibuit flebotomiam in hiis quorum
5 conditio est talis, quia omnes incipiunt sincopizare in hora flebotomie. Sed erat magis conveniens confortare orificium sui stomaci cum tali et tali medicina et epithimare ab extra cum talibus et evacuare ab eo quod possibile erat mordicare os stomaci; postea flebotomare, si omnino necesse erat. Sed quia ante illud fit flebotomatus erat conveni-
10 ens ut confortasset os sui stomaci; sed quievit, et diffusi sunt inde magis humores in orificium stomaci, propter quod invasit illum sinco-pis et mortuus <est>. Et hoc est quod dixit michi ille auctor.

(13.34) Inquit auctor: Vide quantum est periculi in hoc casu, et propter hoc dico tibi quod non confidas in talibus. Et visum est nobis
15 esse conveniens referre tibi in lingua Galieni de hac materia, et est quoniam quando iussit fieri flebotomiam in febre continua et educit sine dubio de sanguine usque ad egri sincopizationem, regulavit nos cum hiis que prohibent flebotomiam in hac febre, et multo magis in aliis preter ista; et memoratus est de plenitudine ex qua remansit ali-
20 quod residuum, aut debilitate virtutis, aut de etate aut complexione, aut de natura aeris tunc dominantis. Et ita dixit quod ille in cuius stomaci orificio generatur amaritatio, et fuerit orificium sui stomaci quocumque modo debile, non flebotomatur. Et post hoc secutus est hoc per verba quorum littera hec est:
25 (13.35) Inquit: Super hoc quoniam educatio sanguinis quam dixi-mus esse convenientem usque ad sincopim, ut extinguatur per hoc caliditas febris continue et eius inflammatio sedetur et fervor, ali-quando contingit necessario non modicum nocumentum quando fit tempore non debito aut quantitate non debita.
30 (13.36) Et ego quidem scivi duos homines qui mortui sunt ex sincopi accidente ex evacuatione et amplius, et non recuperaverunt vitam; et

---

9 omnino] *mg.* **H** ‖ 17 nos] *add.* **H** cum hoc ‖ 19 plenitudine] *scr.* **H** *mg.* cum adderat aliquid ex singultu vel debilitate virtutis

non est opina(**C161r**)tus, quod patiens ille esset ex delicate viventibus et crapulosus in cibis, cuius stomacum singultus debilitaverat, et cum hoc humores colerici erant in eius stomaco generati. Galienus autem prohibuerit ne tales flebotomentur, nam ex flebotomia consuevit talibus contingere sincopis; unde rectius fuisset ut post evacuationem 5 eius, quod ipsius stomacum mordicabat, confortasset os stomaci ipsius, cathaplasmando ipsum cum congruis; extunc fecisset ipsum minui, si minutio ei necessaria fuisset, aut si non haberet aliud medicamen a flebotomia. Unde quia minuit ipsum priusquam os stomaci ipsius confortasset, et recessit perterritus absque ministratione convenientium, 10 aucta est debilitas oris stomaci ipsius, pro quanto fluxerunt humores ad ipsum et inde incepit esse sincopis super ipsum dominari et tandem mortuus est. Hii fuerunt sermones magistri mei.

(13.34) Inquit compilator: Attende, domine, quot eminent pericula in hiis rebus, et ob hoc consulo tibi ne confidas de quolibet tibi occur- 15 rente. Placet autem michi ut super exhibitione huius consilii inducam sermones Galieni, et hoc quoniam postquam ipse docuisset quod febricitans acute minueretur usque ad sincopim, ideo consequenter retulit nobis sermones quibus interdum cessandum est omnino a flebotomia, etiam in hac febre et multo fortius in aliis, puta cum aderat 20 aliquid ex singultu vel debilitate virtutis vel cum occurrebat prohibens ex parte etatis, complexionis, aut temporis anni, aut cum accidebat debilitas solius oris stomaci aut superfluus sensus eius. Tales enim minime sunt minuendi. Retulit autem super hoc sermones quorum tenor est iste: 25

(13.35) Quia diximus evacuari ex sanguine in acutis usque ad sincopim, quibus calor febris continue extinguatur et ipsius inflammatio dissoluens corpus et consumens prohibeatur, et ut breviter eius malitia seu violentia mitigetur, est tamen sciendum quod ipsa sanguinis evacuatio pluries ledit multum, utpote cum in excedenti quantitate aut 30 non convenienti tempore celebratur.

(13.36) Novi enim du(**C161v**)os mortuos fuisse in manibus medicorum, et hoc ratione sincopis et angustie cordis que ratione flebotomie acciderant eorum, pro quanto non potuerunt resumere vires suas. Novi

---

3 eius] **C** : huius **Pe** | autem] *scrips.* : an **CPe** ‖ 6 stomacum] **Pe** : stomaci **C** ‖ 8 fuisset] **C** : *om.* **Pe** ‖ 10 perterritus] **Pe** : preteritus **C** ‖ 12 esse] **Pe** : etiam **C** ‖ 15 consulo] **C** : consule **Pe** | tibi] *add.* **Pe** domine ‖ 17 quoniam] **C** : *om.* **Pe** ‖ 28 et] **Pe** : etiam **C** | eius] *iter.* **Pe** ‖ 34 eorum] **Pe** : eorundem **C**

alios qui non statim perierunt, sed mortui sunt post tempus, eo quod
virtus eorum deposita fuit ex inanitione donec virtus eorum submersa
est. Et si fuissent hii evacuati preter quam advenisset eis debilitas donec
dissolueretur virtus, utique non perissent. Et aliqui fuerunt incidentes in
5   longam passionem quoniam eorum virtus dissoluta et debilitata est ex
vehementi evacuatione. Et aliqui quidem fuerunt quorum corpora trans-
lata sunt a propria complexione, acquirentia sibi frigidam complexionem que prestitit in ipsis toto residuo dierum suorum, neque valuerunt
ingeniari posse rectificare illam aliquo modo—et hoc totum propter
10 usum evacuationis. Et facta est illa frigiditas in quibusdam causa alterationis caloris faciei et malitie corporis dispositionis, ita quod devenerunt
ad id quod ex modica causa proveniunt sibi egritudines. Et alii quidem
fuerunt quibus accidit propter hoc ydropisis et abreviatio hanelitus
(**H43va**) et debilitas epatis et stomaci et sebel et laxitudo et podagra.
15 (13.37) Inquit auctor: Considera flebotomiam non factam in suo
debito tempore, et etiam quando fit in suo debito tempore si excesserit,
et quod pervenitur ex ea. Est ergo mea intentio quod non debet quis
esse arduus vel negligens circa ipsam, nec declinet ad illum quicumque
temptat esse medicus. Et similiter dixit Galienus illud idem consequi
20 in aliis evacuationibus quibus totum corpus evacuatur quando excedi-
tur in eis.
(13.38) He medicine magne, ut tiriaca alfaroc et metridatum et
teodoricon et hiis similia ex medicinis multorum iuvamentorum et
multe compositionis, currunt in curationibus egritudinum cursu fortis
25 medicine, propter quod non debet exhiberi de eis aliquo modo et maxime infirmis nisi de consilio medici peritissimi. Quoniam omnia hec,
quando dantur suis horis et locis debitis, liberant eodem die a multis
et difficilibus passionibus; sed quando contingerit fallere rationem, et
administrata fuerint absque suo loco et tempore, interimunt aut faci-
30 unt acquirere egritudines valde difficiles.

---

8 prestitit] _scr._ **H** _mg._ id est perseveravit ‖   14 laxitudo] _add._ **H** _mg._ molicies et
paralexis ‖ 17 et quod] _scrips._ : ad **H** ‖ 18 illum] _scrips._ : illam **H** ‖ 22 alfaroc] _Ar._
al-faruq

etiam alios qui licet ipsa hora evacuationis <non> fuerint mortui, tamen inde finaliter perierunt, postquam id est accidit eis debilitas virtutis, qui siquidem taliter fuissent evacuati ne contigisset eis tante virtutis debilitas quod fuisset omnino dissoluta, nequaquam mortui fuissent. Vidi etiam nonnullos quibus plures morbi contigerunt prop- *5* ter debilitatem et dissolutionem virtutum que eis ex superflua evacuatione contigerant. Corpora enim quorundam ex eis fuerunt alterata et ab eorum complexione naturali mutata, et etiam taliter consecuta fuerint complexionem frigidam quod perseveravit in eis omnibus diebus vite eorum, ita quod nullo ingenio curari potuerunt, que qui- *10* dem omnia contigerunt eisdem propter superfluam evacuationem; fuitque predicta infrigidatio in quibusdam ex eis causa defedationis coloris eorum et corruptionis compositionis corporum eorundem, perveneruntque ad hoc ut de facili et ex re modica paterentur. Inde etiam contingit quibusdam ex eis ydrops pernecabilis et debilitas epatis et *15* stomaci, et aliis asma, et aliis litargia, mollities, et paralisis.

(13.37) Inquit compilator: Semper est vitanda superflua evacuatio, et maxime cum non fuerit necessaria; cum erit necessaria attendatur de fine eius si fiat in excedenti quantitate. Merito consului tibi, domine, ne festines facere flebotomiam consilio cuiuslibet occurrentis tibi. *20* Idem etiam asserit Galienus de aliis evacuationibus corpus evacuantibus, cum immoderate et impetuose fiunt.

Capitulum 13

(13.38) Medicine quarum operationes sunt magne sunt ex medicinis magnis et fortibus, sicut tiriaca, metridatum, et theodoricon, et *25* similes. Vocant has medicinas medici medicinas multorum iuvamentorum, que quidem referuntur egris et operantur sicut medicine fortes. Pro quanto minime decet ut aliquid ex eis offeratur particulariter patientibus absque consilio periti medici, nam si offerantur ubi et quando oportet et sicut oportet, conferunt immediate pluribus pas- *30* sionibus magnis et validis; si vero in oblatione eorum iudicium rationis erraverit, nec dentur loco et tempore oportunis, generant proculdubio multas egritudines malas et fortes et etiam mortem inferunt.

Et narrabo tibi super hoc factum quod accidit antiquo tempore in
Hachin domino saracenorum, qui cum egrotasset quodam tempore
(nescio qua egritudine)—et eius etas erat ultra 20^m annum, et eius
dispositio fortis nimis, et tempus anni erat hiemps et provincia in qua
5 egrotavit erat in habitatione regis occidentis, scilicet civitate Marocti—
sanatus est a sua infirmitate; et erat in convalescentia perambulans,
sicut et alii convalescentes, quem medici regebant convalescentium
regimine. Erant autem cum eo quatuor viri magni sapientes et in hac
scientia periti, qui fuerunt Habuali Benzoar, et Sapiam, et Habuala-
10 sam filius Caniril de Saragosa hisreilta, et Habuiob filius Melas de
Sibilia hisreleita. Et videntes corpus suum mundum et non perfecte
translatum ad sanitatem, et eius digestionem et calorem naturalem
debiles, nec potabat vinum, concordaverunt omnes quatuor potare
ipsum mediam dr. de tiriaca magna pro confortatione sui caloris et
15 digestionis, et ut reducerent eius operationes naturales ad suum pristinum statum, iuxta id quod probatum est de effectu magne tiriace. Et
convenerunt omnes quod deberet illud recipere in ultima tertia parte
noctis, ut cibaretur postea in hora solita, scilicet in tertia hora diei, et
valeret tiriaca exire de suo stomaco et dissolui et operaretur quicquid
20 haberet operari et non misceretur cum nutrimento. Hoc totum fuit
determinatum ab eis, et permanentes predicti medici nocte illa in pallacio regis, convenerunt in hora determinata noctis, et apportata tiriaca ex scrineo regis, posita sub sigillo proprio, dederunt sibi de ea
quantum determinaverunt, et peram (**H43vb**) bulantes medici per
25 citrina expectabant tertiam horam diei ut cibarent ipsum. Et audita
est vox fletus circa predictam horam in pallacio suo, et festinantibus
medicis prevenire ipsum, mortuus est ille dominus. Et dictum fuit quod
parum ante vel post accessum ipsorum ad illum fuit mortuus.

Et narravit michi Abiosep medicus, filius Abcuob predicti, ex ore
30 patris sui, quoniam ipse dixit quod medici erraverunt in quantitate

---

1 hoc] *del.* **H** situm ‖ 14 magna] *scr.* **H** *mg.* daran ‖ 22 determinata] *scr.* **H** *mg.*
ultima

Referam autem casum qui contigit (**C162r**) olim cuidam ex regionibus sarracenorum in occidente, sicut dictum est michi. Et est quoniam ipse passus fuit—nescio tamen quam passionem fuit—nichilominus
michi dictum quod ipse habebat circiter 20 annos et quod erat robus-
tus corpore et bene compositus. Et tempus presens erat hiemps, et 5
regio in qua passus est fuit sedes regis occidentalis apud Marrochium.
Qui postquam curatus fuit a passione sua, nequaquam potuit resumere vires suas, unde operationes eius erant debiles, sicut convales-
centis ab egritudine sua. Concurrebant autem in cura eius quatuor
magni medici famosi, scilicet Ambohaly Benzoar, Bossafiant, Abohal- 10
zatem alsarugosa ysrelita, Aboiob allesbili, ysrelita etiam; qui considerantes quod corpus eius mundum esset, propter quod posset perfecte
convalescere, et quod digestio et calor naturalis eius debilis esset,
decreverunt quidem simul omnes quatuor quod offerrent ei darhen
sem. ex tiriaca magna ad excitandum et vivificandum calorem ipsius 15
naturalem et ad confortandum eius digestionem, quatinus per consequens eius operationes naturales ad pristinum statum redirent. Hec
igitur sunt ex operationibus tiriace notis magne. Convenerunt etiam
omnes simul quod propinaverunt ei eque in tertia seu ultima parte
noctis, ne uniretur cum cibo assumpto; hec autem est una de condi- 20
tionibus servandis in oblatione tiriace. Et illa nocte predicti medici
cubaverunt in palatio, unde in ultima parte noctis portaverunt tiri-
acam, assumentes eam a thesauraria regis, sigillo etiam regis sigilla-
tam. Et optulerunt ei ex ea in quantitate predicta, quo facto, redierunt
ad cameram suam ad ordinandum quid comederet tempore oportuno. 25
Post autem 3 vel 4 horas, paulo ante tempus ordinis matutine, factus
est repente in palatio clamor magnus, et clamantes venerunt cum
impetu ad predictos medicos, quibus dixerunt: Venite celeriter si
regem vivum velitis invenire. Et fuit mortuus cum venerunt ad eum, in
instanti vel forsitan prius. 30
  Retulit autem michi Alboiosef, <filius> Aboiob predicti, quod
pater eius dixit ei quod ipsi erraverant eo quod tantum dederant ei ex

---

1 contigit] **C** : contingit **Pe** || 10 Ambohaly] **C** ; Abhali **Pe** || 11 alsarugosa] **Pe**
: alsanigosa **C** | ysrelita] **Pe** : iraelita **C** | Aboioh] **Pe** · abozob **C** | allesbili] **Pe**
: abesbili **C** | ysrelita] **Pe** : iraelita **C** || 20 autem] **C** : enim **Pe** | una] *mg.* **Pe** ||
22 cubaverunt] **Pe** : turbaverunt **C** | palatio] *add.* **C** dicti regis || 26 autem] *add.*
Pe per || 29 velitis] **Pe** : vultis **C** || 31 Alboiosef] **Pe** : Aborofel **C** | Aboiob] **C** :
Abaiob **Pe**

tiriace: non enim poterat sustinere nisi quartam partem dracme aut
quartam partem aurei. Et dixit michi princeps Abumacar, filius senis
Abumeron, filii Aboali predicti, quoniam pater suus Abumeron esti-
mavit ipsum Abulalim errasse in quantitate tiriace, dicens ipsum
5   interfecisse propter ipsius paucitatem; erat enim sue rationis sumere
medium aureum. Et ego quidem a nullo ipsorum audivi causam pro-
pinquam multum ipsius aut modicum debeat interficere, et interrogati
a me singuli eorum super hoc per modum intelligentie et doctrine
tacuerunt et nil responderunt.

10   (13.39) In processu vero temporis ego investigavi super hoc. Vidi
Galienum dicentem hoc verbum ad litteram: inquit, Omnes medicine
quarum proprietates et natura est resistere rei mortifere necant corpus maxima lesione ut plurimum quando datur de illis multum. Et
propter hanc causam oportet esse quantitatem cuiuscumque medici-
15   narum quarum natura est id quod diximus quantitatem qua non leda-
tur corpus propter ipsius multitudinem, nec sit pigra in expellendo
nocumentum rei mortifere propter ipsius paucitatem.

        (13.40) Inquit auctor: Dico quod illi medici qui assignaverunt ratio-
nem super illo accidente voluerunt habere apud se super hoc tracta-
20   tum alicuius antiquorum preter hunc in quo sumus. Et ego audivi
plura desuper causa illius accidentis, in quorum memoratione non est
utilitas, ex quo iam pervenimus in utilitatem huius capituli—que scilicet est cavere egros a sumptione fortis medicine predicti generis nisi
cum magno consilio et bona previsione quando necesse fuerit dare
25   illam penitus.

        (13.41) Iste modus divulgatus est apud Egiptios in sua medicina,
licet cum veritate non sit apud eos medicina ut plurimum nisi quod
regunt egros quousque virtus confortetur et eger sanetur aut eius virtus evanescat; qui modus laudabilis est, et ego laudo ipsum in parte.
30   Sed ego describam eorum modum prius et declarabo causas propter

---

12 proprietates] *scr.* **H** *mg.* seu tiriacales | necant] *scrips.* : nequeunt **H** || 13 lesione]
del. **H** in canna pulmonis || 19 super] *mg.* **H**

tiriaca, non enim debebant ei dare nisi quartam partem unius darham vel unius sequel. Princeps autem Abobacar, filius Abomay filii
Aboaly, dixit michi quod pater meus et pater Abomay opinati sunt
quod Aboaly erravit in quantitate tyriace assumpte, nam debuisset
(**C162v**) ex ea assumpsisse secundum opinionem eorum sequel. Sed a   *5*
nullo tamen eorum potui scire rationem quare tiriaca sui excedenti
quantitate aut diminuta necavit eum, licet quesierim eam diligenter a
quolibet eorum particulariter, scilicet ab uno in absentia alterius, tanquam zelans multum adiscere eam.

(13.39) Post autem longo tempore, laborans super investigationem   *10*
huius et aliorum plurium, reperi sermones Galieni quorum tenor est
iste: Omnes, inquam, medicine resistentes venenis seu tiriacales ledunt
plurimum corpus cum in excedenti quantitate assumuntur, pro quanto
decet ne quantitas que ex eis offertur inferat corpori nocumentum
ratione sui excessus, nec etiam superetur et vincatur a medicinis   *15*
necantibus ratione sue diminutionis.

(13.40) Inquit compilator: Reor quod penitentes de predicta operatione moti sunt ex predictis sermonibus Galieni aut alio testimonio
quod ab aliquo ex prioribus habuerunt. Ipsum tamen nunquam scivi
vel audivi, audivi nichilominus multas causas et rationes super errore   *20*
predicto, quarum quidem relatio et pertractatio inutilis est in proposito.
Non enim intendimus in hoc capitulo nisi solum suadere ne patientes
prorumpant impetuose in assumptione medicinarum fortium; sed cum
non reperierit alias medicinas sibi utiles, sumant eas cum magna cautela et de consilio periti et famosi medici.   *25*

Capitulum 14 huius capituli.

(13.41) Notus quidem est modus operandi apud Egiptios in curis
suis, apud eos enim non est medicinarum saltem fortium sed conantur
potius ad confortandum naturam egrorum, servantes hoc continuo
donec patiens curetur aut pereat aut moriatur. Ego autem approbo   *30*
modum istum propter multa, unde explicabo primo modum operandi
ipsorum Egiptiorum et consequenter referam rationes quibus moveor

---

2 Abomay] **C** : Abomaris **Pe** ‖ 3 Aboaly] **C** · Aboali **Pe** | Abomay] **C** .
Abomaris **Pe** ‖ 6 sui] **Pe** : michi **C** ‖ 8 ab] *add.* **C** eo ‖ 10 investigationem] **C** :
investigatione **Pe** ‖ 11 aliorum] **Pe** : aliter **C** ‖ 14 inferat] **C** : inferatur **Pe**, *corr.* **Pe**
ad inferat ‖ 19 ex] **C** : de **Pe** ‖ 24 eas] **Pe** : eos **C** ‖ 28 est] *ins.* **Pe** *m. rec.* usus ‖
31 istum] **Pe** : tunc **C** ‖ 32 ipsorum Egiptiorum] **C** : predictorum Egyptiorum **Pe**

quas laudaturus sum in eo illum in quo est. Notum est apud me ex
modis suis quoniam ipsi multiplicaverunt cautelam in tantum quod
annihilata est apud eos plurima pars medicinarum divulgatarum et
usitatarum apud universos medicos, simplicium et compositarum, ita
5   quod sunt contenti in medicinis paucis numero et debilibus virtute. Et
quando intendunt subtiliare humores grossos aut digerere humorem
crudum, faciunt illud cum medicina debili que non excedit primum
gradum aut aliquid secundi. (**H44ra**) Et in pluribus ipsi laxant cum
cassiafistula et reubarbaro et cum agarico et mirabolanis, et quod
10   administrant ex yeris est yera pigra sola. Et plurime suarum medicinarum compositarum sunt ex vegetabilibus et floribus notis et ex rob
fructuum usitatorum, et rare faciunt medicinam multorum iuvamentorum, nec aliquam tiriacarum nec aliquod electuariorum, qui dicuntur debir. Et si multum excedunt, describunt diarodon (*quod dicitur*
15   *debirued, id est rosaceum*); et nunquam laxant forti laxatione. Et hec est
plurima pars suorum modorum atque regiminis, quod quidem laudo
quatuor rationibus:

(13.42) Prima quarum etiam potissima est, que iam rememorata
est in capitulis precedentibus, scilicet defectus medicorum in hac arte;
20   et cum sint insufficientes circa hanc facilem operationem, erit operatio
medici quando operatur sicut debet prolongativa egritudinis. Et si pec-
caverit et non fecerit quod debet, non moritur propter hoc eger; sed si
contingat fallere circa fortem medicinam, erit causa mortis infirmi.

(13.43) Secunda causa est quoniam regiones eorum sunt calide. Et
25   terra Egipti iam communicata est cum terris calidis, et hec est causa
naturalis non habens locum in hoc tractatu, nec est utilis prolongatio
sermonis in ipsa. Et virtutes eorum sunt debiles, quapropter non
debent administrari medicine fortes in regionibus calidis nec in debilibus corporibus—et forsitan hoc fuit causa mortis illius domini conva-
30   lescentis tiriaca, quoniam medicina fortis incipit molestare virtutes,

---

10 pigra] *add.* **H** et | suarum] *corr.* **H** *mg. ex* aliarum || 14 debir] *Ar.* dabid ||
15 debirued] *Ar.* dabid al-warad || 21 quando] *add.* **H** non

ad approbandum modum istum dictum. Constat autem quod modus
operandi istorum est valde laudabilis, cavent enim sibi ne utantur
operibus suis fortibus medicinis, adeo quod perierunt apud eos maior
pars medicinarum notarum simplicium et compositarum, et usi sunt
paucis medicinis quarum virtus non est fortis sed debilis. Unde volen- *5*
tes humorem (**C163r**) grossum subtiliare, exempli gratia utebantur in
hoc medicinis debilibus, utpote non transeuntibus primum gradum in
calore aut saltem secundum; et cum volebant evacuare per secessum,
utebantur ut plurimum cassiafistula, reubarbaro, agarico, mirabolanis, et similibus, nec utebantur aliqua ex yeris preter quam yerapi- *10*
gram. Et medicine alterantes composite quibus utebantur ut plurimum
erant condita violarum et aliorum florum notorum in securitate, et
potus quibus utebantur erant robub (*id est succi coagulati*) super cinum
assuetorum, nec utebantur ex medicinis plurium iuvamentorum, non
tiriaca solum et metridato. Et quidam utebantur diarrodon secundum *15*
quod eminebat exigentia ipsius, nec unquam offendebant naturam
cum fortibus medicinis. Hii igitur sunt modi operandi ipsorum ut
plurimum, quos ego quidem quatuor rationibus multum laudo.

(13.42) Quarum prima est imperfecta et diminuta scientia ut plurimum medicorum, ut supra dixi, quamvis etiam ipsi Egiptii fuerint *20*
imperfecti in scientia huiusmodi debilium medicaminum. Hec enim
est operatio iusti et debilis medici, cum non erret in hoc nisi in produc-
tione curationis morbi, et hoc quoniam si committat errorem utendo
aliis in specie vel ordine quam debeat, non tamen inde morietur
patiens. Medicine vero fortes cum falsa opinione propinate interficiunt *25*
patientem.

(13.43) Secunda autem ratio ad hoc sumpta est apud me ex caliditate regionis ipsorum, nam regio Egipti numeratur inter calidas regiones. Ratio autem huius in naturalibus est ostensa, quam minime
declarare intendimus in hoc libro, necnon etiam ex debilitate virtutis *30*
ipsorum. Constat autem quod usus medicinarum fortium minime congruit in debilibus nec etiam in calidis regionibus, et forsitan predicta
debilitas fuit causa mortis ex tiriaca oblata predicto convalescenti ab

---

1 approbandum] **C** : probandum **Pe** ‖ 2 ne utantur] **C**, *post* utantur *ins* **C** in ·
inn(i)tantui **Pe** ‖ 3 eos] **C** : nos **Pe** ‖ 4 et] *add.* **C** in : *del.* **Pe** in ‖ 7 gradum] **C**
: *om.* **Pe** ‖ 8 volebant] *scrips.* : volentibus **Pe** : volentibus *del.* **C**, *mg.* **C** volebant ‖
10 aliqua] **Pe** : alia **C** ‖ 13 cinum] **Pe** : *vacat* **C**, *mg.* **C** tinum : fructum *Ar.* ‖ 20 ut]
C : sicut **Pe** ‖ 21 huiusmodi] **C** : huius **Pe** ‖ 25 propinate] **C** : propinante **Pe**

que si fuerint debiles, evanescunt ut non possint recuperare et resistere ei quod eas molestat.

(13.44) Tertia causa est quoniam plurime suarum egritudinum
sunt calide propter ipsorum humorum subtilitatem et maciem corpo-
5   rum, et in calidis egritudinibus non est optima medicina fortis, sicut
iam notum est quod Ypocras et Galienus regunt acutas egritudines
cum secaniabin et aqua ordei et similibus.

(13.45) Quarta causa est secutio ordinum quos medici posuerunt,
scilicet quod quecumque egritudo est possibilis curari cum dieta non
10 transeatur ad aliud preter ipsam; et quando non poterit curari cum
illa, regatur cum cibus in quibus sit medicina; et quando non fuerit
possibile ut curetur cum cibis, curetur cum medicinis debilibus. Et
quandocumque possibile fuerit curari cum simplici medicina, non
curetur cum composita, et eligat illam que minoris sit compositionis.
15 Et si cum hiis pervenerimus ad nostrum intentum, bonum est. Omnia
hec iussit nobilis medicorum in generali, et modus Egiptiorum curat
per istum modum ut plurimum. Sed non est dubium quin aliquando
superveniunt eis aliqua accidentia longa propter que indigebunt forti
medicina, et tunc ipsi consumuntur (**H44rb**) ab eo ex raro usu eorum
20 forti medicine. Et propter hoc non offendit eos aliquid ex medicinis
usitatis apud eos, sed universaliter in ipsorum modo magis est de
salute vel liberatione vel precipitatione quam de impedimento.

(13.46) Quod vero homo reprehendit eos cum veritate est apud eos
magnum quod sicut est potus tiriace quatuor specierum et similia de
25 multitudinis que sunt multorum iuvamentorum, aut comestio electua-
rii de cimino et de mentastro et hiis similium, que currunt cursu
medicinarum sanativarum; et quod faciunt frequenter flebotomiam
unam post aliam et educunt multum de sanguine, et quod bibunt
medicinam laxativam aliquotiens per modum regiminis senum, et
30 etiam eorum senes faciunt illud. Omnia hec sunt error manifestus
supra quo debes stare sollicitus.

---

11 medicina] *add.* **H** id est natura medicine || 15 est] *add.* **H** sui autem accipiemus
res secundum ordinem || 17 quin] *scrips.* : quod **H**

egritudine sua; et hoc quoniam omnis fortis medicina in principio sue operationis debilitat virtutes membrorum, pro quanto si inveniat eas tunc debiles, marcescunt et superantur paulatim, in tantum quod nequeant obtinere victoriam resistendo contra eam.

(13.44) Tertiam vero rationem sumpsi ex hoc quoniam morbi sunt 5
ut plurimum ex causa calida, ratione subtilitatis humorum ipsorum et siccitatis seu extenu(**C163v**)ationis corporum eorundem. Liquet autem quod tales morbi non indigent fortiter calefacientibus. Ypocras autem et Galienus non fuerunt usi in acutis nisi secanabin et ptisana ordea-cia et similibus. 10

(13.45) Est et adhuc quarta ratio movens me ad hoc, et est quon-iam incedentes per rectas vias famosorum approbatorum in medicina et servantes methodos eorundem, iusserunt ut quanto plus poterit attendatur ne cum poterint curare cum cibis, patientes transferant eos ad alia; quod si minime valeant, faciant hoc cum cibis medicinalibus 15
si possint, et si non, faciant hoc cum pure medicinis debilibus. Tamen iusserunt etiam ut cum quis bene poterit uti simplicibus non utatur compositis, ex quibus etiam (scilicet compositis) cum sint necessarie, eligende sunt ille que sunt minoris compositionis. Et hec quidem omnia sunt de preceptis potiorum medicorum, que quidem Egiptii 20
servant ut plurimum in suo modo operandi. Non tamen dubito quin interdum accidant eis etiam morbi fortes egentes fortibus et validis medicinis; ipsi tamen insoliti sunt uti eis, nec habent experientiam de eis. Verum medicine apud eos assuete modicum obsunt eis, quoniam immo proculdubio plura sunt iuvamenta que ex eis et eorum modis 25
sequuntur.

(13.46) Possunt nichilominus secundum veritatem et hoc redargui, quoniam dyatessaron et similes ex medicinis plurium iuvamentorum recipere non sunt ausi, nec et aliquantulum ex diacimino aut diamenta et similibus ex medicinis securis et salubribus, cum tamen utantur 30
sepissime flebotomiis, extrahentes de sanguine in nimia quantitate, et utantur etiam in eorum senibus incongruis temporibus farmaciis—que quidem omnia sunt manifeste erronea, pro quanto cautificandi sunt medici super ea.

---

5 quoniam] **C** · quod **Pe** ‖ 14 cum] **Pe** . tamen **C** | curare] **C** : curasse **Pe** ‖
14 valeant faciant] **Pe** : facere valeant **C** ‖ 16 tamen iusserunt] **Pe** : miserunt **C** ‖
20 sunt] **C** : sicut **Pe** ‖ 27 hoc] **Pe** : hic **C** ‖ 28 dyatessaron] *scrips.* : dyath'sar' **Pe** :
vacat **C** ‖ 29 sunt] **Pe** : possunt **C** ‖ 30 utantur] **Pe** : utuntur **C** ‖ 32 etiam] **Pe** :
om. **C**

(13.47) Vidi quedam inconvenientia immissa in terris Egipti in certis hominibus et in vulgo, quoniam non suscepit eger unum medicum
qui solus ipse curet ipsum a principio sue egritudinis usque in finem,
sed vocat plures medicos in una et eadem egritudine, quorum unus
5   nescit de altero, et eger recipiet unumquemque ipsorum placabili vultu
et intendit verba uniuscuiusque; deinde declinat ad consilium alicuius
eorum et eliget ex illis quem illorum magis pium viderit. Et agit hoc
caute, et in toto hoc forsitan extimabitur esse preservantia et cautela
ab errore medicorum ut non incidatur in illum.

10   Et talis actio sine dubio est de actionibus lesionis, et ego quidem
sollicitabo te super illis. Et prima earum est confusio egri in se ipso,
quoniam cum non sciat per se quis illorum magis conveniens dicet
quando declinabit ad aliquem eorum, declinabit secundum suam
ymaginationem, non secundum quod verus intentus iudicat. Secunda
15   est confusio medici: nam quando permanserit cum sua operatione a
principio usque ad finem donec manifestetur sibi recta via, trahitur
post illam; sed quando viderit contrarium huius, transfert se de una
via in aliam. Tertia vero lesio est quam medici inferunt sibi invicem,
nam quilibet eorum intendit diffamare alterum et dicit ipsum errasse.
20   Quarta est negligentia ipsius medici et modicum sui exercitii circa
curationem illius infirmi, et eius confidentia in sollicitudine sui socii
circa illum, eo quod ipse bene novit quoniam si contingit se errare
circa curationem infirmi non tribuetur sibi tantum error, sed si convenienter et bene agatur non ipse tantum laudabitur aut merebitur.
25   Propter illud nec subtiliatur sollicitare se circa curam quam oportet,
cum sciat eos non confidere de se tantum. (**H44va**)

(13.48) Inquit Alrasis: Qui curatur a pluribus medicis, fatigatus
erit errores eorum recolligere.

(13.49) Inquit auctor: Hoc verum est quando quis ab ipsis curatur
30   singillatim; similiter quicquid diximus lesionis contingere ex eis totum

---

1 immissa] *add.* **H** aliter illata || 28 recolligere] *corr.* **H** *ex* colligere

Capitulum 15 huius capituli.

(13.47) Audivi sermones qui communiter sunt in ore magnorum et vulgarium in Egipto, et sunt quoniam dicunt ipsi quod de raro contingentibus est ut patiens a principio sue egritudinis usque ad finem ab uno medico curetur, immo cogitur ab uno ad alium se transferre, in 5 tantum quod ut plurimum a quatuor vel circiter phisicis reguletur, preter quod unus ex illis sciat quid alius operetur. Immo patiens dicit cuilibet ex medicis, ego invitor vobis soli, faciens inde medicum illum oberrare. Postquam autem (**C164r**) patiens et eius assistentes audiverint sic intentionem ipsorum, presumunt decernere et librare inter eos, 10 credentes secundum opinionem suam ex eis omnibus. Opinantur necessario se tueri ab erroribus medicorum.

Cum tamen contingant potius eis inde magna et plurima nocumenta, cum tamen contingit, pro quanto cautificabo te super ea. Est enim primum ex nocumentis inde contingentibus turbatio patientis, 15 cum ignoret quis eorum dicat vel proferat veritatem. Unde si adquiescat magis dictis unius quam alterius, faciet hoc secundum estimationem ymaginativam, non autem secundum veram scientiam, cum eam non habeat. Aliud est turbatio medici operantis, quoniam si unus et idem medicus operetur in patiente a principio morbi usque ad finem 20 eius, tunc quidem si videat quod opus inchoatum prosperetur, continuabit ipsum sui aut transferet se ad alia. Tertium autem nocumentum est generale, illis medicis vocatis, nam quidam ex eis reprobabunt alios, asserentes eos in opere deliquisse et econverso. Quartum autem inde contingens est insolertia seu contemptus medici de cura patientis, 25 considerans quod si remiserit errorem in cura eius, quod precise se minime imponetur, nec etiam si recte eam fecerit approbabitur ita parum; quapropter considerans quod non confidit de eo solo, cum quadam desidia et sine solicitudine reget eum.

(13.48) Testatur enim Rasis dubium esse ut qui curatur a pluribus 30 possit eorum errorem discernere vel etiam congregare.

(13.49) Inquit compilator: Hoc quidem verum est si ille patiens curetur a quodam eorum per se. Verumptamen si curetur ab omnibus

---

2 audivi] **Pe** : quidam **C** || 5 curetur] **C** : procuretur **Pe** || 10 sic] **C** · sicut **Pe** || 13 contingant] **Pe** . contingat **C** || 15 enim] **C** : autem **Pe** || 21 continuabit **C** : continuabis **Pe** || 22 aut] **C** : autem **Pe** || 23 reprobabunt] **C** : reprobav'nt **Pe** || 25 contingens] **C** : contingeret **Pe** || 27 approbabitur] **C** : appellabitur **Pe** || 30 enim] **C** : ei **Pe** || 33 a quodam…curetur] **C** : *om.* **Pe**

est quando quis curatur ab eis singillatim. Sed quando simul conveniunt, sicut faciunt fieri reges et viri auctoritatis, ut si aliquid discordie
sit inter eos, conferrent ad invicem donec reducatur ad lucem ipsorum
dubium, est bonum. Et dico quod illud est modus magis conveniens et
5   utilis, quod eger faciat congregari omnes intelligentes eorum, quoniam non omnis homo potest recollere omnia que didicit. Et ista quidem ars est difficilis apud sapientes ex parte sue memorationis, non ex
parte sue intelligentie; requirit enim memoriam maximam, et forsitan
illud quod non recollet medicus in presenti illud idem est quod requiri-
10   tur in curatione presentis egritudinis. Et cum simul convenerint, alter
alterum iuvabit reducendo ad memoriam et pervenient propter hoc ad
finem quesitum a ipsis omnibus.

Sed quando videris discordantes inter se et quilibet eorum querit
gloriam et intendat pandere suam perfectionem infirmo et defectum
15   alterius, tunc melius est omnes relinquere, quoniam contingit mori
infirmum interim dum existit contradictio inter medicos. Quando
enim ad talem intentionem pervenerunt, quilibet eorum in suo consilio
peccabit et quod conveniens est ignorabit, etsi in arte sit peritus. Et
propter hoc rectificavi te ut reliquas omnes et confidas in operatione
20   nature, sicut diximus. Dicunt astrologi quod amor et odium amovent
stellam a via convenienti.

(13.50) Inquit Alexander Alfradosius quod cause diversitatis in
rebus sunt tres. Prima est gloria et victoria que impediunt hominem
pertingere veritatem secundum quod est. Secunda est subtilitas rei
25   investigabilis et eius occultatio in se ipsa et profunditas et difficultas
eius intelligentie. Tertia vero causa est ipsius intelligentis ignorantia
et eius defectus ut non possit intelligere quod possibile est intelligere.

(13.51) Inquit auctor: Est et hic alia causa ex maiori alteratione
aliarum trium predictarum causarum quas nobis Alexander assigna-
30   vit, sed dignum fit apud Alexandrum non memorare ipsam, quoniam
non erat in tempore suo; et est amor dilectionis in aliquam opinionem,
quoniam homo naturaliter habet inclinationem ad mores, scilicet opin-
ionum. Homo enim declinat ad opinionem in qua nutritus est et placet

---

10 convenerint] *scrips.* : convenerit **H** || 14 gloriam] *del.* **H** sicut Matheolus || 32 sci-
licet] *add.* **H** operationum al.

simul iunctis, postquam contulerint adinvicem donec pateat eis quid
magis sit eligibile ex agendis, ut faciunt principes et potentes, tunc
quidem poterit patiens discernere recte et eligere quid agendum sit;
non enim est aliquis potens omnium qui didicit recordari. Hec autem
ars est signanter difficilis apud maiorem partem sapientum qui in ea   *5*
studuerunt, et hoc specialiter ratione difficilis recordationis potius
quam ratione difficilis apprehensionis et intelligendorum que in ea
traduntur, pro quanto ipsa indiget homine magnam memoriam
habente. Contingit autem interdum (**C164v**) quod solus medicus ad
aliquam passionem non recordetur in presenti omnibus quibus indiget   *10*
ad curam illius passionis; sed cum vocantur plures, unus ex eis reducit
ad memoriam alterius illud cuius tunc est oblitus, et sic iuvatur alter
ab altero ad perficiendum quod intendunt, et sic etiam habetur confi-
cere res ab omnibus inquisita.

Verum si videas eos adinvicem discordantes atque alter alterum   *15*
supergredi cupientes, ita quod quilibet ex eis oportet intelligi patientis
sui perfectionem et alterius ignorantem * * * eos omnes, et hoc quoniam ex mala et adversa intentione quam habent preessendi patiens
mortis periculo tradetur. Ex hac enim intentione divertet necessario
quilibet ex eis alterum ab eo quod est rectum, quamvis tunc etiam   *20*
essent perfecti in hac arte, propter quod omittendi sunt omnes tales, et
tunc nature operibus est potius innitendum. Ferunt enim astrologi
quod amor et odium pervertunt iudicia a recta semita veritatis.

(13.50) Inquit etiam Alexander Alforosos quod tres sunt cause sedi-
tionis et discordie in negotio hominum, quarum una est appetitus   *25*
dominii et victorie; hec enim cecat et impedit hominem in comprehen-
sione veritatis. Secunda est difficilis apprehensio rei, de qua ligatur
ratione subtilitatis et profunditatis eius in se. Tertia est impotentia et
indiscretio volentis (**Pe finitur**) comprehendere eam.

(13.51) Inquit: Adhuc est alia et quarta causa litis et discordie,   *30*
potior etiam omnibus predictis; rationabiliter tamen tacuit rationem
eius Alexander predictus, eo quod non esset apud eos tempore suo consueta. Et est mala consuetudo et connutritio in alia falsa opinione.
Homo enim naturaliter cum descendit et inclinatur ad consueta, nec
est differentia sive sit assueta sive sit agibilia aut speculabilia, nam   *35*

---

2 ex] **C** : ut **Pe** || 4 qui didicit] **Pe** : que didiscit **C** || 7 intelligendorum] *scrips.* :
intellige eorum **C** : intelligē eorum **Pe** || 23 iudicia] **C** : iudicium **Pe** || 27 rei] **Pe** :
dei **C** || 32 consueta] *scrips.* : i'oleta **C** : consueta *Ar.*

sibi et facta est sibi natura, et fugiet alteram, etiam si ipsa fuerit verior, quemadmodum eligit quis malum cibum consuetum magis quam bonum non consuetum. Sed non est hoc nostri tractatus intentio; est autem (**H44vb**) intentio eius memoratio prime cause quam posuit Alexander, 5   que quidem est hec intentio quam intendimus in hoc capitulo.

(13.52) Posui ergo in hoc capitulo aliqua per que liberari poterimus a multis erroribus valde in regimine sanitatis nocitivis et egritudinum rememoratione.

Deus autem nos rectificet ad id quo nostra sit salus in hoc mundo 10   et futuro, et cui semper sit laus. Finis.

Explicit tractatus alrabo id est asmatis.

---

6 posui] *scrips.* : posuit **H**

homo inclinatur sicut dictum est ad opinionem in qua connutritus et conformatus est, immo proculdubio talis connutritio est in eo cum natura, displicetque eidem alia opinio etsi sic magis videtur, sicut cum quis preelegit cibos illaudabiles assuetos et similiter laudabiles insuetos. Hoc autem est preter intentionem primam in hoc loco, in quo 5 solum intendimus referre primam ex causis quarum rememorationem fecit Alexander.

(13.52) Iam igitur collegi ea in hoc capitulo quibus potest quis tueri a (**C165r**) multis erroribus nocivis, tam in regimine sanitatis quam etiam in cura egritudinum passionum. 10

Deus autem sui gratia et bonitate dirigat nos in utilibus ad duo secula, cui sit laus et gloria in eternum. Amen.

Explicit liber Raby Moyses Egiptii et de regimine egrorum et sanorum et specialiter de asmate, cum nequivit perfectum medicum inve 15 nire, translatus ab arabico in latinum apud Montem pessulanum a magistro Armengando Blazini, mediante fideli interprete, anno domini m°.cc°.nonagesimo quarto et communicats per eundem anno domini m°.ccc.ii in mense maii. Deo gratias.

The Hebrew Translation by Samuel Benveniste

edited from

MS Paris, BN héb. 1173, 2, fols. 92b–112 (ג)

MS Parma, Biblioteca Palatina 2643, De Rossi 1280,
Richler 1519, fols. 1a–38b (פ)

MS Paris, BN héb. 1175, 1, fols. 1a–44b (ב)

MS Moscow, Rossiiskii Gosudarstvennyi voennyi
arkhiv fond 707 opis 1 no. 209, fols. 1a–8b (ק)

MS Paris, BN héb. 1176, 1, fols. 1a–11a (ס)

(0.1) הנה אמר הרב רבינו משה בן רבינו מיימון בן עביד אללה הקרטובי
הישראלי: שאלני אדוננו השוע הנכבד יאריך השם שלותו בזה החולי הנאמן אשר לו
הוא הנקרא בלעז רנפלי ובערבי אלרבו והתפאר עלי שאכתוב לו מעט מן המסעדים
הראויים להרחיק והראוי לסמוך עליהם עם הראוי לו ממיני ההנהגה המועילים בחולי
זה כפי מה שבארו גדולי הרופאים ומן הידוע אצל הרופאים שיש לחולי זה סבות 5
רבות והנהגת רפואת החליים תשתנה לפי השתנות הסבות. וכמו כן מן הידוע והגלוי
אצל הרופאים שאי איפשר להגיע לרפואות החליים על דרך הנבחר אלא אחרי
השתכל במזג החולה בכלל ומזג אבר אבר מאבריו בפרט. ואין צריך לומר מזג האבר
הכואב והמשותף לו בכאב. ואחרי כן השתכל בשומן החולה ועשתותו או רזותו וזה
נכנס במזג. ואחרי כן השתכל בשניו ועירו ומנהגו וזמן השנה ומזג האויר שבאותו 10
זמן. ואם היתה הכונה במאמר הזה כללית רצוני לומר שאחברה להודיע הנהגת החלי
הזה הן שיקרה למי שיקרה ובאיזה מקום שיקרה ומתי יקרה ומאיזה סבה שיקרה

1 בן רבינו מיימון] om. ג‎ | רבינו] om. S‎ | בן] om. M‎ | עביד] עבד M‎ || 2 שאלני]
ערכה לפני S‎ | אדוננו השוע הנכבד] הדרת פני אדוני הנכבד המרוצה המצליח S‎ | השם] מעלתו
וישמור פב‎ = add. S‎ | הנאמן] הנושן פב‎ || 3 הוא] והוא פב‎ | בלעז רנפלי] בלעז רנפלי ו-]
om. S‎ | והתפאר עלי] והתפאר פ‎ | וצותה עלי S‎ | לו] om. ג‎ || 4 הראוי לו] הנלוה לזה
S‎ | בחולי זה] בחולי הזה פב‎ | מה] שבארנו ג‎: add. and del. M‎ || 5 ומן הידוע אצל
הרופאים] om. פ‎ | הידוע אצל] ditt. ג‎ | זה] om. ג‎ || 6 והנהגת רפואת החליים וחליים
ג‎ | וכמו כן מן] וכמו כן פ‎: וכמו ב‎ || 7 שאי איפשר להגיע] שלא יאות S‎ | לרפואות החליים]
לרפואת החלאים פ‎: לרפואת החליייח ב‎ | דרך] הדרך פב‎ || 8 השתכל] השתדל ג‎ ||
9 והמשותף] והמשתתף פ‎ | השתכל] om. ב‎ | בשומן] גוף S‎ add. | ועשתותו] add. S‎ | om. S‎ ||
10 כן] om. ג‎ | ועירו] om. ג‎ | ומזג ארצו] S‎ || 11 שאחברה] שאחברה ג‎: שאחברהו ב‎ ||
12 ומתי יקרה] ובאיזה זמן שיקרה ומאיזו זמן שיקרה פ‎: ובאיזה זמן שיקרה ב‎ | ומאיזה סבה
שיקרה] om. פ‎

יאריך מאד והיה צריך להקדים העיון בכל מקום שקדמתי לזכרו בחלוקים. ואין זה
כונת המאמר אחרי שחברו הרופאים בכל חולי מה שצריך אליו מזה ואין החולי הזה
נופל מעט ואין סבותיו נסתרות כדי שאחבר בו מאמר. ואין אצלי בו דברים נפלאים
שאביאם בו ואעשה מאמר בגללם. אך היתה הכונה במאמר הזה הולכת למלאת מה
שהתפאר עלינו אדוננו ירפאהו השם.

(0.2) וכבר ידעתי בעדות ובמה שספרת לנו שסבת החולי הזה הזלה מן המוח
בזמנים שרובם בסתו והזקיפה והכאב לא יסורו ימים בלילותם לפי ארך המשמרה
וקצורה עד שתעמד ההזלה ויתבשל מה שהגיע בריאה עד שתנקה. זה מה שידעתי
מסבת החולי. וכמו כן הגדת לי שאתה צריך לשלשל על כל פנים פעם אחת בכל שנה
או פעמים במה שדרכו להוציא הבלגם ולנקות הריאה והמוח. ופעמים רבות אתה
לוקח המשלשל בעת המשמרה ואז תחלץ ממנה. וכמו כן ידעתי ששנותיך קרובים
לארבעים שנה וגופך ממוצע בין הרזות והשומן ומזגך בכלל קרוב מן המוצע מאד
ושהוא נוטה מעט אל החמימות ומזג המוח שלך חם. וידעתי זה במה שזכרת שיזיקוך
הריחות החמות ולא תסבול ריחם. והשער יכבד עליך ותמצא מנוחה בהעביר תער
על הראש בזמן מועט ושאינך סובל לכסות את הראש ולהרבות עליו מצנפות. ואלה
כלם מורים על חמימות המוח.

(0.3) וכבר זכרת לי שאויר אלכסנדריאה יזיק אותך מאד ואתה תשים פניך
למצרים בעתות שתירא לבא זמן המשמר מפני שאויר מצרים יבש ושוקט יותר ויקל
עליך לסבול אותה משמרה. וכמו כן זכרת לי שהנהיגו אותך רופאים רבים בכל מה
שיחשוב כל אחד מהם שהיא הנהגה ראויה. וכל זה לא בטל החולי. ואחרי הקדימי כל
מה שהקדמתי להיות התנצלות אצל רופא ומשתכל במאמר הזה כשימצא בו גזרות
קצתיות או שכפל תנאם אחל להשיב במה ששאלתני.

(0.4) וייטיב בעיני לכתוב במאמר הזה פרקים כוללים מועילים מאד לכל בני
אדם בהנהגת הבריאות ולהשמר מלנפול בחליים וברפואת רב החליים אספתי אותם

2 אליו] לו פ || 3 נופל] יכול M || 4 מאמר] add. P לـ || בגללם] ومـن أجـل ذلك المعنى
المسـتغرب P || הזה] om. ב || הולכת (= جاريـا) جزئيـا P || 7 והזקיפה] והזקיפוה
פ(!) || המשמרה] העולה פ(!) : העילה פ' || 8 ההזלה] הזלה ב || ויתבשל] ditt. ג :
בה ב add. || 9 החולי] חולי M || הגדת] הגדתה ג(!) || בכל שנה] לכל שנה פ : בשנה ב ||
11 המשמרה] העונה פב || תחלץ] תחלש M || ידעתי] ידעת פ(!) || ששנותיך] ששניך פ ||
12 שנה] om. פב || 13 חם] אحـرّ ممّـا ينبغـي أن يكون عليـه P || שזכרת] שזכרתי פ(!) : שזכרת
פ' : add. P لـي || 14 עליך] جـدّا add. P || 15 את] פב om. || 17 לי] شـفاها الله
פ add. P. || אלכסנדריאה] אלכסנריא פב | יזיק] יזיק ג(!) | שתירא] שתתירא פ ||
18 המשמר] העונה פ : המשמרה ד || מפני] מפי פ(!) : מפני פ' | 19 משמרה] עונה פב | לי]
دام عزّها add. P || שהנהיגו] שהנהיג פ(!) || 21 שהקדמתי] שקדמתי פ | התנצלות] ההתנצלות
פב | רופא] הרופא פב | ומשתכל] ומשתדל ג | 22 קצתיות] פרטיות פב | שכפל תנאם]
שנפל תנאם ב : محروفة الشـريطة P || 23 פרקים] פרטים פב || 24 הבריאות...ויסתבכו
באיברים ויכבד צאתם מהם ואם היו (2.1) || om. פ | מלנפול] מלפול ב

מדברי גאלינוס וזולתו כפי מה שבא בזכרי בעת החבור. וכתבתי אותם הדברים
בלשון אומרם להיות זה סבה כדי להתחזק למלאת דבריהם. ואכתוב באחרית צואות
מועילות כוללות בהנהגת הבריאות ורפואת החלאים. הכונה בזה להועיל בני אדם
בכלל כל מה שאפשר כדי שיגיע לאדננו התועלת במאמר הזה כולו ויגיע לזולתו
התועלת בקצת. וראיתי לחלקם לפרקים למען יקל זכרונם ולמצא מה שתבקש לדעתו
במרוצה בעזרת הבורא.

הפרק הראשון: לכלול בו מיטב ההנהגה בכלל

הפרק השני: לתת בו דרכי המסעדים כדי לסמוך עליהם או להרחיקם כפי זה
החולי

הפרק השלישי: לזכור בו מיני המסעדים שירחקם או שיסמוך עליהם מן
המסעדים המצוים אצלנו המורגלים

הפרק הרביעי: בהרכבת המטעמים המועילים בחולי זה

הפרק החמישי: בכמות האכילה

הפרק השישי: בעתות אכול המסעד

הפרק השביעי: במשתה

הפרק השמיני: בהנהגת האויר והתנועות הנפשיות

הפרק התשיעי: בהנהגת ההרקה וההעמדה

הפרק העשירי: בהנהגת התנומה וההקצה והרחיצה והחפיפה והמשגל

הפרק האחד עשר: לתת דרכים ברפואת חולי זה

הפרק שנים עשר: בהרכבת סמים צריכים במין ממיני רפואת חולי זה כפי
כונת המאמר

הפרק שלשה עשר: לחבר בו פרקים מעטי המספר רבי התועלת לכל בני האדם
בהנהגת הבריאות ורפואת החוליים יהיו כמו צואה. ואחרי חלק אלה הפרקים אשוב
לבאר כל מה שכלל כל פרק מהם בהעברה וקצור בעזרת האל.

---

1 וכתבתי אותם הדברים] وليست تلك الأقاويل P ‖ 2 להתחזק] לתת חזול ג(!) : לתת חזוק
M ‖ באחרית] באחריתו ב ‖ 3 בהנהגות] בהנהגת ב ‖ הכונה] והכונה ב ‖ בזה] كلّه كلّٰ
add. P ‖ 4 התועלת] om. ג ‖ הזה] om. ג ‖ 6 בעזרת הבורא] om. P ‖ 7 לכלול בו]
في حذر على P ‖ 8 בו] om. ב ‖ כדי לסמוך עליהם] אשר יכון ב ‖ להרחיקם] או ירחיק ב ‖
12 המטעמים המועילים בחולי זה] מטעמים מועילים בחולי זה ב ‖ 18 התנומה וההקצה] השינה
והיקיצה ב ‖ 20 שנים] השנים ב ‖ בהרכבת] בהנהגת ב ‖ 22 שלשה] השלשה ב ‖
23 אלה] כל אלה ב ‖ 24 בהעברה וקצור] בקיצור S

הפרק הראשון: לכלול בו מיטב ההנהגה בכלל

(1.1) יאות לדעת כל מסתכל במאמר הזה כי כל אלה החליים הנאמנים הבאים במשמרה כמו הנקרס וכאב הפרקים והאבן והרבו הנקרא בלע׳ רינפלי והשקיקה והיא מחלת חצי הראש <והסבוב> וזולתם מן הדומה להם מן המחלות שרפואותם נמנעת או שתקשה. כי כל חלי מהם אם הטיבו הנהגתו המכיר בו והפליג להשמר מכל הראוי להשמר ממנו וסמך בכל הראוי לסמוך הלא זה יאריך הזמן שבין שתי המשמרות על כל פנים וימעיט מאורעות המשמרה ויקל כבד משאה. ואם הפסיד הנהגתו ונטה אחר תאוותיו ומנהגיו מבלי הזהר זה ישיב הזמן שבין שתי המשמרות מתקרב על כל פנים ויוסיף מאורעות המשמרה ויוסיף בצער עד שתמית ברב הכאב. ואפילו היה אבר מן האברים חלוש בטבע מפני יצירתו ולא פסק מקבל הליחות מחלישותו ההנהגה הטובה ימעט הליחות ויקל מצערו בזה והנהגה הרעה יוסיף בליחותיו ובכבד צערו. וכבר העירונו על זה הפרק גדול התועלת המעיר לכל טובה במלאכה הזאת.

ואמר גאלינוס דברים וזה נסחם אמר: ומה שיורך על מה שבארנו הוראה בתכלית הביאור שאנו מוצאים קצת האנשים יתנועע בהם השעול באיברים החלושים מגופם בכל ששה חדשים או בזמן ארוך מזה. ואם היה האבר החלוש לבדו מביא עליהם העלה היה האבר החלוש חולה תמיד ומפני שנמצאהו שאינו עלול תמיד מן המבואר שיבוא בו דבר אחר עוד שבו ישלם חדוש העלה בו ואין זה כי אם נוסף שבכמותו או באיכותו.

(1.2) פרק. אמר המחבר: כבר באר לנו גאלינוס והביא מופת שהאברים החלושים תתחדש בהם המחלה בגלל רב הלחות ואפילו היו טובות ומפני רע הלחות ושנוי איכותם ואפילו מעטו ואם היו הלחות רבות ואיכותם רע ההזק גדול. וכמו כן זכר גאלינוס שהוא רפא המון רב מחלאים שהיו להם שנים רבים בהנהגה הטובה לבד וביושר תנועתם. וכמו כן זכר גאלינוס שההפסד יקרה במידות גם כן בהתמדת

1 לכלול בו מיטב[נדבר S ‖ 2 כל[לכל ב ‖ 3 במשמרה[בעונות ב ‖ הנקרא[ונקרא ב ‖ והשקיקה והיא מחלת חצי הראש <והסבוב>[והשקיקה והסבוב והוא מחלת חצי הראש ב : וכאב חצי הראש וכאב כל הראש הנקרא בלשון ערבי כודא S ‖ 4 שרפואותם[שרפואתם ב ‖ 5 שתקשה[שתשקה ג(!) ‖ הטיבו[היטיב ב ‖ המכיר[הנכרת ב : המכיר בו S ‖ 6 ממנו[om. ג ‖ 7 מאורעות המשמרה[המאורעות בעונה ב : ופשעה S add. ‖ הנהגתו[מנהגו ב ‖ 8 ומנהגיו[והנאותיו ב ‖ ישיב[יישם S ‖ המשמרות[העונות ב ‖ 9 המשמרה[העונה ב ‖ בצער[בסער ג ‖ 11 ימעט[תמעיט ב ‖ מצערו בזה[Bos emend. : משענו בזה ג : מסערו ב ‖ ו. : מרעתו בח S ‖ והנהגה[וההוהוה ב ‖ יוסיף[תוסיף ב ‖ ובכבד צערו[ובכבד סערו ג ‖ 14 יתנועע[יתעורר ב ‖ השעול[המחלות S ‖ 15 מביא עליהם העלה[יגבר עליו החולי S ‖ 16 היה ג[היא ג ‖ 17 נוסף שבכמותו[שנוסף בכמותו ב ‖ 19 לנו[om. ג ‖ 21 ושנוי איכותם[om. ג ‖ מעטו[מעטות M ‖ ואיכותם רע ורעים S ‖ 22 רב העם ב[רבים[רבות ב

הדברים הרעים במאכל או במשתה וההנהגה הטובה תתקן הרבה ממדות הנפש ואלה
תועלות מועילות מאד יאות לסמך עליהם ולעשות על פיהם החולים והבריאים.
(1.3) פרק. וכבר נודע שהנהגת הבריאים והחולים כלם כללוהו הרופאים
בשבעה סוגים הששה הכרחים והאחד בלתי הכרחי. והששה ההכרחיים הם סוג
5   האויר המקיף אותנו וסוג מה שיאכל וישתה וסוג התנועות הנפשיות וסוג התנועה
הגופית והמנוחה שכנגדה וסוג התנומה וההקצה וסוג ההרקה והעוצר. אבל הסוג
בלתי הכרחי הוא מה שיגיע לגוף במקרה לבד כמו הרחיצה והחפיפה.
(1.4) פרק. אך המשגל לא שת לו אחד מהקדמונים דרך בהנהגת הבריאות אבל
ברפואת החלאים זכרהו אבקרט וגאלינוס מפני שיצטרך לחסר הזרע בקצת המזגים
10   הרעים אבל לרב השתמש אדם בו ללא צורך אלא לתאוה גרידה יאות שיכנס בזה
הסוג. ועוד נביא דברים בהנהגת כל אחד מאלו הז׳ סוגים בהעברה גדולה וקיצור לפי
מחשבתנו במאמר הזה.

---

6 והההקצה] והיקיצה ב | והעוצר] והעצירה ב | S om. | 7 לבד] כמו הרחיצה והחפיפה]
זולת האויר במרחץ והחפיפה S | 9 וגאלינוס] ג .om | שיצטרך] שפעמים יצטרך ב | לחסר]
להפיץ S || 10 השתמש] בני ב .add | 12 מחשבתנו] כוונתנו ב | הזה] זה ב

הפרק השני: לתת בו דרכי המסעדים כדי לסמך עליהם או להרחיקם כפי החולי הזה

(2.1) כל מסעד שיולד ממנו תערובת עבה או מדבק יאות להרחיקו וכמו כן כל מה שיסעד מסעד רב מאד ואפילו היה טוב. וכל מסעד רב הנוספות יאות להרחיקו

5 ויאות שיסמך על המסעד מה שהוא ממוצע בכמותו או נוטה מעט אל המעוט ויהיה באיכותו לא מדבק ולא עבה או נוטה מעט אל הדקות. וסבת זה מבוארת והוא שהמסעדים אם נתעכלו באברים והיה שארית העכול השלישי בהם מעט לא מדבק ולא עבה נמחה מחוי קל ויצא בהבלי<ם> ובזיעה. ואם נותר מהם נוסף יקל צאתו בנקבי הגוף ויצאו עם הצואה והשתן וזולתם. אבל אם היו הנוספים רבים או מדבקים

10 או עבים לא יקל מחוים ולא יציאתם בנקבי הגוף ויסתבכו באיברים ויכבד צאתם מהם. ואם היו האברים יתרי הכחות מאד יתחזקו עליהם וידחום לאברים אחרים חלושים מהם ונחו שמה וישתקעו והוסיפו בהפסד.

ואם ירצה הרופא לדקקם שמה ולמחותם הוצרך לרפואות חזקות וזמן מרובה או כלם לפי עובי הלחה או דבוקה או רבה ולפי מצוקת הנקבים או רחבם באותו

15 האבר ולפי חלש האבר וחלש מה שסביביו או כחם. וזו היא הסבה בקשי קצת הליחות ומיעוט הפעלם לרצון הרופא שלא יסורו מהיותם קימים במקומם מפסידים לכל מה שיבא להם עד שיחדשו מקרה גדול מביא לאיבוד האבר ולאיבוד הגוף בכללו. ועל כן היתה ההנהגה המעבה חטא בהנהגת כל אחד אם בכלל אם היתה בתכלית וסכנה גדולה בקצת בני אדם כי הכונה שיהיו העורקים כלם והנקבים פתוחים והשבילים

20 נקיים שלימים מן הסתום והמצוקה כדי שירוצו בהם הרוחות והליחות ויצאו מהם הנוספים.

(2.2) אמר גאלינוס דבר וזהו לשונו: מן החריצות והמעשה הנכון שיהיו נקבי המסעד או שביליו מן הכבד פתוחים נקיים לא בחולים לבד אלא אף בבריאים גם כן. ואמר בפרק אחר דבר זהו לשונו אמר: ועל כן איעץ לכל בני האדם שירחיקו כל המסעדים

---

1 כדי לסמך עליהם או להרחיקם כפי החולי הזה] שיכוין אליהם או ירחיקם מצד החולי הזה ב ||
3 שיולד] שיוליד ג | תערובת עבה או מדבק] לחות עבות או מדבקות ב | כל] om. ג ||
4 מאד] om. | הנוספות] המותרות ב | יאות] ראוי ב | 6 הדקות] הדקות ג ||
8 בהבלי<ם>] בהבל פב | נוסף] שארית ב || 9 בנקבי הגוף] מן האבר במעברים הדקים ב ||
10 מחוים] התוכם ב | יציאתם בנקבי הגוף] יציאתם במעברים הדקים ב || 12 ונחו שמה]
וינוחו שמח ב | וישתקעו] וישקעו פב | והוסיפו] ויוסיפו ב || 13 ולמחותם] ולהתיכם פב ||
14 מצוקת] מצוקות ב || 15 הסבה] ג .om | בקשי] تَغْیِر P : בשנוי M || 17 להם] מהם ג
| 19 אדם] האדם ב | העורקים] רקים פב add. | והנקבים] והמעברים פב ||
20 הרוחות] הכחות פ || 21 הנוספים] המותרות פב || 22 וזהו] זהו פ || 24 זהו] וזהו
ב | אמר] om. ב | האדם] אדם ב

המולידים הליחות הרעות ואפילו האיש המעכלם במהרה וקלות לא יסתכן בזה כי
בארך הזמן יתקבץ מהם בעורקים והם לא ישערו לחות רעות מאד וכשיזדמן להם
קצת הסבה שיעזרם אל העפוש נתעפשו ונתחדשו בגללם קדחות רעות.

(2.3) אמר המחבר: זאת היא צואה מועילה מאד ונתינת עצה טובה לכל אדם
להשמרם מן המסעדים העבים בכלל. אבל בחולי הזה האישי אשר דברינו בו ההנהגה
המעבה מאבדת הגוף והמדקקה מועילה מאד לפי מה שבארנו. ולא יאות שיצא
בו לתכלית למה שזכרנוהו ממצוע הגוף בשומן וברזון. וכמו כן יאות להרחיק מן
המסעדים כל מה שיעשן וימלא הראש ואין צריך לומר אם היה חם מאד כי חולשת
הראש תרבה בדברים החמים אחרי שסבת חולשתו החמימות כמו שביאר גאלינוס
שהאיברים כולם יתקלקל כחם אם יצאו ממצועם מאד באיזה האיכיות שיצאו. ועוד
כי כל אבר כשיתחממם הוא מושך. ואם נתמלא המוח רבו נוספיו וידלוף בריאה
כמנהג החולי הזה וימלא הקנקנות הנכוחות והרחבות אשר בקנה ויטבלו וישרו
בליחה ההיא. וכמו כן יאות שירחיק המסעדים הקשים להתעכל כי כל מה שיקשה
עיכולו באסטומכה יאריך עמדו בה עד שיעלה מעט מעשני הבשול אל המוח ויכבידהו
וימלאהו ויוסיף חולשה וזה מה שראיתי שיצטרך אליו בפרק הזה כפי המאמר הזה.

5

10

15

‖ ישערו] ישענו M ‖ 4 היא] om. פ ‖ ונתינת] והשאת פבג' ‖ אדם] בני האדם פב ‖ 2
5 להשמרם] בהשמרם ב ‖ העבים] add. P اللزجة ‖ אבל בחולי] ובחולי ב ‖ האישי] האיש
ג ‖ דברינו] דברנו ב ‖ 7 ממצוע] ממוצע ג ‖ 11 ואם] ולא ג ‖ נוספיו] מותריו
פב ‖ וידלוף] וידלקה ג ‖ 12 הנכוחות (= נדוחות S cf.)] ה[??]וחות ג : הקצרות א' : הכרוחות
פ(!) : הנכוחות והרחבות אשר בקנה المنفرجة من القصبة P : הצרות M ‖ וישרו] om. ג ‖
14 יאריך] יארך פב ‖ מעשני הבשול] מן העשנים ג

הפרק השלישי: לזכור בו מיני המסעדים שירחיק או יסמוך עליהם מן המסעדים הנמצאים אצלנו המורגלים

(3.1) כבר באר גאלינוס כי כל הנעשה מקמח חטים המנפה בתכלית הנפוי
יש במסעדו עובי ודבוק וקשי עכול ומסעדו רב. ולא יסור ההזק ממנו אלא כשהיה
5 הנעשה מקמח הדראה ויהיה החמץ נראה בלחם ונכר וכן המלח וירבו בלישתו וקטופו
ויאפה בתנור ויתבשל בשול כראוי. כי כל לחם הנעשה ככה הוא יותר טוב ממה
שיוכל להעשות מן הזרעים כלם. ואחרי לחם התנור במעלה הוא לחם הכבשן. ואחרי
קמח הדראה במעלה הוא הקמח הנעשה מן החטה שאינה שרויה במים ולא קלופה
ויתנפה הקמח בנפה קלה כדי שלא יצא לתכלית כל מורסנו ויהיה טחינתו טחינה
10 בינונית. כי הקמח הזה אם נלוש כמו שזכרנו ונאפה כמו שנזכור יהיה מסעד טוב
וערב קל להתעכל ממוצע הסעד הטוב. וכל מה שזולת זה מן הנעשה מן החטה מזיק
לכל בני אדם בכלל ולאדוננו בפרט ואינני צריך להזהירו ממה שיעשה מן החטה כמו
הריפות וחלקא טרגיס ולא ממה שיתבשל מן הקמח כמו ותיקא ולא ממה שיתבשל
מן הבצק כמו חוטים הנקראים אלטריאה וזולתה. ולא ממה שיתערב בה השמן או
15 יטגן בו כי זה יוסיפהו דבוק ויקנהו חמימות כמו הכעכין הבלולים בשמן והקושקנים
והזיליביאה וכמו כן הצפיחיות רעות מאד מפני שהן מצות ומפני דבוקם ורוע אפיתן
ואם נתחבר לזה שהיו מטופלין בדבש קנים ונאכלו בדבש ונטגנו היו סבות גדולות
למחלות יתחדשו לבר<י>אים וכל שכן לחולים שירצו לדקק לחותם להוציא
הדבוק ממאכלם. כי כל אלה הלחמים שהם עבי המסעד השמן יוסיף בכלם דבוק כמו
20 שזכרנו ואם נתחבר אליהם דבש או דבש קנים היה היזקם לכבד גדול וסתומה יותר

---

3 באר] זכר פ || 4 יסור] מן ג .add | ההזק] הזה ג .add | כשהיה] כשהיה פ || 5 מקמח]
בקמח ג | הדראה] הדרמק א¹ : הבלתי מנופה מאד S | וירבו בלישתו וקטופו] מוגג בדריסת
הבצק S | וקטופו] וקטיפתו פ || 6 ככה] כזה פ | ממה] מה פב || 7 כלם] .om S | במעלה
הוא] פב .inv : om. S || 8 קמח ההדראה] קמח הדרמק ג : קמח הבלתי מנופה מאד S | הקמח]
קמח פ || 10 בינונית] טובה S || 11 וערב] מורגל S | להתעכל] להתבשל פ | מן הנעשה]
שנעשה ב | מזיק] רע מזיק S || 12 אדם] האדם ב | ואינני צריך להזהירו ממה שיעשה] כמו
הנעשה S | החטה] עצמה .add S | כמו הריפות] כאלהריסה S || 13 וחלקא טרגיס] וחלקא
ג׳ טרגיס S | והחרירה ג || 14 מן] גם .om | ממה] במה פ || 15 דבוק] דבוקו פ || 16 הצפיחיות]
אלתריאה] בה] בו פ || 15 דבוק] דבוקו פ || 16 הצפיחיות
הצפיחית ג | הספיחיות ב | הצפיחין M : הצפיחין S : קטאיף פ | שהן] שהם ב | אפיתן] לחמם
S || 17 שהיו מטופלין] שהיו מטופלים ב | בדבש קנים] בסכר S | ונטגנו] ונטגננו ג :
S || 18 לדקק] לתקן ג | ממאכלם] ממאכלים M : מהם S | 19 ממאכלם] אלה] אלו פב | בכלם]
בהם ב || 20 אליהם] להם ב | היה] .om פ | דבש קנים] סוכר S | וסתומה יותר] .om S

מפני שיערב לכבד אותו הטעם ויחטוף ממנו הרבה ויגיע לאפסי הכבד עד שישתקע
בעורקים ויסתמו. דע דבר זה והרחיקהו יותר מכל מה שראוי להרחיק. והרע מכל זה
הוא שיהיה הקמח שיעשו ממנו אלסמידא והוא לב החטה הנקי מבלי תערובת.

(3.2) אמר גאלינוס: כל הנעשה מן החטה יוליד ליחה עבה ויקשה התגלגלו
5   ויסתום שבילי המסעד מן הכבד ויתקשה בו הטחול ויגדל ויוליד אבן בכליות. ואמר
גם כן גאלינוס כי לחם מצות כמו שהוא איננו ראוי ולא מועיל לאחד מבני אדם.

(3.3) אמר המחבר: וכמו כן ירחיק האדם כל אלה הזרעים הנופחים כמו הפולים
והזרעונים והלוביא והג'לבאן והעבים כמו האורז והעדשים וכל מה שיעשן המוח כמו
האגוזים וכל מה שיחממו עם זה בתוספת כמו החציר והבצלים והשומים. וכמו כן
10   ירחיק הבשר העבה כולו כמו הבקר והעזים וגדולי הצאן כי גאלינוס אומר כי הם
רעים מבשר הבקר.

(3.4) וידוע כי הגב<י>נה מסעד עבה ואם היא ישנה תהיה רעה מאד. ואלה
החלבים כלם המורגלים ימלאו הראש על כן אל תקרב אליהם. וכן כל עוף המים עבה
וקשה כמו האווזים והאנדש רבי הליחות הנפסדות. ויאות שתבחר מן הבשר בשר
15   העוף שלא יהיה שמן מפני שנוספו מועט ויתעכל במהרה והדרג' והתור והקורא. וכל
מה שיהיה העוף קטן כמו הצפרים הקטנים הם מועילים לחולי הזה. וכל שכן אם
נעשו צלי או במחבת במורט שערים. ומרק התרנגולים הגסים עולים דרך רפואה
בחולי הזה. וחלמון ביצי התרנגולת אע"פ שהוא מסעד מבחר וכל שכן הטרמטין מהם
איני יועץ להרגילם לרב לחותם. והדג הימי צעיר הגוף מעט השומן לבן הבשר ערב
20   הטעם שיתפרך להעדר דבוקו סעד טוב לך מפני שהוא קל להתעכל מעט הנוסף ואין
רוע בנהרי אם היה נהר גדול נגר נקי המים.

(3.5) הנה הגדתי לך אלה הדגים בעלי קשקשים לחולי זה וכבר שבחו הדג בעלי
הקשקשת המליח בחלי הזה לחתוכו ודקותו ואינני רואה להרבות ממנו כדי שלא

1 שיערב] שיתערב ג | הטעם] המאכל S | לאפסי] om. פ | עד שישתקע בעורקים ויסתמו]
עד שיסתתמו בו העורקים S || 2 זה] om. ב | להרחיק] להרחיקו פ | והרע] ותדע M ||
3 אלסמידא] לע' סמולוּ ג¹ | הנקי מבלי תערובת] הנקי מן תערובת ב : הזך הנקי S || 4 ויקשה
התגלגלו] ויתאחר לרדת פב || 5 המסעד] הסעד ג || 6 איננו] אינו פב | אדם] האדם פב ||
7 האדם] פב : om. S || 8 והלוביא והג'לבאן] לע' פישולוש לע' גישאש ג¹ : והרוביא והגלבאן
פב || 10 אומר] אמר ב | כי הם] שהם פ | הראש] ויזיכו במוח add. S || 13 הגסים] שנוספו 15 ||
שמותרו פב | והדרג'] והדראג' פ || 17 צלי או] om. פ | הגסים] הישנים S || 18 הזה] זה
פ | התרנגולת] התרנגולות ב | אע"פ] ואע"פ פב | הטרמטין] הטרמטין פב : שלא נתבשלו עד
שנקפאהו ג add. || 19 איני] אינני פב | לבד] לבד ב | om. | 20 הטעם] המאכל ditt. פ
S | הנוסף] המותר פב | נגר] נגד M || 21 נגר נקי] om. S || 22 בעלי קשקשים] לחלי זה] בחולי
הזה פ : לחלי הזה ב | בעלי] בעל פב : בעלי הקשקשת] om. S || 23 ודקותו] ודקדקו פ

יהפך הבלגם אל דבוק. וכמו כן איעץ שילקח ממנו מהמין הזה הנקרא מוג'ולש ומן
המליח השסוע החלוק הנמלח מקרוב הלא הוא טוב אם לקח ממנו פעם אחת בחדש
או פעמים.

(3.6) ועל כל פנים יאכל מבשר הצאן ברב מפני שהוא המורגל תמיד ומציאותו
רב אצלנו. ויאות שיקח ממנו בן שנתו או בתחלת שנה שנייה ולא יקרב למה ששלמו
לו שנתים ויקח מן הצאן הרועה ולא מן האבוס שבתוך הבתים כי הנוספים רבים
בהם וכל שכן השמנים בהם. אבל בשר הנקבות מן המין הזה הוא רע מאד לבני האדם
בכלל ולך בפרט לדבוקו וקשי עכולו ורב נוספיו מאד. אבל הכרעים נעדרות הלחות
אבל יש בהם דבוק ובכלל לא ילקח מזכרי המין הזה אלא מבשר החצי המקדם בלבד
וממה שהוא מסבך בעצם כמו הכתף ובשר צלעות אשר על הלב. והשמר מחלבי
הכרס מפני שהם רעים בכלל לכל בני אדם לדבוקם והפסדם העכול וישביעו ויפילו
תאות האכילה אבל לחולי הזה הם משחיתים לרב מה שהם מלחלחים. ולא יתכן
שיהיה מאכל ממאכליו רב השמן ואפילו הבשר הזה אשר זכרנו אם יהיה על גבו שמן
הרבה יוסר ולא יונח ממנו עם הבשר אלא מה שיתן לבשר ממנו ערבות לבד.

(3.7) ודע כי בשר הצבאים והאילים והארנבים טובים ומשבחים למחלה הזאת
ואע"פ שהם מסעדים שאינם מועילים. וכמו כן חלב הארנבים משבח לחולי זה ומה
שעולה במעלת הרפואות לזה החולי ואע"פ שהם מסעדים רעים הוא בשר השועלים
וכל שכן ריאתם ובשר הקפוד המדברי מועיל מאד לזה החולי בנגבו אותם החמרים
הנפסדים ובתקנו מה שיקבל התקון מהם. וריאתו מועילה ובלבד לחולי זה.

(3.8) וישבחו בחולי זה מן מיני הירק הסלקה והאשפנרגש ואם יש בו קושי
עכול והשומר והכרפס והמנטה והמנטשטרי והאזוב והמוריטורט והצנון כל אלה ואם
הם מאכלים רעים הלא הם כרפואות לחולי הזה. אבל הירקות הלחות הקרות כמו

1 דבוק] הדבוק **פב** | מוג'ולש] אלבור **S** || 2 השסוע החלוק] המבושל **S** || 4 ועל] על
פ | הצאן] om. **פ** | מפני] מה **פ** || 5 אצלנו] יצלנו ג(!) | ויאות] וראוי ב | למה] למי
ב | ששלמו] שישלמו **פ** || 6 הצאן] **פב** om. | ולא] לא **פ** | הנוספים] המותרים **פב** ||
7 בהם] מהם **פב** || 8 עכולו] כולו **M** | נוספיו] מותריו **פב** | מאד] וכמוכן הקרבים כלם
רעים מאיזה מין שיהיה והראשים רבי המותרות **S** || 9 אבל] אמנם **פב** | הזה] **ג** .om
ולא **ג** || 10 וממה] ומה **פ** | הכתף] והחזה **S** .add | צלעות] הצלעות **ב** | הלב] הכל מין אחד
S .add | והשמר מחלבי הכרס מפני שהם רעים | וחלבי הבטן כלם רעים **S** || 11 רעים] מאד **פ**
S .add | משחיתים] ממיתים **S** | לחולי] **פ** .om || 12 לחולי] האדם **פב** | אדם] יתכן] ראוי **S** ||
14 ו...בה] מרבח **ג** | לבשר ממנו] **ב** inv || 15 הצבאים] העופרים **S** || 16 מועילים
מעלים **פב** | זה] הזה **ב** || 17 לזה החולי] לחולי הזה **ב** || 18 המדברי] המדברים **ג** | מועיל]
מועילים **ג** || 20 בחולי זה] לחולי הזה **ב** | מן מיני] מין ממיני **פב** | הסלקה] הסלקא
ב | והאשפנרגש] והאשפינרק **פ** : והאסקניקש **ב** || 21 והמנטה] והגדנדה (= דנדנה) **פב** :
והמנתה **M** | והמוריטורט] והמוריטורש **פ** : והמודיסורט **M** || 22 הזה] זה **פ**

החזרת והאלמולץ והמולכיא והדלעת ודומיהם רעים לחולי זה וראוי להרחיקם. וכמו
כן הצמח שהוא עבה העצם כמו הקלקס והנפוץ והכרוב והבדנג'אן והלפת. כל אלה
הרחיקום מפני שעצמם עבה ואע"פ שיש בהם לחות מדקק. אין לך דרך למאומה מהם
שהם אוגרים רע המסעד ועביו.

5   (3.9) אבל הפירות הלחים יש מהם לח כמו האבטחים והאפרסקין והאפרשקש
והתותים והקשואים והקתא הוא רע כי הפירות הלחים בכלל כלם מסעדם רע לכל
אדם וכל שכן אלה אשר זכרנו ולזה החולי. וכמו כן הרטב לעביו ודבוקו והכאיבו
הראש. וכמו כן הענבים לנפחם ובכל נופח אמרו הרופאים שימלא הראש ויוסיף
בקושי העכול. ואם ימץ מהם מעט בבקר והאצטומכה ריקה ולקח אחר כן מאכל
10 שיהיה בטעמו חמוץ מתבל במנטא אין זה מזיק אצלי. אבל התאנים הלחים לא ימנע
מאכלם ולא יתמידם ואע"פ שיש בהם נפח לרב מהירות צאתם מן האצטו' לא יזיקו
אם הם מעט. ויאות שיקחם והאסטומכה ריקה כשאר הפירות ויקלף קליפתם ויאכל
מן המבשלים מהם מאד. ואם אכלם במריס שעורים או בחומץ או במלח שנתערב בו
רודא ומנתא וכמון יהיה זה כרפואה וימרק וידקק. ואם לא ייטיב לו לטבול התאנים
15 באחד מאלה ולאכלו יקח מהם מעט אחרי תם אכילת התאנים ויהיה מאכלו ביום
ההוא אחרי צאת התאנים מהאאצטומכה מאכל דק כקטני התרנגולים והתורים או
קטני הצפרים מבושלים בחומץ או במי הלים מתבלים במנטא ואם ימץ פרי הרמון
יועילהו לחזה.

    (3.10) ומציצת החבושים אחרי אכלו טוב ולא ירבה מהם כי כל המאכלים
20 החובשים כמו החבושים והנבק ועזרדים מזיקים לחולי הזה והצמוקים יבשלו וידקקו
וישקיטו עקיצת פי האצטומכה וקנה הריאה ויאות להשליך חרצניהם. וכמו כן

---

1 והאלמולץ[והעולנין פ | והלעונין ב | והמולכיא[והמולוכיא פ : והמלוניא ב : והמולביא M ||
2 והנפוץ[והנפוס פ : והנפוש ב : פי' פשתנגש ג .add : והנפוף פשתנגש M | והבדנג'אן[
והבדנגן פ | אלה[אלו פ || 3 מדקק[מרקקת M | אין[ואין ב || 5 הלחים[הלחות
ג | והאפרשקש[והאנפרשיגיש פ : והאנפרשיגיש ב || 6 והתותים[.om ב | והקשואים[
.om S | והקתא[והקרא פב || 7 אלה[אלו פב | הרטב (الرطب P) פי' הרי התמרים שלא
יתבשלו באילן כל צרכן ויאכלו כשהן לחים ג .add || 8 ובכל[ובכלי M || 10 מתבל[מתבשל
ג | במנטא[כמנטה M || 12 ויקלף[ויקלקל ג || 13 במריס[במרס ג || 14 רודא ומנתא
וכמון[פיגה וגדנדה וכמון פ : פיגה ומנטה וכמון ב | זה[ב .om | וימרק וידקק[וידקק פ :
يلطّف P | לא[ב .om | ייטיב[ייטב פב | לטבול[לתבל ב || 16 מהאצטומכה[מהאצטומה
ג(!) : מהאסטו' פ : מן האסטו' ב || 17 הלים[הלים הלי"ים ג(?) | מתבלים[מתבשלים ג | במנטא[
בנדנדה ב : בגדנדה פ || 19 כי[ג .om || 20 החובשים[החבושים ג | והנבק[והנפולש
ب | ועזרדים[והעוזרדים פב | הזה[وكذلك التفّاح رديء لقبضه ورياحه . فأمّا الفاكهة اليابسة
add. P | והצמוקים[فإنّ الزبيب منها نافع جدّا في هـذا المـرض add. P | וידקקו[וידקדקו ג ||
21 האאצטומכה[האסטו' פב

התאנים היבשים אם אכלם אחר שטבלם באניסון מודק מנופה. ויתמיד להיות מפטיר
בפסטק ושקדים וכל שכן המרים מעורבים עם המתוקים עד שילמד אכלם מפני שהם
רפואה גדולה לחולי זה ומדקקים הליחה פותחים כל הסתומים מנקים הריאה עוזרים
לרוק שימהו במחשבתך. וכמו כן פרי הפינש הגדולות טוב מנקה הריאה וכל שכן אם
5   נשרה במים חמים שעות והקרו מימיו ואחר כן יאכל. אבל הלוזים אין היזק במעט
מהם אך האגוזים אנחנו מרחיקים אותם לרב עשנם המוח. וראוי לאכול מכל לבות
הפירות האלה היבשים עם הסקרי או מעט מן מיני המתיקה היבשה שלא יהיה בה
חלב חטה ולא שמשמין.

מנופה] كان جيّدا .add P | ויתמיד להיות] ויתמיד להיות .P | 2 בפסטק] بفستق פ | המרים]
מקנה : Bos emend. (M =)] מנקים P [الخلاط] הליחה 3 || P [يعتاد] שילמד | P .add منه
במחשבתך] .om פב 4 || שימהו במחשבתך] מעירים לעזור להוציא מן ג | עוזרים לרוק] פבג
P لتبخيره [לרב עשנם 6 || (!)שערו] שעות 5 || (!)סנב ג] טוב | M [במחשבותיך
היבשה] היבש ב | הסקרי] הסוכר פב 7 ||

הפרק הרביעי: בהרכבת מטעמים מועילים בחולי זה

(4.1) כבר בארתי כחות המסעדים הראויים להרחיק ולהתמיד לבעל חלי זה
וכמו כן זכרתי מיניהם הנפרדים ולפי זה תרכיב מטעמים מאלה המטעמים הידועים
אצלנו המורגלים. ומהם אספדבאיג בתרדין ובשר תרנגולת או הצאן כמו שהתנינו בו
ואם נתבשל המטעם באפונים ולא יאכל מגרם האפונים מאומה ויהיה מרק המאכל   5
המים שנשרו בו האפונים יהיה טוב.

(4.2) ומאלה המסעדים סומקיא היא בתכלית התועלת וערבת המאכל והיא
כרפואה וזה מתכנתה: ישלק בשר הצאן או העוף ויקלה כמו שיקלה שאר המטעמים
והתבלין שאזכיר בספר זה ויוציא הבשר הקלוי וישימהו לבד. ואחר כך יקח הצמוקים
ויסיר חרצניהם וישרם בחומץ יין שתי שעות אחר כן יכתש במכתש אבן עם שקדים   10
קלופים כרביע הצמוקים ויעבירהו בכברה עד שתצא קליפת הצמוקים וישימהו על
מרק הבשר הקלוי על אש רפה עד תום בשולו. המטעם הזה ראיתי במצרים ושבחתי
הרכבתו מאד וזה מפני שהוא מדקק ומבשל וממוצע החמימות נוטה אל הנגוב ויש בו
פתוח וזה טוב לכל הבריאים ויותר טוב לחולי זה.

(4.3) וממיטב ההרכבה הזאת שהצמוקים ישמנו הכבד וייטבו לו מאד ויסירו   15
העקיצה מפי האצטומכה ומקנה הריאה ויש בו השקט והנהא. ואמרו שאם ירבו
מהם ישרפו את הדם והחומץ מחתך ומפתח הסתום אך יזיק הכבד ויגרדהו וילבן הדם
ויזיק הקנה וינגבהו ויעבהו. על כן יזיק בשעול. ובהמזגם יגן כל אחד הזק חברו
וישארו תועלות<יה>ם כלם וכל שכן בהיות המזג הזה נופל במרק התרנגולות ולבות
השקדים. ולא ראיתי טוב מההרכבה הזאת.   20

(4.4) וכמו כן המצוץ טוב והזירבאג' וימעט החומץ בהם וכמו כן אם נתבשל
בלים וסכר ושקדים או בקרטמי יהיה טוב וכמו כן השקדים הנעשים במרבא ורדים
טוב ויתמידהו בזמן הסתו וכמו כן המטעם שהוא בדבש מוסר קצפו או סכר ומעט
חומץ או מי לים מתובל בנדנדה הרכבה טובה. ומן הראוי לאכול גם כן בזמן הסתו

---

1 זה] הזה פב || 2 ולהתמיד] يقصدها P || 4 אספדבאיג] אפסד באדנג'[ג : אספדבאנג
פ | כמו] ג .om || 7 המסעדים] P .om | סומקיא] סומקיאה פ : סומאקיה ב | וערבת]
וערבות ג | והיא] ויהיה ג || 9 בספר זה] בספר הזה פ | ואחר כך יקח] ואחר כן יקרו פ(!) :
ואחרי כן יקח ב | הצמוקים] צמוקים ב || 12 אש רפה] ג .om | ראיתי] ראיתיו פב : يعمل
Bos | ומקנה] פב האסטו' האצטומכה] ג .del. and corr | מפני] מפי ב || 16 .add P
.emend : ומקוי פב · ומנקי א ; قصبة P | בו השקט] בהם שקט ב | ירבו] ירבה ב ||
17 ויגרדהו] ויגררהו M || 18 יגן] ימנע פב || 21 המצוץ] המשוך ג | טוב] הטוב
ג | והזירבאג'] והאיזורבאג'] M || 22 בלים] ג .om | בקרטמי] בקרמטי ג : הוא זרע שפראן
ברדי כלומר مم[?]ג .add | השקדים (= اللوز) P اللون || 23 קצפו] הקצף פב || 24 בנדנדה
בדנדנה) = בנדרדה ג : בגדגדה פ¹ : בנרדה M

מטעם נעשה בשומר היר<ו>ק ישליך עליו הירוקים ויקח הלבות וישלקהו לבד וישים
בו אחרי השליקה מרק התרנגולות ויהיה בו מעט שומן וישים אחרי כן עליו בשר
התרנגולות הקלוי ויניחם אחר כן על האש עד תם בשולו. ואם תקח לולבי השומר
אחרי שגדלו ורבו ונתקלפו ונתחתכו לבותם ובשל בהם לפי מה שזכרנו יהיה מטעם
5 טוב עוזר לרקק. והמטעם הזה ידוע אצלנו במערב מורגל וטוב מאד. וכמו כן אם עשה
המטעם הנקרא ממזג והוא שיצרף אל המרק כפי שעור רובע מכל הדברים האלה
והם המוריס שעורים ומעט מי לים ונצוח בלתי מבושם ויעזבהו עד תם בשולו יהיה
זה ערב הטעם קל להתעכל.

(4.5) וממסעדי אנשי מצרים לחם ממלח בחומץ ודבש מוסר הקצף או בחומץ
10 וסכר או במוריס שעורים. ויאות שיהיה על השולחן תדיר וכל שכן בזמן הסתו חומץ
האשקיל

(4.6) יטבול בו פתיתים מעטים וכמו כן יטבול בחרדל קצת הפעמים. ומעשה
החרדל אצלנו בספרד הוא שיקח קב חרדל שאמי וישרהו במים חמים לילה וישליך
מימיו. אחרי כן ישים החרדל במכתש אבן וישליך עמו צמר גפן מתוקן כדי שיתלכד
15 ולא יתעופף בעת הכתישה וידקהו היטב בחומץ חזק. אחר כן ישים בו שמן זית טוב
ומתוק ראשון ראשון עד אשר יבלע הקב ליטרא שמן טוב יפה מאד. ואחר כן ימרס
אותו בחומץ יין לבן אחר כן 'קח ליטרא שקדים מתוקים קלופים וישחקם עד היותם
כמה וימרסם גם כן בחומץ שנמרס בו החרדל. ויסנן הכל בבגד או נפה עד שיהיה
בתכונת החלב ומראהו שלא יפריש ביניהם אלא הטעם. וזה עוזר לעכל מאד ויתיך
20 הבלגם וימרק האסטומכה ויחתך דבוק הליחות ולא יחמם חמום יותר.

(4.7) ודע שהדברים החמים היבשים מזיקים ביותר לחולי זה כל שכן למזג זה
הנזכר מפני שהם מדבקות הלחות שיש בהן דשון ויקשרו ויקפיאו מה שאין בו דשון.
וכל זה אני רואה שלא יהיה נראה במטעמיו טעם התבלין ולא מאותם שחמימותם
מרובה כפי מה שאנו נוהגים ברוב אלו הארצות. ויסמך מהם על ההרכבה הזאת:

---

1 היר<ו>ק] הלח פב | ישליך] ישליך M | הירוקים] om. S | הלבות] ויקטע
add. P | וישלקהו] ويقلى add. P || 2 מרק] מן ג | התרנגולות] התרנגולת פ ||
3 התרנגולות] התרנגולת פב | הקלוי] הקלוי פר־י הקלוי יפה M : הקלוי] פי' קוראים אותו קלוי מפני
שאין משימין בקדרה מים בעת הבשול אלא מה שישאר על הבשר מן הרחצה גפ¹ .add | האש]
نارلئنة P | 4 לבותם] לבושם ג | 5 לרקק] לרוק פב | מאד] om. P || 6 ממזג] ממרזג
ג || 7 מי לים] מכלם ג | ונצוח] ونضوح P | 9 וממסעדי] ומסעדי פ | מצרים] ايضا
add. P | 11 האשקיל] ويكראو بصل الحزير .add ג. | 12 פתיתים] פתותים M || 13 וישליך]
ويبرد P | 14 וישליך] וישים ב : וישליך M | מתוקן] منفوش P | 15 היטב] בטב ג | בו]
.om פ | 16 יפה] ויפה פב | ويلين P : ويلين] || 18 עד] או ג | 19 החלב] الحليب .add P
20 האסטומכה] האצטו' פ : خمل المعدة P || 21 החמים] om. פ | זה] הזה פב | וכל
פב | זה] הזה פב || 22 מדבקות] מדבקים פב || 23 שלא יהיה] انّه لا ينبغي P | 24 ויסמך]
ويقتصر P

פלפל חצי אוקיה קנה קרוביאה מכל אחד שתי אוקיות זנגביל חצי אוקיה שבלת נרד
שלשה זוזים מאסיש שני זוזים גד יבש ששה אוקיות ישחק הכל וישים ממנו במאכל
שעור שיתבלהו ולא יראה בו חמימות. אבל המטעמים הנעשים בחומץ אם הוסיף על
מה שזכרנוהו מן הזרנבאד ועצי הקרונפל ועלי התונבל מכל אחד ב׳ זוזים לא יזיק
אך יוסיף בדקוק ובחתוך עם החומץ. וכל מה שדרכו מן המטעמים שיושם בו כרכום
יעשה כמנהג ולא יחסר ממנו מפני שהוא מבשל ומדקק ולא יחמם חמום חזק.

(4.8) אבל מיני המתיקה כל מה שיבוא בו חלב חטה רע או מאומה מן החטה כמו
החביצה וקאהריה והוא מין כעכין במצרים ודומיהם וכל אלו קשים מאד ומסתמים.
וכבר אמרתי שראוי לסמוך על מיני המתיקה עם מה שזכרתי מן הפירות. ואם טח
פרי הפיניש עם הפאניד כמו שיטוח הפסתק אז טוב לו.

1 קנה קרוביאה] קנה קרוביאה קנה קרוביא ג(!) : קנה קרוי פב : קנה קרוביאה קנה כרובא M ‖
2 מאסיש] מאסיס פב | גד] זרע גד פב | ממנו] مـن مجموعـه P ‖ 4 הזרנבאד] הסיטוואל
ונקרא זרנאבד פ : הסיטוואל ונקרא בלשון ערבי זרנאבד ב | ועצי] מנצי M | ועלי התונבל]
om. P ‖ 5 ובחתוך] וחתוך ב | כרכום] כדרכם ג(!) | 7 בו] ב om. ‖ 8 וקאהריה] Bos
emend. : וקאריה ג : וקאתריה ב : וקאתריא פ : והקהריה A : והקהריה פ | קשים] رديء P ‖ 9 המתיקה]
המתק פב | הפירות] اللـبوب P ‖ 10 הפאניד] הפאניס פ | שיטוח] שיטוחנו ג | אז טוב לו]
או טבולו ג

הפרק החמישי בכמות המאכל

(5.1) ואחרי אמרנו באיכותו ראוי לדבר בכמותו והוא משתנה בחוק האישים
מבני האדם והוא כי מן האנשים שאצטומכתם גדולה ועכולו חזק סובל מהמאכל
שיעור גדול ומהם מי שאצטו' קטנה ועכולו חלוש בטבע ולא יסבול אלא שיעור
קטן. וידוע שמלאכת הרפואה הזאת חוברה לחי המדבר ויאות לכל איש מבני האדם
שישער אכלו בעת הבריאות וידע השעור שאם אכלו ביומי ניסן יקל עליו משאו
ויתעכל עכול טוב בקלות. ויקח אותו השעור עקר שיסמך עליו ויחסר ממנו כל מה
שיוסיף החם מעט ויוסיף עליו כל עת שיתחזק הקר מעט מעט. ועקר הדבר בכל
זה להשמר מן השבעה המביאה למתיחת הבטן ביותר ממה שבטבע כי כל אבר
שימתח ישתבשו פעלותיו בהכרח כי ההמתח הוא ממיני הפרד הדבוק. ואם נמתחה
האצטומכה ביותר ממה שבטבע יחלשו פעולותיה ולא תספיק להקיף על המאכל
ויכבד עליה ותקוץ בו עד שתדרוש המים ללא צמא אלא כדי להתגולל המאכל ממנה
ויקל כבדו בשוטו במים וזהו שתות המים הרבים אחר השבעה.

(5.2) וכבר גדרו הרופאים הראוי בזה והוא שיסלק אדם ידיו קודם שיקוץ
באוכל אך בעת שתנוח רב תאותו וישאר עם האדם מן התאוה שארית מועט. ואם
החי שאינו מדבר משוער בהנהגתו למדבר כסוסים וכחמורים וכגמלים כבר שערו
מספואם ולא יאכילום בלא שעור ואיך לא ישער האדם אכלו עד שיאכל כפי התאוה
לא כפי מה שיסבול עד שיגיע המאכל מתחת הושט?

(5.3) וכבר ראיתי קצת הגרגרנים פעמים יגהקו וישיבו המאכל לפיהם כבהמות
המעלות גרה. וזהו עקר הגדול בהולדת החלאים ורבם כי המסעד הטוב ואפילו
מבחר המאכלים אם הרבה ממנו הפסיד עכולו בהכרח ונולד מהם לחות רעות הם
עקרים לחליים ואמותם. ואם היו רבים ויתרים חדשו קבסא והקבסא מן החליים
החדים מאד. כבר זכר גאלינוס שהוא ממיתה ביומה ואם היתה מרובה תמית ביומים

2 אמרנו] שדברנו פב | לדבר] לברר ג || 3 האדם] אדם ב | כי] יש פב .add | שאצטומכתם]
שאסטו' : פ שאסטומי' ב || 4 שאצטו'] שאסטו' : פ שאצטומכתם ב : שאסטו' פ | בטבע] om. פ | יסבול]
יסבלו פ' | 5 לחי] לפי ג || 6 שישער] בריאותו פב .add פ : איש .add || 9 המביאה
למתיחת הבטן (= المؤدي إلى تمدّد المعدة] المؤذي >من<تمدّد المعدة P | ביותר ממה שבטבע] om. P ||
10 הפרד] הפסד פב | נמתחה] נתמתחה M || 11 האצטומכה] האסטו' פב | פעולותיה] كلّها
.add P | להקיף] לדחף ג || 12 ללא] לא פ | להתגולל] להתגולל .ג : לينحدر P || 13 בשוטו
(= بعومه)] בשומו ג : بعدمه P : بعدمه P || 14 ידיו] من الطعام .add P || 15 באוכל]
מאוכל ג | עם] על' ג | התאוה] חתאות ג || 16 מדבר] om ג .add וחמורים וכגמלים וחמורים
וגמלים ב | כבר שערו] ושערו ג || 18 לא] ולא פ || 19 המאכל] om. פ || 20 עקר]
העקר פב | ורבם] וגדולם פב || 21 מבחר המאכלים] أفضل ما يكون P | ונולד] ונולדו פב
22 ואמותם. ואם היו רבים ויתרים חדשו קבסא והקבסא מן החליים] om. ג | והקבסא] היא פ
add.

או שלשה ותחליא. וגם תשיג הקבסא המשלשלת מן המקרים מה שהוא מפורסם
ומכללה עקיצת פי האצטומכה המביאה למגנה. ואין הכוונה בפרק הזה לרפאת מיני
הקבסות אבל כונתו להשמר מהם ולספר גודל היזקם כדי להרחיקם.

(5.4) וכבר צוו הרופאים שלא לאכול מטעמים רבים בסעודה אחת וצוו לסעוד

⁵ מין אחד ואמרו שהסבה בזה השתנות העכולים כי מפני שהאצטומכה אחת אם יהיו
בה מטעמים שונים יחדשו הלחות אשר בם בהכרח חוסר בעכול או יתרון וטובת
העכול האחד. גם כן אמרו שהוא מפני שאינו צריך להשמר בסדר המסעדים כי
המאכל יפסד עכולו מצדדים רבים. והוא שיפסד מצד איכותו או מצד כמותו כמו
שזכרנו או מן הסדור מפני שראוי להקדים העבה ואחר הדק לפי קצת הסברות.
¹⁰ וגאלינוס אומר שיקדם הדק ויאחר העבה. וכמו כן יקדם מה שיש בו רפיון ויאחר מה
שיש בו חבישה לפי קצת הסברות. ובהיות המאכל אחד איננו צריך לעיין בסדר הזה
מה שזכרנו. ויש לי אני בסדר זה דרך תועלת גדולה מאלה השתים. והוא כי המטעמים
הרבים מביאים לאדם להרבות מן המאכל שהתאוה מתחזקת לכל מטעם והמטעם
האחד תפסוק התאוה בו ואולי לא יוסיף ממנו יותר מן הצורך וזאת גדלה מכלם אלא
¹⁵ לאיש רעבתן מאד. ועל כל פנים אכלו ממטעם אחד מועט מאכלו ממטעמים רבים
והראוי לסמוך עליו בהנהגת הבריאות הוא מיעוט המסעד לבלתי שבוע.

(5.5) אמר אבקרט וזה נוסח דבריו אמר: התמדת הבריאות יהיה בהשמר מן
השבע. והניחו עצלות היגיעה. וכבר צוה גאלינוס צואה מועילה בזה הענין ראיתי
מרוב החבה להזכירה הנה בלשונו. אמר גאלינוס: המנוחה רעה רבה לשמירת
²⁰ הבריאות כמו שהתנועה הבינונית טובה גדולה והוא שהאדם לא יחלה אם יהיה בטוח
שלא יקרה לו עכול רע לעולם ולא ינוע אחרי אכלו תנועה קשה. וזה כי כמו שהעמל
קודם האכילה מועיל מכל הדברים להעמיד הבריאות כמו כן התנועה אחר המאכל
מזקת מכל הדברים כי המסעד יצא מן הבטן ויתפשט בגוף קודם שיתעכל. ויתקבצו

---

1 ותחליא] ותחלאה ג || 2 האצטומכה] האסטו' פ : האסטומ' ב | למגנה] למגנה ב | למגנה] إلى الغشي P ||
3 מהם] ג .om || 4 לסעוד] والاقتصار على P || 5 העכולים] עכולים פ | שהאצטומכה]
שהאסטו' פב || 6 בה] פ .om || מטעמים רבים פ .add || 7 שהוא מפני שאינו צריך להשמר
בסדר המסעדים] عدم الاعتقاد لترتيب الأغذية P || 11 קצת] P كلّ || 12 ויש לי אני (= وكان لي
انا) وبان لي انا : P | וبان لي انّه P (.Bos emend) | אני] ג .om | בסדר זה דרך] في ذلك
P | גדולה] جدًّا P .add || 13 שהתאוה מתחזקת] שתאוה המתחזקת ג : תאוה המתחזקת M ||
14 מן הצורך] ב .om || 15 אכלו] אכלו אפי' ג || 16 שבוע] שובע M | שבוע] כلام M || 17 אבקרט] كلام
החבה] من النصيحة P | הנה] והנה M || 22 הבריאות] בריאותו ג || 23 בגוף] בכל גוף ג
מרוב
הبة] 18 והניחו עצלות היגיעה] והניח שברון היגיעה פב || 19 ג .om || אמר] P .add

בעורקים כימוסים רבים שדרכם שיולידו חלאים משתנים אם לא יקדימנו המסה

שתהיה בגלל רב העמל או שנתעכל ונהפך לדם בכח שיש בכבד ובעורקים.

(5.6) אמר המחבר: הנה אני רואה גודל התועלת במנוחה אחר המאכל. מהנה

יתבאר לך שהכנס במרחץ והמשגל וההקזה אחר אכילה פשיעה גדולה כי כל אלו

תנועות אך הראוי אחר המאכל המנוחה לבדה. והסתכל גם כן שעור התועלת בהשמר 5

מרוע העכול שזה מן הקבסא בלא ספק. וכבר מנה גאלינוס מספר מקרים ואמר בנוסח

זה שכל אחד מאלו נראה הוא לעין יקרה למי שלא יתעכל מאכלו ובאר לנו שהוא

אינו רוצה בזה שכל מי שלא יתעכל מאכלו יתחדשו בו אותם המקרים כלם כי פעמים

יתחדש לאחד מבני אדם אחד מאותם המקרים או רבים מהם לפי השתנות הטבעים

והשנים והתכוננות הגוף והשתנות מיני המסעדים שנפסדו. והמקרים שזכר שישיגו 10

לרוע העכול הם אלה: הנפח או העקיצה או רפיון הצואה או רבה או אסטניסות או

בטול התאוה או חזקה או עצלות המלאכה או כבד השכל או עביו או כובד הראש או

בטול השינה וכאב פי האצטומכה או ערבוב וסתום השכל או תרדמה או מחשבות

סודיאה או זולתם וכאב הקולנג' או כאב הכליות או הטחול או כאב הכבד או כאב

הפרקים או בלבול הגוף או פלצות או הסתמר הגוף או קדחת. 15

(5.7) אמר המחבר: יאות לבריאי הגוף הדעתנים שיתבוננו ויקישו אם ערבות

המאכל תועיל כנגד הרעות האלו כלם שזכר גאלינוס שדרך ההצלה מהם הוא לסעוד

המסעד הטוב האחד ולא יתמלא ממנו ולא יעמול אחריו כמו שזכר תחלה. ואם

השמור הזה חובה בבריאים כל שכן שהוא חובה חובה לידועי החליים הנאמנים וכל שכן

למי שאבר מאיבריו הנגידים חלוש בטבע או לפי חלי אשר קרהו שראוי להרגיל 20

עצמו מאד לסמוך ולהתנהג במנהג הטוב במסעד שהגדנו דרכיו וזכרנו מיניו.

1 משתנים[om. P | יקדימנו[שתהיה פב add. | המסה[: Bos emend. | המססה ג : ההתכה
פב || 2 שתהיה[פב om. || 3 הנה אני רואה[om. ג | במנוחה[היא ג add. || 4 יתבאר[
התבאר ג | אכילה[אכלו ג || 5 בהשמר[: Bos emend. | והשמר גפב || 6 שזה[שהוא
פב | מקרים[חליים פ : חיים ב(!) || 7 ובאר לנו שהוא אינו רוצה בזה שכל מי שלא יתעכל
מאכלו[om. גפ || 9 הטבעים[الأمزاج P || 10 שישיגו[שימשכו פב || 11 לרוע[לרב ג ||
12 או חזקה או עצלות המלאכה או כבד השכל או עביו או כובד הראש[om. ג || 13 פי
האצטומכה[פי האסטו' פב : الفؤاد P : او صرع P || 14 סודיאה[פב .om ∙ ودوية
P | זולתם[אי كابة كانت add. P | הקולנג'[הקולון ג : הקולנאג ג : פי' כאב בני מעים או
עוצר ג add. | או[פי' ג || 16 יאות[P om. || 17 תועיל כנגד[تفي...بتوقّع P | הרעות[
הדעות M | ההצלה[ההצלחה פ | הוא[פ om. | לסעוד[الاقتصار على P || 18 המסעד[
מהמסעד פ || 19 חובה[חובה ב .om | שהוא[שיהיה ב | הנאמנים[הנגמנים ג

הפרק הששי: בעתות אכילת המסעד

(6.1) מנהגות בני אדם בזה משתנים. רבם יאכלו בבקר ובערב ומהם מי שיאכל
שלשה פעמים ביום וקצת בני האדם יאכלו פעם ולא אדע מנהגכם בזה. והדבר הכולל
הראוי לסמוך עליו שבעלי הכחות היתרים אפשר להם שיאכלו לפי מה שהם צריכים
אליו הפעם אחת. אבל הזקנים והקמים מחליים אם יאכלו כל אכילתם בפעם אחת
היא פשיעה גדולה. אך יחלקוה לפי חולש אכלם לבל יחלש הכח ותכבה החמימות
השרשי.

(6.2) אמר ג'אלינוס בכלל הנהגות הזקנים וזה נוסח דבריו אמר: ומבחר הצואות
להם לעשותם הוא כי בעת שיהיה הכח חלוש ראוי שיסעדו הגוף מעט מעט בזמן קצר
ובהיות הכח חזק יסעדהו בסעד רב בזמן ארוך.

(6.3) אמר המחבר: כבר נשנה הענין הזה בספריו פעמים רבות ועקר הדברים
באיזה הדרך שיהיה שלא יביא מאכל על מאכל ולא יאכל אלא על נקיון האסטומכה
לא כמו שיעשו הסכלים שיקבעו זמן <האוכל> ביום בשעה ידועה שלא תשתנה
כאלו האכילה תפלת חובה. אבל הראוי לסמוך בזה על נקיון האסטומכה וזה ישתנה
לפי מה שיאכל מן האכל ולפי אורך היום וקצורו ולפי מה שיחדש מחוץ. וגדר הזמן
שיאכל בו המאכל הוא שהמאכל הראשון כבר יצא מן האצטמומכה ולא ישאר לו טעם
בפיחוק והתעורר תאות האכילה התעוררות אמתי ויחל הרוק להמשך אל הפה ויעמוד
אחר זה כחצי שעה. אמרו ולא יעבור שום אדם אחר זה שתי שעות ונשיג בזה לפי
שומן הגוף ורזונו ורב לחתויו או מעוטם וחמימותם וקרירותם כאלו הרזה אשר
לחתויו מעוטות וחמות יתאחר חצי שעה ויאכל ואשר הוא הפכו הוא בכל עניניו יתאחר
שתי שעות. זה גבול נקיון האסטומכה אשר זכרו. ולא יסמך על הרעב לבדו כי בעלי
הקבסא פעמים רבות יהיה להם הרעב הכוזב מן הליחות הרעות הממאירות הנושכות
פי האסטומכה. וכבר נתבאר כי מי שמנהגו לאכול בבוקר ובערב יהיה מאכלו בזמן
הקור בשעה שניה או שלישית מן היום לאורך הלילה וכח העכול ויהיה בחום בחמש
שעות מן היום ואז תנקה אסטומכתו. וכמו כן זמן אכילת הערב תתקדם ותתאחר

3 האדם] אדם פב | מנהגכם] מנהגיכם M | יחלקוה] יחלקנה M | אכלם] כחם S : ויקחו
אותו מעט אחר מעט add. S || 7 השרשי] היסודי פב || 8 הנהגות] הנהגת פב || 9 לעשותם]
ב om. | הגוף] אותו פ || 10 יסעדהו בסעד רב] יזונו אותו מזון רב פב || 13 הסכלים]
הרוכלים ג | תשתנה] ישתנה פ || 14 הראוי לסמוך] ישוב S || 15 שיחדש] שיתחדש פב ||
16 האצטומכה] האחטו' פ : האסטומי' ב || 17 אמתי] אמתית M || 18 זה] ג .om | ונשיג]
ונשוב פב || 19 ורזונו ורזונו] ורזונו ג | וחמימותם וחדודם] S וחמימותם כאלו] כי S || 21 זכרו] זכרנו
ב | ולא יסמך על] ואין לעין ב- S | לבדו] לבד פב || 22 הרעות] פ .om | הממאירות]
S .om | הנושכות] הנושרות ג || 24 ויהיה בחום] ובזמן הקיץ S || 25 מן היום] ב
.om | אסטומכתו] האסטו' פ

לפי מה שזכרנו. ודע כי אותם שיאכלו פעם אחת ביום פעמים יזדמן להם בקצת
לילי הסתו שיעורו בתחלת הלילה ותשאר אסטומכתם ריקה. ויזדמן לפעמים שיאכל
האדם מאכל קודם זמן מנהגו ולאורך היום והגיע זמן השינה ימצא אסטומכתו ריקה.
ופעמים רבות יקרו העניינים האלו.

5   (6.4) וראיתי בהקש וקיימתי זה בנסיון שאם אוכל לחם אפילו המעט נזקתי
בשנוי המנהג ונפסד עכולי ואם אישן והאסטומכה ריקה יגברו ליחותי ותמלא
אסטומכתי ליחות רעות שימשכו אליה כמו שיקרה לכל המתענים. וראיתי שראוי
לרדותה במסעדים ערבים וקלים להתעכל. ופעמים אשתה מרק תרנגול ואישן או
פעמים אגלגל חמישה או ששה ביצים ואוכל חלמונם עם מעט קנה ומלח. ופעמים
10   אוכל מעט פסתוק וצמוקים סורי חרצניהם או צמוקים ושקדים ופאניד ואשתה
ממשתה הסוכר והדבש איזה מהן שיזדמן. אבל בזמן הגשמים אני שותה כוסות יין
כפי קור הזמן. ובכלל שלא יאות ללון ברעב אלא אם יהיו בו לחות נאות פגות וחשב
לבשלם.

(6.5) ואני איעץ למעלתך בכל זה ובמקום כוסות יין בגשמים תשתה כמו
15   משליש ליטרא למחצית ליטרא מהדבש המתוקן וראיתי בזאת ההנהגה תועלת גדולה
מאד.

---

1 שזכרנו[שזכרו פ : שזכרוה M || 2 לילי[ליל ג : לילי[הלילה[שעות רבות .add S | ריקה[
וכן בימי הקיץ .add S || 3 מאכל[קל .add S || והגיע[בהגיע פב || 4 יקרו[יקרה
ג | האלו[האלה פב || 5 אפילו[ואפילו פב || 6 יגברו[ישרפו S | ותמלא אסטומכתי
ליחות רעות[ונתחממה אצטומכתי מחלטים רעים S || 7 לרדותה[לתת לה עסק פב : לעשות
באופן שתתעסק S || 8 תרנגול[תרנגולת פ : אפרוחי התרנגולים S : אם ימצאו .add S | ואישן[
ישן פ : מיושן ב || 9 או[פב : om. | עם מעט[עם מעט פב : ואזרה עליהם S : עם ב || 10 פסתוק[
פשתאניגש (= פשתוגש) ג | חרצניהם[החרצנים פב | ופאניד[ופניס פב | ממשתה[ממשקה
פב || 11 בזמן[בימות פ | כוסות[כוס S || 12 ללון[ללין ב | ברעב[בערב פ | פגות[
غليظة .add P | וחשב[ירם P || 13 ובמקום כוסות יין בגשמים תשתה[שתשתה במקום כוסות
יין בגשמים פב || 15 מהדבש[مـن مـاء العسـل P | בזאת[לזאת פב | תועלת[תועלת רושם תועלת
פ : أثرا P

פרק השביעי: במשתה

(7.1) ואחרי שזכרנו הנהגת המאכל הראוי שנסמוך לה הנהגת המשתה אע"פ
שיצא רב ההנהגה הזאת מבין הישמעאלים מפני שהיין אסור להם והנבידא אסור
לרבם. וכבר הציל השם מעלתכם מזה ואין צריך להזהיר להשמר מזה. אבל אע"פ

5
שהיין והנבידא כלם ימלאו הראש ויזיקו המוח ויחממוהו ויחדשו חלאים רעים קשים
והם גם כן מזיקים לחולי זה והרב הוא העושה המעשה הזה ואין צריך לומר השכרות.
אבל השיעור המועט כשלושה או ארבעה כוסות מן היין בעת עכול המאכל וצאתו מן
האצטומכה תועלתו בהנהגת הבריאות לבני אדם ורפואת רוב התחלואים גדול מאד.
ומכלל תועלותיו שהוא מטיב העכול ויפרה ויצמיח החמימות העיקרי ויוציא הנוספות

10
בזיעה ובשתן ואין יתרון לספור תועלות דבר נמנע להנות בו. ובכלל כי אם ישתה
ממנו מעט בזמן הראוי הוא סבה גדולה לתקון הגוף והנפש בכל העניינים וכל שכן
לזקנים שנתבאר שאין דרך להם לעמוד בלעדו <ואין> כיוצא בו. ורבו משחית לנפש
ולגוף לכל בני האדם ולכל השנים.

(7.2) ומפני שנאסר רובו ומיעוטו לישמעאלים בקשו הרופאים דרכים לעשות

15
כיוצא בו והוא משקה הדבש המבושם שהוא כמו היין ברב התועלות זולתי בשמחו
הנפש והסירו הנוסף העשני. ואני אזכיר למעלתך ממנו נסחה הרכיבוה זקנים
שראיתי והיא בתכלית התקון הולכת על הקש ואשים בה מן הבשמים המתקבלים
לכם ולמחלתכם והיא מגירה השתן. יקח חצי קב זרעונים והשחורים נבחרים יותר
וירחצם מאבקם וישרה בחמשה ליטרא מצריות ממים צלולים לילה אחד וישבלם

20
בבקר עד צאת כחם ולא ימתין לבשול הזרעונים ויעביר מימם במשמרת על ליטרא
דבש דבורים מבחר ולבן וישפתהו על אש רפה ויסיר קצפו ראשון ראשון ואחרי
הוסר קצפו יתן בו חצי אוקיה לשון השור ושלשה בדי מנטה ומן התבלין והבשמים
לפי השנים והמזג ולפי תכונת האיברים.

1 פרק] הפרק פ‏ב || 2 הראוי] ראוי לנו פ‏ב || 3 שיצא... מבין פ‏ב || וإن كان قـد انتفى...في
P : הזאת] om. ג‏ || 5 והנבידא <והנבידא> פי' הוא מין היין שיעשה על בשול ותערובת ג‏ :
والأنبذة P | והנבידא] om. ג‏ || ויחממוהו ויחממו פ‏ב | ויחממוהו והאסטו‎ פ‏ב : خاصّة P : הזה] זה 6 add. P ||
7 המועט] מועט פ‏ב | או] om. ג‏ | ארבעה] ארבע M | 8 האצטומכה] האסטו‎ פ‏ב | אדם] אדם
האדם ב‏ | 9 ויפרה ויצמיח] וينمي P | החמימות העיקרי] החם היסודי פ‏ב | הנוספות] הנוספות
המותרות פ‏ב || 11 הגוף והנפש] הנפש והגוף פ‏ב | 12 בלעדו] בלעדיו פ‏ב | <ואין> כיוצא
בו] ואין תמורה להם ממנו פ‏ב : ولا عوض لهم منه P | ורבו] ואולם רבויו פ‏ב | משחית] משחי[?]
ג‏ : عظيمة add. P || 13 האדם] אדם פ‏ | השנים] פי' מיום הולדו עד יום מותו ג‏ add. ||
14 רובו] רבויו ב‏ | הרופאים דרכים] inv. ג‏ || 15 כמו] כما ينوب عن P | ברב] לרב ב‏ | זולתי] זולתי
זולתו ג‏ || 16 והסירו] كدر P add | הנוסף] המותר פ‏ב | העשני] من الأرواح وهم يرسبونه لكل
شخص بحسب سنّه ومزاجه P add. || 17 והיא] והוא ג‏ | 18 לכם] לכלם ג‏ | ולמחלתכם
ולמעלתכם ג‏(?) | והיא מגירה השתן] om. P | 19 וישרה] וישרם ב‏ | אחד] אחת פ‏ב ||
20 ויעביר] ויעבור ג‏ | 21 וישפתהו] ויושם פ‏ב | רפה] רכה ב‏ | 22 השור] שור
פ‏ב | מנטה] נדנדה (= דנדנה) פ‏ב

ומה שאני רואה שראוי לך לפי חליך ולפי מה שידעתי ממזג אבריך שתתן
בזרעונים בעת שרותם חצי אוקיה כזברה ביר ויושם במשקה אחרי הוסר קצפו בגד
דק ובתוכו שני זוזים קנה וזנגביל רצוץ ומשטצי ומסיש ושבלת נרד מכל אחד חצי
זוז שער כרכום רביע זוז. ויסחטהו בכף פעם אחר פעם עד שובו בתכונת המשקים
5   כמו הצלול ממשקה הגלאב. ויסירהו מעל האש ולא יעשה ממנו בפעם אחת כי אם
ליטרא כי אם עמד זמן מרובה יקריס וירתיח וזה שהוא רפה התכונה הוא מובחר כי
לא יצטרך למזגו במים. אבל אם עשהו בתכונת המשקים ושמהו בכלי וימזגהו בעת
הצורך במים וישתהו יחסרו תועלותיו. ואם הוצרך לזה מפני צאתו לדרך ימזגהו
במים קרים בחמה ובחמים בימות הגשמים ולא ישתהו בשעת המזג אך אחר כן כפי
10   שעה כדי שימזג יפה. וכמו כן אני רואה שישים חלף הנענע מנטשתרי נהרי או יוסיף
בשעור המנטה כדי לעזרהו ברקיקה ולנקות הנוספות בחזה ובריאה.

(7.3) אבל המים כבר נודע לרוב בני אדם כי שתותם על המאכל יפיגוה ויבדילו
בין האסטומכה ובין המאכל ויצוף ויפסד העכול. ואם היה מנהגו נאות לקבל זה
ימעיט ממנו כל מה שאפשר ויאחר לקחתו כמו שיוכל. ומיטב העתים לשתית המים
15   אחרי אכלו כשתי שעות. וראוי שיבחר מן המים המתוקים הצלולים הקלים השלמים
משנוי הריח שנשאבו בו ביום ממים נוזלים. וראוי שירתיח המים מעט אחר כן
יתקררו וישתה אותם כי זה יחסר הרבה מהזיקם ויתקן מהפסד עצמם במינם.
ואם ישים בהם בעת בשולם מעט מהרגליצה גרודה שעור שלא יתחדש בו שנוי טעם
ומן המש<ת>קי כפי מה שיושג בו טעמו וריחו ובשלם בקדרה חדשה שועה. אותם
20   המים יהיו בתכלית הטובה לבריאים כלם בקיץ ובחורף ויהיה בו חזק לאיברים

---

2 בעת] בעוד **פב** | כזברה ביר] פלסא ונקרא בערבי כזברת אלביר ובלשון לטי׳ קפיליני(שוריש) (= |
קפיליוינריש) ג | בגד] שבת ג || 3 דק] om. ג | זוזים] זוזי ב | קנה] קניה ג | וזנגביל |
והזנגביל ג | ומשטצי] ומאסטקי פ : ומסתקי ב | ומסיש] ומאסיס פ : ומאסיש ב || 4 שער] ב
om. | שובו בתכונת] שוב מתכונת ג || 5 ממשקה] במשקה ג || 6 יקריס] יטריד ג
7 במים] **P** om. | המשקים] **P** om. | וימזגהו בעת הצורך] וَكلّ ما أخذ منه شيئا مزج **P** ||
8 לדרך] בדרך **פב** | ימזגהו] ומזגהו ג || 9 בחמה] om. ג | ובחמים] בחמים ג | בימות
הגשמים] בגשמים ב | ולא] ולאדם ג(!) || 10 כדי] כפי ג | יפה] ويتَّحد الكلّ بفعل الزمان
P add. | חלף] חלקי ג | הנענע] om. ג | מנטשתרי נהרי] מנטשתרי היא מן המנטא נהרי ג ||
11 המנטה] הנדנדה (= דנדנה) פודנג **פב** | הנוספות] המותרות **פב** || 12 אדם] האדם
פב | יפיגוה] يفجِّه **P** || 13 בין האסטומכה ובין המאכל] بين المأكل والأطوم** ب | נאות
לקבל זה] متمكة لذلك **P** || 14 כמו] כמה פ : כל מה ב | לשתית] לשתות **פב** || 16 מעט]
غليات **P** || 17 יחסר] يدفع **P** || 18 ואם ישים בהם] وإن دبرهـان يلقى **P** | בעת] ג
om. | מהרגליצה] מהרגלסיא ב : מהרגליציא פ || 19 המש<ת>קי] המסטקי פ :
המסתקי ב | מה] om. ג | שועה] שועא **M**

שבחלל כלם ותקון לאסטומכה וירוה מהם המעט. אבל מי שחושש אחד מן המיחושים
יתוקן לו המים כפי מיחושיו.

ודע כי שתות המים הפושרים ר״ל שאין הקור בהם נראה יזיק לעכול מאד לכל
בני אדם ויחליש עור האסטומכה ולא ירוו אפילו הרבים מהם. אבל המים הקרים
5 אשר לא הגיעו לקוץ בהם האדם לרב קרירותם ואינם מושלגים אלה הם המים
המובחרים הראויים לשתותם בעת הצמא וכל שכן למי שמזגו חם.

(7.4) וכבר מנו הרופאים מן הטובות שבשתית המים האלו בשעור בינוני ולא
בתוספת ואמרו שהם מתקנים העכול ויחברו גוף האסטומכה על המאכל ויוסיפו
בתאות המאכל ויחזוקה ויאדימו המראה וימנעו מנפול בקדחות וחליים החמים וימנעו
10 להבת הלב והאסטומכה ועפוש הדם בעורקים וירוה מעוטם.

והמים הפושרים יעשו הפך אלה הדברים ויהיו סבה לרפיון הגוף והפסד המזג
והתחלת האסתיסקא. ועל כן אמרו שנמצאו רוב האומות השותים המים החמים
ר״ל שאינם קרים ירוקי המראה וירקרקים רזים עלולי הטחול והכבד חלושי תאות
המאכל חסרי השומן והזיו והצהלה מפני שדמם רע נכון להתלקח ולהתעפש ועל כן
15 יזהר מזה מאד.

(7.5) ואחרי שנשלם הנהגת המאכל והמשתה והבאנו בכללו הנהגת התנועה
הגופית והמנוחה כפי מחשבת המאמר נקח שאר הסוגים השבעה כפי מחשבת
המאמר.

---

1 לאסטומכה] האסטו׳ פ | וירוה] וירבה ג | מהם] om. ב | שחושש] שהוא חושש פב ||
2 יתוקן] יתוקנו פב | לו] בו פ | ר״ל] om. פ || 3 ר״ל] om. פ || 4 אדם] האדם ב | עור]
om. פ | האסטומכה] האצטומ׳ ב | המים] om. ג || 5 לקוץ בהם האדם] حائز یفرّ من أخذه P :
حیـز یفـرّ مـن أخـذه .Bos emend || 8 האסטומכה] om. ג : האצטומ׳ ב | על] אל פב ||
9 וחליים] והחליים פב || 11 לרפיון הגוף] لترهّـل البـدن P || 12 האסתיסקא] האסטרוקה פ :
האסטוזקה ב | החמים] המחמים גב || 14 והצהלה] והההלה פ | להתלקח] להתלקה פ | ולהתלהב ג
om. M [כפי מחשבת המאמר 17 || add.

הפרק השמיני בהנהגת האויר והתנועות הנפשיות

(8.1) ידוע שראוי לתקן האויר ולישרו ולמנוע העפוש ממנו לכל בני אדם
הבריאים. אבל החולים יאות שיהיה האויר הפך החולי וכמו כן בפרקים היוצאים מן
האמצעים כלומר שראוי לתקן האויר בימי החמה בהגרת המים הטובים על הארץ
ובציצים ובעלים המקררים ובנשוב הרוח. וכמו כן לחממו בגשמים בעשבי הריח
5 ובשמים החמים ובאש ובעשונים המיבשים. אבל האויר הקר הלח יזיקך מאד. וראוי
לך שתזהר מן ההזלות הקרות והחמות כל מה שתוכל.

(8.2) אבל התנועות הנפשיות ענינם ידוע ר״ל מה שאנו רואים בעינים מכאב
הנפש וקצר הרוח וחולשת הפעלות הנפשיות והחיוניות והטבעיות עד כי התאוה בעת
10 האכילה תבטל מן הצער והפחד והיגון והצרה כי אם ירצה האדם להרים קולו לא
יוכל וישיב רוחו בקוצר לחולשת כלי הנשימה להגביהם כראוי וברב הנוסף העשני.
לא יוכל לזקוף גם כן כי אין בו כח מספיק בהגבהת האיברים. ואם יעמוד זה יחלה
בהכרח ואם יאריך ימית וזה מבואר ואין אנו צריכין להאריך בו.

והגילה והשמחה יעשו הפכם להרחבת הנפש ותנועת הדם והרוח היוצא מהגוף
15 ויראו פעולות האברים בכל שלמות שיתכן. ואם נוסף זה וגדל הערבות כמו שיקרה
זה לפתאים חסרי הדעת יחלו ואולי מתו מפני שהנשמה תמח ותמק ותצא לחוץ
ויתקרר הלב וימות האדם.

(8.3) ורפואת אלה שני המינים מתנועות הנפש והזהירות מלנפול בהם איננו
במסעדים ורפואות לבד ולא לרופא המתעסק באומנות הרפואות אבל רפואת אלה
20 הדברים המתחדשים למלאכות אחרות ר״ל למדות פילוסופיות או לפתרוני החכמים
ומוסרים והתוכחות התוריות. ואין ספק כי בכל אלה ינצל מאלה המקרים יותר
ויבטח האדם מלנפול בהם וזה כי בפתרוני החכמים ידעו טבע המציאות הנהוגה מה

---

1 הפרק] המאמר **ג** || 3 היוצאים מן האמצעים] הנוטים מן האמצעים **פב** : المنحرفة **P** ||
4 בהגרת] והגרת **ג** | המים] الصافية **P** add. | על הארץ] om. **P** || 5 בגשמים] בסתו
פב | בעשבי הריח] om. **ג** || 6 ובשמים החמים] ובשמים המפחדים החמים **ג** | ובעשונים]
ובעשבים **ג** || 8 ידוע] om. **ב** | מה] **פב** om. | בעינים] בעניינים **ג** | מכאב הנפש וקצר
הרוח] من خمول النفس **P** | והחיוניות] והחיוניות והחניות **ג** | והטבעיות] והטבעי **ג** | התאוה בעת
האכילה] الشهوة للأكل **P** || 11 וישיב רוחו בקוצר] וישיב רוחו וקצר **ג** : וישוב רוחו קצר **M** :
ويتنفّس الصعداء **P** | וברב] ולרב **פב** | הנוסף] המותר **פב** || 12 לזקוף] كدي لשאף הרוח **ג**
add. | כי] om. **M** | יחלה] יחליא **פב** | ימית] תמית **ג** | צריכין] צריכים **פב** ||
14 והגילה והשמחה] **פב** inv. | הפכם] ضدّ هذه كلّها **P** | היוצא] لخارج **P** || 15 האיברים] **ג**
om. || 16 יחלו] החלו **פב** | מתו] ימותו **M** | שהנשמה] الروح **P** || 18 מלנפול] מנפול
פב || 19 הרפואות] הרפואה **פב** || 20 לפתרוני החכמים] بالاعتبارات العلمية **P** || 21 כי] **ג**
om. || 22 מלנפול] מנפול **פב** | וזה כי] om. **ג** | ידעו] ידע **פב** : שידעו **M** | הנהוגה]
ההנהגה **ג** : וההנהגה **M**

שיתחייב בעולם ההויה וההפסד הזה. וכמו כן המדות הפילוסופיות ירחיקו האדם
מן ההפעלות ולא ירגיש לעצב לבד ולא לערבות כבהמות כמו שיקרה להמון אבל
תנועות נפשו הולכות כפי הנראה לעצה האנושית לא להתפעלות הגופי לבד מאומץ
לב ורפיונו וכיוצא בו. וכמו כן במוסרים ובתוכחות התוריות יקל העולם ומה שיש בו
בעיניו ומה שהוא נחשב אצלם הצלחה או עמל ששני אלה בלתי קיימים לא יחשבהו   5
ולא יתנחם בהם ולא יתעצב בהם מפני שאלה כולם גדולים אצלנו או עלינו בתחלת
המחשבה המשתתפת אבל אצל העיון האמתי הכל שחוק והתול כליל יחלוף.

(8.4) ואני זכרתי מה שזכרתי אע"פ שאיננו ממחשבת מאמרי מדעתי יאריך
לכם השם ההצלחה האמתית ויסתירכם מן העמל האמתי שאתם עתה ביגון גדול וצרה
גדולה וזה מה שלא ישלם בו הנהגת הבריאות כראוי ולא רפואת החולי בשלמות.   10
ולכמוהו ראוי להזהר וללכת בדרכי הצדיקים והנביאים ע"ה להשליך יתרון צער
המתים ולאנוס הטבע לישר משפטי השם בזה ויתעסק במה שיועיל ויניח מה שלא
יועיל והשם יורנו בדרך אמת.

1 הפילוסופיות] הפילוסופין ג || 2 ההפעלות] الانفعـلات P | לעצב] الغضب P | לבד] לבדו
פב || 3 תנועות] תנועת ג | הולכות] הולכת M | כפי הנראה לעצה] כפי שנראה בעצה ג : لا
يقتضيه الرأي P | הגופי] הגופית פ : הגוף M | מאומץ לב ורפיונו] من رقّة أو قساوة P || 5 עמל
شقاوتها P | לא יחשבהו (יחשבוה ג) ולא יתנחם בהם ولا يتعصّب בهם] ولا تغترّ بذلك ولا تهلع P ||
6 כולם] om. ג | אצלנו] אצלינו ג || 9 לכם] להם פ | השם] גפ .om | עתה] גם .om ||
10 ישלם בו (يتـمّ معه)] يتمر معه P : يتأمّر معه P || 11 ע"ה] ג .om | Bos emend. || 13 יורנו
בדרך אמת] يعلّمنا أجمعين P

הפרק התשיעי: בהנהגת ההעמדה וההרקה

(9.1) מן ההנהגה הטובה לכל בני אדם וכל שכן למי שיתקבצו בגופו הלחות
שיהיה טבעו רפה לעולם או קרוב מן הרפיון. ואם נתאמץ בקצת העתים ועמד בזה
ימים ירפה עצמו. וכבר שבח אבו מרון בן זהר להרפות בזה אמר: ימרס מן התמר
אינדי עשרה זוזים במה שיכסהו מן המים החמים וישרה בו ריברברי רצוץ שלשה
רביעי זוז כ"ד שעות וצללהו באוקיה משקה קלפת האתרוג.

(9.2) אמר המחבר: אני משבח זה למי שלחותיו דקות ולבחורים ולארצות
החמות. אבל מי שלחותיו עבות ומדבקות והזקנים וכל שכן בעלי המחלה שחברתי
המאמר הזה בגללם הנבחר אצלנו <שירפו> במה שזכר ג'אלינוס והיא הרפואה
הלקוחה בלבות התאנים היבשים ולבות הקרטם והצמוקים והקריולא הקטנות
ושעור זה ומעשהו שיקח מלב הקרטם ה' זוזים וממלח מאכל שמינית זוז ומלבות
התאנים היבשים עשרים זוזים ישחק הכל במכתש אבן או עץ עד שיתקבץ ויקחהו
במלוא לגמיו מים חמים. כי זה מרפה מאד והוא לזקנים בתכלית התועלת כמו שזכר
ג'אלינוס.

ועוד ישחק הקורגולש הקטנות ויסננם במסננת בשתי אוקיות דבש דבורים כי
זה ירפה רפיון טוב. וכמו כן אם בלע כלוז אחד משרף הבוטן ירפה מבלי נזק וינקה
הקרבים כלם וימרק מה שבהם ר"ל הכבד והטחול והכליות וכיס השתן והריאה
ויאות שיעשה זה פעם וזה אחרת.

(9.3) אמר המחבר: וכמו כן התרדים המתובלים במוריס שעורים ושמן זית
הרבה ולא ישליך מימיהם ירפה הטבע. וכמו כן זה התבשיל הידוע במצרים העשוי
במי לימו ולב הקרטם ותרדין והוא הרכבה טובה לרפיון הטבע לרוב בני אדם.
וכמו כן מי הדבש ירפה הטבע ואם נתבשל בסבסתן ורקליסיא ואמלוין ויעבירנו

---

1 ההעמדה] העוצר **פב** ‖ 2 אדם] האדם **פב** ‖ 3 נתאמץ] يسـ **P** ‖ 4 אבו מרון בן זהר]
אבן זהאר **ג** | התמר אינדי] התמרינדי **פב** ‖ 5 עשרה] עשר **פ** | החמים] om. **פב** | ריברברי]
ריוברברי **פב** : الصيني add. **P** ‖ 8 שלחותיו עבות ומדבקות] שלחות מדבקות **פ** | בעלי **פ**
.om ‖ 9 אצלנו] אצלינו **ג** | במה] מה **פב** ‖ 10 הקרטם] הקוטן **ג** | והקריולא] והקרליגש
פ | והגורגורלש **ב** : اللبلاب **P** ‖ 11 ושעור] ومقادير **P** | מאכל] המאכל **פב** : om. **P** ‖
12 זוזים] זוז **פ** | ישחק הכל] יקח הכל וישחק **ג** ‖ 13 מרפה] Bos emend. | מרפק **ג** : מרפא
פב : מפרק **M** ‖ 15 הקורגולש] הקורליגש **פ** | הקטנות] הקטנות **P** add.ويعصر | ויסננם] ויצננם **ג** :
ויסננם במסננת ويصفّى منه نصف رطل **P** ‖ 16 הבוטן (= הבוטם)] הצנון **ג** : البطم **P** | ירפה]
ירפאהו **ג** : ירפהו **פ** ‖ 18 וזה אחרת] אחר פעם **ג** ‖ 20 ירפה הטבע **ג** : ירפא הטבע **ג** :
.om **M** | וכמו... בסבסתן] **ג'** | זה] **ג'** ׀ .om **ב** ‖ 21 לימו] לימון **M** | ותרדין **M** | ותרדים
פ | והתרדים **ב** | והוא] והיא **ב** | הטבע] **ב** .om | לרוב בני אדם וכמו כן מי הדבש ירפה
הטבע] **פב** .om ‖ 22 ירפה] Bos emend. : ירפא **ג** | ורקליסיא] **ג** .om | ואמלוין]
ואמיליון **ב** : ואמלדין **ג** | ויעבירנו] ויעבירם **ב**

במסננת על הסוכר ושמן שקדים מתוקים ירפה הטבע ויוציא הפסולת בההחלקה.
וראוי שיבחר מאלה הראוי לתכונת הגוף והשנים ופרקי השנה.

(9.4) ואם רפה הטבע יותר מן הראוי ויעמוד שני ימים או שלשה ראוי למעט
משעור המאכל ויקח מאלה המטעמים החובשים הנהוגים כמו הסומקיא והבוסריא
5   והצמוקיא העשויה בצמוקים היבשים בחרצניהם והרמונים בצלעות התרדין ויתבשל
בחבושים ומי ורדים.

(9.5) ובכלל יכון להשיב הטבע למנהגו במסעדים המורגלים וילחוך מעט
מן המשקים המורגלים כמשקה התפוחים ורוב החבושים וכיוצא בהן מן הדברים
העוצרים ויאכל מה שיזדמן לו מאלה לפי הזמן והשנים גם כן. ולא יצטרך בכמות
10   אלה העניינים לשאלת רופא אומן ולא יקפיד בשעורים כי הדבר מבואר לרוב משכילי
אנשי המדינות שנהגו לרפאת. אבל הראוי שיזהר בו מאד ולא יקל ענינו בכל זמן ולא
יעשהו אלא בעצת רופא מהיר הוא השלשול ברפואות החזקות שיש בהם משיכה
כקולוקנטידא ותורביד ואשקמוניא ודומיהם וכל שכן לזקנים שהזהיר ג'אלינוס
לבלתי שלשלם ברפואות הנזכרות כל הזהרה. וכמו כן להעמיד השלשול ברפואות
15   החזקות איננו ראוי לעשות זה כי אם בעצת רופא מהיר מעיין באפני החולי.

(9.6) אבל ההרקה בחוקנה בהנהגת הבריאות ורפואת החלאים היא מיטב
ההנהגה ותועלתה גדולה רבה מאד מפני שתריק הליחות אם היה האלחוקנה מדברים
מושכים יהיו רוצים בה משיכת הלחות ולא תזיק באיברים הנגידים ולא תצער צער
הרפואות המשלשלות והאיש בהם בטוח ואחריתם טוב. ואם היתה הכונה באלחוקנה
20   הרפיון לבד והוצאת הפסולת היבשה זהו תחלת הנהגת הבריאות ולא יצטרך לרפות
במשקים ולא בדומיהם מפני שהם מחלישים עור האסטומכה ויעוררו הקיא כמשפט
רוב הדברים המחליקים בשעת האכילה.

וכבר זכר גאלינוס מספר אלחוקנות מהם שהם טובים להנהגת הבריאות ומהם
מה שלא יצטרכו אליו כי אם ברפואת החליים והנה אזכיר המיוחדים בזה החולי
25   בזה המאמר. ואולם מה שראוי שיעשה אותם האנשים כלם או רבם על צד הנהגת

---

1 ירפה] ירפא ג || בההחלקה] בהההחלקה פב || 3 שני ימים] יומים פב || 4 החובשים]
החבושים ג || הסומקיא] הסומקיה פב || והבוסריא] והבוסריה פב || 5 והצמוקיא] והצמוקיה
פב || 7 במסעדים] במזונות פב || 8 ורוב (= ورب P)] ורבי פב | בהן] בהם ב | הדברים
העוצרים] הסמים המעצרים פב : الربوب المقبّضة P || 10 העניינים] הדברים פב | בשעורים]
בשעורם פ || 11 ענינו] עלינו פ || 12 בהם] قوّة add. P || 13 כקולוקנטידא] כקולונקטידא
פ : כקוליקונטידא ב || 15 באפני] לאحوال P || 16 היא] הוא פב || 17 האלחוקנה] החוקנה
פב || 18 יהיו רוצים בה משיכת הלחות] .om ג || 19 בטוח ואחריתם טוב] على قدر وثاقة وأمن
عافية P || 20 תחלת] أولى P | הבריאות] וلا يضرّ بآلات الغذاء add. P | לרפות] Bos
emend. : לרפאת גפב || 21 עור האסטומכה] .om P || 22 האכילה] אכילה ג || 23 מספר]
בספר ג | מהם] מפני ג | ומהם...הנהגת הבריאות] .om ג.

הבריאות אם נתקשה הטבע ויבש ונמנע מניעות מעט מאלה הם: דבש שתי אוקיות
מים חצי ליטרא שמן זית טוב אוקיה נטרון זוז אחד יחמם הכל ויחקן בו. וכשתרצה
לרפות פסולת יבש ולהמעידו הוסף בשמן ואם תרצה להוציא לחה מדובקת הוסף
בכמות הדבש והנטרון.

(9.7) אחרת: יקח לו עסיס תרדין חצי ליטרא שמן זית טוב ב' אוקיות יחמם 5
זה ויחקן. אחרת: יקח לו מורסן חטים וישרהו במים כמים כדי שיכסוהו ויבשלהו עד כלות
שליש המים ויעבירם במסננת והוא מדובק וישים עליו שמן ויחקן בו וזאת טובה
להוציא הפסולת היבשה. ואלה השלשה חקנות מכלל הרכבת ג'אלינוס והם אצלי
טובות מאד. וכמו כן החקנה בריר זרע פשתן ופניגריג או שניהם עם השמן בשומן
התרנגולות עם התרדין הרכבות טובות מוציאות הפסולת בהמעדה ואינם עוקצות 10
ומכאיבות ואם יוסיף בהם מעט דבש לזקנים או מיערתו יהיה טוב וזה עצת ג'אלינוס
גם כן.

(9.8) וכבר זכר ג'אלינוס כי החוקנה בריר זרע פשתן תועיל לבעלי קדחת
השדפון ותשקיט הלחות. ודע כי התמדת החוקנות מנקה המוח מאד וימרק המתנים
ויאחר השיבה וייטיב העכולים ויציל מחליים רבים מפני שהם מנקים מתחת וירחצו 15
וימצאו האברים העליונים דרכים סלולים מיושרים לגרש בהם המותרות ככונת
הטבע בהוצאת המותרות על אלה הדרכים ויתחייב כל מה שזכרנו.

(9.9) ודע כי אין דבר מזיק יותר בהנהגת הבריאות ולהביא התחלואים מעצירת
שני המותרות. וכבר באר ג'אלינוס שהרעי ישוב בהתגלגלות בתוך הרוח ויפסיד
הלחות כלם ב'העלות עשנו אל המוח ויפיך כל הרוחות ויהיה סבה להתחלת עפושים 20
ולהתחלת חליים גדולים וכמו כן יתחדש מעוצר השתן. ולא זכרנו מאלה ההזקים אלא
קצת מה שזכר[נו] על כן ישמר בזה מאד.

---

2 אוקיה] Bos emend. : נקי ג | חצי אוקיה ב : ד. om || 3 לרפות] לרפאת גפ | ולהמעידו] ולהמעיד
ולהמעיטו ג : ולהמעיטה M | 5 יקח לו] P .om | אוקיות] אוקיה ג | תרדין] תרדים ב | תרדין
6 ויחקן] ויתקן ג : בـ .add P | מורסן] ר״ל סובין פ' | כדי] פב .om || 7 שליש] ב
om. | בו] בה ב || 8 מכלל] מכל ג || 9 מאד] في تدبير الصحّة .add P | ופניגריג] והחלבה
פב : היא פין גריקו פ'(?) || 10 התרדין] وماء سلق P | בהמעדה] בהמעדה ג || 11 ומכאיבות
יזיקו S : تنكـي J || 13 פשתן] הפשתן פב | קדחת השדפון] קדחת הדקה S : حمّـى الـدقّ J ||
14 המתנים] הצדדים S : الحـواسّ J || 16 מיושרים] JS .om || המותרות] מותריהם פב |
17 המותרות] המותרים פב | ויתחייב] ויתחיב פב | כל מח] מה ב S : كسـا J | 19 המותרות
בכונת הטבע ג .add | ישוב בהתגלגלות בתוך הרוח] כשתחזור בהכרח S : إذا يرجـع بالقهقـرة
J | בהתגוללות] בהתגלגלות ב || 20 בהעלות] בהעלותו פב | ויפיך] ويكـدر J
om. S [(J =)] כל || 22 מה שזכר[נו] add S [(J =)] עפושים] והפסד הצכולים .add S | om. S

(9.10) אבל הקיא הלא הוא באמת מהנהגת הבריאות המתחייב לכל בני האדם
ויעשה ברפואת החליים ועוד אזכיר אמתת ההתרפאות בזה החולי. ואין ראוי לבטל
הקיא בהנהגת הבריאות אלא למי שלא נהג ולמי שיקשה עליו מאד או למי שיש לו
חולי במוחו או בעיניו. וסבת הצורך אליו בהנהגת הבריאות הוא כי על כל פנים
בהכרח יולד מותר באסטומכה ובמעים והבלגם טבעו מדובק ואם תשאר המותר הזה   5
בכלי העכול האלה הראשונים ר״ל האסטומכה והמעים הבדילה בין המסעד וגוף
האסטומכה והמעים ויקשה העכול ויפסיד קצת המסעדים. אך המעים הושגח בהם
השגחה אלוהית כי יבא אליהם מותר המרה הירוקה וישטף אותו הבלגם וימרקהו
וינקה המעים ממנו תמיד. ואי אפשר שיבוא מן המררה מאומה לאסטומכה מפני
שיהיה בזה הפסדות גדולות כמו שמנה אותם ג׳אלינוס ונסמך בזה על תחבולות   10
האדם לנקות אסטומכתו בקיא.

(9.11) אמר ג׳אלינוס דברים זה לשונם אמר: נקוי האסטומכה תשלם במעוט
זמן. והיטיבו הקדמונים מן הרופאים במה שאמרו בה עם שאר ההנהגה השומרת
הבריאות לעשות הקיא אחר המאכל בכל חדש פעם אחת. יש מהם מי שראה שראוי
לנקותה שתי פעמים וכולם רואים שיאכל מן המסעדים לפני הקיא מה שהוא חריף   15
הטעם ויהיה בו כח ממרק ושוטף. וזה למען שינקה כל מה שבאסטומכה מן הבלגם
מבלי היזק הגוף ברוע מה שיולד מהם כי המסעדים השוטפים העוקצים יולידו כולם
מרה ירוקה וכולם מסעדם רע.

(9.12) אמר המחבר: זה שאתה רואה הרבה מבני אדם ורובם שישתוקקו
למסעדים החריפים הרעים כגבינה המלוחה והמוריס והציר ואם הם נבאשים כמו   20
הכמכה והשומים ומיני החלבים הנקפאים והצנון והבצל וכיוצא בהן. סבת כל זה
מה שיתקבץ באורך הימים באסטומכה מן הבלגם וישתוקק האיש למה שיחתכהו
וימרקהו ממנה. ואם נקתה האסטומכה בקיא כמו שזכר ג׳אלינוס או במשלשל או
בדברים שיטבול בהם שימס הבלגם מתוכה אם לא יהיו הלחות מסובכות בינות
חלקיה אז לא תתאוה מאומה מאותן המטעמים הרעים כלם אלא אם הורגל בהם.   25

---

1 אבל] אמנם **פב** | הלא הוא] א.ג | .om פֿإنَّه (=) [J | המתחייב] SJ .om | באמת] SJ .om | (=) J] S .om ||
2 אזכיר] .om.ג | אמתת] .om S | صورة] J || 3 למי] מי M || 4 במוחו] במוח **פב** | אליו]
אלי ג : אצלي M || 5 מותר] **פב** | ובמעים והמעים **פב** | תשאר] נשאר **פב** | بلغمية.add J ||
6 בכלי] בלתי ג(!) | העכול] העכולים ג | ר״ל] פ .om | 7 ויקשה] ויפסיד ג | 8 אלוהית]
עליונית ג.add | יבוא] صَبَّ J | 9 שיבוא] يصبّ J | המררה] המרה ב | 10 שיהיה] שיש
ב | אותם] אותו ג || 12 זה] אלו פ | לשונם] נסחם **פב** | אמר] .om.ג | 13 זמן] .om:ג
סعي P | מן].om ג | בה עם] בה עד א:ג בהעיר M || 14 בכל] לכל פ || 15 רואים] يشير
P || 17 שיולד] שיוليد ג | 18 מסעדם רע] מסעדי רעים M || 21 הכמכה] הכמכא **פב**:
كالكوامخ P || 22 האיש] פ.om | 23 ממנה] ממנו ב | האסטומכה] האצטומכה ב ||
24 שיטבול בהם] שיטבול מהם פ || 25 מאותן] מאתם פ | אלא] אם לא א ב : אלא אם הורגל
בהם] إلا أن يكون ذلك من أجل عادة الحضرة في القيء ألفت المدّة الطويلة في حال كونها غير نقية P

(9.13) ואני לא ידעתי מנהגכם בקיא ואם יקל עליכם הקיא תעשוהו כמנהג
והדרך הידוע אצלנו לנקות חלל האסטומכה ולהוציא ממנה הנוסף הזה היא זאת:
יקח מגוף הצנון הלבן שני צנונות או שלשה יחתכם כשעור הלוזים וירתיח אוקיה
שבת בליט׳ מים וישליך הכל על הצנון המחותך עם שנים או שלשה אוקיאות דבש
דבורים ואוקיה חומץ יין חזק או יותר כפי חזקו ויניח הכל לילה. ובבקר יאכל   5
מה שיעורר להקיא עת המנהג מעט לחם מצה במטעמים משתנים מן הדגים
המלוחים והמוריס והאבטיחים והברקוק אם הוא בזמנם והצנון והבצל והחציר
והדבש ותבשיל הפולים הגריסין ותבשיל השעורים בפסלתו. אלה כלם או כיוצא
בהם מן המאכלים המשתנים המעוררים קיא. ויתמלא מן המאכל ויתעכב מעט כפי
מה שתצער האסטומכה בכבדותו ואז יאמץ עיניו ויחבשם ויחבש בטנו מלמטה   10
לאסטומכה וישתה אותם המים המים ויתעכב מעט ויקיא הכל ממקום גבוה
ולא ישאיר מאומה באסטומכתו ויהיה זה בחצי היום. ואם היה זמן הקור יקיא במרחץ
ויניח אחרי הקיא ולא יאכל מאומה עד שתתחזק עליו הרעב. ואם יצמא ישתה משקה
התפוחים לבד ואם ירעב מאד יאכל תרנגולים קטנים או צפרים או תורים זירבאג׳.
וייטיב מסעדו אחרי הקיא ימים מספר עד שתתחזק האסטומכה.   15

ומבני האדם מי שיקל עליהם הקיא וזה ינקה אחרי שיקיא מאותם המאכלים
בסכנג׳בין ומים חמים ומהם מי שיקיא בתבשיל השעורים לבדו ובשתותו השכר
והיין ירבה לשתות מאחד מהם בפעם אחת ויקיא וכל זה טוב. אבל מי שיקשה עליו
הקיא ולא נהג בו או יש לו מונע מפני חולשת אברים ידועים או מפני תכונתו אני
רואה לו שיאכל בכל חמשה ימים אוקיה מורבה ורדים ואוקיה משקה סכנג׳בין בזרוני   20
ויעמוד זמן ואז יאכל מסעד שיש בו קריסות וזה ינקה אסטומכתו מן הבלגם ולא
יצטרך להקיא.

(9.14) ואם הוא לח הגוף ומזגו בלגמי ילחוך סכנג׳בין האשקיל אוקיה עם
אוקיה מורבא ורדים דובשי. ואם היה יותר הבלגם קר האסטומכה יוסיף על זה מעט

---

2 ולהוציא ממנה הנוסף הזה] والقيء مـن هذه الفضلة P | הנוסף] המותר פב | היא] שהיא M ||
4 שבת] אניט פב | או שלשה] שלשה ג : om. | 6 מה] שירצה פב | עת] add. ג | om. ||
7 המלוחים] מלוחים ג | 8 כלם] أو مـا يتيسّـر منهـا add. P | 9 קיא] הקיא פ | מעט] פ
om. | כפי...ויתעכב מעט] om. ג | 10 האסטומכה] האצטומכה ב | יאמץ] يرفد علـى P
11 מעט] om. P | 13 מאומה] مـدّة كبيـرة add. P | 14 זירבאג׳] זירבאג ג : Bos emend. 'וירבאג
גב : om. פ | וזירבאג׳] M | 15 מסעדו] מצעדו ג(!) | 16 מי] מה ג | שיקיא] שיאכל ב ||
18 ירבה] אם ירבה M | מאחד] אחד פ : באחד ב | 19 בו] בה ג | תכונתו] أشياء يجده معها
القيء P | 20 מורבה] מורביא פ : מורבא ב | מורבה] ورد مربّـى P | בזרוני] בزوري פ ||
21 קריסות] חמיצות פב | אסטומכתו] אסטומכה ג | 24 עם אוקיה] om. ב | 25 על זה]
עליה פ

דבש מרבא זנג'ביל או משקל חצי זוז מעצמו. ואם הוא חם המזג או בחור יקח אוקיה
מרבא ורדים ואוקיה משקה לים בכל חמישי מהימים. כל זה ימרק האסטומכה מן
הבלגם ולא יצטרך להקיא אם יש לו מונע כמו שזכרנו.

(9.15) ונסיתי אני בעצמי לקחת סוכר לבן אוקיה שחוק עם חצי זוז אניסון
בזמן הקור ובזמן החום אמוץ אותו במעט מי לים כל שלישי או רביעי מן הימים כפי
מה שיזדמן ומצאתיו מנקה האסטומכה מן הבלגם וימרקה מרוק טוב. וכמו כן לקחת
הסכנג'בין החבושים או הלים והחבושים בהתמדה ואחרי ימים מעטים מועיל להטיב
העכולים ולנקות האסטומכה מן הבלגם וזה מעשהו: תקח מן החבושים הטובים מעטי
החבישה שיש בהם קריסות מועט ותבשלם עד שיחסר החצי ותסיר קצפם ותקח
מהם אחר כן ליטרא אחת וחומץ יין חצי ליטרא ומן הסוכר והדבש מוסר קצפו ד'
ליטרין. ישפות הכל על אש רפה וישים בו מן הפלפל הלבן זוז ומן הזנג'ביל ב' זוזים
כי השעור הזה לא יתחייב לקוץ בטעמו. ותוסיף בהם לפי קרירות המזג והארצות או
תוסיף בהם בכלל לפי זה גם כן. ופעמים יקחו מי הלים תמורת החומץ ואע"פ שלא
ישיג לפעולות החומץ להדק הלחות ולפתוח הסתום ולתקן העפוש הנה אעפ"כ הזקו
פחות ממנו בעצבים ובאברים שיש בהם צומת הגידין.

(9.16) אבל הנהגת הבריאות בהרקה ובהקזה או בשתות המשקים המשלשלים
טעות גדולה ואיננו מעצת גדולי הרופאים אך יצטרך להוציא הדם ולשלשול בנפול
התחלואים המחייבים לאותו הענין מרוב המלוי והוא שיתקבצו בגופו או שיגבר דמו
וירתיח לפי בנין רע או הנהגה רעה נהג עליה כי אז יצטרך לזה. ומי שנהג להקיז או
לשתות משקה בעתים הידועים ילך על פי מנהגו וירחיק בין אותן הזמנים מעט מעט
ויחסר שעור ההרקה דרגה דרגה עד שיגיע לשנות הזקנה וכבר פסק מנהג ההקזה
והשלשול.

---

1 משקל] משקה פב | או בחור] בחום ג | 2 ורדים] ורדין פב | 6 וימרקה מרוק] וימרק
המסך ג | לקחת] om. ג || 7 החבושים] בחבושים M | הלים] האלים ג | 8 הטובים] פ
om. || 9 קריסות] חמיצות פב | 10 קצפו] הקצף פב || 11 אש רפה] השרפה M | זוז]
ב om. || 12 בהם] מהם ג | או תוסיף בהם בכלל לפי זה גם כן] om. ג | 13 הלים] האלים
ג | תמורת החומץ] om. ג | ואע"פ שלא ישיג לפעולות החומץ] om. פ | 14 להדק] לדדק
פב | ולתקן] ומקאומה P | הנה] om. ג | 15 שיש בהם צומת הגידין] العصبانية P | 16 אבל]
אמנם פב | הבריאות] om. ג | בהרקה ובהקזה] بالاستفراغ بالفصد P | 18 מרוב המלוי] מלוי
פב : إلا من امتلئ P | בגופו] בגופות ג | או שיגבר] إلى أن يفور P | 19 בנין] ענין ב | נהג]
ג om. | עליה] עליהם פ | לזה] לזה פב .om || 20 משקה] المسهل P | הידועים] ידועים
פב | מנהגו] מזגו פ || 21 דרגה דרגה] על מדרגות פב

הפרק העשירי: בהנהגת התנומה וההקצה והרחצה והחפיפה והמשגל

(10.1) אך התנומה מזקת מאד בחולי הזה וכל שכן בעת המשמרה וכל שכן תכף
האכילה על כן ראוי למעט ממנו כל מה שאפשר. ודע כי השינה תכף האכילה מזקת
לכל בני אדם וכל שכן לכם מפני שממלאה המוח עשנים. ואם היה מנהגכם בזאת   5
יאות לכם לעמוד להתעסק מעט אחר האכילה וכשעור שלא יזיק המנהג וזה דרגות
דרגות מעט עד שיהיה בין האכילה והתנומה. שלש שעות או ארבע. ואז התנומה
עוזרת להשלים הבשול ותבשל שארית מה שנותר מנוספי המסעד באסטומכה. וצריך
להזהר במנהגו בכל ההנהגה הגופית ואפילו היה רע ולא יעתק ממנו אלא דרגות
דרגות עד שישיא בו הטבע ויפתהו כמי שגונב ממנו והוא לא ירגיש. כל זה בעת   10
הנהגת הבריאות. אבל בעת רפואת החוליים אל יתן אל לבו לשנות המנהג בשום
פנים ולא בשום ענין אבל יזהר בו זהירות שלם כמו שבאר ג'אלינוס לנו בדרכיו
המועילים <ולג'אלינוס> במנהג [ה]דברים וזה נסחם אמר: מה שנהגו בני האדם כלם
ממיני ההנהגה איננו מין אחד ועזיבת המנהג סכנה גדולה לא בהנהגת הקמים מחליים
ודומיהן לבד אבל ברפואת החליים גם כן.   15

(10.2) אך הרחיצה אינה טובה לך אבל המים הקרים מזיק בחולי זה הרבה
שמטמטם נקבי הגוף וימנע ההמס שהוא דבר גדול בחולי זה. וכמו כן המרחץ גם כן
מזיק בחולי זה מאד. כבר מנעוהו וכל שכן בעת קרוב מעונות החולי ובעת החולי.
ישמר בו המנהג וייהיה מחשבתך להרחיק בין שתי ההכנסות ביום שתי דרגות ומעט

---

1 התנומה] השינה **פב** | וההקצה] והיקיצה **פב** | והרחצה] והרחיצה **פב** || 3 אך] אמנם
פב | התנומה] השינה **פב** | המשמרה] העונה **פב** | תכף] בעת ב : אחרי
פב | התנומה] השינה **פב** | מאד] **om. פב** | 5 אדם] האדם ב | עשנים] **om. פ. add. M**
פב || 4 תכף] אחרי **M. add** || וכשעור שלא יזיק המנהג] **om. P** | וזה
דרגות דרגות] וילך במדרגות **פב : om. P** || 7 והתנומה] והשינה **פב** | ארבע] ארבעה
ג | התנומה] השינה **פב** || 8 הבשול] **om. ג** | ותבשל] ויבשל ג | מנוספי המסעד] ממותרי
המזון **פב** | באסטומכה] באצטומ' ב || 9 ההנהגה הגופית] ההנהגת הגופית ג(!) | ואפילו] אם
פ. **add** | דרגות דרגות] מדרגות מדרגות **פב** || 10 עד שישיא בו הטבע ויפתהו]
om. P | כמי] כמו ג | לא] **om. ג** | כל] **om. P** || 11 החוליים] החולים
ג | אל] **om. פ** || 12 בשום ענין] יזהר] זהר P | בון] בה **פב** | שלם] שלמה
M | ג'אלינוס לנו] **פב inv** | דרכיו] בדרכים **פ** || 13 דברים] המועילים ג
add. || 14 מחליים] מחלים ג | מזיק] מזיקים **פב** | בחולי] מחולי **פ** | ההמס]
ההתוך **פב** | דבר גדול] | זה] הזה **פב** | גם כן] **om. פב** || 18 מעונות] עתות
ג | החולי] הזה **פ. add** || 19 ישמר בו המנהג] והשמר בו ואפילו היה מנהגך ג | דרגות
דרגות] על מדרגות **פב**

העמידה בו. והשמר בתכלית השמירה פן ימצאך אויר קר בצאתך ולא תכנס אלא
והאסטומכה ריקה ותישן בעת צאתך כשעה כי זה מועיל מאד לכל מבקש לבשל לחות
עבות מדבקות וכל שכן לחלי זה.

(10.3) אמר ג'אלינוס דברים וזה נסחם: ראוי לך לדעת כי אין דבר מגיע
5   למעלת השינה אחרי צאת מן המרחץ בבשול מה שנזדמן לבשל ולהמס הלחות
הרעות בעצמם.

(10.4) אמר המחבר: אחר ידעתי זה לא נכנסתי במרחץ אלא בערב השמש
ואצא ממנו לשינת הלילה הגוברת המקבלת ושבחתי הרשם הנראה לי מזה מאד.
וראוי לו שלא יכנס בברכה ולא יקרב אל מים הקרים במרחץ אך יהיה בחמימותם
10   כדי שהגוף סולד בהם. ואם המים הם מלוחים אז טוב לו כי הרצון בהם כדי ליבש לא
ללחלח. ודע כי כניסת המרחץ הרבה לכל בני אדם בכלל רע מפני שמעפש הלחות
ויכינם להתעפש. ואמרו האחרונים כי הגדר בזה להכנס במרחץ לכל עשירי מהמים
על הרבוי ולארצות ולמזגים ולמנהגים משפטים. וכבר אמרנו במנהגים הראוי.

ושפיכת המים הפושרים על הראש מזיקים מאד בהנהגת הבריאות לכל העולם
15   מפני שהוא מוסיף במוח לחות וירפהו ויתיש כחו. וכמו כן שפיכת המים הקרים על
הראש סכנה גדולה מפני שמקרר המוח ויאטם הראש מצאת הנוספים. וראוי להרגיל
בו המים החמים ביותר עד שיקרב עור הראש להאדים כי זה מחמם המוח חמימות
יתישרו בו פעולותיו ויחסרו הנוספים ממנו ויקנה לעור הראש דבוק וכח עד שלא
ירגיש למעט סבה שימצאהו. וזכור דבר המנהג בכל זה.

20   (10.5) אך החפיפה לגוף כלו בהתחלת היום בעת ההערה מן השינה ומשוש
הקצות בעת השינה היא הנהגה טובה לכל בני אדם בעת בריאותם. ולרופאים דברים
רבים בשערי החפיפה וזמניהם וצורת עשותה אינה מדרך המאמר הזה לזכרו כמו

1 בו] ב om. | בצאתך] add. P מ‍ן الحَمَّام | תכנס] בו פב add. | אלא] ג om. ||
2 והאסטומכה ריקה] עם האסטו' פ : עם רקות האסטומ' ב | כשעה] بعقبه ساعة P | 3 לחלי
זה] لمثل هذا المرض P || 5 ולהמס] Bos emend. | ולהמיק ג : ולהמק פ | ולהתיך פב || 7 אחר] פ
om. | בערב] בהערב פב | הרשם הנראה לי מזה] أثر ذلك P : הרשם שנראה פ | 9 הקרים] קרים פב || 10 כדי שהגוף סולד בהם] סולד
בהם פ : قريبا مِن أن يؤلم المَاء يسيرا بحرِّه P | הם מלוחים] הם המלוחים ג : הם מלוחים ב ||
11 ללחלח] לחלח ג | בכלל] ג' | רע מפני ש-] P om. || 12 האחרונים] مِن الأطبَّاء
add. P | בזה] הזה ג | לכל עשירי] בכל עשרה פב || 13 על הרבוי] פעם אחת ולא יותר
פב || 16 הנוספים] המותרים פב || 17 חמימות יתישרו בו פעולותיו] سخونة معتدلة تجود بها
أفعاله P | 18 יתישרו] פ om. | הנוספים] המותרים פב | הראש] האדם ג : קשי פב add. ||
20 בהתחלת] בתחלת פב | בעת] בזה ב | מן השינה] ג om. | ומשוש] ומשוש וחפיפת פב || 21 היא
הוא ב | אדם] האדם ב || 22 בשערי] במיני פב | עשותה] עשותה] פב | לזכרו] P om. |
כמו שלא זכרנו כל מה שראוי להזכיר] يقضي ذلك بما لم أذكر فيها أيضا كلّ ما ينبغي أن يذكر P

שלא זכרנו כל מה שראוי להזכיר ממיני ההתעמלות והחפיפה בהנהגת הבריאות.
ותכלית מה שאפשר לעשותו הוא מה שזכרתי במאמר הזה וכבר זכרו האחרונים
מן הרופאים חפיפת החזה בעלה הזאת אשר אתה קובל ממנה ולא ראיתי להם בזה
לא חלוק ולא תנאי. ואני אזכיר העקר והדרך אשר זכר ג'אלינוס מכל דרכי החפיפה
ואחר כן אזכור לכם מתי יועילכם חפיפת החזה ומתי תזהרו ממנו ותרחיקוהו.

(10.6) אמר ג'אלינוס דברים וזה נסחם אמר: אך משוש האברים החלושים
יאות להזהר מעשותו בעתות שיסתערו ויתרגשו בהם עלותם. ובזמן בריאותם יאות
לעשותו יותר ממה שיעשהו בשאר האברים ואין צריך לומר המשוש היבש. והכאבים
המתחדשים לקצת האיברים לתקופות מדרך המשוש הזה שימנע חדושם בעתות
ההשקט וכל שכן אם עשה אותם קודם המשמרה בשתי שעות או בשלש שעות.
וזה כי אותם האברים יתחזק כחם בו וימעט בו קבלתם למה שיש ממנהגם שימשך
אליהם מהחמרים ואלה הדברים משתתפים לזקנים ולאיזה שנים שיהיה. אבל עשות
ההתעמלות באברים החלושים אני יועץ זה לזקנים פחות מזולתם וזה כי המובחר
לגופות הזקנים מנוחת האיברים החלושים שבהם.

(10.7) אמר המחבר: הנה התבאר לך שמשוש החזה בעתות ההשקט או קודם
חדוש המשמרה סכנה אבל הראוי לעשות המשוש בעת ההשקט או קודם חדוש
המשמרה בשתי שעות ואיננו ראוי ליגע האיברים החלושים מן הזקנים בזמן מן
הזמנים.

(10.8) אבל המשגל נודע ואף בכל המון שמזיק מאד לרב בני אדם והיתרון
ממנו מזיק לכל בני האדם ואין יציאת הזרע מהנהגת הבריאות אלא לאנשים מעטים
מבעלי המזגים הרעים המשתנים מפני שיצא עם הזרע בהכרח לחות שרשיות וייבשו

---

1 זכרנו כל מה שראוי] זכרתי בו הראוי גם כן פב | ההתעמלות] ولا تقتضي سـيرتنا المشـهورة اليوم | והחפיפה בהנהגת הבריאות] P
أيضـا كلّ مـا ذكـره جالينـوس مـن أنـواع <الرياضة> add. P | בהנהגת והנהגת פ | 3 מן הרופאים] om. P | להם] בהם פ || 4 והדרך] والقانون
om. | 5 ממנו] om. ג | ותרחיקוהו] ותרחיקהו ג || 6 אמר] om. ג | משוש] חפיפת P
פב | החלושים] לחלושים M | 7 מעשותו] מעשותה פב | עלותם] חליתם פב ||
8 שיעשהו] שיעשוהו ב | בשאר האברים] בשער ג | 9 לתקופות] בתקופות פב | המשוש
הזה] החפיפה הזאת פב | שימנע (ימנעו M) חדושם בעתות ההשקט] בעתות ההשקט שתמנע
חדושם פ : בעתות ההשקט בעת שתמנע חדושם ב || 10 אותם] אותה פ | המשמרה] העונה
פב | בשלש] שלש פב | שעות] om. פב || 11 בו] בה פ | בו] בה פ || 15 שמשוש
שחפיפת פב | ההשקט] النوبة (P الراحة =) הנובה (= P) הנובה | Bos emend, || 16 המשמרה] העונה פב | סכנה]
עظيم add. P | המשוש (= الدلك =) om.
פב | המשוש (= الدلك =) ذلك P || 17 ליגע] שיתעמלו פב || 19 אבל] ואולם
פב | המון] זמן פ : ההמון ב | המון פ : ההמון ב | אדם] האדם פב | והיתרון ממנו מזיק לכל בני האדם] om. ב ||
21 עם הזרע בהכרח] בהכרח עם הזרע פב | שרשיות] وحرارة غريزية add. P

האיברים השרשיים ויצטננו. אך הבחורים סובלים השגיאה בזה מאד ואע"פ שלא
ימלטו קצתם מן החלאים בסבתו. אבל הזקנים המשגל מזיק להם מפני שהם צריכים
למה שירבה חמימותם וילחלח איבריהם והוא יכבה גחלתם הנשארת כמו שזכרנו.
ואל כן ראוי לאדם שימעט ממנהגו לפי רב השנים. זהו הראוי מצד הנהגת הגוף
5 מצורף אל מה שיעזור לו מטהרת הנפש וקנות מדות התמות והבושת והחסידות.

ואם המשגל מזיק לכל האברים בכלל הזיקו למוח יותר עד שהוא קרוב שרוב
ההרקה ממנו וכבר זכר זכר אבקרט זה. על כן ראוי שירחיקהו כל חלוש המוח מאיזה
סבה שיבא חולשתו. וכשתסתכל במרבי המשגל תמצאם שתגבר עליהם השכחה
ורפיון השכל ואטימותו מצורף אל ירקון הפנים וכליון אור החיים וזעף הפנים. ויש
10 למנהג מבוא בדבר זה. וכמו כן מנהג בני אדם משתנה. אמרו הרופאים שיש מהם מי
שיתחדש בו עצלה ושבר רוח וחולשת עכול ואם שמש רחבה נפשו וצהלה ותעור
תאותו ומבני ה ̇אדם מי שהוא בהפך זה. ותכונות בני האדם משתנות בזה מאד. וכבר
זכר ג'אלינוס תכונה מן התכונות הרעות ואמר דברים שאלה נסמכו: והן הנה תכונה
מתכונות הגוף ההיא גם כן בתכלית הרע והוא כי מבני האדם מי שיולד בהם זרע רב
15 חם יעורר אותם ויניעם לחסרו. ואם חסרוהו במשגל רפתה האסטומכה שלהם ורפה
כל הגוף וחלשו וחרבו ורזו ונשתנה מראיהם ושקעו עיניהם. ואם נמנעו מן המשגל
מפני הרעות המוצאות אותם בעדו יכבד ראשם וימצאו גם כן באצטומ' כבד וכאב
ולא יועילם ההמנע ממנו תועלת גדולה. והוא כי יקרם מקרה לילה ויקרה להם מן
הזק ככל מה שיקרה מן המשגל.

20 (10.9) אמר המחבר: היתה הכונה בזכרון הנוסח הזה להעיר על השתנות
תכונות בני אדם בענין זה ואין רצון המאמר הזה להזכיר רפואת כל מה שיקרה לכל
איש מבני האדם כי זה הוא כלל מלאכת הרפואה. וכלל הדבר שיאות להשתכל במנהג

---

2 מזיק] مهلك P || 3 איבריהם] الأصلية P || יכבה] يجفّ أعضاءهـم ويطفئ P ||
4 ממנהגו] في ذلك .add P || 5 מצורף אל מה שיעזור לו מטהרת הנפש] ויצטרף אל זה שהוא
טהרת הגוף הנפש ג: مضاف إلى ما يتعيّن إليه من طهارة النفس P | וקנות] וקנית פב | התמות]
الهـدوء P || 7 אבקרט] אפוקרט ב | שירחיקהו] שירחיקוהו M | מאיזה] מאיזו פב ||
8 במרבי] במרבה ג || 9 ואטימותו] ואסטומכתו ג(!) | מצורף אל ירקון הפנים] מצורף אל
ירקון אור הפנים פ: ויצטרף ירקון הפנים ג | החיים] העינים ג || 10 מבוא] عظيم
add P | כן] ג .om | מנהג] أمزجة P | רחבה נפשו וצהלה] انبسطت .om ב | בו] 11 בון
أنفسهـم ونشطت P | מי] 12 מי] מה פ | ותכונות] وأحوال P | מן התכונות] 13 من هيئات البدن
P | תכונה] פ .om || 14 שיולד] שיוליד ג | בהם] בוף: לו ב || 15 חם] ב .om | לחסרו
(= لنقصه P)] نفضه .Bos emend | חסרוהו (= نقصوه P)] نفضوه .Bos emend | האסטומכה]
فم المعدة P || 16 מראיהם] מראיתם M | ושקעו] وشكوا M | הרעות] 17 הרעות M | באצטומ'
באסטומ' ב: באסטומכתם פ || 18 מקרה] קרה ב: مقرة لليلة (?)P | ככל מה] 19 כלل מה
مثل P | כלל מה] M | שיקרה] שיקרה P .add | 20 הנוסח הזה] הנסחא הזאת ב | תכונות] 21
أحوال P | אדם] האדם פב | להזכיר] להזכיר P .om || 22 מבני האדם] P .om | כי זה] ג
.om | כלל] כולל ג | להשתכל] להסתכל פ

ויחסר ממנו במדרגות כמו שהגדתי תחלה תחלה לפי הראוי למחלה הזאת ולפי הראוי
לכל השנים בכלל. ודע כי אין המשגל טוב לשום אדם בעת צאת מן המרחץ ולא
בסמוך ההתעמלות בסמוך להקזה בימים ולא אחרי שתות אספרגוס בימים כדי שלא
יאסוף בין שני הרקות ויתיש הכח. ואין ראוי שיעשה זה כשהוא רעב ולא כשהוא
5 מלא מן המאכל אך בעת צאת המאכל מן האצטומכה לפני החל הרעב. והרעה המגעת
מן המעשה ברעב גדולה מן העושה אותו בשבע. והמשגל לאשר חיה מחלי שדלדלהו
הוא מסכן ממית. וכבר ראיתי וראה זולתי שהגיד לי מי ששמש אחר שחיה מחלי
קדחת חדה ואבד כחו ביומו ובא לו מגנת לב ומת באותו הלילה.
(10.10) ואחר שהקדמנו הפרקים האלה שהם כמו הנהגת הבריאות וסייג לתקן
10 המסעדים ושאר מיני הנהגות ראוי לנו שנסמוך לזה הנהגת החלי הזה במיני הרפואות
ובמה שיסמוך בזמן המשמרה ולפניה ולאחריה במעט.

---

1 תחלה] .om ג | הזאת] .om ג | ולפי] .om ג | .add P خاصّة || 2 לכל השנים] السـنّ P | צאת]
צאתו ב || 3 ההתעמלות] להתעמלות פב | בסמוך] לסמוך ג | להקזה] .om ג | בימים] ב'
ימים Mב | אספרגוס] المسـهل P | בימים] ב' ימים גב || 5 האצטומכה] האסטומכה
פב | לפני] לפי פ || 6 מן המעשה ברעב] מן נפילת הפעל הזה על הרעב פב | גדולה מן
העושה אותו בשבע] יותר גדולה מן הרעה המגעת מן נפילתו על השבע פב | והמשגל ובמשגל
ג | לאשר חיה מחלי] למי שקם מחלי פב | מחלי] בחלי M | שדלדלהו] שהתנונה בו פב ||
7 הוא מסכן ממית] מסכן ממית פב : مهلك P | מי] .om ג | אחר שחיה מחלי] אחד שהיה בחלי
M || 8 ובא לו מגנת לב] ונתעלף פב | באותו] באותה פב || 9 וסייג] וסיימתי M ||
10 הנהגות] ההנהגות פב || 11 המשמרה] העונה פב

פרק אחד עשר: לתת דרכים ברפואת חלי זה

(11.1) ההשגחה בחלי זה ראויה שתהיה בנקיון המוח כלו בכלל ברפואות
מורכבות דרכם להוציא לחות משתנות ועבות ובנקיון הריאה בפרט ולחזק המוח עד
אשר לא יקבל ולא יוליד נוספים ולא ישלחם. וחזוק כל אבר ואבר על הכללות אם

5 לא יהיה בו חולי כללי הוא מה שיריק מה שיש בו מן הנוסף ויתקן מזגו ר"ל שישיבהו
למזגו הטבעי כי כל אבר ימלט מהיות בו נוספים בהיותו על מזגו הטבעי והוא חזק
אלא אם יהיה בו חלי. ועל כל פנים בחזקנו כל אבר ואבר עד שנשיבהו אל מזגו
הטבעי צריך שנשים ברפואותיו מה שיש בו חבישות לכל אבר כפי הראוי לו. ופרט
זה ארוך ואיננו מדרך המאמר.

10 (11.2) וכבר זכרו הרופאים בתקון קצת מיני החלי הזה והוא המפורסם אצל כל
רופא לעשות הרפואות המאדימות על הראש אף כי המצרבות מחשבתם בזה למנוע
ההזלות. וזה לא יאות לכם ממנו מאומה מפני שהמוח שלכם חם וכל מה שתחממו
אותו חמום חזק תנחילוהו חולשה ואע"פ שאותו החמום ייבש החומר הנוסף הנמצא
בו או שאריתו וימנעהו מהשפך. וכמו כן זכרו הרופאים אבקים ומשיחות מחזקות

15 המוח במחלה הזאת אכן כלם חמים לא יאות לכם מה שיחמם חמום חזק.

ואין ראוי שיתחזק המוח בקרירות גרידה מפני טבע החלי וכיוצא בהפכים האלו
רפואתו קשה ומכאן תכנס השגיאה ועל כל פנים צריך להרכיב רפואות שכחותם
משתנים. אבל נקיון הריאה הוא ברפואות מחתכות מדקקות אבל מנע ג'אלינוס וכל
הבאים אחריו לבלתי היות אותם הרפואות יתרות החמימות ולא תהיינה בתכלית

20 הדקות לבלתי יקשר מה שבראה מן הליחות ויתיך הדקיקה שבהם ויקפא העבה
שבהם ויתקשרו ויקשה הסרתם. ועל כל פנים צריך שיהיה בחברתם לחות שתעזור
ברקיקה. וכמו כן דבר ההזלות. פעמים יהיה הדבר המצער המונע מהשינה הוא
הדבר שידלוף מהמוח בעת רדתו ופעמים יהיה הדבר הדוחק הוא מהם מה שכבר

---

1 דרכים] القوانـيـن P ‖ 2 בנקיון] בתקון ג ‖ המוח] الجسـم P ‖ כלו בכלל] على العمـوم
P ‖ ברפואות וברפואות ג ‖ 3 ולחזק (= بتقوية)] وبتنقية P ‖ 4 נוספים] מותרים פב ‖
5 כללי] om. P ‖ הנוסף] המותר פב ‖ 6 נוספים] מותרים פב ‖ 8 אבר] om. ג ‖
10 קצת] om. ב ‖ 11 מחשבתם] القصد P ‖ 12 וכל מה] וכל שכן ג ‖ שתחממו] om. ג ‖
13 תנחילוהו] תנחילהו ג ‖ הנוסף] om. פב ‖ הנמצא בו] om. ג ‖ 14 או שאריתו] ויגרשהו
ג ‖ זכרו] חברו פב ‖ 15 לכם] לך פב ‖ 16 ראוי] يكـن P ‖ גרידה] גרידת ג ‖ בהפכים]
בה פנים פ ‖ 18 נקיון (= تنفية)] تقوية P ‖ 19 ולא] אלא ג ‖ 20 יקשר] יתקשר
פב ‖ הדקיקה] הדק פב ‖ ויקפא] ויקפה ב ‖ 21 ויתקשרו] הסרתם Bos
emend. : התרתם ג : הסרתו פב ‖ לחות] לחלוח פב ‖ שתעזור] שיעזור פב ‖ 22 הדבר פ
om. ‖ המצער] המסער פב ‖ מהם 23 מהם P ‖ om.

הגיע בריאה ופעמים <יהיה> הדבר היורד חד דק יצטרך למה שידקקהו ויחתכהו וזה
מוסיף להוריד מה שידלוף ואע״פ שהדליפה נשארת. ופעמים יהיה הדבר היורד מן
הראש קר ועב העצם עם היות המוח חם כי זה ימצא בכל אבר והוא שיקרה פעמים
שיהיה הנוסף הנמצא באבר הפך מזג האבר עצמו השרשי והמקרי. ופעמים יהיה
הדבר דק העצמות ורקיק ולא יצא ולא יוכל לרוק אותו עד שתעבה עצמותו וידבק
קצת הדבוק. ולא שמעתי שקרה אתכם זה. ולפי התכונות האלו המשתנות אם נודעו
ונעשה כפי הראוי להם צריכים לראיית רופא אומן בכל זמן ויעמוד אותו הרופא על
אמתת הדבר עד שידע לאיזה צד יכון ואם יטה לדרך אחת או יעלה בשני הדרכים
המשתנים ויעשה הרכבה כפי שניהם. כל אלו העניינים הדקים שרש הפעולה וקלות
הרפואה על כל אחד כמו שאתה רואה שהם סומכים על כל מה שנזכר בספרים
וכל מה שנזכר בהם הוא מין החולי לא אישו ואישי החולאים ישתנו כפי תכונה מן
התכונות המשתנות.

(11.3) על כן יטעו בעלי הנסיון שאין עמהם הקש כי פעמים יעלה בידם במקרה
ופעמים לא יעלה בידם. ועל כן אני אומר כי מי שימסור נפשו ביד רופא מנסה שלא
ידע דרכי ההקש הוא כמו יורד הים שמסר עצמו לנשיבת הרוחות שאינם הולכים על
פי הקש. ופעמים תהיה נשיבתם סבת השלמת רצון היורד כפי ענינו ופעמים תהיה
סבת טביעתו. והעירותיך על זה מפני שרבים מבני האדם יתפתו בנסיון ובמנסים
וימלט הנמלט וימות המת במקרה.

(11.4) אמר אבקרט: והנסיון סכנה כמו שחבר ג׳אלינוס ורבים אחריו מן
החסידים רפואות הורכבו בהקש ומחשבה אנושית כפי אלה התכונות המשתנות
וזולתם. ומרפואות החלי הזה חקנות יחקן בהם בזמן המשמרה למשוך הליחה להפך
העבר וקטרת להריח לחזק המוח וליבש מה שיש בו מן הליחות ולמנוע דליפתם. ואני

1 חד (= حادّا)] om. פב : حارّ] P : حارّ (= رقيقا)] דק (= رقيقا)] ודבוק M | יצטרך] צריך פב || 2 ואע״פ
(= وإن)] إن P | 3 ועב] עב פב | ימצא] ימלא פ : נמצא ב : ימלא פ | 4 הנוסף] המותר פב || 5 דק
העצמות] om. ג | 6 ולא יצא] om. פב | שתעבה עצמותו] שעבה תכונתו ג | ולא שמעתי
שקרה אתכם זה] وهذا نحو ما وصفت أنّه اعتراها P | התכונות] الأحوال P | 7 זמן] זה ב || ויעמוד
אותו הרופא על אמתת הדבר] ويتوقّف ذلك الطبيب ويتثبّت P || 9 כל אלו העניינים הדקים שרש
הפעולה וקלות הרפואה על כל אחת] om. ג : جملة هذه المعاني الرقيقة أصل التصريف وسهل العلاج على
كلّ واحد P (Bos emend.) || 10 אחד] אחת פ || 11 וכל מה שנזכר בהם] וכל מה שזכר בהם
ג : וכל מה שנזכר בספרים ב : om. פ : om. ג : הוא] הוא] om. ג : לא אישו ואישי] לכל איש ואיש M ||
13 עמהם] עמהן ג | יעלה בידם] יועיל פב || 14 יעלה בידם] יועיל פב | נפשו] يده P : نفسه
Bos emend. || 15 דרכי] قوانين P | בסבת] בסבת ג | כפי ענינו] على أفضل حال P
17 והעירותיך] ומניעתו אותך ג | על זה] מי זה ג | יתפתו] יסופו ג || 19 אבקרט] אפוקרט
פב | הצד פב : העבה M | 20 התכונות] الأحوال P || 21 המשמרה] העונה פב | להפך] om. ג | 22 העבר]

אזכיר שנים שלשה סמים או יותר מכל מין ממיני רפואות חלי זה ומה שיאות לכם
ויכון למזגכם שידענו ותסמך עליהם. ופעמים תקח זה ופעמים תקח זה כי זאת המצוה
צו אותו חסידי הרופאים בכלל ונאמר גם כן בחלי זה בפרט רצוני לומר להעתיק
מרפואה לרפואה אע״פ שכחות הרפואות המורכבות ופעולותם כולם קרובה זה לזו
5   ולהגיד עלת הדבר הזה איננו מדרך המאמר.

וסדור הרפואה שתסמוך עליו הוא שתחזק המוח במה שאגיד לכם כשארכיב
הרפואות ולהריק ברפואה המשלשלת שאזכיר לכם מהם נסחאות רבות מספר שתי
פעמים בשנה אם תמצא עצמך מלא מאד מליחות ואם תמצא קלות פעם אחת לבד
בימי ניסן. וכמו כן יהיה המשקה אם היה המלוי רב. ואני בוטח כי תיטיב הנהגתך
10 כמו שזכרתי שלא תצטרך אלא פעם אחת בימי ניסן ברפואה קלה. ובבוא המשמרה
החל לשתות אחד המשקים שאזכיר לך ואחל בפחות הדקדוק ואתה תדקדק המסעד
מאד שתבחר לך המשקים הנעשים בסוכר לבד ומרק התרנגולת וללחך מאחת מן
הלחיכות שאזכיר ממה שיעזור ברקיקה וילין על מי שעורים מתוקן אם יהיה לו
קדחת ומרק תרנגלים הישנים מאד אם לא יהיה לו קדחת. ואם יספיק זה ותנקה
15 הריאה ותעבור המשמרה לא תצטרך לדבר אחר. ואם לא תעבור המשמרה בזה ולא
תנקה הריאה תעתק למשקה חזק מזה. ואם לא יספיקו המשקים תחקן באחת החחנות
שאזכיר ותחל ברפה שבהם ואם נחלצת בו אל תשתה משקה משלשל. ואם לא יספיק
זה החל לשתות אחד מן המשלשלים שתנקה בהם מה כלל הגוף בפרקים הידועים.

(11.5) ותחל ברפה שבהם ותמעט שעורם ואם הספיק טוב ואם לא תשקהו
20 החזק. ועם כל זה יהיה כונתך לחזק המוח בדברים המורחים ולהקטיר בקטרת
שאזכיר וללחך מאותן הלחיכות שמנקים הריאה אם הקלה ההזלה ונפסק הזלתה.
אך כל זמן שתהיה ההזלה ותרגיש בדליפה אל תשית לבך לדבר קודם שתחשוך

---

1 אזכיר] التقط P || 2 תקח] om. פב | זאת המצוה] המצוה הזאת פב || 3 אותו] אותה
פב | להעתיק] בהעתיק פ || 4 קרובה] קרובות פב : جدّا P .add || 6 שתחזק] أن تدوم تقوية
P || 7 מספר] om. פב || 8 מליחות] ליחות ג : كثير الأخلاط P | אחת] אחד פ || 9 המשקה]
الدواء P (= ואבدا | ואחל P | המשקים] المغليات || 11 העונה פב : העונה פב || 10 המשמרה]
והחל) | בפחות הדקדוק] במעטי הדקדוק : במעטי הדקוק ב | תדקדק] תדקק ב || 12 שתבחר
לך] בשתסתפק פב : بأن تقتصر على P | לבד] om. P | וללחך] מלחך ב | מאחת] מאחת פב
om. | מן] om. ב || 13 וילין על] ולא יאכל בלילה כי אם פב | מתוקן] מתוקן ג ||
14 תרנגלים] התרנגלים ב || 15 המשמרה] קדחת] קדחות ג | טובים פב .add | הישנים]
חעונה פב] המשמרה פב || 16 למשקה] לمشقة الى مغلي P | יספיקו] יספיק ג | המשקים]
المغليات P || 17 נחלצת] נחלשת ג | 18 אחד מן] אותם פ | הידועים] om. P || 19 ותמעט
ג. om. | שעורם] [מי] שעורים M | ואם הספיק טוב ואם לא תשקהו החזק] فإن كفى أو تشرب
أقواها P | טוב] om. ג || 20 המורחים] המריחים ג | בקטרת] קטרת ב || 21 מאותן]
מאותם פב | שמנקים] שמנקה ב | ההזלה] הריאה ג

אותה במה שאזכיר אלא אם כן נמלאה הריאה ותקצר הנשימה מפני זה. אז תשית אל
לבך לנקות הריאה בכל מה שיעצתי מדרגות מדרגות. ואם תחזק העלה ויקשה העניין
וחלילה לאל על כל פנים יצטרך להקיא פעם אחר פעם. ובכל אלה העניינים יצטרך
שיזהר מאד מרוב השינה וכל שכן שנת היום ולא תרדף אחר השינה אך תתעכב
מלישון עד שתישן מעט שינה ואתה יושב ומיסב במסבה מכל צד. ותזהר מרווי המים
אלא לשכך הצמא לבד. וכמו כן הזהר מן המרחץ וההתעמלות. אבל התנועה המעוטה
מדרגה מדרגה היא טובה בעת תוקף המשמרה.

(margin) 5

---

1 אל] **פ** .om || 2 תחזק] יתחזק **פב** | העלה] החלי **פב** || 4 ולא תרדף אחר השינה] ولا
تستلقي للنوم **P** : بوجه **P** .add || 5 מלישון] לישון **ג** | ומיסב (ויסב **M**) במסבה] مستند بمسناد
P : مستند بمساند .Bos emend | מרווי המים] מהמים הרעים **ג** || 6 אלא] כי אם **פב** ||
7 בעת] עת **פב** : أو في **P** | המשמרה] העונה **פב**

הפרק השנים עשר: בהרכבת סמים צריכים במין מין ממיני החלי הזה לפי כונת המאמר

אך המשקים אשר הכונה בהם לבשל ולהקל הרקיקה ולנקות הריאה והם אותם הראויים להקדים למשלשלים.

(12.1) הראשון שתתחיל בו בתחלת המשמרה הוא זה: רקליציה גרודה ורצוצה 5 וכטמי ולשון השור מכל אחד ב' זוזים פלזיא שלשה זוזים שומר ירוק ששה לבבות ירתיח הכל ויסננהו על משקה ג'ולאב.

אחר כמוהו: שומר ירוק מלא היד תאנים יבשים עשרה פלזיא ד' זוזים ירתח וימרס ויסנן וישתה בסוכר או בדבש או בזולתם.

אחר חזק ממנו: פלזיא ד' זוזים קלפת שרש שומר ג' זוזים רגליסיא וכטמי מכל 10 אחד ב' זוזים שרש קמנוגה קלפת אתרוג מכל אחד שקל צמוקים סורי החרצנים חצי אוקיה ירתח וימרס ויסנן עם סוכר או ג'ולאב ואם תרצה להוסיף בדקוקו יסנן במשקה לימו או סכנג'בין.

אחר חזק ממנו והוא ינקה הראה מהליחות העבות נקיון חזק רקליציה ופלזיה מכל אחד ג' זוזים אישוף יבש ב' זוזים אסטוכודוס זנגביל שאמי והוא הנקרא ראסין 15 והוא הידוע אצל הרופאים במצרים בשם ג'נאח והסנטוריאה קטנה מכל אחד שקל ששה תאנים ירתיח ויסנן בדבש דבורים ואין זה ראוי לקחתו אם יש שם קדחת.

אחר חזק ממנו: חאשה ורגליציא ופראסיון ופואת הצבעים מכל אחד זוז בלסאן והעץ שלו שבלת נרד מכל אחד חצי זוז פלזיא ורקליציא מכל אחד ד' זוזים מנטשטרי ושרש באבוניג' וסנטוריאה קטנה מכל אחד ב' זוזים תאנים יבשים וצמוקים סורי 20 הגרעינים מכל אחד ה' זוזים ירתח הכל וימרס ויסנן על סכנגבין. וזה מנקה מאד וימנע ההזלות מן הראש ואין ראוי לקחת זאת עם הקדחת. אך אם נהיה לו קדחת

---

2 הזה] זה ג || 3 אך] אמנם פב | המשקים] المغليات P || 5 שתתחיל] שהתחיל ג | המשמרה] המעונה פב || רקליציה] רקליציא פב | גרודה ורצוצה פב | om. ג || 6 וכטמי] וחלמה פ(!) וחלבה ב | פלזיא] פלויא ג(!) | ששה] خمسة ستّ P || 7 הכל] om. P | משקה] משקל פ | ג'ולאב] גולב פב || 8 עשרה] حبّات add. P || 9 ויסנן] ויצק ג(!) || 10 רגליסיא] רגליציא פב | וכטמי] וחלבה פב || 11 קמנוגה] קמרוגה ב : سوسن مرضوض P | החרצנים] المطارون P || 12 ירתח] الجميع add. P || ויסנן] ויצנן ג || 13 או] om. ג || 14 רקליציה] פלציא ג | ופלזיה ופלזיא פב || 15 אישוף] איזוב ב | אסטוכודוס] טואמניא פ : טומניא ב || 16 הרופאים] גّناح ג'אוח ג | והסנטוריאה] וסנטוריאה פ : וסנטוריה ב || 17 ששה תאנים] תאנים ששה פ : תאנים יבשים ששה ב : تین ست حبّات P | ראוי] om. ב || 18 חאשה] חשי ג | ופראסיון] ופרשי פב | בלסאן] حبّ بلسان P || 19 חצי זוז פלזיא ורקליציא מכל אחד ג | זוז] om. פ בלסאן add. פ | מנטשטרי] נטשטרי ב || 20 באבוניג'] באבונאג פ : באבונג ב || 21 הגרעינים] החרצנים ב | ה'] ד' ב | ויסנן] וצנן ב || 22 זאת] om. ב | עם] om. ג

ויהיה החמר דק אל תצא מהרכבת המשקים הפשוטים והם פלזיא ורגליציא ולשון
שור וזרע עולשין ושומר ירוק ונילופר לח או יבש וזרע קשואים וקתא וסבסתאן
וענאב כפי מה שיזדמן מהם אין קפדה במשקלם וימרס במשקה תרנג'בין או מרבא
בנפסיג'. גם יושם במשקין בנפסיג' לח או יבש כפי הענין שיראה הרופא. <זה מה>
5   שיעשה עם הקדחת ואם תהיה הקדחת קלה אין היזק בצרפו אל זה צמוקים סורי
החרצנים ותאנים. אמר הראזי שאם ישתה בעל חלי זה מן הסקלופנדריון והוא
הנקרא עקרבאן עם משקה התאנים יוציא בלגם מרבה נבאש והוא מופלא.

(12.2) אמר המחבר זה שזכר הראזי שנסהו יעזרהו ההקש. ומן המנהג הידוע
אצלנו במערב וילקח בהשתנות הענין וינקה הריאה וייבש ויקל הנשימה ויסיר
10   השעול הוא שתשרה מרסן חטים לילה אחת במים חמים וימרס ויסנן ויצרף למסונן
סוכר ושמן שקדים ויתבשל עד שיהיה בתכונת הגלאב וישתה והוא פושר. ואם צרף
אל זה לבות שקדים מרים ומתוקים אחר שישחקם הדק היטב זה יהיה טוב מאד. גם
ישרה הרגליציא עם המורסן. וכל אלו ההרכבות מועילות מאד בחלי זה מתקבלות
ואין צריך להזהר בהם ואפילו עם הקדחת.

15   (12.3) אך הלחיכות המנקות הריאות ומבשלות מה שבהם ויקלו הרקיקה
ויועילו מן מצוק הנשימה תועלת מבואר וילקחו כל ימי החולי ובאיזה זמן שיזדמן
מן היום והלילה אלה מהם: צמוקים סורי החרצנים ופניגרג שני חלקים שוש ויבשל
הכל במים צלולים ויסנן ויקח המים וינחם וישתה מהם פעמים רבות יום אחר יום
אחרי שיחמם. זהו שזכר ג'אלינוס וזכר שתועלתו גדולה. וזכרו האחרונים אחריו
20   הרכבה אחרת והוא: פניגריג ותאנים יבשלו ויסננו המים ויצרף לזה דבש ויעשהו
משקה לחיכה.

אחר חזק זכרהו ג'אלינוס: יקח בצל האשקיל וישחטהו וישים עם המים היוצא
ממנו כמהו דבש ויעשהו משקה ויקח ממנו כאוקיה לפני האכילה וכמו כן אחריה.

1 החמר] النزلة .P | حادّة .P : המשקים] المغليات .P : המשקים] مـن هـذه .add P | והם] .add
ב ורגליציא] .om ב | ולשון] .om ג : ירוק] 2 | .om ג | וקתא] وبـزرقتّاء .P || 3 וענאב] ונבוב .ג : וענב
ב | במשקלם] במשקלים ג | במשקה] فـي المغلـي .P | תרנג'בין] סכנג'בין גב || 4 בנפסיג']
בנפסג פב | במשקין] במשקים פב | בנפסיג'] בנפסג פב || 6 חלי] العادة
P | זה] .om פ : درهما .P || הסקלופנדריון] הסקלופנדריון פ : הסקלופנדריאון ב ||
7 עקרבאן] עקרבן פב | בלגם] غليظا .add P || 8 שזכר הראזי שנסהו] الـذي جرّبـه الـرازي
وحمده P || 9 הענין] الأحوال .P | וייבש] وينضج .P || 11 בתכונת] فـي قوام .P || 13 הרגליציא]
הרקליסיא ב | מאד] .om P | מתקבלות] מאד מתקבלות ג || 15 הריאות] הריאה פב : الرئة
P : أيضا .add P || 16 מבואר] מבוארת פב || 17 ופניגרג] ופניגרג'] חלבה פב | ויצרף] ויצטרף פב || 19 שיחמם]
שיחממם פב || 20 והוא] וזהו פ | פניגריג] פניגרג'] חלבה פב | ויצרף] ויצטרף פב | דבש] نحـل .add P || 22 אחר] אחרת
ג | חזק] أقوى P : ועשהו משקה לחיכה] ويعقّـد لعوقـا P || ויעשהו
M | וכמו כן] וכאוקיה פב | אחריה. אחר זכרהו ג'אלינוס] יקח בצל האשקיל וישחטהו וישים עם
המים היוצא ממנו כמהו דבש ויעשהו משקה ויקח ממנו כאוקיה לפני האכילה וכמו כן אחריה ג
add.

אחר זכרוהו ג'אלינוס והוא חזק מאד: מנטשטרי הררי ונהרי חאשי שרש סוסן
פלפל לבן אניסון קלוי חלקים שוים וישחק וינפה בנפה עבה ויולש בדבש מבושל
ויקח ממנו שעור לוז אחד.

אחר חזק זכרוהו האחרונים: אריסטולוג'יאה עגולה וקמח פניגריג מכל אחד שלשה
אוקיות מר שתי אוקיות פואה זעפראן אוקיה ישחק הכל ויקח ממנו כשעור לוז.

אחר טוב ונקל זכרוהו האחרונים וראוי לכם לסמוך עליו: יקח מהפינש הגדולות
שהקימוס שלהם רב ויבשלו עם הפראשי הלח כשעור חצי הפינש ויסנן ויערב עם
המים האלו מן הדבש הנקי ויבשל עד שוב במתכונת הדבש ויקח ממנו כי זה מנקה
כל מה שבחזה נקיון מופלא.

וממה שהוא מרגל ויקח בעניים המשתנים: רב אלסוס שחוק ומנופה אוקיה
לבות שקדים מרים קלופים פאניד מכל אחד ב' אוקיאות יכתש לבות השקדים עד
שירפו ויתיך הכל במי השומר ויבשלהו על האש הרפה עד שובו לחיכה. ואני משים
משקה הלים שהוא כמו הליון תמורת הפאניד והוספתי לזה מימי שלק פלשיאה ושמן
שקדים והיה לחיכה מועלת לכל מה שכוונו.

(12.4) ומן הראוי להיות אצלך ותשגיח בו תמיד ותהיה אצלך מוכן משקה
הכשכש שזכרהו ג'אלינוס כי הוא מונע ההזלות ויתן שינה ויעבה החמר הדק ויעזור
לרקיקה זה מתכנתו: רגליצה עשרה זוזים כשכש לחים לבנים מבשלים כל צרכם על
צמחם עשרה ראשים יחתכו כמו שהם בזרעים לילה במים חמים ויתבשלו
בבקר ויסנן על ליטרא רב ענבים או ליטרא סוכר וליטרא דבש דבורים ויעשהו
משקה וילחכהו בעת הצרך. והעשוי מדבש דבורים יותר מנקה הריאה ואיננו ראוי
עם ההזלה החמה הדקה. והעשוי ברב הענבים טוב ממנו למנוע ההזלה והעשוי בסוכר

───────────────

1 והוא חזק מאד] .om ג | מנטשטרי] מנטשתרי ב | ונהרי] سياب .add P | חאשי (= חاشا
(P | וראשי פ | سوسن] שאסן הוא לירי (= לيلي) בלע' ג | 2 אניסון] אنيس פב | عبة] صفيق
P || 4 חזק] اقوى P | אריסטולוג'יאה] אשטורולוג'יאה פ | פניגריג] חלבה פב | 5 שתי]
שני א || 6 מהפינש] مفري הפיניש ג | 7 שהקימוס] שהקימוס ג | רב] לهם .add ג | הפראשי]
הפראסיון פ | הپرسيون ב | הפינש] הפיניאש פ | 8 הנקי] مثله .add P | במתכונת] في قوام
P || 9 נקיון] הנקיון M | 10 וממה] וממנו ב | ויקח] וילקח פב | המשתנים] يؤخذ
P | 11 פאניד] פאניט ב || 12 שירפו] שישרפו ג(!) | ויבשלהו] ويعقد P | עד שובו
לחיכה] لعوط P | משים] اختر ت P | 13 הליון] Bos emend. : החול ג פ ב : שהוא כמו הליון
سفرجلي P | הفانيد] הפאניט ב | מימי] مي פב : مימي שلق : מימי שלك P | פלשיאה] פאלزיה פ :
פלויא ב || 14 מועלת] مועيلة פ ב : جدّ .add P : جدّا : מועלת לכל] .ditt ג | שכוונו] שיכونو פ ||
15 להיות] להיותו ג(؟) : להזהר M | ותשגיח בו תمي] وتشغيح بو تمي | ותשגיح בו ماד תמיד ב : .om P . | ותהיה
אצלך מוכн] .om פב | 16 ההزلות] ההزلה פב | 17 זה] זאת פב | רגליצה] רגאליצ'א פ :
רקليציا ב : مرضوض .add P | לחים] לוזים M | על צמحם] עגות צمحم ג : .om P |
18 ראשים P | حبّات : יחתכו] יתחכו ג(!) : יתكו M | בزרעים] بزرها P | וישרם] וישים פ :
וישרה M | 19 על ג | על עם ג | סוכר] סוקר פ | סוכر] ابلغ في تقويتها وتنفيتها P
21 הדקה] הדقة ג | טוב] .om ג

ממצע ביניהם. ובעת שהקל ההזלה ונפסקה התגלגלה ולא נשאר אלא מה שבריאה
אל תשתה מין ממיני המשקה אלא אם כן היה האחמר שבחזה דק וימנע להתגרש
לרב דקותו ויצטרך למה שיעבהו. ואז תהיה ההנהגה שתקח כתירא וגומא ארביקא
תשחקה ותתיכה עם זה המשקה על אש רפה וילחך ממנו תחלה תחלה. ותקח זרע
כשכש עראק<י> וסכר וחלב חטה חלקים שוים תשחק הכל בריר בזר קטונה וילחך   5
ממנו תחלה תחלה או ילוש זה בריר זרע חבושים ותוכל לצרף לזה מרבא בנפסג'.

(12.5) וכבר הרכבתי אני מרקחת לאשה שהשגחתי בענינה מאד וכוונתי בה
לנקות הריאה ולחזק המוח ולחשוך ההזלות ולא תהיה יתרת החמימות כי מצאתה
העלה הזאת והיא בחורה ומוחה לא היה חם ולא יוצא מהמקור הנהוג והיתה דלת הגוף
והועילה אותה בעתות המשמרה תועלת גדולה. וכשהעמידה אותו בעת הבריאות   10
רחקה המשמרה עד שחזרה המשמרה לבוא פעם אחת בשנה ותתרחק לשתי שנים
ואז תבוא המשמרה קלה. ונהגתי בהרכבתה על דעת ג'אלינוס האומר כי הרפואות
שתועלתם רבה שיורכבו מסמנים משתנים לא בטבע לבד אך בכוחות גם כן.

ובזה הרכבתיהו: לקחתי פלזיא באומד בלי משקל ושריתיה במים חמים ובשלתיה
וסננתיה ושמתי במסנן פלזיה כמו כן בלי משקל ובשלתי וסננתי שנייה ושמתיה לבד.   15
וכמו כן עשיתי ברגליציאה רצצתיה ושריתיה ובשלתיה לבדה פעם אחת וסננתיה
והשיבותיה על האש עד שוב בתכונת הדבש ושמתיה לבד. אחרי כן לקחתי מתבשיל
הפלזיאה שני כוסות ומתבשיל הרגליציאה כוס אחד לעובי תכונתו ומימי השומר
הירוק כוס ומרב הענבים שהוא בתכונת הדבש שני כוסות. וערבתי הכל ושפתיה
על אש רפה ובשלתיה והוצאתי מה שעלה מקצף מימי השומר והורדתיהו. והוא   20
לחיכה טובה בתכונת הדבש טעמו ערב וזה הלחיכה אין ספק שהוא מועיל[ה] מאד
בחולי זה.

---

1 שהקל] שתקל פב | התגלגלה] התגלגלה M | ההזלה] ההזלה M || 2 המשקה] המשקה ג | המשקין] המשקין ג || 3 לרב] מרב
ב | שיעבהו] إلى تلطيف وتغليظ P || 4 תשחקה] תשחק פב | תחלה תחלה] תחלה תחלה פב | ראשון ראשון
פב || 5 עראק<י>] ערק<י> ג | וחלב חטה] וחלב חטה וحلبة وحتה ג | הכל] وتلّه add. P || 6 תחלה]
om. פב | זה] זרע ג | 7 בעניינה] בעניניה בעניניה פב | ולחזק (= وتقوية)] وتنقية P | ולחשוך]
ולמנוע פב | תהיה] היתה ג² (= M) || 9 העלה] המחלה פב | המחלה פב | 10 המשמרה] העונה
פב | וכשהעמידה] וכשהתמידה פב | 11 המשמרה] המשמרה פב | העונה פב | המשמרה] העונה
פב | אחת] om. פב | 12 המשמרה] העונה פב | האומר] האומן פ || 14 פלזיא] פל[?]י
ג | באומד] בה ג(!) | בלי] עד בלי ג | ובשלתיה] ובשלתי ג : ומרסתיה פב. add.
15 פלזיה] פלזיא פב | שנייה] حتّى صار الماء لون ما add. P | ושמתיה] ושמתי ג |
16 ברגליציאה] ברגליציא פב || 17 האש] نارليّنة P | בתכונת] في قوام P || 18 הפלזיאה
הפלזיאה פב | הרגליציאה] הרגליציאה פב | תכונתו] قوامها P || 19 ומרב] ומרבי פב | בתכונת
في قوام P || 20 אש] האש ג | והורדתיהו] והורדתיה והורדתיה פב | והוא] והיא פב || 21 בתכונת
في قوام P | וזה] וזאת פב | שהוא] שהיא פב

אחר כן אספתי אלה הסמים והם: זרע אנגרה ג' אוקי' לבות פינש שרויים רחוצים
וזרע פשתן קלוי מכל אחת אוקיה שרש סוסאן וזרונד עגול וראסן ושבלת נרד וזרע
נפוס ופואה של צבעים ופרסיון מכל אחד חצי אוקיה סקלופנדריאה וסאאסליוס מכל
אחד עשרה זוזים כרכום שני זוזים מירא שלשה זוזים כלל הסמים שמנה עשר וכלל
5   המשקלים שבעה עשר אוקיות בקרוב. ושחקתי ונפיתי כל מה שאפשר לנפות אך
הזרעים והלבות שאי אפשר לנפותם הדיקותי אותם ושחקתים עד שנמוחו ושבו כמו
המוח. ולשתי הכל על אש רפה בארבעה ליטרין מאותו הלחוך הנזכר שהוא בתכונת
הדבש. וזאת הרכבה לא ראיתיה באחד מהקדמונים או מהאחרונים אך היא הולכת
על דרכי ההקש. וכבר הגדתי לכם מה שראיתי בנסיון ועתה איעצך שתהיה אתך
10 ותתמידה בעתות הבריאות ועתות המשמרה אלא אם כן חס ושלום יהיה לך קדחת
חזקה.

(12.6) וכבר אמרנו כי מרק התרנגלים הזקנים עוזרין לבשול ולרקיקה. אבל
מה שמחזיק המוח בחלי זה אבן זהר זכר כי מצא האבקים טובים בזה מן המשיחות.
והחמים הרב איננו ראוי כמו שהודעתיך ואין הקרירות מוחלט ראוי בעלה הזאת.
15 והישר בעיני הוא זה: מסיס ג' זוזים סנבל וסנדל מקאצרי מכל אחד ב' זוזים מירא
שקל כאפור ישן רביע זוז ישחק הכל היטב וינפה ויולש במי ורדים ויעשה ממנו
רקיקים. ויקח ממנו רקיק וישחק ויאבק אבקו במקום חלוק השער. ובחם יתיכהו
במי ורדים ובימי הקור ימשח אמצע הראש בשמן חבושים וישים האבק ההוא עליו.
מתכנת שמן חבושים: יקח אוקיה שמן ורד נודף ויסחט בו חבוש וישים בו חצי
20 זוז מצטכי ורבע זוז סנבל ויערוך הכל על אפר חם עד כלות המים ויאסוף השמן
ויניחהו.

---

1 והם] והוא פ | אנגרה] אנגרא פב | 2 וזרונד] וזראונד פב : אריסטלוגיאה וזרונד ג | וזרע
נפוס] וזרע פ : ופוס ב : وبزر جزر P || 3 ופואה] פואב פ(!) | ופרסיון] ופראסיון
ב | סקלופנדריאה] סקולופנדריא פב | וסאאסליוס] וסאסליוס פ | 4 אחד] ואחד ג
add. | שמנה עשר] שלשה עשר ג | וכלל] וכל ג | 5 אוקיות] אוקיה ג || 6 הדיקותי אותם
ושחקתים] فدقتها P | 7 בארבעה] בארבע ב | בתכונת] في قوام P || 8 הדבש] فاستعملته
add. P | באחד] לאחד פב | 9 דרכי] قوانين P | שראיתי] בה פב add. | ועתה] وأنا P ||
10 המשמרה] העונה פב || 12 הזקנים] העתיקים פב | עוזרין] עוזרים פב | ולרקיקה] אמר
בנבנשט המתרגם זאת הנסחא גדולת התועלת רבת הטובה ומרב זהירות רבנו המחבר פן יטעה הסופר
ויחסר אחד הסמים או משקלם זכר מנינם אעפ"כ נפלה השגיאה בנסחא גם כן מצאתי טעות בקצת
הנסחאות זכרם רבנו בשם المجربين והגהתי חטעות ההוא מאותן הספרים של המחברים אבל זאת
הנסחא לא יכולתי להגיהה כי רבנו חדשה מלבו ואשוב לדברי המחבר פב add. || 13 זהר] זהאר
M || 15 זה] ג .om | מסיס] משיח ג(!) | מירא] מירה פב || 16 ורדים] ורדין M | ורדים] ورد
פב || 17 רקיקים] רקיקין M | רקיק] بعد قرصة P add. | יתיכהו] فيجعل P || 18 ורדים] ورد
פב | ימשח] אותו ג add. || 20 מצטכי] משטכי פ : מסתכי ב | סנבל] סנדל ג

ודע כי העגבר הוא מחזק המוח הקר והחם. וכן שמענו מזקנים שידעו דבר זה
בנסיון כמו שהעולשין יועילו הכבד הקר והחם ועל כן איעץ אותך להתמיד ריחו
ולהתעשן בו לבדו כי זה מחזק המוח ומונע אותו מקבל הנוספים ומהולידם.

ועוד: יקח שמן באן מבלי סמים ובלתי צבוע ד' זוזים ויתיך בו עגבר נא שקל
סנדל מקאציירי [שמן] שחוק ומנפה חצי שקל כאפור ישן רביע זוז יעשה מהכל גאליה 5
וימשח בו אמצע הראש ופני הראש אחרי צאת מן המרחץ כחצי שעה ויתמיד למשוח
בו בימי הקור וימעיט ממנו בחם ולא יפסק.

אך בזמן המשמרה כבר זכרו האחרונים קטורות מחזקות המוח ומיבשות לחותיו
הנוספות וימנעוום מהגירם. ומזה אלואין ישלך על האש עד שיכנס עשנו בנחירים
והוא מנוסה אמתי. אחר: יקח קושט ומיעה [אמה] לחה אורפימנט אדום וקומוס 10
אלבטם וגלבנום ומצטכי מכל אחד חלק יתערב הכל ויושם על האש עד עלות עשנו
ויכנס בפה ובנחירים וימלא הראש והחזה וזה מועיל תועלת שלמה. אחר: אורפימנט
וארשטטולוגיא ארוכה ישחקם וילושם בחלב השור ויתעשן בו.

(12.7) אבל החקנות הרפה שבהם מי תרדין חצי ליטרא שמן שומשמין ד'
אוקיות ירתיחהו וישים בו זוז נטרון ויחקן בו. וחזק מזה שמן שנרתח בו יין וישים 15
בו מעט נטרון או בורק ויחקן בו. וחזק מזה מנטשטרי ושבת מכל אחד מלא כף עסיס
תרדין חצי ליטרא שמן טוב ליטרא ירתיח הכל ויצרף אליו מעט נטרון ויחקן בו. וחזק
מזה שבת ומנטשטרי וסנטוריאה מכל אחד מלא קמצו ירתיח הכל במים ויצרף אליו
שמן טוב ב' אוקיות ודבש קשיא פשטולא ויחקן בו והוא פושר. ואם שם רוחות
יוסיף בו חצי אוקיה ולצרף חלב האנדש או התרנגלת עם השמן בכל החקנות טוב. 20

וחזק מזה שיוסיף בחקנה קולוקנטידא משני זוזים זוזים לחצי זוז וירתיחהו במה
שנזכר ויחקן בו. ואם הוסיף בזה סכבינג וגאושיר וגנדבאדסתר כפי מה שיראה מן
העניין [ה]זה יותר חזק. ואלה החקנות החמות אין ראוי לעשותם בימי החם ולא עם
קדחת ואין אדם צריך להם אלא אם כן יש עובי גדול וסתום יתר.

---

1 העגבר] الحـام .add NP ‖ 2 איעץ] איעצך ג ‖ 3 הנוספים] הנוספים המותרות פב ‖ 4 צבוע (=
مصبوغ)] مصبع N : مصنوع P ‖ 5 כאפור] כאנפור פב ‖ מהכל] منه NP ‖ 6 כחצי שעה]
بنصف ساعة أو نحوها NP ‖ 8 קטורות] הטבות ג ‖ 9 מהגירם] מלהגירם פ ‖ אלואין] אולין
ג : قالوا إنّه .add P : قالوا .add N ‖ בנחירים] والفم NP .add ‖ 10 ומיעה] וטמיאמה פב : ר"ל
שטרך (storax) פ¹ ‖ אורפימנט] אורפומיאט פ ‖ 11 ומצטכי] ומסטקי פב ‖ 12 וזה] قالوا
إنّه .add N : قالوا P .add ‖ אורפימנט] אורפומנט פב ‖ 13 וארשטטולוגיא] ואשטורולוגיא פ :
וארישטולוגיא ב ‖ וילושם] ויולשם ג ‖ בחלב] בחלבי ג ‖ 14 אבל] ואולם פב ‖ 15 וחזק
ויחזק בו ג ‖ יין] = شراب P : سذاب N ‖ 16 בו] ויחזק בו מזה שמן שנרתח בו יין וישים בו
מעט נטרון או בורק ויחקן בו ג .add ‖ אחד] ואחד ג .add ‖ 19 ויחקן] ויתקן M ‖ שם] ג
.om ‖ 22 בו] בה ב ‖ סכבינג [?] ג : הבאבונג' M ‖ וגאושיר] וג'וארׁיש ג ‖ וגנדבאדסתר]
וגנדאדסתר ג ‖ 24 צריך להם (= N) يلتجأ لشيء منها P ‖ יש] בו פ .add

(12.8) וכבר מנע ג'אלינוס לחקן הזקנים בחוקנות חמות בכל עת. ודע כי
ההקדמה לעשות חקנות חדות כמו ההקדמה לעשות משלשלים חזקים אשר לא יאות
לעשותם אלא בעצת רופא מהיר עומד שם לא שיעץ מרחוק. אבל המשלשלים אלה
הנהוגים מהם: נסחת משלשל יוציא לחות לבנות וינקה הראש: איאריג' שקל אגריק
5 ותרבד מכל אחד חצי זוז זנג'ביל רביע זוז ילחך בג'לאב.

אחר חזק ממנו לנקות הריאה: אגאריק חצי שקל אריישטולוגיא חצי זוז אניסון
רביע זוז. אחר חזק ממנו לנקות הריאה: גואשיר חצי שקל איאריג' זוז קולוקנטידה
רביע זוז מתוקן בכמותו לב פסתק וכתירא וישתה במי דבש.

אחר חזק ממנו והוא הרכבה טובה ובו ראוי לשלשל בפרקים ובמשמרה הקשה:
10 אגריק ותרבד מכל אחד חצי זוז איאריג' פיקרא זוז מירא ושרש סוסאן ופרסיון מכל
אחד רביע זוז אנזרות רביע זוז אניסון וקולוקנטידא ודראגגאן ומקל אזרק מכל אחד
שמינית שקל יולש ברב הענבים.

אחר חזק ממנו: תורביד אגריק עסיס אפסנתין מכל אחד שקל איאריג' פיקרא זוז
שחם חנט'ל וכתירה מכל אחד רביע זוז יולש במי שומר ויעשה ממנו גרגרים בשמן
15 לוזים. אחר חזק ממנו ינקה הראה מאד: קולוקנטידא וכתירא מכל אחד שמינית שקל
אניסון ואפתמון וסכבאנג ואריישטולוג'יה מכל אחד חצי שקל יולש במי הדבש.

אחר חזק ממנו: זרע אורטיגש ופוליפודי ובסבאג מכל אחד זוז עסיס עלקם זוז
קולוקנטידא רביע זוז כתירא מקל אזרק מכל אחד רביע זוז לבות פסתק ג' יולש במי
כרפס ויעשהו גרגרים בשמן לוזים וזה יוציא לחות עבות מדבקות רבות רעות. ודע
20 כי אלה המשלשלים החזקים מועילים במחלה הזאת אם באו על מקומם הראוי. ואין
דרך לשלשל במינ<י> המיראבולונש במחלה הזאת אבל לשלשל בדברים קלים כמו

1 עת] حال **NP** || 2 ההקדמה] המקדים ג | חדות (= الحادّة)] الحارّة : **NP** | היזק **פב** .add: جدّا
NP .add | ההקדמה] שמקדים ג || 3 עומד שם] مباشرا **P** | אבל] ואולם **פב** | אלה הנהוגים
מהם] הנה הנהוגים מהם אלו **פב** || 5 בג'לאב] בגאלב **פ** || 6 אריישטולוגיא] ארשטוליגיה ג :
אשטורוגיא **פ** | אניסון] אניס **פב** || 7 גואשיר] גאושיר **פב** || 8 לב] רב **פב** | וישתה]
וישים **פ** || 9 ובן] בו ג | ובמשמרה] ובעונה **פב** || 10 סוסאן] שושאן ב : סוסן ב ||
11 אנזרות] אנזרוט ב | ודראגגאן] ודראשן ג || 13 אפסנתין] ואפסנתין ג ||
14 שחם חנט'ל] קולוקנטידא **פ** : קולוקונטידא ب | זוז] محمودة ومصطكى من كلّ واحد ثمن درهم،
مقل أزرق نصف درهم .add **P** || 16 אניסון] אניס **פב** | ואפתמון] ואפסימון **פ** | וסכבאנג]
וסכאבנג ג : וסאכבנג **פ** | ואריישטולוג'ה] ואשטורולוגיא **פ** || 17 אורטיגש] אנגרא
פב | ופוליפודי] om. **פב** | ובסבאג] ובסבג **פ** : ובסאבג ب | עלקם] הוא קוגלמרי ג
add. | זוז] אחר ג : نصف درهم **NP** || 18 כתירא מקל אזרק מכל אחד רביע זוז (= **N**)]
om. **P** | אזרק] ארוך **M** | ג'] حبّات **NP** .add || 19 גרגרים] om. ג | רבות רעות] ג
om. **P** | 20 אם באו על מקומם הראוי] om. **M** | הראוי] om. **N** | ואין דרך לשלשל במינ<י>
המיראבולונש במחלה הזאת] om. **M** | 21 במינ<י>] om.**פב**.

הקשיא פשטולה והריברברי איננו מזיק אם היה הצרך לרפואת בני מעים לבד. ואין
לקשיה פשטולה ולריוברבי פעלה בנקיון הראש ולא בנקיון הריאה.

(12.9) מתכנת מעשה הרפואות המשלשלות כלם שנסו אותם משכילי הרופאים
במערב וראינום בעין ונשנית נסיונם פעמים. במתכנת מעשה המשלשל הוא מה
5   שאגיד לך: האגריקון יחוכך על הנפה עד שיתנפה. התרביד יקלף אותו מלמעלה
וישחק וינפה וכמו כן האיארג' ייטיב לנפותו. אך הקולוקנטידא יחותך במספרים דק
ככל מה שיוכל ולא יקח ממנו אלא הלבן הנק<י> מפרי גדול שימצא. ויזהר מאד מן
התרביד המרוקב. והכתירה תשרה ותוציאה מבגד.

וכל רפואה <משלשלת> שתפול בה קולוקנטידה או עליו ככה תעשה: ישחק
10 המקל וישליך על הקולוקנטידא או על עליו הרצוצים ותכתוש גרגרי פסתק אחרי
קליפתם בסכין וישימם עם זה. אחר כן יוציא הכתירא מבגד ויולש בה הקולוקנטידא
עם סתרתו ויקטף הכל עד שישוב רקיק אחד וישליך עליו האיארג' ושאר הרפואות
המנפות. אבל האסקמוניא והמצטיק לא ישחקון הדק וכמו כן שאר הסמים המשלשלים
זולתי מה שזכרנו יהיו גריסין כלומר שאינן שחוקין הדק ולא ינפו וכל שכן
15 המיראבולונש שלא ינפו ויעשו גריסין. ויולש הכל באחד המשקים ויעשהו גרגרים
בשמן שקדים. ואם תרצה לנקות שאר הגוף יהיו הגרגרים קטנים ויהיה בגרגרים
לחות ויקחהו בהשכמה. ואם ימצאהו כאב וחיל בעד המשקה באצטומכא ירתיח
מלשון השור משקל שלשה זוזים אסטוכודוס שקל צעתר הנאכל חצי זוז יגמא מהם
גמאות או יסנן על סוכר וישתה כי הוא ישקיט הכאב ותעשה הרפואה פעולתה.

20 (12.10) אלה הדברים כלם קבלנום מזקני המערב. ונזכר מהם קצת בספרים
שאינם מפורסמים לכל בני האדם. ואנחנו זכרנום מפני שמחשבתנו להרבות התועלת
לכל בני האדם כפי היכולת. אך פעולת הרפואה או עמידת פעולתה או להעמידה

---

1 לרפואות בני מעים] للتلیین P || 2 פשטולה] om. פ || ולריוברבי] ולריבברבר פ : ולריבברבי
ב || 4 וראינום] וראינו ג | ונשנית נסיונם פעמים] ונכפל נסיונם כמה פעמים פב || 5 האגריקון]
הגאריק פ : האגאריק ב || 6 יחוכך] יסודך ג(!) : יסודק M | יחותך] תחותר פב || 7 הנק<י>]
הנק ג : הנקל פב || 8 מבגד] خرقــه NP || 9 עליו] עליה פב || 10 המקל] הנקרא דילי
פב : add. زَوَلَ : add. NP | וישליך על] Bos emend. | וישליך בו גפב : ويلقى على
NP | הקולוקנטידא] المقطّـع add. NP | על] פב .om | עליו] עליה פב || 11 כן] זה
ב | מבגד] ב .om : مـن خرقـه NP | ויולש] ויושם ג | בה] בהם ג || 12 סתרתו] حجبـه
NP | ויקטף] ويدعـك NP || 13 האסקמוניא] האשקמוניא פב | והמצטיק] והמסתק
פב | ישחקון] ישחק פ | הסמים] סמים ג || 14 שאינן] שאין ג || 16 ויהיה] ויהיו ג ||
17 בעד המשקה] ג .om : للـدواء NP | באצטומכא] באצטומכא באסטומכה פ : באסטומ' ב ||
18 אסטוכודוס] אסטוכדוס ב | צעתר הנאכל] אוריגא צעתר הנאכל ג : צעתר המאכל פב :
אורנגא זעתר הנאדיל M || 20 קבלנום] קבלניا تلقینا NP || 21 ואנחנו זכרנום פב
om. | מפני שמחשבתנו להרבות התועלת לכל בני האדם] ג .ditt || 22 פעולת] تحریك
NP | או עמידת פעולתה] (P =) إن توقّف فعله N

אם הוסיפה או לעשות כנגד המקרים הבאים בגללה הלא זה שער גדול למלאכת
הרפואה לא ישאהו המאמר כי זה ישתנה בהשתנות הסמים הידועים ובהשתנות
השנים והמזגים והמדינות ופרקי השנה.

אבל המקיאים אם יצטרך להם יתחיל באכילת הצנון ויקח אחרי כן שני זוזים
5   בורק עם כחצי ליטרא מי דבש לבד. אחר חזק ממנו: יקח מחתיכות הכרבק הלבן
ומעציו ויטע אותם בצנון ויניח בו יום ולילה אחר כן יוציאהו ויאכל אותו הצנון. אחר
חזק ממנו: חרדל ומלח זוז ובורק ארמיני חצי זוז נטרון שני דאניק יתוך הכל בשלשה
אוקיות מים ואוקיא דבש וישתה ויקיא.

(12.11) מבואר הוא שאין הכונה במאמר הזה להשלים כל מה שנזכר ממיני
10   הסעד לחולי זה אבל להזכיר מה שיקל לעשותו. וכבר כתבתי למעלתכם מה שאני
חושב שהוא יותר על שאלתכם.

1 אם] או ג : או ל- ס | הבאים בגללה] إن صحبته NP || 2 הרפואה] הרפואות פבס | הידועים
(= المشهورة) | المشروبة NP || 4 אם] ב om. | יצטרך] נצטרך ג || 5 לבד] ג om. | חזק] פ
om. | ממנו] גפ om. | מחתיכות הכרבק] يقح مחתכות מן הכרבק ג : חתיכות מן הכרכר ס(!) :
قطع من أصل الخربق NP || 6 ויטע] ויניע M ס | אותם] אותו בס | בצנון] הצנון גס | ויניח
בו יום ולילה אחר כן יוציאהו ויאכל אותו הצנון] וישתה עליו מים ودبس ויקיא ס : ג om. || 7 זוז]
גס om. | דאניק] דיניקן פ : דיונקים ב || 10 הסעד] הרפואה פב | לחולי] בחולי
פבס | אבל] كان القصد add. פ . | להזכיר] كل add. פ : التقاط NP | לעשותו] واعتاده
كثير من الناس وجرت عادة جلّ الأطبّاء بعمله add. NP | למעלתכם] למעלה ס : من ذلك add. NP

הפרק השלשה עשר: להזכיר פרקים מעטי המספר רבי
התועלת לכל בני אדם בכלל בהנהגת הבריאות ורפואות
החליים יהיו כמו צואות

(13.1) הראוי להשגיח תחלה בתקון האויר ואחר כן בתקון המים ואחר כן

5 בתקון המסעדים. והוא כי מה שיקראו הרופאים רוחות הם אוירים קלים נמצאים
בגוף החי. התחלתם ורב חמרם מן האויר הנשאף מחוץ. ואיד הדם הנמצא בכבד
יקרא הרוח הטבעי והאיד הנמצא בלב והשריאן יקרא הרוח החיוני והאיד הנמצא
בבטני המוח ומה שישלח ממנו יקרא רוח נפשי. והתחלת הכל ורב חמרו מן האויר
הנשאף מחוץ ואם יהיה זה האויר מעופש או נבאש או עכור ישתנו אותם הרוחות

10 כלם ויהיה ענינם בהפך הראוי.

(13.2) אמר ג'אלינוס: שים השגחתך בענין האויר הבא אל הגוף בנשימה עד
שיהיה בהשואה ובמצוע ובנקיות מכל סיג שיתערב בו.

(13.3) אמר המחבר: וכל מה שיהיה רוח הגוף יותר קל ודק ישתנה בהשתנות
האויר יותר. אם כן הרוח הטבעי יותר עב מן הרוח החיוני והחיוני יותר עב מן

15 הנפשי ובהשתנות האויר שנוי מזער תשתנה תכונת הנפשי שנוי שירגיש בו. ועל כן
תמצא רבים מבני אדם ירגישו בחסרון פעולות<יה>ם הנפשיות בחסרון האויר ר"ל
שיתחדש להם אטימות וקצר השגה וחסרון זכרונות ואע"פ שפעולות<יה>ם הטבעיות
והחיוניות לא ירגישו בהם בשנוי.

(13.4) פרק. ערך אויר המדינות לאויר המדברות והחוצות כערך המים עבי

20 העצם עכורים למים הצלולים הקלים. וזה כי המדינה לגבה בנייה ומצוק דרכיה ורב
מה שיתך משוכניה ומנוספיה וממתיהם ונבלות בהמותיהם ועפוש מה שיתעפש
ממאכלם ישוב אוירה עומד בה עכור עבות צבאביה. וישובו הרוחות גם כן בהדרגה

1 הפרק השלשה] פרק שלשה **פב** || 3 החליים] om. **גס** || 4 להשגיח] להשמר **ס** | ואחר
כן בתקון המים] om. **ג** || 5 שיקראו] שיקראהֻ **ג** | שיקראהֻ **גס** | שיקראהֻ **ג** || 7 והשריאן]
והשריון **M** : والشَّرایین **NP** || 8 ומה שישלח ממנו] ומי שישלח ממנו **ג** : **ב** . om : في مسامّ
الأعصاب add. **NP** || 9 מחוץ] בחוץ **ג** | מעופש] מעופש **ג** || 11 בענין] جوهر add.
NP | בנשימה] om. **ג** || 12 בהשואה ובמצוע] ההשואה והמצוע **גפב** | ובנקיות והנקיות
גפב | סיג] סוג **גפב** || 13 שיהיה] שתהיה **גס** | רוח הגוף] الروح **NP** | יותר] **ס**
.om : תשתנה] תשתנה **ג** | ממנו **ג** : **ס** . om || 15 שנוי] ממנו **ג** : תשתנה **ס** | ישתנה] השתנה **ג** :
ג | תכונת] תנועת **ס** : حال **NP** | שירגיש] שיורגש **פב** || 16 בחסרון] בשנוי **פב** ||
17 זכרונות] זכרונות **ג** || 18 ירגישו] הרגישו **ג** || 19 לאויר המדברות והחוצות] והחוצות
לאויר השדות והמדברות **ג** | והחוצות] **ב** . om : والبراري **NP** | עב] עב **גס** || 20 עכורים]
עכור **גס** | הקלים] הנקלים **ס** | ורב] וכל **פ** || 21 ומנוספיה] וממותריהם **פב** | בהמותיהם]
בהמותם **גב** || 22 ממאכלם] ממאכלים **ג** | אוירה] אויר **ג** : האויר ה ערפילי **ס** add. | עבות]
עבו תאיק **ג**(!) (= بخاریا) : עב ותגיר **M** : بخارا : עב ותגיר **M** بخارا add. **P** | צבאביה (= ضبابیا) : איד עשני **ס** :
בבנינה **M**

ואחד ממנו לא ירגיש במה שמצאהו. ואם לא תמצא דרך להמלט מזה אחרי שגדלנו
במדינות והורגלנו בהם לפחות בקש מדינה מן המדינות החשופות האופק וכל שכן
עבר הצפוני המזרחי והנשאות על הרים התלולים והאילנות והמים בהם מעטים.
ואם לא יהיה לך יכלת ר״ל להעתיק מעיר אל עיר תשכן בקצה המדינה בצד המזרח
או בצד השמאל ולא תפחת מזה. ויהיו בתי משכנך גבוהות הבנין רחבות החלל יעבור   5
בהם רוח צפונית ויכנס בה השמש כי השמש ימס העפושים שבאויר וידקקם ויצללם.
ותכוין להרחיק בית הכסא ממקום מושבך כל מה שתוכל. ותתאוה להיטיב האויר
וליבשו בדברים המורחים המבושמים והקטורות והעשונים במה שהוא ראוי לפי
השתנות האויר. וזה העקר בהתחלת ההנהגה ממנהגות הגוף ‹והנפש›.
(13.5) פרק. אם נזהרת ונשמרת בתכלית יכלתך על כל פנים יקרוך מקרים   10
מעטים יתחדשו תמיד בגוף האדם. והמשל כי פעמים ירפה הטבע מעט ופעמים ייבש
מעט ופעמים ימצא האדם שנוי בעכול או ימצאהו כבד הראש מעט או יכאיבהו מקום
מגופו כאב מועט. ובכמות זה יש לחוש מאד ולהזהר מאד מהקדים לרפאת דבר זה
ומקפוץ לקחת רפואות שתכון בהם להסיר המקרה הזה. כי כבר מנעו זה חסידי
הרופאים מפני שהטבע מספיק בכמות אלה הדברים ולא יצטרך לרפידת הרפואות   15
אך תעמוד בהנהגת הבריאות הטובה. כי אם החלות לרפאת המקרה המועט לא תמלט
מאחד משני דברים: או שיהיה [ב]פעלך חטא ויהיה הפך רצון הטבע ויקשה עליו
ותרבה הרעה או שיהיה פעלך ישר ותשיב הטבע למפעליו הטבעיים ותלמד טבעך
עצלות ותנהיגהו לבל יעשה הראוי אלא בסעד וברפידה מבחוץ. ודמיון דבר זה אמרו
שהוא כמי שמלמד בהמתו לבל תלך אלא במלמד שהיא תעמד לעולם עד שיניעה.   20
והמשל לזה שתמצא הטבע רפה במנהג שלא שיתחדש שנוי בהנהגתך ויעמד

2 עבר[שעבר ג | התלולים[התלולים ג | התלולים[التلال NP || 3 לך[om. פס || 4 החלל[om. גס ||
5 צפונית[צפוני פב | כי השמש[om. ג || 6 ותכוין[ויכון ג | ותתאוה[והתאוה ג ||
7 המורחים[המריחים גס || 8 בהתחלת[בתחלת ס | ההנהגה[كلّ تدبير NP | ממנהגות[
מהנהגות ס || 9 פרק[om. M || 10 יתחדשו[יחדשו ג : יחודשו
ס | ופעמים ייבש מעט[om. ג || 11 מעט[הטבע M | ופעמים ימצא[או ימצא ב : ופעמים
ימצא האדם שנוי בעכול או ימצאהו כבד הראש מעט או יכאיבהו מקום מגופו כאב מועט[פ
om. | שנוי (= اختلاف)[تخلّف NP | בעכול[يوما add. NP | מעט[om. ב || 12 ובכמות
זה יש לחוש מאד ולהזהר מאד[ومثل هذا كثير فالحذر (فاحذر) ثمّ الحذر NP | מהקדים[מהמקדים ג :
מהמקרים פס | לרפאת[לרפואות ג || 13 הזה[الهذه اليسير NP add. | 15 תעמוד.[تبقى مع
NP | בהנהגת הבריאות[التدبير الصحّي NP | החלות[החלת פ | המקרה[ذلك العرض
NP | המועט[מועט ג || 16 מאחד[om. גס | ויקשה עליו[فتحيّرها NP | 18 אמרו[ב
om. | 19 שיניעה[שתניעה ג : שתניעה ס | שתניעהו ס || 20 שלא במנהג[om. ב | בהנהגתך[Bos
: emend. בהנהגתו גפבבס || 21 שלש[שלשה פב | החובשים[הכובשים M

זה יומים או שלש מבלי כאב ולא חולשת כח. ואם קפצת בדברים החובשים ועצרת
השלוח הזה ושב הטבע למנהגו ברפואות. <פעמים> יהיה סבת זה תנועה טבעית
מתנועות הכח הדוחה הונעה לדחות הראוי לדחות ונרפה הטבע. וכשכבשהו ועצרתהו
נבוך ובטל יושר פעלו ונעצר מה שהיה חקו ודינו שיצא ויחדש רעות. ופעמים יהיה

5 סבת הרפיון חולשת הכח הכובש. ואם יונח יעור וישוב האבר בזריזותו לפעלו הטבעי
וכשהתחזק הכח הזה ברפואות בעת שיעצל יהיה לו זה רגילות ומנהג יצטרך למניע
מבחוץ. הנה התבאר כי הישר להניח זה ולעזוב אותו וכמו כן יאות לעשות בכל ענין
שאין בו סכנה.

(13.6) פרק. כבר זכר אבונצר אלפרבי כי מלאכת הרפואות והמלחות ועבודת
10 האדמה אין תכליתם הולך אחרי פעולתם בהכרח. והוא כי הרופא <פעמים> יעשה
כל הראוי בשלמות גדול ולא תהיה השגגה לא ממנו ולא מן החולה ולא יחלם החולה
ולא יבריא שזהו התכלית. וסבת זה מבוארת כי הפועל בנו איננו הרפואה לבדה אך
הרפואה והטבע שניהם. ופעמים לא יקשיב הטבע לסבות רבות שזכרנו מקצתם בזה
המאמר. וכמו כן העובד אדמתו יעשה כל הראוי ולא יצליח הזרע. כמו כן המלח ינהיג

15 ספינתו במיטב ההנהגה ויבנה במיטב הבנין וירד בים בזמן הנהוג לרדת בו ותטרף
הספינה. וסבת זה כלו מפני שאותו התכלית יגיע משני פועלים ויעשה האחד כל
הראוי לעשותו ויקצר האחר מפעלו.

(13.7) פרק. ואם נתת את לבך מה שכולל הפרק הזה הנזכר תדע כי פעמים
יהיה החלי קל והטבע חזק ממנו והחל להסירו והשתדל לעשות כל הראוי לו לעשות
20 וישגה הרופא במעשהו או החולה ויבטלו מפעלות הטבע. וזהו הרוב בכל העירות
ובכל הזמנים.

(13.8) אמר הראזי בפרק אחד מפרקיו וזה פתרונו אמר: בהיות החלי חזק
מהכח לא תועיל הרפואה כלל ואם יהיה הכח מתגבר על החלי אין צרך לרופא בשום
פנים. ואם היו שוים אז יצטרך לרופא ירפד הכח ויעזרהו על החלי.

---

1 למנהגו] על מנהגו **פב** | סבת זה] Bos emend. : זה סבת **גפבס** || 2 מתנועות] מהתנועות
גס | הונעה] הונע **ס** : הנוטה **M** | ונרפה] ונרפא **ג** | וכשכבשהו] וכשחבשהו **ב'** | ועצרתהו
נשאר הטבע **ס** .add || 5 ומנהג] كلّ ما كلّت **N** .add : كلّ ما نكلت **P** .add || 6 מבחוץ]
מחוץ **פב** | התבאר] לך **פ** .add | כי] **גפב** .om | להניח זה ולעזוב אותו] الترك **N** || 8
אלפרבי] אלפראבי **פב** | ועבודת האדמה] והעבודה **גפב** || 10 יחלם] יחלה **פ** : יבריא **ס** ||
11 וסבת] כל **פב** .add | אך] אבל **פב** || 12 שניהם] **NP** .om || 13 יצליח (= ينجح)]
ينجب **NP** || 14 ויבנה] הספינה **ס** .add | במיטב] **ג** .om || 15 יגיע] ידוע **פ** ||
16 לעשותו] **פב** .om | מפעלו] פעלו **ג** || 17 את] אל **ס** || 18 והחל] והשתדל] وشرعت **NP** ||
19 במעשהו] في سلاه **NP** || 21 אמר] **פב** .om || 22 אין צרך] לא يحتور **ב** || 23 לרופא]
לרפואה **ס**

(13.9) אמר המחבר: מדברי האיש הזה השלם במלאכתו יודע כי ההתעשר
מבלי רופא גדול מן הצרך אליו אם הוקש בכל המחלות וזה אם היה מעולה וידע
לעזור הטבע לא מי שיבהילהו וימנעהו ממנהגו הקיים.

(13.10) פרק. מה מאד יחטאו חכמי הרופאים בבני אדם חטאות גדולות ולא
5 ימותו החולים ויחלצו. וכמה פעמים ראיתי מי שהשקה משלשל חזק למי שלא יצטרך
אפילו למשלשל קל. ויצא ממנו דם רב מלמטה עד שהיו לו פונץ עצומים והבריא
אחרי כן.

<וכן> ראיתי מי שהקיז בעל קבסא ולא ידע בקבסתו. ובא לו מגנת לב והתנונה
וחסר כחו וארך חליו ועצם אחר כן הבריא. לא יסמך בזה ויחשוב כי שגגת הרופאים
10 מעט ההזק. ויאמר[ו] אם אלה החטאות הגדולות יעשו ולא ימות מהם איך ימות
אם חטא הרופא בשעור המזון או בשעור משקה קל? אין הדבר כן אך הענין באלה
הדברים הקודמים כמו הענין בסבות המתחילות. שאתה רואה בעינים אנשים יכרתו
ידיהם מן המרפק ורגלם מן הארכובה ויצאו עיניהם או ימצאום הכאות גדולות
בחרבות עד החלל ולא ימותו ויחיו כל מה שירצה הבורא. ותמצא איש ינקוב עור
15 בשרו מחט או קוץ וימצאהו בעצביו תשנג' וימות. כמו כן יקרה בשגגת הרופאים
בשוה כי <פעמים> ישגו שגגה גדולה וינצל החולה ויעלימו עיניהם מדבר מועט
מצרה שתצ<י>ר לחולה שהוא דבר מועט ויהיה זה סבת מיתת החולה. יעין זה כל
מי שיש לו עיון.

(13.11) פרק. ידוע שאכילת המאכל הנהוג ושתית המים הנהוגים והרחיצה
20 במים הקרים במי שנהג או הכנס במרחץ כלם יחשב האדם בהם כי אין בהם סכנה
גדולה על החולה אם יעשה אותם בהפך הראוי. ואין הדבר כך. כי כבר באר לנו

1 יודע] أيضا .add.NP | ההתעשר] ההתעסק ס: الاستغناء NP || 2 בכל] מכל פ | אם] כי
אם ק || 3 לא מי (= לا مِن P) | למי ג: لا أن N | 4 חכמי (= المعرفون N) המجزّفون P¹ | גדולות]
جدّا .add.NP || 5 שהשקה] משקה גס .add | 6 עד שהיו לו פונץ] עד שיהיה לפונטש ג:
ودام به أيّاما وانسحج سحجا عظيما NP | עצומים] פעמים M || 8 ובא לו מגנת לב והתנונה] فغشي
عليه NP | והתנונה] ונתנוה ג: ونת[?]נה ק || 9 לא יסמך בזה] ولا نودع بما ه گقس: ولا يغتّر
بهذا : لكنه لا تعتبر N | ויחשוב] ويحسبو גקס || 10 מעט] מעט מעטת פ ב || 11 המזון] تغذية
P: أغذية N | משקה] مغلي P | הענין] הدبر ס || 12 הدברים] الأسباب NP | כמו] ג
.om | המתחילות (= البادئة) البادية NP | בעינים] لعينين בקס: ג .om | יכרתו] יכרת
גפבס || 13 הכאות] הראות ג | 14 החלל] فضاء الجسم NP | ימותו] ימות ג | ויחיו] ק
.om | ינקוב עור בשרו] שיפרישנו גקס | 15 או קוץ] קלה או חדה גק: קלה או סדק
ס | בעצביו] פ ב .om | תשנג'] קונץ האבר פ ב: כמוש ס || 17 מצרה שתצ<י>ר לחולה
(החולה ק)] بزعمه وزعم المريض NP | 19 שאכילת] كي أكيلت ק | המאכל] גס .om
20 בהם] פ .om | 21 החולה] المرضى NP | בהפך] מן ק .add | באר לנו] זכר ק

גאלינוס כי מן המוקדחים מי שאם שתה מים קרים והותר לו דבר זה השיב לחותיו
פגות והעלה אש קדחתו וימות. ומהם מי ששתית המים הקרים רפואה לו וירפה טבעו
ותכבה אשו ויבריא ואם ימנעו לו המים מת ואבד. כמו כן מן המוקדחים מי שאם
תביאהו במים הקרים יבריא ויחלץ ומהם מי שימיתהו זה. וכמו כן הכנס המרחץ ינקה
5   הגוף קצת המוקדחים ויבריא בשלמות ויוסיף בעפוש קצתם ויקשה קדחתו וימות
בזה. כן המזון פעמים יהיה מניעתו מן החולה סבת בריאות או סבת מיתה.
ודרכי אלה הדברים כלם והתנאים שתלויים בם כל פעל מאלו כבר נתנו
ונתבארו ובא המופת על סבותם. אך להבין כל זה מן הספרים קל מאד לכל בעל
שכל אך לעשות בו מעשה בעת המחלה האישית יקשה מאד על החכם המשכיל. אך
10   הסכלים בעקרי אלה המלאכות לא יקשה עליהם מאומה ולא יראו שיהיה שם חולי
צריך לעיון.
(13.12) אמר הראזי בפרק מפרקיו: הרפואה אמנות נקרא בספרים ויתגדל בה
פחות הרופאים ומה מאד קשה ענינה על הרופא המהיר.
(13.13) אמר המחבר: זה הענין <ש>זכרהו הראזי בפרק הזה [ו]כבר מלא
15   ג'אלינוס ספריו ממנו וזכר איך יקל בעיני בני זמנו אותה המלאכה ושהיא מעטה
אצלם ואיך היתה עמוקה בעיני אבקרט וארוכה בעניו. ואל תחשב אתה המעיין
בדברי[ו] שזה <דבר> גרוע ברפואות. אם תעין בחכמות הטבעיות והתוריות
והמוסכמות תמצאם כן. כי כל מה שיהיה האיש השלם באותה חכמה משכיל ומעין
בה יתחדשו לו ספקות ויקשו עליו שאלות יחדשו לו תוספת עיון ולא יוכל להשיב

---

1 מי] ג om. (N =)‎ || לו] om. M‎ || 2 פגות] עבות ב | אש] את ג | קדחתו] קדחת
ק | ומהם] ויש ג | וירפה] וירפא M‎ || 3 ואם ימנעו] וימנעו ג : ואם מנעו פב | לו] ק
om.‎ | מי] om. ג : מי שאם תביאהו] מהם מי שתביאהו M‎ || 4 זה] om. Mפ‎ | הכנס] יכנס
ג : הכנסת ס‎ || 5 הגוף] גוף ב | ויוסיף בעפוש קצתם] וקצתם יוסיף בעפוש M‎ | וימות בזה]
גם ימית גס : [?] כן ימית ק : גם ימות M‎ || 6 כן המזון] במזון גס : מזון ק [?] : وكذلك التغذية
NP | פעמים יהיה] שיהיה גקס : قد يمكن أن يكون P : فقط يكون N | מן החולה] ב
om.‎ | החולה] החולי M‎ | מיתה] وقد يكون إطلاقها سبب بروء أو سبب هلاك P add.‎ || 7 ודרכי]
وقوانين NP | בם] בה ב : בם כל | בכל ס | מאלו] ويعنى P add. NP‎ || 8 ונתבארו ויתבארו
ג | אך] אמנם פב | להבין] להביא גס | כל] פב om.‎ || 9 אך לעשות בו מעשה בעת המחלה
האישית יקשה מאד על החכם המשכיל] om. ג | המחלה] النازلة NP | המשכיל] المتنبّت P
10 הסכלים] השכלי'ם פ : הכסילים M‎ | אלה המלאכות] هذه الصناعة NP | המלאכות] والمعروفون
add. Pʹ | المجرّبون P add.‎ | שיהיה] שיהיא ג‎ || 12 נקרא] نقرأ M נקראת M : נקרא בספרים פ
NP | 13 ענינה] ענינו גפב‎ || הזה] זה פבקס‎ || 15 זמנו] אמתנו ג : אדם ס : אמנותנו
M : חומר ס add.‎ || 16 ואיך] והאיך פב : האיך ק | והיא] והיאו ס | אבקרט] אפוקרט פ : ב
om.‎ || 17 גרוע] خصيص NP‎ || 19 לו ספקות ויקשו עליו שאלות יחדשו] בק om.‎

תשובות. וכל מה שיהיה חסר הידיעה יקל עליו כל קשה ויקרב בעיניו כל רחוק. וירבו הבליו ומהירות תשובתו למה שלא הבין.

ואשוב לכונתי ואומר כי מה שאמרתי מקלות מלאכת הרפואות לבעלי הדעות הטובות וקשי המעשה אצלם כבר זכרם ג׳אלינוס ואמר דברים שאלה נסחם.

(13.14) אמר ג׳אלינוס: ועל כן היה אמרנו שטוב למשוח הזקן בשמן קל מאד [לעשות] והיה פעל זה כפי הראוי מקשה הדברים.

(13.15) אמר המחבר: השגיחו בעלי היושר: אם המשיחה בשמן מן הקשה שבדברים אצל ג׳אלינוס ר״ל כשהגיע למעשה האישי וכמו כן שתית המים וההמנע ממנו כמו שבארנו האיך יהיה הדבר בהקזה ובהרקה בשחם חנטל ועסיס עלקם והכרבקים והחקנות בקשטור וגושיר והכויה והחתיכה וההפשה. כל זה נקל אצל הרופאים באמת או קשה?

(13.16) אמר בן זהר באחד מספריו ידוע ומפורסם: לא השקיתי משקה משלשל שלא היה לבי טרוד ימים לפניו ולאחריו ימים.

פרק. כבר זכר אבקראט באחד מספריו המפורסמים דברים ראיתי מהנשאת העצה הטובה להעירך עליהם אתה המסתכל במאמר הזה שאזכיר הדברים ופתרון ג׳אלינוס בהם בנסחתם כדי שתתרצה לעין ולהשכיל דבריו בכל לבבך מלה מלה בהשגחה. ואחר כן אגידך מה שיולד מזה.

(13.17) אמר אבוקרט: יאות לך שתכוין לשני דברים: האחד להועיל לחולה והשני שלא תזיקהו.

(13.18) אמר ג׳אלינוס: היתי פעם אחת חושב שזה דבר קטן לא הגיע שעורו שיזכירהו אבקראט. וזה שהייתי חושב שאין בבני אדם שיסתפק שראוי לרופא שיהיו

1 תשובות] بعض الأجوبة NP || 2 הבליו] ودعاويه add. P || ומהירות תושבתו למה שלא הבין] وسرعة جوابه عمّا لم يفهمه بما لا يفهمه P || 3 מקלות] فهم add. NP || הדעות] الأذهان NP || 4 וקשי] ובקשי גס | שאלה] שזה פב : אלה קס || 7 השגיחו] השיגחו ג(!) || 8 ג׳אלינוס] עند الفعل add. NP | ר״ל] ג. om : ר״ל כשהגיע למעשה האישי] ולמעשה האישי פ | וההמנע] וההמנע פב || 9 האיך] היה ג | יהיה] ומה פב | בשחם חנטל] בקולוקינטידא ס || 10 והכרבקים] והברבקקים ג(!) : והבריקקים M | והחקנות] והקנות ג(!) | בקשטור] בקשטורן פב | וגושיר] וגאושיר פב | והכויה] והכויות ק¹(?) | והחתיכה וההפשה] (= والبطء؟)] والبطّ والقطع NP | וההפשה] והחפיפה M | זה] אינו add. M || 11 או] אבל M || 12 מספריו ידוע ומפורסם: לא השקיתי משקה משלשל שלא היה לבי טרוד ימים לפניו ולאחריו ימים. פרק. כבר זכר אבקראט באחד] ג .om || 13 ימים] פ .om : ימים לפניו] לפניו בימים ק || 14 אבקראט] אפו ב : גלינוס ק : אפקרט ק¹ | דברים] גק .om | מהשאת] מהשאת בהשאת ק || 15 הטובה] הזאת ג | עליהם] עליו גק | המסתכל] המשתכל פקס | המסתכל] פקס || 16 שתתרצה] שתרצה פק : لتقبل NP | בכל לבבך] بجملتك NP || 18 אבוקרט] אפוקרט ב | לחולה] החולה פבק || 20 אחת] ק .om || 21 אבקראט] אפוקרט ב | שהיתי] כי היתי ק | שיהיו] שיהיה ג

רב מחשבותיו וכונותיו להועיל לחולים ואם לא יוכל לעשות זה לפחות לא יזיקהו.
והיה זה לפני זה למדי חכמת הרפואות ולפני התעסקי בה או שאהיה עם זולתי
כשיתעסק בו. וכשהייתי עמהם ראיתי רבים מן הידועים ברפואות עושה בהם דברים
מהקזה או מהכנסת מרחץ או מהשקות סם או להרשות החולה לשתות יין ומים קרים
הזיקו החולים הזק. ועלה במחשבתי שגם לאבקרט קרה דבר זה ואין ספק שזה קרה

5

לרבים מאשר היו בזמנו וזרזתי עצמי אחר כן בהשגחה ובחריצות כשארצה לסעד
החולה במין ממיני המסעדים החזקים שאתבונן ביני ובין עצמי תחלה באחרית הסעד
ההוא. ולא אעמוד בכל זה משמרי כמה יהיה הזקי בו אם אשגה בסברתי. ולא אעשה
דבר בענין מן הענינים אלא אחרי שנתברר אצלי שאם לא תעלה מחשבתי שלא אזיק
לחולה נזק שיש בו חשש.

10

(13.19) אמר המחבר: התבונן אתה המעיין איך תעו גדולים וידועים ברפואות
בזמן ג'אלינוס בהשקות מים קרים או בהכנסת מרחץ והביאו בזה על החולים הזקים
קשים ושאבקרט גם כן קרהו כזה ועל כן הזהיר בזה וצוה להשמר ממנו. כי ג'אלינוס
ברב שלמותו בחכמה הזאת העיד על עצמו שהוא בכל מין סעד איש שיסעדהו לא
יסמוך על הקשו וסברתו ויעשה כפי מה שיחייב המחשבה והעיון אך יאמר בלבו

15

על דרך משל: זה ראוי לשלשל ממנו לחה פלונית בסם פלוני בראיה זאת. אחר כן
יתבונן ויראה אם השלשול מועיל אם היה זה הדבר כמו שנראה לו ולא יזיק הזק גדול
אם היה זה הדבר בהפך מה שחשב ואז ישקהו. אך אם יראה שאם היה זה הדבר בהפך

1 מחשבותיו ו-] -[om. NP | לחולים] החולים ס : אל החולים ס | לפחות] פחות ג | לא]
לא M || 3 כשיתעסק] כשאשתעסק ג(!) : כשאתעסק ס | ברפואות] قد يذمّون في موضع الذمّ
add. NP | 4 ומים קרים] om. גק | החולים] החולה פ :
הזיקו החולים הזק] om. פ || 5 הזיקו החולים הזק] بكثير من المرضى NP | הזק] גדול ולפעמים ימיתهم ב add. | שגם לאבקרט קרה דבר זה] أن يكون
أبقراط خليفا (خليفا) أن يكون عرض له بعض هذا NP | לאבקרט] لأفقرط ב | 6 וזרזתי] وأخذت
NP | אחר כן בהשגחה ובחריצות] بهصحة وحريصة ج | לסעד] أن أعالج NP
7 המסעדים] הסעדים ק : العلاجات NP | הסעד] العلاج NP | 8 ולא] ولا ק : אלא ק : ולא אעמוד
בכל זה משמרי] ولا أقتصر أن أنظر مع ذلك NP | בסברתי] غرضي ק : תו ק : בהכר[א]תו NP | ולא
אעשה] ولم أفعل...قط NP | 9 בענין] om. פב | תעלה] تועيל ג | מחשבתי] غرضي NP ||
10 שיש בו חשש] שיש לו חשש ג : שיהיה בו חשש פב : يشتدّ بها NP || 11 תעו] يشتدّ بها NP || طעו ס
12 בהשקות] في إباحة شرب NP | קרים] كما ذكر add. NP | הכנסת] בהכנסת ג : ובהכנס או
הכנסת ק : בהכנסת מרחץ] הכנסה למרחץ ס | בזה על החולים] בזה על החולים ג : על זה ג : על החולים קס | הזקים
קשים] נזקים גדולים ס || 13 ושאבקרט] יש אבקרט ג(!) : ושאפוקרט] ושאבקרט ב || 14 שלמותו]
וחכמתו ב add. | עצמו] في أعمال الطبّ add. NP | סעד] علاج NP | איש] قوم NP ||
15 הקשו] הקשי ג(!) | וסברתו] והכרתו ק | והעיון] فقط add. NP | אך] איך ב || 18 אם
היה זה הדבר בהפך מה שחשב] Bos emend. : אם היה זה בהפך מה שחשב ג : אם יהיה בהפך הדבר מה
שחשב פ : אם יהיה זה הדבר הפך מה שחשב ב : אם זה בהפך מה שחשב ק | ואז ישקהו. אך אם יראה
שאם היה זה הדבר בהפך מה שחשב] om. ק | אך] או M | שאם היה זה] שיהיה ב

מה שחשב שיזיקהו הזק גדול לא יעשה כפי סברתו וכפי שהורו ההוראות. וכמו כן
בהקזה וזולתם מן הדומה להם כפי מה שזכר.

ואם גאלינוס במיטב שכלו וארך זמנו בעסק הרפואות והתבודדו במלאכה הזאת
ורב חריצותו וקפדותו בה יהיה לו ספק במעשה ויחזר בה איך יהיה הענין באלה
5 המקומות שקצרו הרופאים בהתעסק בה עם הרוב הצריך בה מהזכרנות וארך חלקיה
שחיי האדם קצרים מהשלימם ואפילו בחלק אחד מחלקיה כמו שבארתי בפרשי
הפרקים של אבוקרט. ואני קדמתי לך כל זה להשיאך עצה טובה להשמר מן הרופאים
לבל תמסור נפשך ביד כל מי שתמצא מהם. אך תסמוך על מבחר ההנהגה שכבר
אמרנו עיקריה ורב מה שצריך ממנה. שהשגיאה מהם גדולה מן ההישרה מאד.
10 (13.20) אמר ארסטוטליס בספר מידועי ספריו דברים שאלה נסחם אמר: וקדם
זה ראוי שתעיין בטבע כמו הבריאות והחלי כי רב הרופאים תעו בכח הזה עד שתהיה
סבת מות האדם הרפואה.

(13.21) אמר המחבר: בהעתקה אחרת ראיתי שיאמר במקום הזה שרוב מי
שימות מן הרפואה. ואני אומר כי ארסטוטליס ראוי הוא לקבל ממנו בשעור הזה.
15 וההחכמות האלה כמו שידעת היו בזמנו בשלמות ולא היו מתעסקים בעלי החכמה
בזולתם.

הנה הוצאתי לך דברים נפלאים נעלמים בקצוי הספרים העירותיך בכללם על
מה שהוא מישר תועלת <ב>מלאכת הרפואה בכללה.

(13.22) פרק. אני יודע שתאמר כי תכלית מה שהגיענו מדבריך לעזוב הרפואות.
20 אם כן כל מה שיגעו בו ויזהירו באומנות הזאת הכל יהיה לריק. אני אוציא הספק.
ואם יצא מכח דברי הקודמים אעפ"כ אקיימהו. דע כי הרפואה חכמה הכרחית לאדם
מאד בכל זמן ובכל מקום לא בעת החולי לבד אלא אפילו בזמן הבריאות עד שקרוב
בעיני לאמר שלא יאות להבדל מהרופא לנצח. וזה אם היה הרופא שלם והגיע לגבול

---

1 סברתו] قياسه NP ‖ 2 שזכר] שנזכר **פב** ‖ 3 בעסק] في أعمال NP ‖ והתבודדו]
והתבודדות ג ‖ 4 במעשה] في أعماله NP ‖ 5 המקומות (= الأمصار P) المصام الكبار N :
الأعصار. Bos emend ‖ שקצרו הרופאים בהתעסק בה] اشر כבר כוונו הרופאים בעסקים רבים
פב ‖ עם] על **פ** ‖ מהזכרנות] מהזכרון ס ‖ 6 מהשלימם] להשלימם ג ‖ בפרשי] בפרטי ב :
בפרוש ס ‖ 7 של אבוקרט] מאפוקרט **פ** : של אפוקרט ב ‖ ואני] ואם ג ‖ 8 תסמוך על]
תסמוך עם ג : تقتصر على NP ‖ 9 מהם] **פ**.om ‖ מאד] **גס**.om ‖ 10 מידועי ספריו] מספריו
הידועים **פב** ‖ שאלה] ואלה ג ‖ 11 תעו] טעו ס ‖ 14 אומר] أرى NP ‖ לקבל] שיקובל
ק ‖ 15 בשלמות] في عنوانها NP ‖ 17 דברים] מדברים ג ‖ בקצוי] בקצור M ‖ בכללם
בגללם ג ‖ 18 מישר תועלת <ב>מלאכת הרפואה] בתועלת הרפואה ק ‖ תועלת] לתועלת **פב**
19 לעזוב] מלאכת **פ**.add ‖ 20 אם כן] فإذا NP ‖ שיגעו] שיגיעו ג ‖ ויזהירו] ונזהלו ג(!) :
וניהלנו M ‖ הכל] כי כל מה שהם עושים ק : **NP**.om ‖ אוציא] אסלק **פב** : לך **גק**.add ‖
21 יצא] נסתלק **פב** ‖ הקודמים] הקדמונים ג ‖ 22 בעת] في حال NP ‖ בזמן] في حال NP
עד שקרוב בעיני לומר] حتّى أنّه يكاد NP ‖ 23 מהרופא] מן הרפואה **גס** ‖ לנצח] תמיד
פב ‖ שלם] השלם ג : في صناعته جدّا NP.add ‖ 1 והגיע לגבול (= في حيز) فيجوز N : في
P جائز

שיפקיד האדם בידו רוחו וגופו ינהיגם לפי השגחתו. וכמו זה יקר להמצא בכל מקום
ובכל זמן. אבל הרופא שאינו שלם והוא המון הנמצאים אין ראוי לאדם להסמך עליו
כמו שיעשה האדם שיזון במזון הרע כשלא ימצא המזון הטוב כי לא יוכל האדם
לעמוד בלי מסעד כמו שיוכל לעמוד מבלי שימסור הגוף והנפש למי שלא הגיע
לחכמה. אבל יניח הדבר על הטבע ויסמוך עליו עם מיטב ההנהגה העשויה במיטב   5
העיון [לבאורה]. וכבר הקדמנו באורה וברור זה שהרופא המהיר השלם באומנותו
הזוכר העקרים שיש לו עיון וסברא הוא ידע איזה הדברים ראויים להקל בהם
ויעזבם על פעולת הטבע לבל ילמד הטבע העצלה כמו שזכרנו. וידע איזה החלאים
ראויים לקדמם ולהכניעם לפני התגברם ויעצמו ולא יהיה להם תקון. וידע מקומות
הפחד והיראה ויזהר להקלם כמו שזכר ג'אלינוס על עצמו. וידע מקום הספקות   10
שלא יאות לעשות בהם מעשה כלל וייעץ לעזוב הרפואה ושיסמך החולה על פעולת
הטבע. גם בעת ידיעתו ילך אחרי פעולת הטבע ויעלה במסלתו כמו שלמדנו אבקרט
וג'אלינוס. זהו הראוי לקבל ממנו ולעשות כמצותו בכל אלה. ואם יחטא באחד מאלה
העניינים הלא זה דבר רחוק וזר. כי אם יבוא לידו מסכן לא יעלים עינו מדברים שיזיק
הזק גדול ההעלם ההוא.   15

אך החסרים לא ימנעו מרפאת ולא יביטו המקומות האלה כלם ופעמים יישירו
ופעמים יחטיאו וחטאיהם רבים וישרם מעט ודרך מקרה. ואם לא ימצא זולתם יניח
הדבר עם הטבע <שהטבע> פעם יישר ופעם ישגה אך ישרו רב ועצמי לו ושגגתו
מעטה ודרך מקרה. על כן יכריח כל דעתן וכל חכם לעמוד עם הטבע מסמך על הנהגת
חסר חכמה. ואין בני האדם עושין כך אך על כל פנים יתרפאו מכל מי שנזדמן מכל   20

---

1 השגחתו] הנהגתו **ג** | זה] כן **ק** | יקר] יקרה **פ** || 2 להמצא] om. **פ** | הנמצאים] الوجود ــ || NP | ראוי] בראוי **ג** : הראוי **M** || 3 לאדם] om. **ק** | להסמך] שיסמך **פ** : לסמוך **ס** || 4 שיוכל] שלא יוכל **פ** | על] אל **ק** | ויסמוך עליו] .add **M** הזה | .add **ג** | 5 הדבר] בה **ג** || 6 [לבאורה] לכאורה **ב M** | הקדמנו] קדמנו **ג** | וברור] ובאור **ג** || 7 וסברא] om. **NP** | איזה] om. **פב** | הדברים] העקרים **ג** : שיש לו עיון **ג** .add : الأمراض وقياس | NP | 8 בהם] בידם **M** | פעולת] תועלת **פ** | לבל ילמד] לבלתי למד **ג** | 9 איזה] **פב** | ראויים] הצריכים וראויים **פ** : הראויים **ב** | לקדמם] להקדימם **פב** | ולהכניעם] om. | להכריחם **ק** : להכריעם **ס** : وتلاقي | NP | ולא יהיה להם תקון] ولا يمكن علاجه **NP** | 10 ויזהר להקלם] فيأخـذ فيها بالحوطـة والاستظهار **NP** || 11 וייעץ] וייעין **M** | החולה] تحلة **גס** || 12 כמו] שידענו **ק** | .add | 13 אבקרט] افورکرط **ב** | אלה] העניינים **פב** .add | 14 באחד] בכל אחד **ק** | הלא] אלא **ק** | וזר] זה **ב** | כי אם יבוא לידו] إنّـه فـلّ يقدم على **NP** | יבוא בבוא **ק** | מסכן (= العائـز) الغرور **NP** | לא יעלים עינו מדברים שיזיק הזק גדול ההעלם ההוא] ويتوانى عن ما يجب التواني عنه فراحة (قارحة١ فراحا) عظيمة **NP** | 16 מרפאת] מרפואות **ק** : ويعمل فقط **NP** .add | ולא יביטו] ولا يبينو **ג** (!) | ולא יבينو **M** | לא] אل **ג** .om | 17 ימצאו ג | יניח] והניח **ג** : הניח **ק** | 19 יכריח] יכריע **גס** (!) | כל] על **ג** (!) | דעתן] דעתו **M** | הנהגת חסר חכמה] تدبير المقصر **NP** | 20 ואין] ولّا **N** | האדם] كلّهم **N** .add | מכל] בכל **פבס**

מה שיתחדש ורב הרופאים לא ישיגו תולד התולדה שזכר ארסטוטליס שמיתת רב
בני אדם מן הרפואה והסעד. מפני זה הזהרתי והשאתי עצה לסמך על הטבע שהוא
מספיק מאד ברב מה שיתחדש אם הונה ולא יבהל.

(13.23) אמר אבקרט וזה נסח דבריו: הטבע יבריא החלאים. הטבע נמצא
משער דרך לעצמו ולא מפי קבלה. ואמר: הטבע יעשה הראוי לעשות מפני שהוא
מיוסר ומלומד במוסר טוב. כי ממנו אנו לומדין המוסר.

(13.24) אמר המחבר: שנה הענין הזה ברב מספריו. ולמד האנשים לסמוך על
מעשי הטבע שהם כלם בהנהגת יודע בלא ספק אצל בעלי היושר.

(13.25) אמר ג'אלינוס במאמר ממאמריו הידועים וזה נסחת דבריו אמר: היונים
אם נסתפק להם חולי הניחוהו בין הטבע ובינו והוא [כלה] יגרשהו. והביאו טענה
לדבריהם שהטבע ממונה ופקיד על החי בבריאותו וסעד אותו במחלתו ויודע מזג
האיברים וישלח לכל אבר הראוי לו מן המסעד אחרי שהכין מקומות למוספי המסעד
ולחות מקובלות לגוף.

(13.26) אמר המחבר: הסתכל בדברים אלה תמצאם שהם מחייבים מה שזכרתי
כי כשיפקד ויעדר הרופא השלם על כל פנים יסתפק עליך החולי בלי ספק ויאות לך
לסמוך על הטבע כמו שזכרתי.

(13.27) פרק. אל תאמין בשמעך דברי אלה שאני הוא הנאות למסור בידו הגוף
והנפש להנהיגם. כי אני מעיד עלי שמים שאני יודע בעצמי שאני מאותם שאינם
שלמים במלאכה הזאת הנרתעים לאחור ממנה מאשר יקשה בעיני<הם> להגעת
התכלית ממנה. ואין ספק שאני מכיר עצמי יותר מזולתי ואבחן ידיעתי וידיעת זולתי
יותר ממי שהוא למטה ממני בעיון. ואני אעיד עלי שמים שנית כי הדבר הזה איני אומר

---

1 לא **פב** | .om **פב** | תולד | .emend Bos : להוליד **גפבקס** || 2 והסעד| والعلاج **NP** || 3 ולא
יבהל| ولم (لا) تحيّر **NP** || 4 אבקרט| אפוקרט **ב** | דבריו| قال .add **NP** || 5 הראוי| מה
שיאות **ק** || 6 מיוסר| מיוחס **ג** : מיוחד **ס** : أديبة **N** : أديبة **P** | ומלומד| ומיסר **ק** | לומדין|
לומדים **פבק** : לומדין המוסר| نتعلّم ونتأدّب **NP** || 7 שנה| שוה **גפ** : שנה **פ¹** | מספריו| للحظ
عليه .add (= בהנהגת | מעשה **פבק** | משי **8** | للاقتداء : **NP** | ללמוד **ג** | לסמוך| **NP** .add
بتدبير) بتقدير **NP** | יודע| נודע **ג** : הידוע **ק** | בעלי| بالحكمة والعلم **ק** .add || 9 ממאמריו|
מאמרי **ג** : מדבריו **פ** | נסחת| נסח **קס** | אמר| אמרו **ג** || 10 הניחוהו| הניחו **גפב** | ובינו|
וביניו **גפבקס** : .emend Bos || 11 וסעד| والمعالجة **NP** || 12 אבר| מן **ק** .add | המסעד|
הסעד **ג** | למוספי| למותרי **פב** || 13 המסעד| הלחות **פב** | מקובלות| נאותות **פב** || 15 על
כל פנים| فقد **NP** | עליך| עליך **ג** | ויאות| ויש **ק** || 16 לסמוך על| الترك مع **NP** ||
17 דברי| דברים **M** | שאני| אני **ג** .add || 18 כי| גם כי **ג** | כי אני| שאני | بعظمي | מעיד עלי
שמים וארץ **פס** : أشهد الله على نفسي **NP** | בעצמי| یقیناً **NP** || 19 במלאכה
הזאת| أيضا .add | להגעת| בהגעת **ג**(؟) || 20 מזולתי| بـ **NP** .add || 21 יותר ממי|
ممّי **ק** : أجود من انتقاد من **N** : أجود من انتقادي من **P** | אעיד| מעיד **קס**

אותו על דרך השפלות ולא על דרך מנהג החסידים המודים בחסר הידיעה ואם היו
שלמים ובמיעוט המעשים ואם היו חרוצים ומשתדלים. אך אני מגיד אמיתת הדברים
לפי מה שהם. אבל הבאתי הפרק הזה מיראתי עליך המעיין שתחשוב שפטרתי את
עצמי ויקל בעיניך עצתי הטובה ותחשוב שנתערב בה תאוה ותמעט עליה ולא
תקום עצתי על כן הבאתי הפרק הזה ואשוב להשלים מה שרציתי.

(13.28)   פרק. ידוע אצל כל מעיין במלאכת הרפואות ונודע לרב בני אדם
שהיא מלאכה צריכה נסיון והקש. והדברים שנודעו בה בנסיון רבים מאשר נודעו
בהקש מאד. ולפי שהרגישו זה בני האדם נחה מחשבתם על הנסיון מאד עד שתמצא
ההמון אומרים: שאל המנוסה ואל תשאל הרופא. והזיקו ושבו לסמוך על קבלות
הזקנות. ומצא כל זד וכל יהיר שער להכנס בו ויאמר: יש לי דברים מנוסים. ורבים
מסגולות האנשים יבחרו רופאים מפני שיחשבו שיש בידיהם נסיונות או הם גדולים
בשנים. ורבים אומרים: פלוני איננו מאנשי החכמה אך יש בידו נסיונות ולמוד והרגל
ובקיאות המעשה. ואלה כלם טעיות מביאות לפול במה שהזהרנו.

(13.29)   ותחלת הטעות הוא שיאמינו כי הנסיון הנזכר ברפואות שיהיה נסיון
הרופא שבכל זמן מזמנים אלו. ואין הדבר כך. אבל מה שהוציא הנסיון אחרי דורות
רבים לפני זמן ג'אלינוס ואבוקרט והם הדברים שנכתבו בספרי הרפואות. וכבר
נתנסו קצת הרפואות וקצת ההרכבות זה מאות מן השנים ונכתבו בספרים. אבל
האיש מאישי המלאכה הזאת לא יעלה בידו נסיון בשום פנים להעדר תנאי הנסיון גם
לא יקפוץ לנסות חסיד מן הרופאים שהרי אמר אבוקרט: והנסיון סכנה. אך יתפארו
בנסיון בזמננו אנשים מתגדלים יטעו האנשים במה שלא יבא עליו המופת להעלים
בזה חסרונם.

1 החסידים] الفضلاء NP | המודים] המורים M | היו] הם ק || 2 היו] יהיו ג : הם ק ||
3 שתחשוב שפטרתי את עצמי] اَن تظنّ فـﻰ ما تبرّأت (منها) NP || 4 ויקל] ותקל פב (= فتضعف
N) : فتصعـب P | הטובה] om. NP | שנתערב בה תאוה] שנתערבה תאוה בה ק | מסמך
עליה] العمل بها NP | עליה] עלי קס || 5 תקום] תקים M | עצתי] مقصدي פ : om. NP
6 ידוע] הוא ק add. | מעיין ב-] ﺣـﺎول NP | ונודע לרב] ונודע על רב פ || 7 מלאכה]
מלאכת ג | והקש] om. ג || 9 הרופא] לרופא גס | והזיקו] فهلكوا NP || 10 הזקנות]
والعـوامّ ويعوّلـون على كلّ مدّعي تجربة add. NP | כל זד וכל יהיר] كلّ مخرق وكلّ وقيح وكلّ ذي جرأة
NP | זד] זה גס(!) | מנוסים] جرّبتها NP | ורבים] ורבם פב || 11 יבחרו] יבחנו
ג | בידיהם] בהם ק || 13 ובקיאות] בקיאות גפב : ובריאות ק | לפול] לכל M ||
15 הרופא] רופא פב : أطبّاء NP | אחרי דורות رﺑﯿﺲ] على مرور الأجيال المتقدّمة NP || 16 זמן]
om. ג | ואבוקרט] ואפוקרט ב || 17 נתנסו קצת הרפואות] נתנסו קצת הרופאים בקצת
הרפואות פ | מאות מן השנים] מאות שנים ג : מאה שנים פ : מאות שנה ק | ונכתבו] וכל
NP | בספרים] בספריהם ק || 18 פנים] בעולם ק add. || 19 אבוקרט] אפוקרט פ ||
20 מתגדלים] مخرقون NP

(13.30) ומן הטעות גם כן הדמיון שיהיה לאיש בקיאות במעשה הרפואות
מבלי חכמה. אבל שימצא איש חכם במלאכת הרפואות בקי בשרשיו ובפארותיו ואין
לו רגילות בקיאות במעשה הרפואות זה אפשרי ואמתי אם למד מן הספרים ולא
שמש זקני המלאכה הזאת ולא התעסק במעשיה. אבל שיהיה האיש בקי מפני שראה
במעשים והביטם והוא אינו יודע זה שקר כי אין מלאכת הרפואות כמלאכת הנגרות
והאריגה שתודע בהרגל וישיגם בהשתנות המעשים כי המעשה במלאכה הזאת הוא
הולך אחרי העיון וההשגחה. וכל איש שיחלה צריך בהכרח חדוש עיון <והשגחה>.
ולא יאמר: החולי הזה כחולי ההוא וכבר פשט המנהג. וראיתי זקני עושים בו כזה
וכזה שהרופא לא ירפא מין המחלה אך ירפא אישה. וחלוק העניינים האלה והשלמת
הדברים ההם אינם מכונת הפרק הזה אך כונתי שלא תסתכן בפתויין ובהשאות האלה
ואל תסמוך אלא על בעלי העיון. והחכמה [ש]היא השרש והמעשה הענף ולא יהיה
ענף מבלי שרש. אך תמצא שרשים שלא עשו ענפים עד עתה כמו שבארנו.

וכבר זכרתי לך במאמר הזה שמי שימסור עצמו ביד מנסה שאין עמו חכמה
אלא עושה כפי מה שראה הרי הוא כרוכב הים ינצל או יטבע במקרה. וכבר הרבה
ג'אלינוס בזה והאריך ומלא ספריו ממנו. וממה שאמר בנסיון ובמנסה דברים וזה
נסחם אמר: וההקש יביא לך מופת על מציאות מה שתבקש. והנסיון אם היה בלתי
היקש יהיה בעליו כעור שלא ידע לעלות דרך.

(13.31) אמר המחבר: עיין היאך דמה בעל הנסיון לעור תמצאהו כערך החולה
הנמסר בידו לרוכב הים. זה ראוי לדעת ולהשמר מנפול בו.

(13.32) פרק. זה שזכרתי שהרופא <לפעמים> יחטא בהשקות [פעם] מים או
למנעו מהם או לרחוץ במרחץ ויביא בזה רעה גדולה הוא דבר אמת כמו שספרתי
לך בלשון ג'אלינוס אך זה רחוק ונופל מעט. אך דקדוקי כלו שלא תסמך על שאינם
שלמים ברפואות ברפואה חזקה. שאין בכל הרפואות רפואה חזקה מהקזה ושתות

---

1 הדמיון] גקס om. | בקיאות] דרבة NP | במלאכת] במעשה 2 איש] om. ק | | om. גקס | ובפארותיו ובפאותיו ב(!) | | 3 רגילות בקיאות] דرבة NP | אפשרי] אפשר פב | ולא ק | שמש] ولم يباشر NP || 5 שקר] محال NP || 6 בהרגל] بالرؤية NP | במלאכה] om. M || 8 פשט] פושט M | זקני] זקנים פבקס || 9 וכזה] والامر هـو عـري من طبّ بقراط وجالينوس عريا كاملا (.Bos emend) :NP .add || 10 הדברים ההם] الـكلام فيها NP | בפתויין ובהשאות האלה] בפתויין ובהשגות האלה ג || 11 היא] הוא ג | והמעשה הענף] ועنף ק | 13 חכמה] قياس GNP || 15 בזה] الغرض GP .add : المعاني N .add | בזה והאריך] והאריך בזה ק || 16 נסחם] נסחתם פב | אם היה] עם ג | 18 כערך] كنسبة :NP | كتشبيه G || 19 זה] أيضا גפב :NP .add | 20 בהשקות [פעם] מים] להשקות פעם מים ק | בהשקות פעם אחת מים גפב : في إباحة شربة ماء GNP || 21 בזה] בהם ק | שספרתי] שזכרתי ק || 22 דקדוקי (= تجديدي) دקדוקי ק : تحذيري GNP | כלו] om. ק || 23 בכל הרפואות] في صناعة الطبّ GNP | מהקזה] כהקזה ק | ושתות] ורפואת פ : ושתית ב

המשלשל ואחריהם הקיא ואלחקנה החדה. ולא יאות לסמך עליהם בכל מי שנזדמן
ואתה רואה דרך בני אדם הבריאים והחולים היאך יסמכו על הספרים להוציא הדם
ועל נערים כוחלים לשתות המשלשלים.

כבר באר ג'אלינוס וברר שמדרכי הרפואות ש[לא] יקיז קצת החולים ויוציא

5   מהם דם מבלי שיהיו בו מקרים נמצאים מורים על המלוי אמר. וכמו כן הדבר
בשלשול הבטן והקיא. והסבה בזה מה שזכר מתוקף החולי וקשיו עם יתרון הכח.
ובאר לנו מהו קשי החלאים וכמו כן באר לנו שפעמים יהיו אותeuן המלוי נמצאים
בבריאים ויתרון הכח ולא יחייבנו הענין להקזה ולא לשלשול ולא לקיא. אך יספיק
לנו באיש אחד בתענית ויספיק באחר במיעוט המסעד. ויספיק באחר ברפיון הבטן

10   ואין רפיון הבטן השלשול ויספיק לאחר בהכנסת המרחץ. ובאחר בהתעמלות לבדו
ובאחר בחפיפה המרובה לבד. וכל אלה העניינים גדולים מאד. הסתכל אתה המעיין
אם אנחנו צריכים לרופא מהיר בדברים אלה או שנלך אחרי מי שראה דברים
במלאכה הזאת.

(13.33) וכבר ראיתי במערב בחור בכח יתר ובמלואו מפורסם ונקדח קדחת

15   תמידית צפארויה והקיזו הרופא ביום שני לחליו ואחרי שהוציא לו כחמשין זוז
מן הדם רפתה כחו ויירא הרופא וסתם ההקזה וצוהו לשתות משקה ורד סכנג'בין
ושיעמוד עד הבקר ויניגהו במה שיאות. ומת באותו הלילה. והיה בעבור הדבר הזה
תלונה בין הרופאים ובין ההמון. ואמר לי אחד מזקני המלאכה שאני לומד לפניו:
התדע דרך שגגת פלוני בהקזת פלוני? ואומר לו: [לא] אדני גם אתה תאמר כדברים

20   האלה שגגה? וצחק ואמר לי: פלוני רוצה לומר החולה היה מבעלי העונג הומה

1 ואחריהם] הם גפ .add ‖ ולא] אלא לא פב : שלא ק ‖ 2 דרך] حَال GNP ‖ היאך] אך
ג ‖ 3 כוחלים] كَخَالِين GNP ‖ 4 שמדרכי] من قوانين GNP ‖ ש[לא] GNP (= أن لا G) ‖ أن NP ‖
5 מהם] להם פבק ‖ בו] לא פ : هناك GNP ‖ אמר] ג .om ‖ 7 החלאים] مع توفّر القوة
add. GP ‖ 8 יחייבנו] יחבנו ג(!) ‖ להקזה] בהקזה ג ‖ 9 באיש אחד] האיש ג ‖ באחר]
באיש אחר ג ‖ 10 השלשול] המשלשל ג ‖ לאחר] באחר פק ‖ בהכנסת] הכנסת ק ‖
11 ובאחר] ויספיק באחר ק ‖ לבדו] לבד פב ‖ ובאחר ‖ ואחר פבק ‖ בחפיפה] החפיפה ק ‖
12 אלה] האלה פב ‖ שנלך] שאלך ב : שנלך אחרי (= نَجرِي) يغني NP : يجزي G ‖ 14 בחור]
אחד ק .add ‖ בכח] בכחו ק ‖ ובמלואו מפורסם] ظاهر الامتلاء GNP ‖ 15 צפארויה] ג
om ‖ שהוציא] שהקיזו והוציאו ג ‖ זוז] زوزим קס ‖ 16 כחו] רוחו גס ‖ משקה] ק .om ‖
17 ויניגהו] حتّى يدبّره GP ‖ והיה] והיתה ק ‖ הדבר] ק .om ‖ הזה] זה גק ‖ 18 תלונה]
صيت عظيم GP ‖ ואמר לי אחד] לאחד ג ‖ המלאכה] הזאת גבק .add ‖ 19 לו] גפק
om. ‖ [לא] אדני] يا مولاي GP ‖ כדברים] דברים ב ‖ 20 האלה] وكأنّه add. GP ‖ שגגה?]
أخطأ GP ‖ לי] نعم add. GP ‖ החולה היה ג .inv : החולה היה מבעלי פ .om ‖ הומה
לאכול] نهيم P : نهم G : كثير التخم add. GP

לאכול והחלישו הקבסות פי האצטומכה גם יולדו באסטמכתו לחות צפאריריה וכבר
מנע גאלינוס להקיז מי שזאת תכונתו וכל מי שזה דרכו. <ש>תקדמנו המגנה בעת
ההקזה. והיה הישר לחזק פי האסטו' בכזה וכזה ויחבשהו מחוצה בכזה וכזה אחרי
ההרקה אם אין לו דרך אחר זולתי ההקזה. ומפני שהקיזהו קדם זה היה דינו לחזק פי
5   האצטומכה. וייִרא והלך לדרכו והוסיף פי האצטומכה חלשה ונגרו בה הלחות ובזה
גברה המגנה ומת. אלה דברי המלמד אותי.

(13.34) אמר המחבר: ראה כמה באלה הענינים מן הסכנות. מפני זה איעץ לבל
תסמך על כל המזדמן. ואני רואה מהשאת העצה להביא דברי ג'אלינוס בענין זה והם
שהוא אמר שיקיז האדם בקדחת המטבקה ויוציא הדם בלא רחמים עד שיגיע החולה
10 למגנה. העירונו על הדברים שימנע בעדם מהקיז בקדחת הזאת וכל שכן בזולתה. וזכר
הקבסא שנשאר ממנה שארית או חולשת הכח או השנים או המזג או האויר שבזמן
ההוא. וכמו כן אמר שכל מי שיולד בפי אצטומכתו מרירות ויהיה פי אסטומכתו
חלושה ורבת ההרגש שלא יאות להקיזו. ותכף המשיך לעניינים האלה דברים שזה
נסחם.

15 (13.35) ומזה שהרקת הדם שאמרנו שיאות להריק עד שיגיע מגנה לכבות בזה
חמימות הקדחת המטבקה ההוה מן המנע ההמקה וההמסה ולהבתה וישקיט רוחה
פעמים רבות תזיק הזק שאינו מועט אם נעשה בזמן שאינו טוב ובשעור שלא יאות.

(13.36) ואדע שני אנשים שהיתה מיתתם על ידי רופאים בשביל מגנת לב
מצאתם בעד ההרקה ולא חיו ולא קמו. ואחרים שלא מתו בשעתם אך אבדו באחריתם
20 אחרי שהגיע החולשה אל הכח עד שנרפה. ואם הורקו אלה מבלי שיגיע חולשה להם

---

1 האצטומכה] האסטו' פ : אסטומכתו ב : حَتَّى خَلـق .add P : حَتَّى أخلق add. G | גם יולדו
באסטמכתו לחות צפאריריה וכבר מנע גאלינוס להקיז מי שזאת תכונתו וכל מי שזה דרכו. <ש>תקדמנו
המגנה בעת ההקזה. והיה הישר לחזק פי האסטו'] om. ג || 2 תכונתו] حاله GP | המגנה] והעלוף
ס .add || 3 וכזה] ובכזה ג | אחרי] ואחריה ק || 4 ההרקה] ما عسى (عساه G) أن يلدغ فمها
وحينئذ يفصد add. GP | אחר] om. ב || 5 האצטומכה] אסטומכתו פבק | וייִרא והלך
לדרכו והוסיף פי האצטומכה] om. פ | האצטומכה] אסטומכתו ב : האסטומכה ק | חלשה] لذع
G | ונגרו בה הלחות] ונגרו הלחות בו ק || 7 ראה] فارى P : فانظر G | הסכנות] הספקות
M | מפני] כי ג .add || 8 תסמך] فيها GP .add | מהשאת] משאת ג | הזאת גבקס .add:
ايضا GP .add || 9 והם שהוא אמר] והוא מבואר ק | האדם] om. GP || 10 למגנה] אל
המגנה פב : למגנת לב ק | בעדם] om. פב || הזאת] הזאת גס : זה זה ק || 11 חולשת] חלש
גפבק || 12 אצטומכתו] האסטו' פ : אסטו' ב : אסטומכתו ק | ויהיה] יהיה ג : והיה
קס | אסטומכתו] האסטומכה ג || 13 חלושה] חלוש פבק | ורבת] ורב פב | ההרגש]
ההרגשה פבקס | ותכף] אחר כן פב | המשיך] ק .om || 14 נסחם] قال .add G ||
15 שהרקת] שהקזת ק | שיגיע] שיגיע גק | 16 המנע] ההמנע גס | ההמקה] ההמתקה
ג | רוחה] فورتها G || 19 מצאתם] מצאתים ג | בעד] בעת פבקס | ההרקה] .Bos emend
: ההקזה גפבקס : الاستفراغ G || 20 החולשה] חולשתם ק | שנרפה] שנרפא ג | אלה] אלא
גס(!) : אלו פק | שיגיע חולשה להם] שיגיעם חולשה חולשה פב : שהגיע חולשה להם ק : أن يحمل عليهم
G

עד שימק כחם לא אבדו. ויצורים רבים הגיעו לחלי נאמן מפני שכחם נמק וחלש מרב
ההרקה. ואנשים אחרים נעתק גופם ממזגם וקנו מזג קר נשאר עמם ימי שנותם ולא
יכלו לרפאתם בתחבולה. וזה כלו מתוספת ההרקה. והיה אותו הקרירות בקצתם סבה
לשנוי מראיתם ורוע בנין גופם עד <ש>שבו בענין שימהרו המוצאות והמעוראות
5   לבוא עליהם ממעט סבה. ואחרים קרה אותם מזה אסתקא ממית ורבו וחולשת הכבד
והאצטומכה ותרדמה ורפיון ופלג'.

(13.37) אמר המחבר: עיין רבוי ההקזה בזולת מקומה ואם תהיה במקומה
והיתה יותר מדאי מה תהיה אחריתה. אם כן בדין יעצתיך לבל תמהר לסמך בה על
כל מי שנזדמן מן הרופאים. וכמו כן אמר ג'אלינוס: הענין הזה בשאר ההרקות שיורק
10   בהם הגוף כאשר הוסיף בעשיתם.

(13.38) פרק. הרפואות הגדולות כמו התריאק והמתרודיתוס ותיאדריטוס
ודומיהם מן הרפואות שהרכבתם גדולה שיקראום הרופאים רבי התועלות דרכם
בחולים דרך הרפואה החזקה. ואין ראוי להקדים להשקות מאומה מהם וכל שכן
לחולים אלא בעצת רופא <מהיר>. כי אלה אם באו במקומם הראוי ביומם
15   מחלאים רבים וגדולים ועצומים. ואם טעה בהם ההקש והסברא ובאו בזולתי מקומם
המיתו והולידו חלאים חזקים מאד.

והמעשה שהיה במערב מקדם לנגיד אמיר אלמסלמין עלי והוא שחלה זמן ולא
שמעתי מה היה חליו והיו ימיו מעשרים ולמעלה ובנין גופו חזק מאד. והימים ימי

---

1 ויצורים] ויסורים ג || 3 יכלו] יוכלו ג : بعد ذلك add. G | כלו] om. G | ההרקה] عليهم
add. G || 4 המוצאות והמעוראות] الآفات G | ואחרים] ואחרי ג(!) : اخري כن M | אסתקא
אסטנינוסות ג : استسقاء G : איסתיקא הוא אגרינוס ס | ורבו (وربو)= وانتصاب نفس G : רנפלי
ס || 6 והאצטומכה] והאסטומכה פבק | ותרדמה ורפיון] واسترخاء G | ורפיון] הוא פרלישין
ס || 7 רבוי (= إكثار) أخطار G | ההקזה] ההרקזה ג(!) || 8 והיתה יותר] ויותר היתה
ק | מדאי] ק! | לבל תמהר לסמך בה על] أن لا تجرف في ذلك ولا تعتمد على G || 9 מי] איש
ג | שנזדמן מן הרופאים] يعرض للطبّ G | הענין] פב | בענין פב : הענין הזה] الأمر هو G = הוא
הענין || 10 הגוף] كلّها add. G | כאשר הוסיף בעשיתם] כשיקדם בעשותם ג : כשיקדם
לעשותם קס || 11 הרפואות] هذه الأدوية G | והמתרודיתוס] והמתרידוס ג : והמטרואטוס פ :
והמטרואיטוס ב | ותיאדריטוס] ותיאדריטוש G : תאברדטוס ק || 12 ודומיהם] ודומיהן
ג | גדולות] (= الكبيرة) الكثيرة G | שיקראום] שיקראם ג : רבי התועלת] רבות
התועלות פב || 13 בחולים] om. ג : בחולי קס | ואין] ואם ק | וכל שכן לחולים] לחולים
בפרט פ : לחולים ב || 14 במקומם] במקומות גס | הראוי] om. G || 15 רבים
om. G | ההקש] ההקש ק | בזולתי] זולתי ג | בהם] בהם גק : om. G | חזקים] om. ג :
רעים ק : גדולים ס || 17 שהיה] أيضا add. G | לנגיד אמיר אלמסלמין] לנגיד בימי אמראל
מסלמין ג : לנגיד בימי אמרי אלמסלמין פ : להגיד בימי אמראל מסלמין M : في أمر ولي عهد أمير
المسلمين G | אמיר] אמר ב | אלמסלמין] אלמסלמין ק!) אלמתלמין ק!) | עלי] om. גב : رحمه
الله مشهورة add. G || 18 מעשרים] מאה ועשרים ק : שנה add. ס | ובנין גופו] وبنيته قالوا G

הסתו והמדינה שחלה בה מושבי מלך מערב מדינת מרקש. וחיה מחליו ולא שב לאיתנו
והיה עושה מלאכת הקמים מחלאים. והרופאים ינהיגוהו במנהג הקמים מחלי. והיו
ארבעה חכמים גדולים במלאכה הזאת והם אבו עלא אבן זוהר וספיאן ואבו אלחסן בן
קמנאל הסרקוסטי הישראלי ואבו איוב בן אלמעלם האשבלי הישראלי. ומפני שראו
5   גופו נקי ולא יקום תקומה שלמה ועכולו חלוש וחמימותו השרשי חלוש ולא היה
שותה יין הסכימה דעת ארבעתם להשקותו חצי זוז תריאק להחיות חמימותו ולחזק
עכולו ולהשיב פעולותיו הטבעיות כלם לאיתנם כפי מה שנתברר ממעשה התריאק
הגדול. והסכימו להשקותו בשליש הלילה האחרון לבל יתקבץ עם המזון כמו שהוא
תנאו. ולנו הרופאים בהיכל ובאו בסוף הלילה והביאו התריאק מן המלתחה בחותם
10   המלך והשקותהו ממנו כשעור המוסכם ושבו למקומם בהיכל כדי להאכילו. ויהי אחרי
שלש או ארבע שעות קודם תפלת הבוקר היתה צעקה גדולה בביתו. ויאיצו לרופאים
להשיגו ומת קודם הגיעם שמה או אחרי הגיעם ברגע.

והגיד לי אבו יוסף הרופא בן אבי איוב הנזכר על אביו אמר: היה תעותנו בשעור
התריאק כי לא היה סובל אלא רביע זוז או רביע שקל. ואמר לי השר אבו בכר בן
15   אבי מרון בן אבי אלעלא הנזכר שאביו אבו מרואן חשב לאבו אלעלא תועה בשעור
התריאק ואמר שהמיתהו למעוטו והיה דינו שיקח ממנו חצי שקל. ולא שמעתי מאחד
מהם הסבה בהיות המעט או הרב ממנו ממית כי שאלתי לכל אחד זה שלא בפני זה
על דרך להועיל בלמוד וללמוד.

(13.39) וכאשר ארכו הימים ואני חוקר על זה וזולתו מצאתי גאלינוס אומר
20   דברים שזה נסחם אמר: כל הסמים שהם הפך הסמים הממיתים כשילקח מהם ברב

1 בה] בו ג | מושבי] מושבב ק : מושב ק | מרקש] מראכש ק | ולא שב לאיתנו] قاعـدة G | ולا شب لאיتنו] وصار ناقهـا
G || 2 מחלאים] מחלי בס | מחלי] מחליים ק || 3 עלא] עלי גק : אל עלא פב | וספיאן]
הרופא הגדול הישמאלי ק .add || 4 קמנאל] קומינאל ק | השרשי] ק' : השרשו ג(!) :
השרשית M | היה] مِن G .add || 6 ארבעתם] ארבעה ג : הארבעה MS | תריאק] الكبير
add. G || 8 והסכימו] أيضا GP .add | האחרון] مـن حيث (بحيث P) أنّه إذا (om. P) اغتذى
في وقت العادة في (على G) ثلاث سـاعات من النهار كان الترياق قد خرج عن معدتـه وانحلّ وفعل ما له أن
יفعل GP .add | שהוא] add. GP | 9 תנאו] תנאי M | המלתחה] חתום קס .add ||
10 למקומם] במקומם גק | להאכילו | في الوقت GP .add | ויהי אחרי שלש או ארבע] והיו
שלשה או ארבעה ג || 11 לרופאים] הרופאים פ || 12 ומת] رحمه الله إمـا قالوا GP .add ||
13 אבו יוסף הרופא בן אבי איוב] אבו איוב הרופא ב | אבי] אבו פקס | תעותנו] תעות ג :
טעותינו ק | טעות] M || 14 לי] פ .om | אבו (=G) | אבו] ابن أبي : P | בן أبي .Bos emend | בן]
الشيخ GP .add || 15 אבי] אבו פב : אבי מרון בן] אבו מרון בן ק .om | אבי] אבו פבס | אבן] אבי
ג | תועה] טועה ק || 16 התריאק] התריאק ק .om | שהמיתהו למעוטו] שהמיתה ולמעוטו ג(!) :
שהמיתוהו למעוטו קס || 17 ממנו] ממנו M .om | שאלתי] ק .om | זה שלא בפני זה] عـن ذلك
G || 18 דרך] המבקש פבקס .add | להועיל בלמוד וללמוד] الاستفادة والتعلّم GP | וללמוד]
فسكت سكوت ضـانٍّ بهـذه الفائـدة GP .add || 19 אומר] שאמר ק || 20 שזה] זה פ : וזה
ב | הסמים] הדברים ק | ברב] פק .om

שעור מרובה הזיק הגוף הזק גדול. על כן יאות בעבור הסבה הזאת שיהיה כל מה
שישער מן הסמים האלה שעור שלא יזיק הגוף ברבויו ולא יֵלָאה מהסמים הממיתים
למעוטו וינצחוהו.

(13.40) אמר המחבר: כמדומה לי שאלו המתחרטים מאותו המעשה אל הדבר
הזה כוונו ושיהיה אצלם בו מאמר לאחד מן הקודמים לא עמדתי עליו. וכבר שמעתי
דברים רבים בטעם המאורע ההוא אין תועלת להזכירם כי הכונה בפרק הזה כבר
הגיע להזהיר החולים לבל יקפצו לקחת הרפואות החזקות מזה הסוג אלא בעצת אחד
גדול ובהזהרה גדולה אם לא ימצא דרך אחר.

(13.41) הדרך הידוע אצל המצרים ברפואתם ואם באמת אין עמהם רפואה
ברב אך הם מ<רב>דרים החולים עד שיתחזק הטבע ויבריא או יאבד וימות החולה.
אני משבח אותה מפנים ואני אזכיר דרכם תחלה ואומר הפנים שאני משבחם
בעדם. נתבאר לי מדרכם שהם הוסיפו להזהר עד שאבדו מהם רב הסמים הנודעים
המפורסמים בכל הרפואות הפשוטים מהם והמורכבים. וסמכו על סמים מעטים
שכחם רפה. וכשירצו להדק ליחה או לבשל ליחה עבה עשו מעשיהם בסמים רפים
לא יעברו המדרגה הראשונה בחמימות או בקצת השניה. ויותר מה שישלשלו בקשיא
פשטולה וריברברבי ואגריקון ומיראבולנש. ולא יעשו ממיני האיאריג' אלא איאריג'
פיקרא. ורב רפואתם המורכבות מרבה הפרחים והציצים הידועים ומשקה הפרות
המורגלים הנקרא רב. ומעט מה שיעשו מן הרפואות הרבות התעולות כמו התריאק
וכמו הדביד. וכשהוסיפו לפי מחשבתם עשו דביד ורדים ולא ישלשלו במשקה חזק.
זה רב דרכם ואני אשבחם מארבעה דרכים.

---

1 מרובה הזיק] מרבה הזק **גס** | הגוף הזק] om. **פ** || 2 האלה] التي هذا سبيلها GP .add | ולא
יֵלָאה מהסמים הממיתים למעוטו וינצחוהו] om. **גס** || 4 שאלו המתחרטים מאותו המעשה אל
הדבר הזה כוונו] שאלה שנתנו טעם למקרה זה כונו לדבר הזה **גקס** : اَنَّ هؤلاء المتعقِّبين لتلك القصّة إلى
هذا الموضع قصدوا GP || 5 ושיהיה (= G) ושיהיה **P** أن يكون | ושיהיה אצלם בו מאמר לאחד מן הקודמים
לא עמדתי עליו] הנה איך לא עמדתי על דבר מחבר אחד בענין (לענין **M**) זה **גס** : אך לא עמדתי על
דבר מחבר אחד בענין זה **ק** || 7 הגיע] הגיעה **פ** | מזה הסוג] .om **ג** : מסוג זה **ק** || אחד] רופא
ק || 9 ברפואתם] ברפואות **גפבס** | רפואה] רפואות **ק** || 10 מבדרים] .Bos emend :
מדרים **גק** : מרדים **פב** : מדרים **פ¹** : מדריכם **M** || 11 ואומר] ואני אומר **ק** : وأبيّن GP ||
12 נתבאר] ונראה **פ** | הנודעים המפורסמים בכל הרפואות הפשוטים מהם] .om **ג** ||
13 הרפואות] الأطبّاء GP | וסמכו על] واقتصروا على GP || 14 שכחם] שכיחים **M** | רפה] **ג**
.om | להדק] לדקק **פב** | ליחה] أخلاط GP | מעשיהם] ذلك GP | וריברברבי
וריוברבר **פ** : וריברב **ב** : וריברבר **ק** : וריברבר **ק** | ואגריקון] ואגריק **פב** : ואגריק **ק** || 16 ובריברברבי]
ק : מירובא **ס** : من نبات **P** | הפרחים] والتفوّحيم **ג** || 18 כמו התריאק וכמו חדביד] ولا ترياق من
الترياقات ولا دبيد من الدبيدات **P** || 19 הדביד] הזביד [דביר] **M** | עשו] وصفوا **P** | דביד] דביר
M || 20 רב] כפי **ג** : **ק** .om

(13.42) הדרך האחד הוא רב מה שזכרנו בפרקים אלו מחסר דעת הרופאים
‹במלאכה הזאת› ואם סמך על המעשה הרפה הזה עשה הרופא מעשהו אם הישיר
אלא שהאריך ‹המחלה› לבד. ואם טעה ועשה מה שאינו ראוי לא ימית החולה. אך
הרפואה החזקה אם החטיאה המיתה.

5 (13.43) הדרך השני שארצם חמה וכבר נמנתה מצרים בכלל הארצות החמות.
ולדבר זה סבה טבעית שאינה מדרך מאמרנו זה. וכחם רפה ולא יאות לעשות הרפואה
החזקה לא בארצות החמות ולא בגופים החלשים. ואולי זאת היתה הסבה בהמית
התריאק לאותו שקם מחליו כי הסם החזק יחל לנצח הכחות ואם הם חלושים הם
מתנונים והולכים וכלים ואינם יכולים לשוב לנצח מנצחם.

10 (13.44) הדרך השלישי הוא שרב חלאיהם חמים לדקות לחותם גם אין בשרם
דחוק והחלאים האלה אינם צריכים סמים חזקים וכבר נודע שלא היו מנהיגים
אבוקרט וג'אלינוס החלאים החדים אלא בסכנג'בין ומי השעורים וכיוצא בהם.

(13.45) הדרך הרביעי לכתם על דרכים שצוו הרופאים והוא שכל מה שאפשר
לרפאת במסעד אל יעבור לזולתו. ואם אי אפשר יעשה במסעדים רפואים שיש בהם
15 רפואה ואם אי אפשר יעשה בסמים רפים. וכל מה שיוכל לעשות בסם נפרד לא יעשה
ב‹סם› מורכב ויבחר מה שהרכבתו מעטה. ואם הצליח יש לנו מה שבקשנו. כל אלה
הדברים צוו אותם גדולי הרופאים על הכלל. ודרך המצרים הוא כזאת ברוב. ואין
ספק שימצאום חלאים נאמנים לפעמים וצריכים לרפואה חזקה והם מתעצלים מהם
מפני שלא נסו הרפואה החזקה. על כן לא יזיק בהם מאומה מרפואתם הנהוגה אך
20 בכלל השלום בדרכיהם יותר מהההמעדה.

(13.46) אך מה שנתפס עליהם באמת הוא יראתם להשקות תריאק הארבעה
וכיוצא בו מן הרפואות הרבות התועלת או לקחת מעט מגוארש הכמון או העשוי מן
המנטה וכיוצא בהן מהרפואות הבריאות. והם משתמשים בהקזה המתמידה ולהוציא

1 מחסר דעת] تقصير P || 2 סמך] مسك ג(!) | הזה] בזה ג | עשה הרופא מעשהו] أيضا فعل
الطبيب P(!) | : تأخّر فعل الطبيب Bos emend. | 3 לבד] מעט ק | 6 זה] פב .om | זה
التطويل بذكرها .add P | וכחם] וכחה ג | 8 יחל] יתחיל M || 9 מתנונים והולכים וכלים
خارت P | לשוב] לאיתנם ג .add || 10 גם אין בשרם דחוק] גם אין בשרם דחוק ומדבר פב :
ורדות גופם S || 12 אבוקרט] אפוקרט ב | החדים] החמים S || 13 לכתם על דרכים] تبع
القوانين P | שצוו] التي ذكرها P || 14 לרפאת] بتقدير .add P | אל] לא פב | אפשר] בזה ב
.add | במסעדים רפואים שיש בהם רפואה ואם אי אפשר יעשה] .om ג || 15 לעשות]
.om P | יעשה] يطبّ P || 16 ואם הצליח יש לנו מה שבקשנו] فإن قام لنا بما نريد P | אלה]
אלו פ || 17 הוא] היא פב | 18 שימצאום] שימצאום ג: שימצאם נאמנים לפעמים] أنّه
قد يحدث لهم أيضا أمراض مزمنة على الأقلّ P | וצריכים] ויצטרכו פב || 19 בהם] להם פ
20 מהההמעדה] من العطب P: מההמארה M || 21 שנתפס] .om ב: ينقد P | תריאק] טריאק
ג || 22 בו] בהן ג: בהם ס | מעט] פב .om | הכמון] הרמון ג | מן המנטה] מדמנתה ג :
מדמנטה פ

הדם הרב ולהשקות הסמים המשלשלים בפרקים על דרך הנהגת הרפואות. ואפילו
הזקנים מהם וכל אלה הדברים טעות ידוע וראוי להעיר עליו.

(13.47) פרק. ראיתי דברים מורגלים בארץ מצרים בגדולים ובהמון והוא כי
מעט שיתמנה הרופא לרפאת חולה אחד לבדו מתחלת חליו עד אחריתו. אך על כל
5 פנים יעתיקו מרופא אל רופא. ופעמים יתרפא החולה מעשרה רופאים בחלי אחד לפי
האמד ולא ידע האחד בחברו ויטעה החולה לרופא לאמר כי עליו יסמך. ויקח החולה
או המשמש אותו דעת כל אחד מן הרופאים ויכריע ביניהם ויבחר מה שיראה לו
שהוא טוב לפי מחשבתו. והוא חושב בכל זה שנשמר ונזהר משגגת הרופאים.

ויש במעשה זה הזקים אני איערך עליהם: תחלתם מבוכת הרופא בעצמו שלא
10 ידע עם מי האמת. ואם הכריע כפי האחד יכריע בדמיון מה שלא יתן העיון האמתי.
והשני מבוכת הרופא כי אם יעמוד במעשהו מתחלתו לסופו אם נתבאר לו הצלחה
עמד על דרכו במעשהו ואם יראה הפך העתיק מדרך לדרך אחרת. והשלישי הזק הרופאים
קצת לקצת וכל אחד מהם יוציא דבה על חברו ויאמר שטעות עשה. והרביעי עצלות
הרופא ורפיון מחשבתו והסמכו על זולתו ודעתו שאם טעה לא יקרא בשמו לבדו.
15 ואם הישיר לא ישבחוהו לבדו. ועל כן לא ידרוש עצמו במה שראוי לעשות מדעתו
שאין סומכין עליו לבד.

(13.48) אמר הראזי: מי שנרפא אצל רבים יש ספק אם יאסוף טעותם.

(13.49) אמר המחבר: זה אמת אם יתרפא מהם מכל אחד בפני עצמו אך אם
נאספו כלם כמו שיעשו המלכים ובעלי הנכסים ונחלקו ועיינו עד שיזכרו במה
20 שיעשו זה נבחר וטוב. ויהיה החולה אוסף ישרם מפני שאין בכח איש מבני אדם
להיות זוכר כל מה שלמד והמלאכה הזאת תקשה על רוב החכמים מצד זכירתם לא
מצד הבנתם מפני שהיא צריכה לזכרון רב מאד. ופעמים יהיה הדבר שאין הרופא
זוכר עתה הוא הצריך אליו בחלי זה. ואם יהיו רבים יזכיר האחד לחברו ונעזרו
להשלים הכונה ויגיע השלמות המבוקש מכלם.

1 הסמים] החמים ג(!) | הרפואות] الشيوخ P | 3 מצרים] P | 5 מעשרה] عدّة P ||
6 האמד] التقدير P | האחד] ואחד ג(!) | לרופא] كلّ واحد منهم P | יסמך] وحده
add. P | ויקח] وقد يأخذ P | 7 המשמש] המשמר גס(!) | לו] ג om. | 9 זה] הזה
פב | הזקים] أعمال من المضارّ P | 10 האחד] האמת פ | יכריע] פ
פב || 11 יעמוד במעשהו] يعمود لمעשהו ג : بقي مع عمله P | נתבאר] נתבאר פב : נתברר
ס | לו] גפבק om. | הצלחה] פ om. | 12 עמד על] לזמ P | הפך] ذلك add. P | אחרת]
وإذا قطع عليه بآخر اتّكل عليهما جميعا add. P | 13 וכל] فإنّ كلّ P | 14 שלא] לא פבס
15 ישבחוהו] לו ג add. | במה שראוי] بتدبير ما ينبغي P | 16 לבד] ב om. || 17 הראזי]
הארזי ג(!) | שנרפא] שנתרפא פב | רבים] اثنين P | יאסוף] יקבץ פב | 18 עצמו] وكذلك
كلّ ما عددناه من المضارّ إنّما هو استطبابهم على التفريد add. P | 19 שיזכרו] شيذכירו ג : يتحدّد بينهم
P || 20 נבחר] الأولى P | 21 תקשה] يقשה ג | זכירתם] זכירתם לא מצד ג | 22 הבנתם] ג om.
ידיעתם ג | מפני] ג om. || 23 הוא הצריך] והצריך פ : שהוא M | יהיו] היו ב | יזכיר]
הזכיר פב

ואם תראה אותם חולקים וכל אחד מבקש לנצח ולהתפאר ולהודיע שלמותו
לחולה וחסרון חברו הטוב והישר להזהר ולהניחם כלם שמא ימות החולה בלכתו
אחרי הנצוח גרידה. וכשיהיה בהם החלי הזה כל אחד מהם יעות ויסכל היושר על כל
פנים ואפילו היה שלם במלאכה. ועל כן איעצך לעזוב כלם ולסמוך על פעולת הטבע.
אמרו החוזים: האהבה והשנאה יוציא המשפט מדרך היושר.

(13.50) ואמר אלסכנדר אל פרודוסי: סבות המחלוקת בענינים שלשה: האחד
מהם אהבת הנגידות והנצוח המונעים לאדם להשיג הדבר כפי מה שהוא. והשני עומק
הדבר המושג ודקותו בעצמו וקשיו מהשיגו. והשלישי סכלות המשיג וחסרונו מהשיג
מה שאפשר להשיגו.

(13.51) אמר המחבר: והנה סבה רביעית למחלוקת גדולה מהשלשה שזכר
אלסכנדר וראוי לאלסכנדר שלא יזכירה מפני שלא היתה בזמנה ולא מנהגם. והוא
ההרגל והגדול באחת הדעות. והוא שהאדם יטה בטבע למנהגותיו ואין הפרש בין
שיהיה במעשים או בדעות. כי הדעת שגדל בו האדם והרגילו והיה בו הטבע יטה
אליו ויקוץ בזולתו ואפילו היה יותר אמתי כמו שיבחר המסעדים הרעים הנהוגים
על הטובים שאינם נהוגים. ואין זה מכונת זה המאמר אך הכונה היתה להזכיר הסבה
הראשונה שזכרה אלסכנדר שזה היתה הכונה שכוונו בפרק זה.

(13.52) וכבר הבאתי בזה הפרק מה שימלט בו משגגות רבות מזיקות בהנהגת
הבריאות והבראת החלאים.

השם ידריכנו למה שהוא טוב בשני העולמות בחסדו ואמתתו ותהלה לאלהים
לנצח.

---

1 חולקים] חלקים ג | אחד] מהם ב add. || 2 והישר] הרי יש add. M | להזהר ולהניחם
כלם] والأخـذ بالحوطـة الإضـراب عـن جميعهـم P || 3 הנצוח] الغلبة فـي النظر وللمناقضة بـين الأطبّاء
P | גרידה] לבד פב | מהם] ב .om | יעות] يخطـئ P | על כל פנים] ضـرورة P || 6 אל
פרודוסי] אלאפרודוסי פ : אלפרודוסי ב || 7 עומק] עומד ג(!) : עומק הדבר המושג ודקותו בעצמו]
لطافـة الأمـر وخفـاؤه المـدرك فـي نفسـه وغموضـه P || 8 בעצמו] ועצמו גס || 10 רביעית] פ
.om | גדולה] שלשה ג(!) || 11 היתה] היתה גס | היה גס || 12 והוא] והוא M | והוא] יהיה ג ||
16 שזכרה] שזכר גס | אלסכנדר] אלכסנדר M | זה] הזה פב || 17 בזה הפרק] הפרק הזה
ג || 19 טוב] النجاة P | ואמתתו] ואמתו פבס : وطوله P || 20 לנצח] تشق תם המאמר תהלה
לאל ג add. : תם המאמר תהלה לאל ית' ית' ויר' אמן ואמן ס add.

The Hebrew Translation by Joshua Shatibi
edited from
MS Munich, Bayerische Staatsbibliothek 280; fols. 5a–37b (מ)

MS Berlin, Staatsbibliothek Preussischer Kulturbesitz

Qu. 836; fols. 66a–92b (ה)

Paris, BN, héb. 1211, fols.1a–160b (P)

New York, JTS, 9069, fols. 3a–8b (N)

(0.1) אמר השר משה בן עבד קטן לאל הישראלי הקורטבי: הדרת פני אדוני
הנכבד המרוצה המצליח יתמיד האלהים גדולתה וישמור נעימותה ערכה לפני זה
החולי המיושן אשר בה הנקרא רבו. וצותה עלי שאערוך לה דבר מן המזונות
הראויות להתרחק מהם ומזונות הראויות להשתמש בהם עם הנלוה לזה ממיני ההנהגה
המעולה בזה החולי כפי מה שביארו נכבדי הרופאים. ומן הידוע אצל הרופאים שלזה   5
החולי סבות רבות ושהנהגת רפואת החלאים מתחלפת כפי חלופי הסבות. וכן מן
הידוע ומן המפורסם אצל הרופאים שלא יאות לרפאת החולים בטוב האופנים כי אם
אחרי העיון במזג החולה בכלל ומזג אבר מאבריו ביחוד ובפרט מזג האבר הכואב
והמשותף לו בכאב. ואחר העיון בשומן גוף החולה ורזונו וזה נכנס בצד מה בשער
המזג ואחרי העיון בשניו ומזג ארצו והרגלו והעת מן השנה ומזג אויר הזמן ההוה.   10
ואם היתה הכונה בזה המאמר הנהיג זה המקרה קרה לכל מי שיהיה ובאיזה עת
שיהיה ומאיזה סבה קרה יארך מאד ויחוייב העיון על כל דבר ודבר בכל מה שקדם
ואין זאת כונת זה המאמר כי כבר הניחו הרופאים כל מה שצריך אליו מזה ואין זה
החולי מעט הנפילה ולא נסתר הסבות יצטרך להפריד לו מאמר ואין אצלי דבר נפלא
אביאנו שאסדר לו מאמר מפני זה הדבר הנפלא. אמנם הכונה בזה המאמר תרוץ כפי   15
מה שגזרה וצותה המעלה הנשאה ירפאה האל וישמרה מכל נזק.

1 בן עבד קטן לאל הישראלי הקורטוזרי] רן עבד הקטן לאלהי ישראלי [זל׳׳ה אמר המחבר] הקרטובי
ה² || 4 ומזונות והמזונות ה || 6 רבות] רבות ה om. || 7 החולים] החולאים ה || 8 אחרי]
אחר ה || 9 גוף] om. ה || 10 אויר] אוייר מ || 11 המאמר] כליّـا اعنـي ان اضعهـا لمعرفة
שיהיה] add. P وحيث عرض || 12 שקדם] ذكره بتفصيل add. P || 13 זאת] זה
ה | הרופאים] في كل مرض add. P || 15 תרוץ (= يجري)] جزئيا P

(0.2) וכבר ידעתי בעדות ברורה ובמה שסדרה אלי המעלה הנשאה שסבת זה
החולי נזילה נגרת מן המוח בעתים ידועות ועל הרוב בסתיו והקימה והמצוקה לא
יסורו ימים בלילותיהם כפי אורך העונה וקצרותה עד שתעמד הנזילה ותתבשל מה
שנגר אל הריאה עד שתתנקה. זהו מה שידעתי מסבת זה החולי. וכבר הגדת לי שאתה
צריך בהכרח לקחת משלשל פעם אחת בשנה או שתי פעמים במה שיוציא הבלגם
וינקה המוח והריאה ושפעמים רבים תקח תקף המשלשל בעת העונה עצמה ואז תנצל
ממנה. וכן ידעתי ששניו שני השיבה וגופו אמצעי בין הרזון והשומן ושמזגו בכלל
קרוב מן השווי מאד ושהוא נוטה מעט אל החום ושמזג המוח יותר חם מן הראוי
שיהיה. ולקחתי הוראה על זה במה שזכרו מהתנזקו בריחות החמים ושאינו יכול
להריח אותם ושער ראשו יכבד עליו מאד וינוח לו בהתגלחו בזמנים מאד קרובים
ושהוא קץ בכסות הראש והגדיל המצנפת וכל זה יורה על חום המוח.

(0.3) וכן ירפאהו האל זכר לי שאויר אסכנדריה יזיק לו מאד וישים פניו ללכת
מצרים בעתים אשר בהם יחל בא העונה לפי שאויר מצרים יותר קל ושקט ויקל עליו
נשוא העונה. וכן זכר לי יתמיד האל כבודו שכבר הנהיגוהו קצת הרופאים בכל מה
שחשב כל אחד מהם שהוא ראוי לעשות ועכ"ז לא עלתה לו ארוכה. ואחר שהקדמתי
כל זה להיות לי התנצלות אצל הרופא המעיין בזה המאמר וימצא בו גזירות חלקיות
או נעדרות התנאים אתחיל להשיב על מה ששאלה ממני המעלה הנשאה.

(0.4) וישר בעיני שאסדר זה המאמר פרקים כלליים מועילים מאד לאחד
אחד מן האנשים בהנהגת הבריאות וההשמר מן הנפילה בחולאים וברפואת רוב
החולאים. אלקוט אותם ממאמרי גאלינוס וזולתו כפי מה שעלה בזכרוני בעת חברי
אותם. והבאתי אלה המאמרים בנוסח אמרם להיות זה חזוק למעשה בהם. וכן אושיב
באחרונה צווים מועילים כלליים בהנהגת הבריאות ורפואת המחלות. הכונה בזה כלו
הועיל האנשים בכלל כפי מה שאפשר עד שיגיע לו יתמיד האל כבודו תועלת בזה
המאמר כלו ויגיע לזולתו התועלת במקצתו. וראיתי לחלקו לפרקים להקל שמירתם
וזכרונם ושימצא מה שיבוקש ידיעתו ממנו בנקלה בעזר האלוהים.

‖ om. P ‖ ידעות ‖ P الربـو ‖ החולי 2 ‖ om. P ‖ הנשאה ‖ ה המעולה ‖ המעלה 1
אמצע ‖ אמצעי 7 ‖ ה בעצמה ‖ עצמה ‖ ה ופעמים ‖ ושפעמים 6 ‖ ה שתנקה ‖ שתתנקה 4
انّـه שהוא ‖ ה ונקל ‖ ויקל ‖ P تتوقّـع ‖ יחל 13 ‖ ה אסכנדריא ‖ אסכנדריה 12 ‖ ה
‖ ה גילינוס ‖ גאלינוס 20 ‖ P محروفة נעדרות 17 ‖ P مَا ذلك وانّ ‖ ועכ"ז ‖ P التدبيـر
‖ ה האלוהים בעזר 25 ‖ P لها לזולתו 24 ‖ P الأقاويل تلك وليست ‖ המאמרים אלה והבאתי 21
om. P

פרק א': נדבר בו בטוב ההנהגה בכלל

פרק ב': בתת סדרים כוללים במזונות אשר אליהם נכוין ונשמר מהם כפי זה
החולי

פרק ג': בזכירת מיני המזונות אשר נשמר מהם ונכוון אליהם מן המזונות
5   הנמצאים והנהוגים אצלנו

פרק ד': בהרכבת מטעמים מועילים בזה החולי

פרק ה': בכמות המזון

פרק ו': בעתות קיחת המזון

פרק ז': ביין

10   פרק ח': בהנהגת האויר והתנועות הנפשיות

פרק ט': בהנהגת ההרקה וההעצר

פרק י': בהנהגת השינה והיקיצה והמרחץ והחפיפה והמשגל

פרק יא': בנתינת סדרים כוללים ברפואת זה החולי

פרק יב': בהרכבת סמים יצטרך אליהם בכל מין ומין ממיני רפואת זה החולי
15   כפי כונת המאמר

פרק יג': בחזוק פרקים מעטי המספר גדולי התועלת לאנשים בכלל בהנהגת
הבריאות ורפואת המחלות ירוצו על פי הצווים

ואחר חלוקת אלו הפרקים אשוב לבאר מה שיכללהו כל פרק ופרק מהם בקיצור
ברצון האל ית'.

---

1 בטוב ההנהגה] في حذر على جودة التدبير P | ההנהגה] הנהגה מ | 2 זה] מ om. || 9 ביין]
نـي الشـراب P || 13 כוללים] om, P || 18 הפרקים] העיקרים ה || 19 ית'] יתעלה שמו
וישתבח ה

הפרק הראשון: נדבר בו בטוב ההנהגה בכלל

(1.1) ראוי שידע כל מי שיעיין בזה המאמר שאלו החולאים הנושנים כלם אשר
יבואו בעונות כנקרס וכאב הפרקים והאבן והרבו וכאב חצי הראש וכאב כל הראש
הנקרא בלשון ערבי כודא וזולתם ממה שדומה להם מן החולאים אשר ימנע בריאותם
או יקשה. כי כל חולי מהם אם יטב הנהגה בו ויגיע בשמירה מכל מה שראוי להשמר
ממנו וישען על מה שראוי להשען עליו הנה זה יחרחק הזמן בין העונות בהכרח
וימעיט המקרים בעונה ויקל תלאותיהם ויקל סבלם ומשאם. וכאשר ירע ההנהגה
ויטה לתאוותיו והרגלו מבלי השמר הנה זה ישים מבין העונות מתקרב בהכרח
ויוסיף במקרה העונה ופשעה ויגדל הכאב בה עד שהם כבר ימותו בחוזק הכאב. ועוד
שאלו היה אבר מהאברים חלוש בטבע בעיקר יצירתו לא יסור מלקבל המותרות
לחולשתו והנה ההנהגה הטובה ימעיט המותרות ויקל מרעתו בה. וההנהגה הרעה
יוסיף במותרות ובחוזק רעתם. כבר עוררנו על זה הפרק גדול התועלת המעורר על
כל ענין טוב בזאת המלאכה.

וגילינוס אמר מאמר זה נוסחו: וממה שיורה על מה שתארנו הוראה בתכלית
הביאור שאנחנו נמצא קצת אנשים יתעוררו בהם המחלות באברים חלושים מגופם
בכל ששה חדשים מה וזמן גדול מזה. והנה לו היה האבר החלוש לבד יגבר
עליו החולי היה האבר החלוש חולה תמיד. ואחר אשר נמצאהו לא יחלה תמיד מבואר
הוא שכבר יבוא עליו דבר אחר בו יתם חדוש החולי בו. ואין זה דבר זולת המותר
רע בכמותו או באיכותו.

(1.2) פרק: אמר המחבר: כבר ביאר לנו ג'אלינוס במופת שהאיברים החלושים
יתעוררו בהם החולאים מפני רוב החלטים גם שיהיו טובים ומפני רוע החלטים
והשתנות איכותם גם שיהיו מעטים ואם היו רבים ורעים הנה הנזק יהיה יותר גדול.
וכן זכר לנו ג'אלינוס שהוא רפא עם רב מחלאים היו בהם שנים רבים בהנהגה
הטובה לבד ובהשואת תנועותיהם. וכן זכר ג'אלינוס שההפסד יכנס במדות גם בהרגל
הדברים הרעים כמאכלות וכמשתה ושההנהגה הטובה תישיר מאד במדות הנפש. אלו
סדרים כללים מועילים מאד ראוי לעשות על פיהם בחולים ובבריאים.

---

1 ההנהגה] הנהגה מ || 2 מי] מה ה || 3 כנקרס] כנקראס ה || 4 כודא] Bos emend. ג'וזא
מה || 5 הנחמה] הנהגה ה || 7 ירע] Bos emend. · יארע מה || 8 הזמן] מ om. ||
11 הרעה] רעה מ || 14 וגילינוס] וגאלינוס ה | על] כל ה .add || 16 ששה] Bos
emend.: שנה מה | גדול] גלות מ || 20 ג'אלינוס] ג'ילינוס ה || 23 ג'אלינוס] ג'ילינוס
ה | רפא] רפה ה || 24 ג'אלינוס] ג'ילינוס ה || 25 כמאכלות] כמאכל ה | אלו] מ om. ||
26 מועילים] מעולים מ | ראוי] הראוי ה

(1.3) פרק. וידוע הוא שהנהגת הבריאים והחולים בכלל כללוהו הרופאים
בשבעה סוגים ששה הכרחיים ואחד בלתי הכרחי. והששה ההכרחיים הם סוג האויר
המקיף בנו וסוג מה שיאכל וישתה וסוג התנועה המקומית וההשקט המנגד לה וסוג
התנועות הנפשיות וסוג השינה והיקיצה וסוג ההרקה וההעצר. ואמנם הסוג הבלתי
הכרחי הנה הוא מה שיפגוש הגוף על ההזדמן זולת האויר במרחץ והחפיפה.

(1.4) פרק. אמנם המשגל לא ישים לו אחד מן הקדמונים מבוא בהנהגת
הבריאות. אמנם ברפואת החולאים כבר זכרוהו אבוקרט וג'ילינוס שכבר יצטרך
להפיץ הזרע בקצת המזגים הרעים. אמנם לרוב השתמש בו לבלתי צורך כי אם
להנאה מופשטת יהיה ראוי שיכנס בזה הסוג. ויבוא המאמר בהנהגת כל אחד מאלה
הסוגים השבעה בקוצר רב כפי כוונת זה המאמר.

הפרק השני: בנתינת סדרים כוללים למזון אשר נכון אליו
ונשמר ממנו כפי זה החולי

(2.1) כל מזון יתילדו ממנו חלטים עבים או מתדבקים ראוי להשמר ממנו וכן
כל מה שיזון מזון רב מאד גם שיהיה טוב. וכן כל מזון רב המותרות ראוי להרחיקו

5 אך ראוי שנכוון מן המזונות מה שיהיה מזונו שוה בכמותו אל המיעוט ושיהיה
באיכותו בלתי עב ולא מתדבק או נוטה אל הדקות מעט. והסבה בזה מבוארת וזה
שהמזונות כשיתעכלו באיברים ויהיה העכול השלישי בהם מעט לא עב ולא
מתדבק ימסו בהתכה נסתרת ויצאו באידים ובזיעה. ואם יותר מהם מותר יקל יציאתם
מן האבר במעברים הדקים וידחו ביציאה ובשתן ודומיהם. אמנם אם היה המותר רב

10 או עב או מתדבק לא יקל התכתם ולא עברם במעברים הדקים ויסתכרו באבר ויקשה
יציאתם ממנו. ואם היה האבר מושפע הכחות ויתחזק עליהם וידחם לאבר אחר יותר
חלוש ממנו יתישבו וישתקעו הנה יוסיפו בהפסדם.

וכשיחשוב הרופא לדקדקם הנה והתיכם ויצטרך לסמים חזקים וזמן ארוך או
שניהם כפי שיעור עובי החלט או דבקותו או רביו או כפי שיעור צרות המעברים

15 או רחבם בזה האבר וכשיעור חולשת זה האבר וחולשת מה שסביבותיו וחוזקם.
וזאת היא הסבה בהתקשות קצת החלטים ומיעוט השתמעם לרצון הרופא אך לא
יסור משכון במקומו מפסיד לכל מה שיבא אליו עד שיתחדש נזק גדול מביא לאבידת
האבר או אבידת הגוף בכללו. ולזה היתה ההנהגה המתעבה פשע בהנהגת כל אחד
בכלל כשתהיה בתכלית וסכנה גדולה בקצת האנשים לפי שהכונה שיהיו העורקים

20 כלם והמעברים פתוחים שבילֵיהם נקיים שלמים מן הסתום והצרות עד שירוצו בהם
הרוחות והחלטים וידחו מהם המותרות.

(2.2) אמר גאלינוס מאמר זה נסחו: המחשבה והמעשה הקם שיהיו מעברי
המזון מן הכבד פתוחים נקיים לא בחולים לבד כי אם בבריאים גם כן. ואמר בפרק
אחר מאמר זה נסחו: ולזה איעץ על כל האנשים שירחיקו כל המזונות המולידים

25 החלטים הרעים גם שיהיה האיש יעכלם בקלות ומהירות לא יטעה בזה כי באורך
הזמן יתקבץ ממנו בעורקיו חלט רע והוא לא ירגיש וכשיבא אליו סבה קלה יעזרהו
על העפוש יתעפש ויתחדש ממנו קדחות מגונות.

---

4 מה] מי **מ** || 5 נוטה אל המיעוט] أو مائلا قليلا نحــو القلّــة **P** || 8 נסתרת] .om **ה** ||
11 עליהם] אליהם **ה** || 16 בהתקשות] تغيّر **P** || 20 שביליהם] שבילהם **ה**(!) || 22 גאלינוס]
גילינוס **ה** | הקים] (= הקַים) بالوثيقة **P**

(2.3) אמר המחבר: זאת צואה טובה מאד ועצה גדולה לכל האנשים להשמר
מן המזונות העבים והדבקים בכלל. אמנם בזה החולי הפרטי אשר דבורנו בו הנה
ההנהגה העבה ממיתה בו והמדקדקת מועילה בו מאד כמו שביארנו. ואין ראוי שיצא
בו אל התכלית למה שזכרנו משווי הגוף ברזון והשומן. וכן ראוי שנשמר מן המזונות
כל מה שיעלה אידים וימלא הראש ביחוד אם היה חם מאד לפי שחולשת המח נוספת
בדברים החמים אחר שהיה סבת חולשתו החום כמו שביאר גאלינוס שכל האיברים
יתבטל כחם כשיצאו מן השווי יציאה גדולה באיזה מן העיקריות יצא. וגם כן כל אבר
כשיחם ימשוך וכשיתמלא המוח רבו מותריו ויזל כמו שהוא רגיל להיות בזה החולי
אל הריאה וימלאו קניה הנדוחים מן הקנה ויבללו ויתרטבו.
      וכן ראוי שיתרחקו ממזונות קשי העיכול לפי שכל מה שיקשה עיכולו באצטומ׳
ויארך השארותו בו יעלה דבר מן אידי המאכל למח ויכבדו עליו וימלאוהו ויוסיף
חולשה. הנה זה מה שראיתי שהוא צריך אליו בזה הפרק.

---

6 גאלינוס] גילינוס **ה** ‖ 7 כל אבר] om. **P** ‖ 9 הנדוחים] المنفرجـة **P** ‖ 10 קשי] קשה
ה ‖ שיקשה] שיתקשה **ה** ‖ 11 אידי] om. **א** ‖ 12 זה] זאת **ה** ‖ הפרק] بحسب هذه المقالة
add. **P**

הפרק הג': בזכירת מיני המזונות שראוי להתרחק מהם ולכון אליהם מן המזונות המורגלים

(3.1) כבר ביאר גאלינוס שכל מה שיעשה מקמח החטה המנופה בתכלית הנפה
במזוני עובי ודבוק ואיחור עכול ומזון רב. ולא יסור זה ההזק ממנו כי אם כשיהיה
העשוי מן הקמח הבלתי מנופה מאד לחם מלוח בטוב מוגע בדריסת הבצק ונאפה
בתנור ונתבשל בשול טוב. שכל לחם זה תוארו הוא היותר טוב ממה שיעשה מן
הזרעים. ואחר לחם התנור לחם פרן ואחר קמח הבלתי מנופה מאד בטובה הוא
הקמח הנעשה מן החטה הבלתי שורה במים ולא נתקלפה ויינופה הקמח בנפה קלה
עד שלא יסורו ממנו כל הסובין וייטחן טחינה טובה. שאז זה הקמח כשיולש כמו
שנזכר ויעשה לחם כנזכר מזון טוב מורגל קל העכול שוה ההזנה טוב. וכל מה
שזולת זה ממה שיעשה מן החטה רע מזיק לאנשים בכלל ולאדון היקר ביחוד כמו
הנעשה מן החטה עצמה כאלהריסה והחרירה ולא ממה שיעשה מן הבצק כאלטריאה
והחסו והדומה להם. ולא ממה שיהיה בלול בשמן או יטוגן כי הנה זה יוסיפהו
דבקות ויקניאהו חום כאלכער הבלול בשמן והזלאביה וכן קטאיף רעות מאד למצותם
ודבקותם ורוע לחמם. ואם יצורף לזה שיהיו מכוסים בסוכר או יאכלו בדבש יהיה
סבה גדולה לחולאים יתחדשו בבריאים כל שכן לחולה שנרצה לדקדק חלטיו ויוסר
מהם הדבקות. לפי שכל אלו הלחמים עבי המזון כלם יוסיף עליהם השמן התדבקות
כמו שזכרנו וכשיחובר אליהם דבש או סוכר יהיה הזקם גדול בכבד וסתמום יותר
להתענג הכבד לזה המאכל ויחטפהו מאד ויגיע לקצוי הכבד עד שיסתתמו בו העורקים.
ודע זה והשמר ממנו יותר מכל מה שראוי להרחיקו. והיותר רע מכל אלו כשילקח זה
מן הסולת והוא לב החטה הזך הנקי.

(3.2) אמר ג'אלינוס: כל מה שילקח מן החטה יוליד חלט עבה ויאחר ירידתו
ויסתום מעברי המזון מן הכבד ויקשה הטחול החלוש ויגדל ויוליד אבן בכליות.
ואמר גם כן ג'אלינוס: אמנם הלחם המצה הנה הוא בלתי נאות ולא מועיל לאחד מן
האנשים.

(3.3) אמר המחבר: וכן ראוי להרחיק כל הזרעים הנופחים כפולים והזרעונים
ואלג'לבאן ואללוביא והעבים כארז והעדשים וכל מה שיאיד המח כאגוזים או יחממהו
עם זה מאד כשומים והבצלים והכרתי. וכן ירחיק הבשרים העבים כלם כבשר הבקר
והעזים והגדולים שבצאן וגאלינוס אמר שהם יותר רעים מבשר הבקר.

---

1 הפרק הג'] פרק ג' **ה** │ ולכון] ויכוין **ה** ║ 3 גאלינוס] גילינוס **ה** ║ 7 פרן] om. **ה** ║
14 והזלאביה] והזלביא **ה** │ קטאיף] הצפיחיות **ה** ║ 22 ג'אלינוס] ג'לינוס **ה** │ עבה] עב
ה ║ 24 ג'אלינוס] ג'לינוס **ה** ║ 28 והכרתי] והכראתי **ה** ║ 29 וגאלינוס] וג'לינוס **ה**

(3.4) והגבינה ידוע שהוא עב המזון ואם היה קדום הוא רע מאד. ואלה החלבים
כלם המורגלים ימלאו הראש ויזיקו במוח לא תקרב אליהם. וכן עוף המים כלם
עבים כאווזים ואלבט רבים החלטים הנפסדים. וראוי שיכון מן הבשרים בשר העוף
ולא יהיו שמנים לפי שהם מעטי המותר מהירי העכול ואלדראג' ואלימאם והקורא.
וכל מה שיהיה מן העוף יותר קטן כצפורים הם מועילים מזה החולי וביחוד כשיהיו
צלויים או מטוגנים באלמרי עשוי משעורים. ומרק התרנגולים הישנים ירוף על
דרך הסם המועיל אל זה החולי. וכן חלמוני ביצי התרנגולת גם שהם מזון יפה שוה
וביחוד אלנימברשת איני רואה שראוי לך להשתמש בהם לרטיבותם. ודג הים קטן
הגוף מעטי השמן לבן הבשר ערב המאכל שמתפתת להעדר הדבקות מזון טוב לך
לפי שהוא מהיר העכול מעט המותר. ואין היזק בדג הנהר כשיהיה הנהר גדול נגר
זך המים.

(3.5) וכבר תארתי אלו הדגים לזה החולי וכן ישבחו הדג המלוח גם כן לזה
החולי לפי שהוא מפריד ומדקדק ואיני רואה שראוי להרבות ממנו בעבור שלא
יעתיק הבלגם לדבקות. וכן איעץ שילקח מן המין הנקרא אלבור ומן המלוח המבושל
ממנו הקרוב הזמן במלוח הוא טוב כשילקח פעם או פעמים בחדש.

(3.6) ואין מנוס מליקח מבשר הצאן על הרוב לפי שהוא מורגל אצלינו תמיד.
אם כן הטוב שילקח ממנו מי שהוא בן שנה או שהתחיל בשנה השנית ולא יקרב
למי שתמו לו שנתים ויקח ממנו מי שהוא רועה בשדה לא ממה שהוא אבוס בבית
לפי שהוא רב המותרות ביחוד השמן מהם. אמנם בשר הנקבות מזה המין רע מאד
לאנשים בכלל ולזה החולי ביחוד לדבקותו וקושי עכולו ורוב מותריו. וכן הקרבים
כלם רעים מאיזה מין שיהיה והראשים רבי המותרות. אמנם הכרעים נעדרי המותרות
אך יש בהם דבקות. ובכלל לא ילקח מזכרי זה המין כי אם מן הבשר המוקדם ביחוד
ומה שהוא מדובק אל העצם ככתף והחזה והצלעות אשר סביב הלב הכל מין אחד.
וחלבי הבטן כלם רעים על דרך כלל לכל האנשים בכלל לדבקותם והפסדם העכול
ולפי שהם משביעים ומפילים תאות המאכל אכן לזה החולי הם ממיתים לתוספת
רטיבותם. ואין ראוי שיהיה מין ממיני מאכלו מדושן מאד עד שהבשר שתארנוהו
אם היה עליו חלב רב יוסר ממנו ולא ישאר דבר עם הבשר כי אם מה שיקנהו טעם
ערב לא זולתו.

5 קטן] בקטן ה || 8 אלנימברשת] אלנימורשת מה : Bos emend. | קטן] הקטן ה ||
11 זך] om. ה || 17 שילקח ממנו] inv. ה || 22 כי] ²ה : om. מ || 26 עד שהבשר] עם
הבשר ה || 27 עם הבשר] רע לבשר מ

(3.7) ודע שבשר העופרים והאילים והארנבות טובים משובחים לזה החולי
ואפילו שהם בלתי טובים. וכן חלבי הארנבת ישובחו לזה החולי ומה שהוא רץ על
דרך הסמים גם שהם מזונות רעים כבשר השועלים ביחוד הריאה. ובשר האריזו
המדברי מועיל מאד ליבשם זה החומר הנפסד ותקן מה שיקבל התקון ממנו. וריאות
5 האריזו טובות בסגולה לזה החולי.

(3.8) וכן ישובחו מן הירקות הסילק וההליון וההליון גם יש בהם קושי העכול. והשומר
הימי והכרפס והנענע והאזוב וצנון והרשאד כל אלו גם שהם רעים ידמו לסמים
לזה החולי. אמנם הירקות הרטובים כאלקטף והחסא והדלעת רעים לזה החולי. וכן
הצמחים עבי העצמות כאלג'זר והכרוב והבאדנג'אן והלפתות כל זה ראוי להרחיק
10 לפי שעצמותם עב גם שיש בהם רטיבות מדקדק. ואין דרך לאכול דבר מהם לפי
שהם כוללים רוע המזון ועוביו.

(3.9) אמנם הפירות הרטובות הנה מהם רטובים כאבטיחים ואפרסקים והמשמש
והתותים ואלכיאר והקשואים הם רעים לפי שהפירות הרטובים כלם בכלל רעים
המזון לכל אחד וביחוד אלו אשר זכרנו ולזה החולי. וכן התמרים לעוביס ולדבקותם
15 ועשותם כאב הראש. וכן הענבים שהם נופחים ואמרו הרופאים שכל נופח ימלא
הראש ויוסיף על קושי העכול. וכשימוץ מזה מעט על ריקות האצטומ' בבקר ויוקח
אחריו מאכל שיש בו חמיצות מתוקן בנענע אין היזק בזה אצלי. אמנם התאנים
הרטובים לא ימנע מאכלם ולא יתמדם לפי גם שיהיה בהם נפיחה הנה למהירות
יוצאם מן האצטו' לא יזיקו או יהיה ההיזק מעט. וראוי שילקחו על ריקות האצטו'
20 כשאר הפירות ותוסר הקליפה ויאכל מן המבושלים מאד. ואם יאכלו במרי השעורים
או בחומץ או המלח שיחובר בו סדאב או נענע או כמון כל זה ירוק על דרך הרפואה
וירחק וידקדק. ואם לא יטעם לחכו טבול התאנים באחד מאלה לאכלם יקח מהם דבר
מה אחר אכילתם. ויקח המזון ביום ההוא אחר צאת התאנים מן האצטו' ויהיה מזון
דק כאפרוחי התרנגולים ואלימאם והצפורים מבושלים במי הלימון מתוקנים בנענע.
25 ומציצת גרגרי הרימון טוב ומועיל לחזה.

(3.10) ומציצת החבושים אחר האכילה טוב ולא ירבה ממנו לפי שכל הדברים
הקובצים כחבושים והשמשניות ועוזרדין יזיקו בזה החולי וכן התפוחים רעים

---

1 הריאה] הריזה **ה**(!) | האריזו] האיריזו **ה** || 2 מאד] قالوا لهذا المرض **P** .add | ליבשם (=
לتجفيفه)] לتخفيفه **P** || 3 האריזו] האיריזו **ה** | טובות בסגולה לזה החולי] טובות מאד לזה החולי
בסגולה **ה** || 4 הירקות] لهذا المرض **P** .add | הסילק] كما السلك **ה** || 5 והשומר הימי]
והשומר הימין **מ**(?) : والرازيانج **P** | והנענע] والرازيانج **P** | והרשאד (= والرشاد)] והרשאו **ה** : والسناء (=
.emend : והקשאד **מ ה** | הרטובים] كلها **P** .add || 6 הרטובים] كالقلقاس والجزر
P | והבאדנג'אן] והבדנג'אן || 7 כאלג'זר] كالقلقاس والجزر || 10 הרטובות] הרטובים **ה** | רטובים] טובים **ה** || 17 לא
יזיקו או יהיה ההיזק מעט וראוי שילקחו על ריקות האצטו'] .om **ה** || 20 וירחק] וירחק **מ** ||
22 מבושלים] بخلّ أو **P** .add | בנענע] בנענוע **מ** || 25 והשמשניות והחמשניות **מ**

לקביצתם ורוחניותם. אמנם הפירות היבשים הנה הצמוקים מהם מועילים מאד מזה
החולי שהם יבשלו וידקדקו וישקיטו עקיצת פי האצטו' וקני הריאה וראוי שישליך
הזגים. וכן התאנים כשילקח אחר טבולם באנסון דק מנופה והוא טוב. ויסמך באכול
אחר האכילה הפסתק והלוזים ביחוד המרים מהם מעורבים עם המתוקים עד שירגיל
אכילתם שזאת התרופה מועילה מאד לזה החולי מדקדקת החלטים פותחת לכל
הסתומים מנקה הריאה עוזרת על הרקיקה השען עליה. וכן גרגרי צנובר הגדולים
טובים מנקי הריאה ביחוד כשישרו במים חמים שעות מה ויקרר המים ואחר יאכלו.
אמנם הבנדק אין נזק במעט מהם. אמנם האגוזים כבר הזהרנו להרחיקם לפי שיעלה
מהם אדים למח. ושיקח כל אלו הגרגרים היבשים עם סוכר או פניד ודבר מן הדברים
המתוקים היבשים אשר לא יכנס בהם נשא ולא שומשמין.

הפרק הד': בהרכבת מטעמים מועילים בזה החולי

(4.1) כבר ביארתי כחות המזונות שראוי להרחיקם ולכון אליהם בעל זה
החולי וכן זכרתי מיניהם הפשוטים. וכפי זה ראוי להרכיב מטעמים מן המפורסמים
והמורגלים אצלנו. מהם אספידבאג' עשוי בסלקא ובשר תרנגולות ובשר צאן כפי
שהתנינו בו. ואם יבושל זה המטעם בזרעונים ולא יאכל מעצמות הזרעונים דבר
5 ויהיה מרק המטעם מן המים אשר ישרו בהם הזרעונים הוא טוב.

(4.2) ומזה מטעם הצמוקים והוא בתכלית התועלת וערב והוא כרפואה. ותארו
יבשל בשר הצאן והעוף ויקלה כמו שיקלו שאר המטעמים והתבלין אשר אתארם
במה שיבוא ויוציאו הבשר הקלוי ויושם לבדו. אחר יקח הצמוקים ויסיר הזגים וישרו
בחומץ יין שתי שעות. אחר יודקו במדוכת אבן עם שקדים קלופים כשעור רביע
10 הצמוקים ויונפו בכברה עד שיוסרו קליפות הצמוקים וישליך זה על מרק הבשר
הקלוי על אש נחה עד שישלם בשולו. הנה זה מטעם ראיתיו יעשה במצרים ושבחתי
הרכבתו מאד וזה שהוא מדקדק מבשל שוה החום נוטה אל היובש והוא מפתח וזה
טוב לכל הבריאים ודבר טוב לזה החולי.

(4.3) ומטוב זאת ההרכבה שהצמוקים ישמינו הכבד ויאותו לו מאד ויסירו
15 העקיצה מפי האצטו' ומקנה הריאה והם משקיטים. וכבר נאמר שכשירבו מהם
ישרפו הדם והחומץ יחתוך וידקדק ויפתח הסתום אכן יזיק הכבד ויגרוד אותו וילבין
הדם ויזיק בקנה הריאה וייבשהו וישעירהו ומזה יזיק בשעול. וכשיתמזגו יגן כל
אחד מהם על היזק האחר וישאר תועלת שניהם ביחוד אם היה זה ההמזג עם מרק
התרנגולת ולבות השקדים. ולא ראיתי הרכבה טובה מזאת.

20 (4.4) וכן המציצים טובים והזרבאג' טוב וימעיט החומץ בהם וכן כשיתבשל
בלימון וסוכר ולוזים או בקרטם הוא טוב. וכן המטעם הנעשה בורד מרבא ויתמידהו
בזמן הסתיו. וכן התבשיל המבושל בדבש מוסר הקצף או סוכר ומעט חומץ ומי
הלימון מתוקן בנענע הרכבה טובה. וממה שראוי גם כן שילקח בזמן הסתיו מטעם
לוקח מן השומר הרטוב ישליך העלים ויקח הלבות ויכרתו ויבשלו לבדם וישפוך
25 עליהם אחר כן מרקי התרנגולות ויהיה בהם מעט שומן וישליך עליה אחר זה בשר
התרנגולת הקלוי ויונח כן על האש עד שישלם בשול. וכשתקח שריגי השומר
כשיהיו גדולים יקולפו ויכרתו לבותם ויבושלו כמו שתארנו יהיה מטעם טוב עוזר על

3 וכפי] ופי **מ** ‖ 4 בסלקא] בסלק **ה** ‖ כפי שהתנינו] אפי(!) מה שהתנינו **ה** ‖ 9 במה שיבוא]
במה שיבואו **ה** ‖ 10 יודקו] יודקן **ה** ‖ 14 לכל הבריאים] אל הבריאים **ה** ‖ 17 ויגרוד]
ויגדור **ה** ‖ 21 המציצים] المصوص **P** ‖ כשיתבשל] כשיתבשלו **ה** ‖ 22 מרבא]
جيّد **P** ‖ 25 ויכרתו: ويفلى **P** .add ‖ 27 האש] ليّنة **P** .add

הרקיקה. וזה המטעם אצלנו מפורסם ומורגל במערב. וכן כשילקח זה המטעם הנקרא

ממוזג הוא שיחובר אל המרק שיעור רביעיתו מכל זה הוא מרי השעורים ומעט מי

הלימון וישליך בו תבלין ויונח עד שישלם בשולו היה זה זה ערב הטעם קל הבשול.

(4.5) וממזונות אנשי מצרים גם כן לחם מלוח בדבש וחומץ מוסר הקצף או

5   בחומץ וסוכר או במרי שעורים. וראוי שיהיה על השולחן תמיד ביחוד בזמן הסתיו

חומץ אלענצל.

(4.6) יטובל בו פתות מעטים. וכן יטובל בצנאב בקצת העתים. וזה מעשה

הצינאב אצלנו באנדלוס: מעשה הצינאב יוקח מד חרדל שאמי ישרה במים חמים

לילה ויקרר מימיו. ואחר כן ישליך החרדל במדוכת אבן וישליך עמו צמר גפן מנופץ

10   כדי שיתלכד ולא יעוף כשיודק. ויודק היטב בחומץ חד אחר ישוקה בשמן טוב ערב

מעט מעט עד שישתה המד ליטרא משמן טוב עד שיתרכך. ואחר זה ימרס בחומץ

יין לבן אחר כן יקח ליטרא שקדים מתוקים מקולפים ויודקו עד שיהיו כמוח וימרץ

גם כן בזה החומץ אשר נמרס בו החרדל. ויזכך הכל בבגד או בנפה עד שיהיה לו

עצמות כחלב ומראהו כמראה החלב לא יפריד ביניהם כי אם הטעם. והנה זה יעזור

15   על הבישול מאד ויתיך הבלגם וירחץ שעירות האצטו' ויחתוך דבקות החלטים ולא

יחם חמימות גדול.

(4.7) ודע שהדברים החמים היבשים מאד יזיקו בזה החולי ביחוד למזג הנזכר

לפי שהם ידביקו מן החלטים מה שיהיה בו דשנות ויקפיאו מה שאין בו דשנות. ועם

זה אני רואה שאינו ראוי שיהיו תבלי המטעם נראים בו ולא מן החמים מאד כפי

20   שאנחנו רגילים ברוב אלו הארצות. ונסתפק מהם על זאת ההרכבה: פלפל חצי אוקי'

קנה וכראוייה מכל אחד ב' אוקיות זנג'ביל חצי אוקיא שבולת ג' דרהם בסבאסה ב'

דרהם כסבור יבש ו' אוקי' ישחק כל זה וישליך ממנו במטעם שיעור שטיבהו ולא

יהיה נראה בו חום גדול. אמנם המטעמים הנעשים בחומץ אם יוסיף למה שזכרנו מן

הזרנאבד ועצי הקרנפל ועליו מכל אחד ב' דרהם לא יזיק אכן יוסיף בדקדוק והחתוך

25   עם החומץ. וכל מה שדרכו מן המטעמים שיפול בו זעפראן יפול בו יותר מן הנהוג

ולא יחסר ממנו לפי שהוא מבשל ומדקדק ולא יחמם חמום חזק.

1 ומורגל] جيّدٌ add. P | הנקרא] om. מ || 2 רביעיתו] רביעית ה || 3 וישליך בו תבלין]
ونضوح غير مفوّه P | היה] הרי ה || 6 אלענצל] אלנצלי ה || 8 מעשה הצינאב] om. P ||
9 מימיו] ממנו ה || 11 עד שיתרכך] ويلن جدّا P | ימרס] ימס מ || 12 וימרץ] ويمرس P ||
13 נמרס] נמרך ה || 14 כחלב] الحليب add. P || 18 ועם זה] وكلّ ذلك P || 21 וכראוייה]
וכראויה ה || 23 גדול] om. P || 24 הזרנאבד] הזרנבד ה | ועליו] om. P || 25 יפול
בו יותר מן הנהוג] يلقى على المعتاد P

(4.8) אמנם מיני המתיקה וכל מה שיבוא בו נשא רע או דבר מן החטה כאלכביצה ודומיהם הנה זה כלו רע מאד סותם. וכבר אמרתי שראוי להסמך על מיני המתיקה היבישים עם מה שזכרתי מן הלביבים וכשילביש הציעובר בסוכר כמו שילבישו הפסתק יהיה זה טוב.

---

2 כאלכביצה] וקאתריה (= והקהריה) והוא מן כעכין במצרים add. **B** : והקהריה add. **A**

פרק חמישי: בכמות המאכל

(5.1) כאשר דברתי באיכות המאכל ראוי שאדבר בכמותו וזה מחולף בחוק
איש האנשים. וזה כי מן האנשים מי שאצטומכתו גדולה ועכולו חזק ויסבול מן
המאכל שיעור רב ומהם מי שאצטומכתו קטנה ועכולו חלוש בטבע ולא יסבול כי אם
שיעור קטן. וידוע שזאת מלאכת הרפואה הצעוה לחי מדבר אם כן ראוי לכל איש
5 מהאנשים שישער מאכלו בענין בריאותו וידע השיעור אם יקחהו בעת האביב יקל
עליו נשיאותו ויתעכל עכול טוב בנקלה. ויקח זה השיעור ליסוד יסמך עליו ויחסר
ממנו כל מה שיתחזק החום מעט מעט ויוסיף עליו כל מה שיתחזק הקור מעט מעט.
ועיקר הדבר בזה שישמר מן השובע המזיק המושך האצטו' לפי שכל אבר ימשך
10 יתבטלו פעולותיו בהכרח לפי שההמשך ממיני פרוק החבור. וכשתמשך האצטו' יותר
מן הטבעי יחלשו פעולותיו כלם ולא יוכל להקיף על המאכל ויכבד עליו ויעלהו עד
שיצטרך למים בבלתי צמא כי אם להוריד המאכל ממנו ויקל כבדותו בשחהו במים.
וזאת היא סבת שתית מים רבים סמוך לשובע.

(5.2) וכבר הגבילו הרופאים המחייב בזה שירים האיש ידיו מן המאכל קודם
15 שימאס מאכלו רק כשישקטו חבלי תאותו אליו וישאר עם האדם מן התאוה השארות
מה. וכשיהיה הבעל חי הבלתי מדבר כסוס והחמור והגמל שוער מאכלם ולא תאכל
כמו שיקרה איך לא ישער האדם אכילת עצמו עד שיאכל כפי התאוה לא כפי מה
שיסבול עד שיהיה המאכל תחת הושט.

(5.3) וכבר ראיתי קצת הזוללים לפעמים יפהקו ויצא המאכל לפיהם כבהמות
20 הדורסות. וזה השורש הגדול בהולד רוב החולאים לפי שהמזון הטוב גם שיהיה טוב
[ו]מה שאיפשר כשירבה ממנו יפסד עכולו בהכרח ויתילדו ממנו חלטים רעים הם
שרש החולאים ואמותם. ואם הם רבים מאד יחדשו התכמה והתכמה מן החולאים
החדים מאד. כבר זכר ג'לינוס שהיא תמית ביומה אם היא גדולה ואם אינה גדולה
כבר תמית בשני ימים או שלשה או תחליא. וכבר יסיג התכמא הקלה מן המקרים מה
25 שהוא מפורסם וכמללם עקיצה בפי האצטו' תביא אל העלוף. ואין הכוונה בזה הפרק
רפואי מיני התכמא אמנם כוונתו הזהר ממנה וספר בגודל הזיקה להשמר ממנה.

(5.4) וכבר הזהירו הרופאים לבלתי אכול מטעמים רבים באכילה אחת וצוו
להרצות באכילה אחת. ושמו הסבה בזה חלוף העכולים לפי שכאשר היתה האצטו'
אחת ובה מטעמים מחולפים יתחדש בהכרח לחלטים ההם קצור מן העכול או רבוי

---

2 בכמותו] בכמות מ || 9 בזה] כلّه .add P || 11 ויעלהו] وتساٮه P || 12 בשוחהו] بعدمه
P || 13 סבת] .om P || 15 חבלי] جلّ P || 16 מדבר] المكال في تدبيره للناطق .add P ||
19 קצת] .om ה || 20 הדורסות] المشترّة P || 22 התכמה] התכמא ה || 28 באכילה אחת]
במטעם אחד ה

והפליג העכול האחד. גם כן אמרו ראוי להשתכל בסדר המזון לפי שהמאכל יפסד
מצד איכותו או מצד כמותו כאשר זכרתי או מן הסדר לפי ש[אינו] ראוי שיקדים
היותר עב ואחר הדק כפי קצת הסברות. וגאלינוס יראה שראוי להקדים היותר דק
ויאחר העב. וכן יקדים מה שיש בו רכוך ויאחר מה שיש בו קביצות כפי כל הסברות.

5   וכאשר יהיה המטעם אחד לא יצטרך לעיין בזה הסדר כמו שזכרוהו. ויראה לי בזה
תועלת יותר גדולה מאד מאלה השתים. וזה שהמטעמים הרבים יביאו האדם להרבות
מן המאכל לפי שהתאוה תתעורר לכל מאכל. והמאכל האחד תעמוד התאוה עמו
וכמעט שלא ירבה ממנו יותר מן הצורך זה הגדול מן הכל זולתי לאיש בלען מאד.
ובכל ענין האכילה מן מטעם אחד יותר מעוטה מן האכילה מן המטעמים רבים ואשר

10   ראוי להסמך עליו בהנהגת הבריאות המעיט המזון עד שלא ישבע.

(5.5) אמר אבוקרט מאמר זה נסחו אמר: התמדת הבריאות יהיה בהשמר מן
השובע והנחת העצלה מן העמל. וכבר צוה גאלינוס צואה מועילה בזה הענין נועצתי
להזכירה הנה בנסחו אמר גאלינוס: ההשקט רע גדול בשמירת הבריאות כמו שהתנועה
השוה טוב גדול. וזה שהאדם לא יחלה אם ישגיח בשלא יהיה לו רוע העכול כלל ולא

15   יתנועע אחר האכילה תנועה חזקה. וזה כי כמו שהטיול קודם המאכל יותר מועיל
מכל הדברים בהתמדת הבריאות כן התנועה אחר המאכל יותר מזיק מכל הדברים
לפי שהמזון יוזק בבטן ויפסד בגוף מבלי התעכל. ויתקבצו בעורקים כימוסים רבים
מדרכם שיולידו חולאים מחולאים אם לא יקדים לזה התכה תבא בסבת ההתכה הרבה
או עכול או השתנות אל הדם בכח אשר בכבד והעורקים.

20   (5.6) אמר המחבר: הנה ראיתי שיעור גדול התועלת בהשקט אחר האכילה.
ומזה יתבאר לך שכניסת המרחץ והמשגל וההקזה אחר לקיחת המאכל פשע גדול
לפי שכל אלו תנועות ואמנם ראוי אחר האכילה ההשקט הגמור. והשתכל גם כן
שיעור התועלת בשמירה מרוע העכול שזה יהיה ממלוי הבטן בלא ספק. וכבר ספר
גאלינוס מספר מקרים ואמר בזה הנוסח שכל אחד מאלו נמצאהו בעין יקרה למי

25   שאינו מעכל מאכלו. וביאר לנו שהוא לא ירצה בזה שכל אחד ממי שלא יעכל מאכלו
יקרו לו אלו המקרים כלם לפי שכבר יתחדשו לאחד אחד מן האנשים אחד אחד מאלו
המקרים או מספר מהם כפי התחלפות המזגים והשנים והכנת הגוף וחלוף מיני המזון
אשר נפסדו. אלו המקרים אשר זכר שיגיעו מרוע העכול הם אלו: הנפיחה והעקיצה

---

1 ראוי להשתכל] عدم الافتقاد P   יפסד] هضمه P .add || 6 שהמטעמים] המטעמים מ ||
14 יחלה] יחלא מ || 17 יוזק (= يتأذّى) בבטן] يتأذّى من البطن P   ויפסד (= ويفسد)] فينسد
P : فينتشر. Bos emend. || 18 מחולאים] .om P   תבא בסבת ההתכה] .om ה   ההתכה]
התעب P || 20 הנה ראיתי] .om P || 21 שכניסת] שקצת ה   פשע גדול] [?] מ ||
22 והשתכל] והסתכל ה || 23 בלא] בלי ה || 27 והכנת] واستعدادات P   המזון] الأغذية
P

וחלקות היציאה ורבויה או תאות הקיא והפסד תאות המאכל או היותה יותר מדאי
או העצלה מן המעשים וכובד הסברא או כובד הראש או היותו קץ וכאב החזה נגד
הלב והצדרים וכאב הראש ובלבול ועצלת השכל או שינה עמוקה או רוע נפש שחורי
וזולתו מרוע נפש איזו שיהיה וכאב אלקולאנג' וכאב הכליות וכאב הטחול וכאב
5   הכבד וכאב הפרקים או בלבול הגוף או רעדה או סמור או קדחת.

(5.7) אמר המחבר: יאות לבריאי הגוף בעלי שכל שיעיינו בטוב ההקש אם
ייטב עדנת המאכל בתקות אלו התלאות אשר ספרם גאלינוס אשר דרך השלום
וההשמר מהם הסתפק במזון אחד טוב ושלא יתמלא ממנו ושלא ילאה גופו אחריו
כמו שנזכר. וכאשר היתה זאת השמירה נאותה לבריאים כל שכן שזה יחוייב לבעלי
10   החולאים הנושנים ביחוד למי שאבר מאבריו הראשיים חלוש בטבע או כפי חולי
קרה לו שראוי לו שינהיג נפשו בהסתפק על ההנהגה הטובה במזון שכבר נתנו סדריו
וזכרנו מיניו.

---

2   וכובד הסברא] ثقل الذهن أو غلظه P || 3   וכאב הראש] صداع : P صرع || وכאב הראש] P صداع : Bos emend. ||
4   אל'קול'אנג'] אלקולנג' ה || 6   שיעיינו בטור ההקש] يتدبّروا ويقايسوا P : تدبّروا ويقايسوا Bos
emend. || 7   ייטב] تفي P | בתקות] بتوقّع P || 9   שנזכר] أوّلا P add.

פרק ששי: בעתות קיחת המאכל

(6.1) הרגלי האנשים בזה מחולפים. רובם יאכלו בקר וערב ומהם מי שיאכל
שלשה פעמים ביום וקצת אנשים יאכלו פעם אחת ולא אדע להדרת האדון בזה
הרגל. והענין הכולל אשר ראוי להסמך עליו שבעלי הכחות המושפעות יעבור שיזונו
בשיעור מה שיצטרכו אליו בפעם אחת. אמנם החלושים כזקנים והקמים מחולי
5 קיחתם כל מזונותם בפעם אחת פשע גדולה. אכן ראוי שיחלק מזונם בשיעור חלישות
כחם ויקחו אותו מעט אחר מעט לפי שלא ישקע הכח ויכבה החום הטבעי.

(6.2) אמר גאלינוס בכלל הנהגת הזקנים מאמר זה נסחו אמר: והצואה גם כן
ממיטב הצואות אשר ראוי להשתמש בהם היא כשתהיה הכח חלוש ראוי שיזון הגוף
10 מעט מעט בין זמן קצר וכשיהיה חזקה יוזן במזון רב בזמן ארוך.

(6.3) אמר המחבר: כבר נשנה הענין הזה בספריו פעמים רבים ועיקר הדבר
באיזה ענין שיהיה שלא יכנס מאכל על מאכל ושלא יאכל כי אם על נקוי האצטומכה
ולא כמו שיעשו הסכלים שישימו עת האוכל מן היום עת ידוע לא ישתנה כאלו היתה
תפלת מצוה. ואמנם ישוב בזה לנקיון האצטומכה וזה יתחלף כפי מה שיקח מן המזון
15 או כפי אורך היום וקוצרו או כפי שיארע מבחוץ. וגבול השעה שילקח בו המאכל
הוא שיהיה המאכל הראשון כבר יצא מן האצטומכה ולא ישאר לו טעם בפיהוק
והתנועע התאוה למאכל תנועה מבוארת והרוק יתחיל להנתך אל הפה ויאחר אחר זה
שיעור חצי שעה. אמרו ולא יעבור אחד אחר זה שתי שעות ויחזור בזה לשומן הגוף
ורזותו ורוב לחותיו ומעוטם וחדודם או קריריותם כי הרזה ומעט החלטים והם חמים
20 יאחר חצי שעה ויאכל ואשר הוא בהפך בכל העינים יאחר שתי שעות. הנה זה זה גבול
נקיון האצטומכה אשר זכרוהו. ואין לעיין ברעב לבדו לפי שבעלי התחכמה פעמים
רבות יתחדש להם רעב כוזב מן החלטים רעים ונשכו פה האצטומכה. כבר התבאר
כי אשר מדרכו לאכול בבקר ובערב שיהיה מזונו בזמן הסתיו כמו שתי שעות או
שלש מן היום לאורך הלילה וחזק העכול ובזמן הקיץ בחמשה שעות מן היום ואז
25 תנקה האצטומכה. וכן עת אכילת הערב תקדם ותתאחר כפי מה שזכרנוהו. ודע כי
מי שיאכל פעם אחת ביום כבר יקרה לו בקצת לילות הסתיו שיקיץ בתחלת הלילה
שעות רבות ותורק האצטומכה. וכן בימי הקיץ כבר יקרה שיאכל האדם מאכל קל
קודם השעה הרגילה ולאורך היום כשיבוא אצל השינה ימצא אצטומכתו ריקה. ואלה
ענינים פעמים רבות יקרו לו.

30

3 ביום] Bos emend. (AB =) : בשני ימים **מה** | בזה] לזה **ה** ‖ 8 אמר גאלינוס בכלל הנהגת
הזקנים מאמר זה נסחו אמר] om. **ה** ‖ 13 כאלו] האכילה אצלם **A** add. : האכילה **B** add. ‖
15 וקוצרו] וקצורו **ה** ‖ 18 אחד אחר זה] זה אחר זה **ה** | ויחזור] ויעזור **ה** ‖ 21 התחכמה]
התחמא **ה**

(6.4) וראיתי בהקש ונתאמת אצלי בנסיון שאני כשאקח לחם גם שיהיה מעט
בחלוף ההרגל נזקתי ונפסד עכולי ואם לנתי בריקות האצטומכה ישרפו חליטי
ונתחממה אצטומכתי מחלטים רעים יותכו אליה כמו שיקרה לכל צם. וראיתי שראוי
לעשות באופן שתתעסק במזונות ערבים קלים מהירי העכול. ולפעמים אשתה מרק
5   אפרוחי התרנגולים אם ימצאו ואישן ולפעמים אבשל חמשה או ששה ביצים ואקח
חלמוניהם ואזרה עליהם קנה ומלח ואקחם. ולפעמים אקח דבר מן הפסתק וצמוקים
מנוקי החרצנים או צמוקים ולוזים ופאניד ואשתה מן משקה הסוכר והדבש איזה
משקה ימצא. אמנם בזמן הסתיו אני אקח כוס יין כפי קור השעה. ובכלל אינו ראוי
ללון על הרעב כי אם שיהיה שם חלטים נאים ועבים ירצה לעכלם.
10   (6.5) ואני איעץ לאדון בזה הפועל כלו שישים תמורת כוס יין בסתיו בין שליש
ליטרא למחציתה מן מי הדבש המתוק<ן>. כי אני רואה בזאת ההנהגה רושם טוב
מאד.

3 צם : Bos emend. [(?)מ מחם : ה בם || 9 שיהיה] שיהיו ה

פרק שביעי: ביין

(7.1) ואחר שכבר זכרנו ההנהגה במאכל ראוי שנמשיך לזה ההנהגה ביין ואם
אמנה שכבר תרוחק זאת ההנהגה בישמעאלים כי היין אסור להם והמשקים הדומים
הנקראים אנבדה אסורים אצל רובם. וכבר הרחיק האל יתעלה המעלה המהודרת
מזה ולא תצטרך להשמר ממנו. אמנם אם היו יין הענבים ושאר היינות כלם ימלאו
הראש ויזיקו במוח ויחממוהו ויחדשו חולאים גדולים קשים והם גם כן מזיקים לזה
החולי ביחוד הנה מי שיעשה זה כלו הוא הרבות מהם ביחוד השכרות. ואמנם קיחת
שיעור מועט כג' כוסות או ד' מן היין אצל עכול המאכל וצאתו מן האצטומכה כי
הנה תועלותיו בהנהגת הבריאות לאנשים ורפאות רוב המחלות רבים מאד. ומכלל
יקרותיו שהוא ייטיב העכול וירבה החום הטבעי ויוציא המותרות בזיעה ובשתן. ואין
תועלת בסיפור יקרת מזון ימנע לקיחתו. ובכלל הנה לקיחת המעט ממנו בעת הראוי
סבה גדולה להטיב הגוף והנפש בכל העניינים ביחוד לזקנים שכבר התבאר במופת
שאין להם מנוס ממנו ולא תמורה ממנו. ואמנם הרבות ממנו הפסדו גדול לגוף ולנפש
לכל האנשים בכל שנותיהם.

(7.2) ולפי שנאסר הרב והמעט ממנו בין הישמעאלים עשו הרופאים תחבולה
במה שיהיה בקצת תמורת היין והוא משקה הדבש המתובל שהוא היה במקום היין
ברוב סגולותיו הטובות זולתי בפשט הנפש והסרת המותר העשני מן הרוחות והם
ירכיבוהו לכל איש כפי שנותיו ומזגו. ואני אזכור להדרת כבודו ממנו נסחה הרכיבו
הזקנים אני ראיתי אותם והיא בתכלית היושר תרוץ על ההקש. ואשים בה מן התבלין
מה שיהיה נאות למזגו וחליו והיא זאת: ילקח חצי מד זרעונים ואם הם שחורים יהיה
יותר טוב ויורחצו מן העפר ויושרו בחמשה ליטרין מצריים מים זכים לילה. ובבקר
יורתחו עד שיצא כחם ולא יוחיל עד בישול הזרעונים. ימרק המים אלו על ליטרא
מדבש דבורים משובח לבן ויושם על אש נחה ויוסר קצפו מעט מעט. וכשיוסר הקצף
ישליך בו חצי אוקי' לשון השור וקנה נענע ומן התבלין כפי השנים והמזג וכפי עניני
האברים.

ואשר יראה לי ליקרו המהודר כפי חוליו וכפי שידעתי ממזג אבריו שישליך
עם הזרעונים כשיושרו חצי אוקיא כסבור הביר ויושם אחר הסרת קצפו בגד
רפה האריגה יהיה בו קנה דרהמין זנג'ביל כתות מצטכי בסבאסה שבולת מכל אחד

1 ביין] في الشراب P || 2 ביין] الشراب P || 3 זאת ההנהגה] أكفر هذا التدبير P || 9 רוב]
om. P || 17 בפשט] في بسط P || והסרת] كدر P .add || 18 ירכיבוהו (= يركّبونها)] يرسبونه
P || 19 אותם] أوتام מ || 20 והיא זאת] om. P || 24 וקנה נענע] وقضبان نعنع ثلاثة P ||
26 המהודר] המסודר מ : om. P || 27 כשיושרו] כשיוסרו מ | כסבור הביר] כזבור הבור
ה || 28 ביין] בדבש מ : في الشراب P | זנג'ביל] ג'נג'ביל ה | בסבאסה] בסאבסה מ

חצי דרהם זעפראן [כ]שער רביע דרהם. ופעם בפעם תעצור הבגד בכף עד שיהיה
לו עצמות המשקים כמו הרקיק שיהיה מן הג'ולאב. ויוסר מן האש ולא יעשה ממנו
כי אם ליטרא אחר ליטרא לפי שהוא אם יונח זמן ארוך נרתח ויחמץ. וזה שהוא
רקיק העצם הוא היותר טוב עד שלא יצטרך למזיגה. אמנם אם נעשה לו עצמות

5   והושם בכלי זכוכית יקח ממנו דבר מה וימזג אותו במים וישתה אכן יחסר מטובו.
ואם יקרה לו הכרח הדרך יומזג במים הקרים בקיץ ובחמים בסתיו ולא ישתה ממנו
תכף המזוג כי אם אחריו בשעה אחד עד שתותב ההמזגה ויקח הכל כפי הזמן. וכן
יראה לי שישים תחת הנענע פודנג' נהרי או יוסיף בשיעור הנענע בעבור שיעזרהו
על הרקיקה וינקה המותרות מן החזה והריאה.

10   (7.3) אכן מים כבר ידעו רוב האנשים כי שתותו על המאכל יפגגוהו ויכנס בין
האצטומכה והמאכל ויצוף למעלה וירע עכולו. ואם יש בזה הרגל קבוע לזה ימעיט
מהם מה שיוכל ויאחר לקיחתם כפי הסבל. וטוב העתים לשתות המים אחר המאכל
בשתי שעות או קרוב מהם. וראוי שיבחר מן המים המתוקים הזכים הקלים השלמים
משנוי הריח שנלקחו מיומם ממים נגרים. וראוי שיורתחו המים רתיחות אחר יתקררו

15   ויקח מהם שזה יסיר רוב הזקן ויתקן שיעור רב מהפסד עצמותם במינם. ואם יתוקנו
בשישליך בהם אצל הבישול מן ערוק סוס גרוד בשיעור שלא יחדש בו <שנוי> טעם
וריח ומן המצטכי שיעור שיניח בו מטעמו וריחו ויהיה בשולו בקדירה חדשה מזוגות
הנה אלו המים יהיו בתכלית הטובה לבריאים כלם בסתיו ובקיץ ויהיה בו חזוק
האברים הפנימיים כלם ותקון האצטומכה והמעט ממנו ירוה. אמנם מי שירגש דבר

20   מן המקרים יתוקן לו מן המים כפי הראוי לו.

ודע שלקיחת המים הפושרים ר"ל הבלתי אמתי הקרירות יזיקו בעכול מאד לכל
האנשים וירפה האצטומכה וגם הרב מהם לא ירוה. אמנם המים הקרים שלא יגיעו
לגבול יתרחקו מהם לקרירותם ובלתי מושלגים הם המים הטובים שראוי שילקח
מהם עם הצמא ביחוד לחמי המזג.

25   (7.4) וכבר ספרו הרופאים מטובות השתיה לאלו המים בשיעור שוה זולת
הריבוי ואמרו שיטיבו העכול ויקבץ גרם האצטומכה על המאכל ויוסיפו על תאות
המזון ויחזקוהו ויאדימו הפנים וימנעו מן הנפילה בקדחות והחולאים החדים וימנע
התלהבות הלב והאצטומכה ועפוש הדם בעורקים וירוה המעט מהם.

---

1 כשער] כשיעור ה : شعر P ‖ 2 הרקיק] أرق P ‖ הג'לאב] הג'וליב מ ‖ 5 וימזג] וימס
ה ‖ 7 ויקח] (= ויتخذ) ويتحد P ‖ כפי] بفعل P ‖ 8 שיעזרהו] שיעורהו מ ‖ 10 יפגגוהו]
יפגגוהו ה : يفجّجه P ‖ 12 המים] om. מ ‖ המאכל] האכילה ה ‖ 13 השלמים] השלטים
מ ‖ 14 רתיחות] מה מ ‖ 15 יתוקנו] יותקנו ה ‖ 17 וריח] om. P ‖ שיניח בו
מטעמו וריחו] يذوق فيه طعمه ورائحته P ‖ מזוגות] صفيل P ‖ 19 שירגש] يشكو P ‖ 22 הרב
רבים ה ‖ 27 בקדחות] מן הקדחות מ

והמים הפושרים יעשו הפך אלו הפעולות ויהיה זה סבה לרפיון הגוף והפסד
המזג והתחלת האסתסקא. ולזה אמרו: נמצא רוב האומות אשר <שותים> מן המים
החמים <ר״ל> זולת הקרים ירוקי המראה רזים נפוחי הטחול והכבד חלושי התאוה
למאכל חסרי החלב וטוב המראה ואור הפנים לפי שדמיהם רעים מוכנים להתלהבות
והעפוש וא״כ ראוי להזהר מזה מאד.

5

(7.5) ואחר שנגמר הנהגת המאכל והמשתה וכבר נכלל בו גם כן הנהגת
התנועה הגופניית וההשקט כפי כוונת זה המאמר נדבר בשאר הסוגים השבעה כפי
כוונת המאמר.

---

1 הפך אלו] inv. **מ** | הפעולות] الأشياء **P** || 4 רעים] הרעים **ה** || 7 נדבר] om. **ה**

הפרק השמיני: בהנהגת האויר והתנועות הנפשיות

(8.1) ידוע הוא שראוי להשוות האויר והטיבו ולמנוע העפוש בחוק כל האנשים
הבריאים. אמנם החולים ראוי הוא שיהיה האויר הפכי לחולי וכן פרקי השנה הנוטים
מן השווי ר"ל שהוא ראוי הנהיג האויר בקיץ בהגיר המים הזכים הטובים ובפרחים
5 והעלים המקררים והשיב הרוח. וכן לחממו בסתיו בריחנים והתבלין החמין ובאש
והקטרות מיבשות. אמנם בחוק הדרת האדון הנה האויר הקר הרטוב מזיק בה מאד
וראוי שיזהר מן הנזלות הקרים והחמים ובכל תוקף.

(8.2) אמנם התנועות הנפשיות ענינם מפורסם ר"ל מה שהוא נראה לעין
מפחיתות הנפש וחולשת הפעולות הנפשיות והחיוניות והטבעיות עד שהשתאוה למאכל
10 תתבטל בעצב והפחד והמחשבה והאבל. ואף אם ירצה האדם להגביה קולו לא יוכל
והגבהת הנשימה לחולשת כלי הנשימה כדי שראוי במה שראוי לרבוי המותר העשני ולא
יוכל לקום גם כן לפי שאין שם כח תשלים בהגבהת האברים. ואם יתמיד זה יחלה
בהכרח ואם יחזק ימית. וזה מבואר מבלי שיארך בו הדבור.

והשמחה והששון יעשו הפך זה כלו להתפשט הנפש ותנועת הדם לחוץ הגוף
15 ויראו פעולות האברים על השלמות. ואם יתוסף זה גם כן וגדלה ההנאה כמו שיקרה
למתגאים הסכלים לפעמים ימית להתכת הרוח ולכתו לחוץ יתקרר הלב וימות
האדם.

(8.3) ורפואת שני מינים אלו מתנועות הנפש וההשמר מנפול בהם איננה
בשלוח למזונות והסמים ואין הרופא מנהיג זאת המלאכה הרפואת. אמנם רפואות
20 אלו החדושים למלאכות אחרות ר"ל במדות הפילוסופיות ובבחינות המעשיות
ובמוסרים והדרשות התוריים. ואין ספק שבכל אלו ינצל מאלו המינים יותר ויבטיח
האדם מנפול בהם וזה <ש>בבחינות המעשיות ידע טבע המציאות הנהוג ומה שימשך
לזה עולם ההויה וההפסד. וכן במדות הפילוסופיות ירחק האדם מן ההתפעלויות ולא
ימשך להנאה מופשטת כבהמות כמו שיקרה להמון העם. רק תנועות נפשו נמשכות
25 למה שיגזרהו הסברא האנושית לא להפעלות גשמי מופשט מרכות הלב והאכזריות
והדומים לו. וכן במוסרים והדרשות האנושיים יבזה האדם העולם ומה שבו מן

---

2 העפוש[منه add. **P** || 5 בריחנים[ברחנים **מה** : Bos emend. || 6 מיבשות[היבשות
מ || 9 שהתתאוה[התאוה **מ** || 11 והגבהת הנשימה[ويتنفّس الصعداء **P** || 15 וגדלה[גדלה
מ || 16 למתגאים הסכלים[للمغرورين الجهل **P** || החרלים[מجرّد **P** | ימית[יمضى add. **P** | ימות **ה** ||
18 בהם[מהם **מ** | איננה[חנינה **מ** || 19 בשלוח[مجرّد **P** || 20 המעשיות[(= العملية)
العلمية **P** || 21 המינים[الأعراض **P** (= המקרים) || 22 המעשיות[(= العملية) العلمية **P** ||
23 ההתפעלויות[ההתפעלות **מ** || 24 להנאה מופשטת[لمجرّد الغضب أو اللذّة **P** || 25 הלב[
P || 26 במוסרים[om. **P** | המוסרים **מה** : Bos emend. | האנושיים[الشرعية **P**

ההצלחה המדומה או מצוקותיו הכוללים אשר כלם דבר בלתי קיים. ולזה ראוי
ליודע המשכיל שלא יטעה כשיגביאהו העולם ולא יתעצב להפקד טובותיו והצלחותיו
והתהפך העולם כפי דעתו כי כל אלה הם דברים גדולים בתחלת הסברא המשותפת.
אמנם אצל העיון האמיתי הכל שחוק והתול ודבר בלתי קיים.

(8.4) ואמנם זכרתי זה ואם אינו מן ‹כוונת› המאמר לדעתי יתמיד האל לאדון
ההצלחה האמיתית וישמרהו מן המצוקה האמיתית שהוא עתה בענין עצב גדול
ומחשבה גדולה וזה ממה שלא ישלם עמו הנהגת הבריאות כראוי ולא רפואת החולי
על השלמות. ולדומים לו להשגיח וללכת בדרכי הצדיקים והנביאים עליהם השלום
מהשליך הרבות היגון על המתים והתגבר על הטבע בהצדיק גזרת האל יתעלה בזה
והתעסק במועיל והניח מה שלא יועיל. האלהים ילמדנו כלנו.

---

1 הכוללים] المظنونة **P** | ולזה ראוי ליודע המשכיל] om. **P** || 2 שלא יטעה כשיגביאהו העולם]
ولا تغترّ بذلك **P** | ולא יתעצב] ولا تهلع **P** | להפקד טובותיו והצלחותיו והתהפך העולם כפי דעתו]
om. **P** || 3 גדולים] عندنا أو علينا add. **P** || 7 ישלם (= يتمّ)] يتمر **P** : يتأمّر Bos emend.

פרק תשיעי: בהנהגת ההעצר וההרקה

(9.1) ההנהגה הטובה לאנשים בכלל ולמי שיתקבצו בגופו חלטים ביחוד שיהיה הטבע רך או קרוב מן הרכות. ואם נתיבש בקצת העתים ויתמיד זה ימים מה ירוכך. וכבר שבח אבו מרואן בן זהר לרככו בזה אמר: ימרס מן התמר הנדי י' דרהם במה שישקעהו ממים חמים וישרה בו מן אלראונד צני רצוץ שלשה רבעיות דרהם כ"ד
5 שעות ויזכך על[יו] אוקיא משקה קליפת אתרוג.

(9.2) אמר המחבר: אני מאמת זה למי שחלטיו דקים ולבחורים ובארצות החמים. אמנם מי שחלטיו עבים או מתדבקים או לזקנים ביחוד בעלי זה החולי אשר למענם חובר זה המאמר הנה הטוב אצלי שיורככו במה שזכר גאלינוס והוא הרפואה הנלקחת מתוך התאנים היבשים ותוך הקרטם והצמוקים והלבלב הקטן. ושיעור אלו
10 ואופן עשייתם: ילקח מתוך הקרטם ה' דרהם וממלח המאכל שמינית דרהם ומתוך התאנים היבשים [ב]עשרים דרהם ידוך הכל במדוכת אבן או עץ עד שיוכל להלקח בגמיעות מים חמים. כי הנה זה ירכך והיא טוב מאד לזקנים כמו שזכר גאלינוס.

וגם כן ידוך הלבלב הקטן ויעצרהו ויזכך ממנו חצי ליטרא על שתי אוקיות דבש דבורים שזה ירכך רכוך טוב. וכן כשיבלע שעור ג'לוזה משרף אלבטם ישלשל מבלי
15 היזק וינקה האברים הפנימיים כלם וירחץ מה שבהם ר"ל הכבד והטחול והכליות והמקוה והריאה וראוי שישתמש מן האחד פעם ומן האחר פעם.

(9.3) אמר המחבר: וכן הסילקא כשיתוקן במרי השעורים ושמן זית ולא יפזר מימיו ירכך הטבע. וכן זה המאכל המפורסם במצרים הנעשה במי הלימון ותוך הקרטם וסילק והיא הרכבה טובה לרכך הטבע לרוב האנשים. וכן מי הדבש ירככו
20 הטבע וכשיורתחו בסבסתאן ושרשי <סוס ו>כטמי ויזוכך על סוכר ושמן לוזים מתוקן ירכך הטבע ויוציאו השמרים בהמעדה. וראוי שיבחר מאלו הנאות בענין הגוף או השנים או פרק השנה.

(9.4) ואם ירוככך הטבע יותר מן הראוי ויתמיד זה שנים או שלשה ימים ראוי
25 שימעיט שיעור המזון ויקח מאלו המטעמים המקבצים המורגלים כסומקיה והבוסריה והצמוקיה העשויה מצמוקים יבשים בזגיהם והרמוניה בשרביטי הסלק. ויובשל בחבושים ומי ורד.

---

4 י' דרהם] כ' : אדרהח ה(!) || 11 המאָכל] om. P || 12 ידוך] ידרך מ | עד שיוכל להלקח] حتى يتّحد ويتناول P || 13 ירכך] يرحّض جدّا .add P || 14 הלבלב] הלאבלב מ || 15 ג'לוזה] (= جَلـوزة P) יג'לוזה מ(!) || 18 זית] كثير .add P || 20 וסילק] וסילקא ה || 21 בסבסתאן] בסנסשאן ה(!) | מתוקן] حلو P || 22 ירכך הטבע] ירככו ה || 26 והצמוקיה] Bos emend. : והצמוקית מ : והצמוקיות ה : والزبيبية P

(9.5) ובכלל ישתדל שישיב הטבע למורגלו במזונות המורגלים ויגמע מן
המשקים המורגלים כמשקה התפוחים ורב החבושים ודומיהם מן הרבוב המקבצים.
ויקח איזה דבר יזדמן מזה כפי השנים והעת גם כן. ומה שיצטרך בכמו אלו הדברים
לבחור רופא חכם ואין לדקדק על השעורים כי הדבר ברור לרוב חכמי המדינות
אשר הרגילו ברפואה. ואמנם אשר ראוי שישמר ממנו מאד ולא יקל בדברו בכל עת
ולא יקדם עליו כי אם בעצת רופא מהיר וחכם הוא שלא ישלשל בסמים החזקים
כשחם חנטל ותרבד ודומיהם וביחוד לזקנים. וכן עצור השלשול בסמים החזקים אין
ראוי להקדים עליו כי אם בעצת רופא מהיר מכיר עניני החולי.

(9.6) ואמנם ההרקה בחוקנים בהנהגת הבריאות ורפואת החולאים היא ההנהגה
טובה ונכבדת גדולה ויקרה מאד. וזה שהיא תריק החלטים אם היתה החקנה ירצה בה
משיכת החלטים ולא מזיק באברים הראשיים ולא תציק מצוקת הסמים המשלשלים.
והאדם בה על אמנה ובטח. ואם היה הרצון בחקנה הרכוך לבד והוציא שמרים יבשים
הנה הוא תחלת כל דבר בהנהגת הבריאות ולא יזיק בכלי המזון ולא יצטרך לרכוך
<הטבע> במה שילקח מן הבשולים ודומיהם לפי שהם ירפו האצטומכה ויביאו לעלוף
כמו שיעשו רוב הדברים המחליקים כשילקחו.

וכבר זכר גאלינוס מספר חוקנים מהם מה שיועילו להנהגת הבריאות ומהם
שלא יצטרכו אליהם כי אם ברפואת החולאים. ואני אזכור קצת מהמסוגלים בזה
החולי בזה המאמר. אמנם אשר ראוי שישתמשו בו האנשים כלם או רובם על דרך
הנהגת הבריאות אם נתאבן הטבע ויבש ונתמנע מניעות מועט הם אלו: דבש ב'
אוקיות מים חצי ליטרא שמן טוב אוקיא נטרון דרהם יחמם הכל ויתחקן בו. וכאשר
תרצה להוציא חלט מתדבק תוסיף בשעור הדבש והנטרון.

(9.7) אחרת עצירת הסלק חצי ליטרא שמן טוב ב' אוקיות יחמם זה ויתחקן בו.
אחרת קח סובין החטה ותשרה אותם במים במה שישקעם ובשלם עד שיחסר השליש
ותשליך עליו שמן ויתחקן בו וזאת טובה להוציא השמרים המאובנים. ואלה השלש
חוקנים הם מכלל הרכבות ג'אלינוס והם אצלי טובות מאד בהנהגת הבריאות. וכן

5

10

15

20

25

1 למורגלו] המורגל **מה** ‖ 3 ומה שיצטרך] وما يحتاج **P** (= ולא שיצטרך) ‖ 6 מהיר וחכם]
ماهر **P** ‖ החזקים] التي فيها قوة جذب add. **P** ‖ 7 ותרבד] والمحمودة add. **P** ‖ לזקנים] الذين
يحذّر جالينوس إسهالهم بالأدوية المذكورة كلّ التحذير add. **P** ‖ 10 גדולה] ومنافعه add. **J** ‖
12 בה] om. **מ** ‖ ובטח] أمن عافية **P** : أمن عاقبة **J** ‖ בחקנה] בחנקה **ה** ‖ הרכוך] الطبع
add. **J** ‖ 13 תחלת] أولى **P** ‖ 14 ירפו] يرفو **ה** : يرفأو **ה** ‖ האצטומכה] = المعدة **J** : om. **P** ‖
17 אם] **ה**² : **מ** : om. ‖ 20 שמן טוב אוקיא] om. **ה** ‖ בו] ومتى أردت إلانة ثفل يابس أو تزليقه
زد في الزيت add. **P** ‖ 21 תרצה] إلانة ثفل يابس أو تزليقه زد في الزيت وإن أردت add. **JP** ‖
23 השליש] وتصفّيها وهي لزجة add. **JP**

התחקן בריירי זרע הפשתן והתלתן מקובצים עם השמן וחלב התרנגולות ומי הסלק
הם הרכבות טובות יוציאו השמרים בהמעדה לא יעקצו ולא יזיקו. ואם תוסיף עליהם
דבש מעט בזקנים או מן הנופף הוא טוב והוא סברת גאלינוס גם כן.

(9.8) וכבר זכר גאלינוס שהתחקן בריירי זרע הפשתן יועיל לבעלי הקדחת
5   הדקה וישקיט החלטים. ודע שהרגל החונקים מנקים המח מאד וינקו הצדדים ויאחרו
בשיבה ויטיבו העכולים ויצילו מחלאים רבים לפי שבהם ינקה מה שלמטה וירחץ
וימצאו האברים העליונים דרך צלול לדחות המותרות כפי כונת הטבע להוציא
המותרות על אלו הדרכים וימשך מה שזכרנו.

(9.9) ודע שאין דבר מזיק בהנהגת הבריאות ולא מביא החלאים כהעצר השני
10 מותרות וכבר ביאר גאלינוס שהיציאה כשתתחזור בהכרח תפסיד החלטים בעלות
קיטורים עד המוח ויפזר הרוחות ויהיה סבה להתחלת העפושים והפסד העכולים
והתחלת חלאים גדולים. וכן יתחדש מהעצר השתן. ולא זכרנו מנזקי אלו כי אם קצת
על כן ראוי להשמר מזה מאד.

(9.10) אמנם הקיא הנה הוא הנהגת הבריאות לאנשים בכלל וכבר ישתמש בו
15 ברפואת המחלות. ואזכור אמתות התרפאת בו לזה החולי ואין ראוי להשבית הקיא
בהנהגת הבריאות כי אם למי שלא הרגיל אותו או למי שיקשה עליו מאד או למי
שיש בו חולי במוחו או עיניו. וסבת הצורך אליו בהנהגת הבריאות היא שהוא לא
ימנע בהכרח מהולד מותר באצטומכה והמעים והבלגם בטבעו מתדבק וכשישאר זה
המותר באלה הכלים ר"ל כלי העכול הראשון ר"ל האצטומכה והמעים יפסיק בין
20 המזון וגרם האצטומכה והמעים ויקשה העכול ויפסד קצת המזון. אמנם המעים כבר
הושגחה בהם השגחה אלהית כשיורק אליהם המרה אדומה מותר המרה זה הבלגם
וירחץ וינקה המעים ממנו תמיד. ואי אפשר שיורק מזאת המרה דבר אל האצטומכה
למה שיש בזה מן ההפסדים הגדולים אשר ספרם גאלינוס והובטח בזה על תחבולת
האדם בנקיון האצטומכה בקיא.

(9.11) אמר גאלינוס מאמר זה נסחו אמר: ונקיון האצטומכה ישלם בנקל.
25 וכבר אמתו הקדמונים מן הרופאים במה שצוו בו עם שאר ההנהגה שומרת הבריאות

3 דבש] .om מ | גאלינוס] גילינוס ה || 4 גאלינוס] גילינוס ה || 5 המח] بالعرض
الـعـرض | add. J | הצדדים] الحوّاس J || 6 רבים] רעים ה || 8 וימשך] فيلـزم J || 10 גאלינוס]
גילינוס ה | בהכרח] بالقهقرة J | החלטים] كلّها add. J || 11 ויפזר ويكـدر جميـع
J | העכולים] (AB =) Bos emend. || העכול מה] העכול مه : העכول ह || 12 קצת] مـا ذكـر || 14 הבריאות]
اللازم add. J | ישתמש] ישתמשו ह || 15 אמתות] אמתות ה : .om ה || 16 בהנהגת הבריאות صـورة J
כי אם למי שלא הרגיל אותו או למי שיקשה עליו מאד או] .om מ || 18 מותר] بلغميّة add. J ||
20 וגרם] וגם ה || 21 אדומה ירחץ זה הבלגם וירחץ וינקה המעים ממנו תמיד. ואי אפשר שיורק
מזאת המרה] .om ה || 22 בזה] לה ה | גאלינוס] ג'לינוס ה || 25 גאלינוס] ג'לינוס ה

בעשות הקיא אחר האכילה בכל חדש פעם אחת. וקצתם יסברו שהוא ראוי שינקה

האצטומכה שתי פעמים וכלם ייעצו שיאכל מן המזון קודם הקיא דבר חריף הטעם

בעל כח לרחוץ ולמרק. וזה לפי שינקה כל מה שבאאצטומכה מן הבלגם מבלי שיזיק

בגוף ברעת מה שיולד ממנו לפי שהמזונות הממרקים הנושכים כלם יולידו מרה

אדומה וכלם רעי המזון.

(9.12) אמר המחבר: מה שיראו רוב האנשים וגדוליהם שיעוררו תאות המאכל

המזונות החריפים הרעים כגבינה המלוחה ואלמרי והמוריס גם שיהיו בעלי ריח

רע כציר ושומים ומיני החלבים הנקפאים והצנון והבצלים ודומיהם. הסבה היא מה

שיתקבץ ברוב הימים באצטומכה מן הבלגם ויתאוה האדם למה שיחתכהו וימרקהו

ממנה. וכשתנקה האצטומכה בקיא כמו שזכר ג'אלינוס או במשלשל בדברים שיתיכו

הבלגם ממחבואיה אם לא יהיו שם חלטים מסובכים בין מפרשיה אז לא תתאוה דבר

מאלו המאכלים הרעים כלם זולתי אם לא יהיה הרגל לאדון הנשא בקיא.

(9.13) ואני לא אדע הרגלו בזה ואם הוא נקל עליו יעשהו כפי הרגלו והאופן

המפורסם אצלינו לנקות מחבואי האצטומכה והקיא מזה המותר הוא זה: ילקח מגרם

הצנון הלבן שתים או שלש צנונים ויכרתם כלוזים וירתיח אוקיא שבת בליטרא מים

וישליך על הצנון הנכרת עם שתים או שלש אוקיות דבש דבורים ואוקיא חומץ יין

חזק החמיצות או יותר כפי כחו ויניח הכל לילה. ובבקר יאכל מה שיעורר הקיא

קודם עתו או המורגל במעט לחם מצה במטעמים מחולפים מדג מלוח ואלמרי ואבטיחים

ומשמש אם היה בזמנם והצנון והכראת ודבש וחסו הפולים טחונים וחסו השעורים

בשמריהם. כל אלו או קצתם או מה שיזדמן מהם או הדומה לו מן המטעמים המחולפים

מעוררי האיצטניסות. ויתמלא מן המאכל ויתאחר מעט שעור מה שיקוץ האצטומכה

בכבדותו ואז יקשור על עיניו מצנפת ויאמץ החגורה על בטנו מתחת האצטומכה

וישתה אלו המים כלם והם פושרים ויעמד מעט ויקיא הכל ממקום גבוה ולא ישאר

באצטומכה דבר ויהיה זה בחצי היום. ואם היה הזמן סתיו יעשה הקיא במרחץ

וישקוט אחר הקיא ולא יאכל דבר זמן רב עד שתצדק הרעב. ואם יצמא ישתה משקה

התפוחים לא זולת. וכשירעב מאד יאכל אפרוחי התרנגולים וצפרים ותורים במטעם

הנקרא זירבאג'. וייטיב מזונו אחר הקיא ימים מספר עד שתתחזק האצטומכה.

---

1 אחר] ואחר ה | שינקה האצטומכה] أن يتقيّا J || 7 והמוריס] والصير P || 8 כציר]
كالكوامخ P | הסבה היא] علّة ذلك كلّه P || 10 ג'אלינוס] ג'לינוס ה | בדברים] يغمس فيها
add. P || 11 ממחבואיה] مـن فضائهـا P || 12 בקיא] ألفـت المدّة الطويلة في حال كونها غير نقية
add. P || 16 וישליך] ذلك add. P || 19 והצנון] والبصل add. P | וחסו] וחסר מ(!) ||
20 או קצתם] om. P || 21 האיצטניסות] האיצטניצות מ || 22 מתחת] مع J

ויש מן האנשים שיקל עליהם הקיא ויקיאו אחר אכול מאלו המטעמים בסכנג׳בין

ומים חמים. ומהם מי שיקיאו בחסו השעורים לבד ויקחו המשקים או היין וירבו

השתייה מאחד מהם בבת אחת ויקיא וכל זה טוב. אמנם מי שיקשה עליו הקיא או

לא הרגילו או יש לו דבר מונע ממנו מחלישות אברים מיוחדים או מפני תכונה רעה

5   ימצאה עם הקיא הנה אני רואה שכשנלקח כל חמש מן הימים אוקיא ורד מרבא עם

אוקיא משקה הסכנג׳בין בזורי ויתאחר עליו זמן מה ואז יקח מזון בו חמוץ הנה זה

ינקה האצטומכה מן הבלגם ויעזרהו על הקיא.

(9.14) ואם היה רטוב הגוף ומזגו בלגמי יגמע סכנג׳בין ענצלי אוקיא עם אוקיא

<ורד> מרבא מדבש. ואם היה הבלגם רב מאד בקור האצטומכה יחבר לזה מדבש

10   הזנג׳ביל המרבא <מעט> או משקל חצי דרהם מעצמו. ואם היה חם המזג או בחור

יקח אוקיא ורד מרבא ואוקיא משקה לימון כל חמישי יום. כל זה ימרק האצטומכה

מן הבלגם ולא יצטרך להשתמש בקיא כשימנע ממנו מונע כאשר זכרנו.

(9.15) וכבר בחנתי אני בעצמי קחת סוכר לבן אוקיא שחוק עם חצי דרהם

אניסון בזמן הסתיו או בזמן הקיץ אמצה אותו במעט מי לימון כל שלישי ורביעי

15   מן הימים כפי מה שיזדמן. ומצאתיו מנקה האצטומכה מן הבלגם וימרקהו מרוק

יפה. וכן קיחת הסכנג׳בין אלספרג׳לי או הלימון הספרג׳לי בהתמדה או אחר ימים

מעטים מועיל בהטבת העכול ונקיון האצטומכה מן הבלגם. ותארו שיקח מן החבושים

הטובים מועטי הקביצות אשר בהם חימוץ מעט ובשלם עד שיחסר החצי והסר קצפו

וקח ממנו ליטרא אחת ומחומץ יין חצי ליטרא ומן הסוכר והדבש המקוצף ארבעה

20   ליטרין. ישים הכל על אש נחה וישליך בו מן הפלפל הלבן דרהם ומן הזנג׳ביל ב׳

דרהם. כי זה השיעור לא אמצאהו יחייב ברוח מטעמו וברשותך להוסיף בם כפי קור

המזג והארץ. וכבר ילקח מן הלימון תמורת החומץ וגם שהיו מי הלימון מקצרים

מפעולות החומץ בדקדק הליחות ופתיחת הסתומים והתקומם נגד העפוש הנה הם

מעטי ההיזק ממנו בעצבים ובאברים העצביים.

25   (9.16) אמנם הנהגת הבריאות בהרקה בהקזה או בשתיית הסמים המשלשלים

הוא טעות גדול ואיננה עצה טובה כי אם טעות. ואמנם יצטרך להוציא הדם ולשלשל

1 ויקיאו] ויקיא ה : ויקיאו אחר אכול] فينقّي بعـد القـيء P : فيتقيّـا بعـد التملّـئ J ‖ 2 מי] Bos
emend. ‖ מה מה: مـه ה add. ‖ 4 אברים] ומטעמיהם ה | תכונה רעה] أشيـاء P : هيـاة J ‖
5 ימצאה] يحـاز J ‖ 6 משקה הסכנג׳בין] مقشة الهسكنج׳بين M(!) ‖ 8 ענצלי] עצלי ה | עם
וגם ה ‖ 9 מדבש] بدבש ה ‖ 17 העכול] الهضـوم P (= העכולים) ‖ 19 ממנו] بعـد ذلك
add. P ‖ 22 והארץ] إن تزيد فيهما بالجملة بحسب ذلك أيضا add. P : أو تحذفهما بالجملة بحسب
ذلك أيضا J.add ‖ מן] مـاء P | החומץ] الكلّ P = (الحلّ) | שהיו] שהיו ה ‖ 26 ואיננה עצה
טובה כי אם טעות] وليس من رأي <طبيب> فاضل إلا خطأ P : وليس من رأي أفاضل الأطبّاء J

אצל נפילת החולאים המחייבים זה זולתי מי שנתמלא בשיתקבץ בגופו החלטים
‹עד› שישפע הדם וירתח כפי בנין רע או הנהגה רעה התמידה עליו שאז יצטרך לזה.
ומי שירגיל ההקזה או שתית הסם המשלשל בעתות ידועות יעיין במנהגו וירחיק בין
אלו העתים מעט מעט וימעיט בשעורי ההרקה בהדרגה עד שלא יבואו שני הזקנה כי
אם כבר נכרת מנהג ההקזה או השלשול.

5

פרק עשירי: בהנהגת השינה והיקיצה
והמרחץ והחפיפה והמשגל

(10.1) אמנם השינה מזיק בזה החולי מאד ביחוד בעת העונה וביחוד תכף
האכילה. לזה ראוי שימעיט ממנו מה שאפשר. ודע שהשינה תכף לאכילה מזיק
לאנשים כלם בכלל ולאדון הנעלה בפרט לפי שהוא ימלא המוח אדים. ואם היה
לו הרגל קדום בזה ראוי להתעסק אחר האכילה מעט מעט עד שישים בין האכילה 5
והשינה שלש שעות או ד'. כי השינה יעזור על שלמות העכול ויבשל מה שנשאר
ממותרי המזון באצטומכה. וההרגל בכל הנהגה גופנית ראוי שתושגח עד שתהיה
רעה ולא יעתק ממנה כי אם בהדרגה נסתרת תונה בה הטבע כמי שיגנוב ממנו והוא
לא ירגיש. זה בענין הנהגת הבריאות. אמנם בענין רפואת המחלות לא יכון לשנות 10
המנהג ולא בשום סבה בשום פנים רק ישגיח השגחה שלימה על מה שבאר לנו
גאלינוס בסדריו המועילים ולגאלינוס מאמר במנהג זה נסחו אמר גאלינוס: אין מה
שהרגילוהו האנשים כלם ממיני ההנהגה מין אחד ועזיבת המנהג סכנה גדולה לא
בקמים מחולי ודומיהם לבד כי אם ברפואת המחלות גם כן.

(10.2) אמנם המרחץ הוא בלתי נאות לאדון הנעלה. אמנם המים הקרים מזיקים 15
לזה החולי מאד ויסגור נקבי הגוף הדקים וימנע ההתכה שהיא הכונה הגדולה בזה
החולי. וכן המרחץ גם כן מזיק לזה החולי מאד. כבר מיחו עליו ביחוד אצל קירוב
עונות זה החולי או בעת החולי. ועיין בו המנהג וכוין ההרחקה בין שתי ביאות ביום
אחד בהדרגה ומעט התעכב בו. והשתמר בתכלית השמירה משימשמשהו האויר הקר
אצל היציאה ממנו ולא תכנס בו כי אם על ריקות האצטומכה. וישן תכף יציאתו ממנו 20
שעה כי זה מועיל מאד לכל מי שירצה לבשל חלטים עבים מתדבקים ביחוד לחולי
כזה.

(10.3) אמר גאלינוס מאמר זה נסחו אמר: ראוי שתדע שאין דבר מגיע הגעת
השינה תכף המרחץ בבשול מה שהוא מוכן להתבשל והתיר החלטים הרעים עצמם.

(10.4) אמר המחבר: הנה אני לא אכנס למרחץ כי אם אצל שקיעת השמש ואצא 25
ממנו לשינת הלילה השקועה הטובה ואשבח זה הרושם מאד. וראוי שלא יכנס לכלי
המים במרחץ כשיהיה חזק החום אמנם כשיהיה פושר בענין שיתהנה בו אין רע בזה
ולא יתקרב למים הקרים במרחץ רק יהיו מן החום קרובים להאכיב מעט בחדותם

6 האכילה] מעט בשיעור שלא יזיק בהרגל וידריג בזה ה add. ‖ 7 כי] כי אז ה ‖ יעזור] ה
om. ‖ 8 עד] גם ה ‖ 9 תונה] תורה מ ‖ 10 הבריאות] שיגנוב מ add. ‖ 12 גאלינוס]
ג'יילנוס ה ‖ ולגאלינוס] ולג'יילינוס ה ‖ גאליווס] ג'ילינוס ה ‖ 16 הדקים] P om. ‖
18 זה] P om. ‖ ועיין] فاحذر P ‖ ביום] Bos emend. : היום מ: בו יום ה
19 משימשמשהו] משימשמשהו ה ‖ 23 גאלינוס] גלינוס ה ‖ 25 המחבר] منذ علمت هذا
add. P ‖ 27 במרחץ כשיהיה חזק החום אמנם כשיהיה פושר בענין שיתהנה בו אין רע בזה]
P om. ‖ 28 בחדותם (= بحدّه) بحرّه] P

ואם היו המים מלוחים יהיו יותר טובים לפי שהכונה הנה ליבש לא להרטיב. ודע
שהרבות כניסת המרחץ רע לאנשים כלם לפי שהוא יעפש החלטים ויכינם לעפוש.
ואמרו אחרונים מן הרופאים שהגבול בזה שיכנס במרחץ בכל עשרה ימים על הרוב
ולארצות והמזגים וההרגלים משפטיהם. וכבר דברנו בהרגלים מה שראוי.

5 ויציקת המים הפושרים על הראש מזיק מאד בהנהגת הבריאות לכל האנשים
לפי שהוסיף רטיבות במח וירפהו ויחלשו כחותיו. וכן צקת מים קרים על הראש
פשע גדול לפי שהוא מקרר המח ויסגיר מותריו בו. ואמנם ראוי שירגיל המים חזקי
החום עד שכמעט יאדימו עור הראש כי זה יחמם המוח חימום שוה ויטיב בו פעולותיו
וימעיט מותריו ממנו ויקנה עור הראש קביצה וכח עד שלא יקבל רושם מסבה מעוטה
10 תפגשנו. ויזכור המנהג בזה כלו.

(10.5) אמנם החפיפה לגוף כלו בתחלת היום כשיתעורר מן השינה וחפיפת
הקצוות אצל השינה הנהגה טובה לכל האנשים בענין הבריאות. ולרופאים מאמרים
רבים במיני החפיפה ועתותיו ואופן השתמשה אינו מכונת זה המאמר מצורף לזה מה
שלא אזכור בה גם כן מה שראוי ליזכר ממיני הטיול. ולא ירגיל מנהגנו המפורסם
15 היום כל מה שזכרו גלינוס ממיני הטיול והחפיפה בהנהגת הבריאות. ותכלית מה
שאפשר לעשותו הוא מה שזכרתיו בזה המאמר. וכבר זכרו האחרונים מן הרופאים
חפיפת החזה בזה החולי אשר תרגישהו ולא ראיתי להם בזה הבדלים ולא תנאים.
ואני אזכור העקר והסדר אשר זכרו גלינוס מכלל סדרי החפיפה ואחר זה אזכור
לאדון הנעלה מתי יועילהו חפיפת החזה ומתי ראוי להזהר ממנו.

20 (10.6) אמר גאלינוס מאמר זה נסחו אמר: אמנם חפיפת האברים החלושים
ראוי להזהר מהשתמש בה בעתות אשר יתעורר בהם מחלתם. ובעת בריאותם ראוי
שישתמש בה יותר ממה שישתמש בשאר האברים ביחוד החפיפה היבשה. והכאבים
אשר יתחדשו לקצת האברים בסבובים הנה מדרך זאת החפיפה שתעשה בעתות
הרוחה שהיא תמנע חידושם ביחוד אם השתמשו בה קודם העונה בשתים או שלש
25 שעות. וזה שאלו האברים יתחזקו כחותם בה וימנע בה קבלם למה שהורגל שיורקו
אליהם מן החומרים והנה אלה הדברים משותפים לזקנים ולאיזה מהשנים יהיו. אמנם
השתמש הטיול באברים החלושים לא איעצהו לזקנים לבד וזה שהיותר טוב לגופות
הזקנים השקט אבריהם החלושים.

2 רע] om. P | לפי שהוא] om. P || 5 ויציקת] וקצת מ(!) (= צקת) (!) || 6 צקת] יציקת ה ||
7 פשע] خطر P || 13 מצורף לזה] يقضي ذلك P || 14 כן] كل add. P | ירגיל]
تقضي P | מנהגנו] מנהגינו ה || 17 תרגישהו] تشكوها P || 20 גאלינוס] גלינוס ה ||
21 מחלתם] عللها P || 26 יהיו] יהיה ה || 27 לא איעצהו לזקנים לבד] وأنا أشير به في المشايخ
دون غيرهم P | לבד] om. ה

(10.7) אמר המחבר: התבאר לך שמה שאמרו בחפיפת החזה הוא סכנה גדולה
בעת העונה. ואמנם הוא ראוי השתמש זה בעת הרוחה וקודם בוא העונה בשתי שעות
ואין ראוי שיטייל האברים החלושים מן הזקנים בשום עת מן העתים.

(10.8) אמנם המשגל נודע הוא לרבים שהוא מזיק מאד לרוב האנשים והרבות
5 בו מזיק לכל האנשים ואין הוצאת הזרע מהנהגת הבריאות כי אם בנבראים מעטים
מבעלי המזגים הרעים המחולפים לפי שהזרע יצאו עמו בהכרח רטובים עקריים וחום
טבעי <ו>יתיבשו האברים העקריים ויתקררו. אמנם הבחורים כבר יסבלו החטא בזה
מאד עם היות שלא ימלטו קצתם מן החולאים בעבורו. אמנם הזקנים המשגל להם
ממית שהם יצטרכו למה שיגדל חומם הטבעי וירטיב אבריהם העקריים והמשגל
10 מיבש אבריהם ויכבה מה שנשאר מחומם כמו שזכרנו. לזה ראוי לאדם כל מה שיבוא
בשנים שימעיט שימעיט הרגלו בזה. זהו המחויב מצד הנהגת הגוף מצרף למה שיעזור עליו
מטהרת הנפש וקנות מדות השקט והבושת והענוה וההסתפקות.

ועם היה המשגל מזיק באברים כלם בכלל הנה הוא מזיק מאד למוח עד שכמעט
רוב ההרקה הוא ממנו כבר זכר זה אבוקרט. לזה ראוי שיתרחק ממנו כל חלוש המוח
15 מאיזו סבה תהיה חולשתו. וכשתעיין מרבי המשגל תמצאם תגבר עליהם השכחה
ואפלת השכל ועצלתו מצרף לירקות המראה והפסד אור החיים ודקות הלחיים.
ולהרגל בזה מבוא גדול. וכן מזגי האנשים מחולפים: וכבר זכרו הרופאים שיש מן
האנשים שיתחדש להם עצלה וכאב נפש וחולשת העכול וכשישגלו תתפשט נפשם
ותשמח ותשלם תאותם ומן האנשים מי שהוא בהפך. ועניני האנשים בזה מחולפים
20 מאד. וכבר זכר גאלינוס תכונה מן התכונות הרעות אמר מאמר זה נסחו: יש תכונה
מתכונות הגוף בתכלית הרוע והיא שיש מן האנשים עם יתילד בהם זרע רב חם ויניע
אותם ויעירם להריקו. וכשיריקו אותו במשגל ירפה פי האצטומכה מהם ויתרפה כל
גופם ויחלשו ויתיבשו וירזו ויארע מראיהם וישקעו עיניהם. ואם ימנעו מן המשגל
בסבה מה יקרה להם כשישתמשו בו כובד הראש וימצאו גם כן באצטומכה כובד
25 ומצוקה ולא ימצאו בהמנע ממנו תועלת נראה. וזה שיקרה להם רחוק ובוה(?) ויקרה
להם מן הנזק דומה למה שיקרה להם מן המשגל.

2 העונה] أَوْ قَبْلَ حُدُوثِ النَّوْبَةِ P. add | ראוי] מ .om | וקודם בוא העונה] ה .om || 8 בזה
מאד] ה .inv || 9 הטבעי] P .om || 11 שיעזור עליו (يعين إليه =) يتعيّن إليه] P || 12 וההסתפקות] וההתפקות מ P : .om || 15 מרבי] מרבה מ || 16 ואפלת השכל ועצלתו]
وخمود ذهن وبلادة P || 18 וכאב] وكآبة P || 19 ותשמח] ونشطت P | ותשלם
وانتبهت P | בהפך] هذا P. add || 20 גאלינוס] غيلينوس ה | התכונות] البدن P. add ||
22 ירפה] يرفأ ה || 23 ויארע] وحالت P || 25 ממנו תועלת נראה] נראה ממנו תועלת
מ | תועלת נראה] كبير منفعة P | רחוק ובוה(?)] רחוק ו[?] ה : الجواب (?) P

(10.9) אמר המחבר: אמנם היתה הכונה בזכירת זה המאמר הערה על חלוק
עניני האנשים בזה הענין ואין כונת זה המאמר רפואת כל מה שיקרה לכל איש שזהו
כלל מלאכת הרפואה. ועל דרך כלל שהוא יעיין ההרגל ויחסר ממנו בהדרגה מעט
מעט כמו שדברתי כבר כפי שתגזור הכונה בזה ביחוד ויגזרוהו השנים בכלל. ודע
שאין המשגל טוב לאחד מן האנשים לא סמוך למרחץ ולא סמוך לטיול ולא אחר
ההקזה בימים ולא <אחר> שתות המשלשל בימים יען לא יתיחדו שתי הרקות ויפול
הכח. ואין ראוי שיעשה גם כן זה הפועל על רעב ולא על מלוי מן המאכל רק אצל
יציאת המאכל מן האצטומכא קודם בוא הרעב. והנזק המגיע מזה הפועל על הרעב
יותר חזק מן המגיע על שבע. והמשגל לקמים מחולי מחליש ממית. וכבר ראיתי
וראו אחרים זולתי וספרו לי מי ששגל והוא קם מקדחת חדה ונחלש כחו ביום ההוא
ונתעלף באחרית היום ומת בלילה ההוא. ולא נודעת זאת הסבה כי אם בתחלת העלוף
הודיעו זה חושבים שהוא דבר יוכל להתקן.

(10.10) ואחר שהקדמנו אלה הפרקים שהם על דרך הנהגת הבריאות והאזהרה
בתקון המזונות ושאר מיני ההנהגה ראוי שנדבק זה בהנהגת זה החולי גם כן במיני
הסמים ובמה שראוי לסמוך עליו קודם בוא העונה ושעתה ואחריה מעט.

---

4 הכונה (= الغرض)] المرض P ‖ 6 יתיחדו] om. ה ‖ 12 הודיעו זה] فعلموا مقداره بذلك P ‖
15 ואחריה] ואחריהם מ

פרק אחד עשר: בתת סדרים ברפואת זאת המחלה

(11.1) ההשגחה בזה החולי ראוי שיהיה בנקות הגוף כלו בכלל בסמים מרכבים
שדרכם להוציא חלטים מתדבקים ומחולפים ובנקות הריאה ביחוד ובנקות המוח
עד שלא יקבל ולא יוליד מותרות ולא ישלחם. וחזוק כל אבר בכלל שלא יהיה בו
חולי כלליי הוא שיריק מה שבו ממותר והשואת מזגו ר"ל שישוב למזגו הטבעי לפי
שכל אבר ינצל ממותרות רעים בו להיותו על המזג הטבעי הוא חזק אם לא יהיה בו
חולי. ואין לנו מנוס כשנרצה לחזק כל אבר עם חוזרו למזג הטבעי שנשים בסמיו
דבר בו יהיה קביצות מה לכל אבר כפי מה שיאות לו. ופרט זה ארוך ואינו מכונת
זה המאמר.

(11.2) וכבר זכרו הרופאים ברפואת קצת מיני זה החולי והוא המפורסם אצל
כל רופא עשות הסמים המאדמים על הראש אך המנגעים ובזה מנוע דבר מן
הנזילות. וזה אינו מועיל דבר ממנו לאדון הנעלה לפי שהמוח חם וכל מה שנחממהו
חמם חזק יורישהו חלישות עם היות שזה החמום או ייבש החומר המותר הנמצא
בו או יחסרהו וימנעהו מן הנזילה. וכן כבר זכרו הרופאים עפרים נפזרים ורטיות
מחזיקות המח בזאת המחלה אך כלם חמים ואין טוב לו מה שיחמם חמום חזק.

ואי איפשר לו גם כן שיחזק המח בקירור מופשט מפני טבע החולי וזה המין מן
החלוף רפואתו קשה ומפני זה יבוא בו הפשע ולזה נהיה מוכרחים להרכיב סמים הפכי
הכח. אמנם נקות הריאה יהיה בסמים מדקדקים מחתכים אכן כבר מיחה גאלינוס וכל
הבאים אחריו מהיות אלו הסמים חזקי החום ושלא יהיו בתכלית הדקדוק לפי שלא
יקפה מה שבבריאה מן החלטים וימס הרקיק ויקפיא העב ויתעקד ויקשה עקירתם.
ואין מנוס שנחבר אליהם רטיבות יעזור על רקיקתם וכן ענין אלו הנזילות <כבר>
יהיה הדבר המציק המונע מן השינה הוא מה שיזל מן המוח בעת ירידתו. וכבר יהיה
הדבר ממהר מה שכבר יהיה בריאה וכבר יהיה הדבר היורד חד רקיק
ויצטרך למה שידקדקהו ושיחתכהו וזה מוסיף בנזילת מה שיזל אם הנזילה עומדת
בעונה. וכבר יהיה הדבר היורד מן הראש קר עם היות המוח חם אלא שזה כבר
ימצא בכל אבר והוא שכבר יקרה שבעת מה <יהיה> המותר הנמצא באבר מחולף

---

1 סדרים] כוללים ה add. ‖ 2 כלו] om. פ ‖ 5 כלליי] om. פ ‖ 11 המנגעים] المقرحة פ ‖
12 מה] om. ה ‖ 13 או ייבש] מיבש ה ‖ 14 יחסרהו] بقيتها פ ‖ 18 נקות (= تنقية)]
تقوية פ ‖ ג'אלינוס] גלינוס ה ‖ 19 חזקי] مفرطة פ ‖ 21 ענין אלו] om. פ ‖ 22 וכבר
יהיה הדבר ממהר מה שכבר יהיה בריאה] om. ה ‖ 23 חד (= حادّ)] حارّا פ ‖ 25 עב]
الجرم פ add. ‖ אלא ש- (= الا ان)] לئن פ

למזג האבר עצמו הטבעי והמקרי. וכבר יהיה הדבר הקרוי בריאה דקיק העצם דק
ולא יצא ולא יוכל לרוק אותו עד שיתעבה עצמותו ויתדבק קצת התדבקות. וזה המין
הוא מה שתארתי שהוא היותר קשה. וכפי אלו הענינים המחולפים כשיודעו ויעשה
כפי מה שהם יצטרך בכל עת אל שמוש רופא חכם ויעמוד זה הרופא ויתישב עד
5   שידע לאיזה צד יכוון אם יטה לדרך אחד או ילך בדרכים מחולפים וירכיב כפי <מה
שהם>. כלל אלה הענינים הדקים בעיקרים ויקרים ויקל הרפואה על כל אחד
כמו שיראה לפי שהם ישענו על כל מה שנזכר בספרים וכל מה שנזכר אמנם הוא מין
החולי לא אישם כי אישי החולאים יתחלפו כפי ענין מן הענינים המחולפים.

(11.3) ומן הדומה לזה יטעו אנשי הנסיון אשר אין להם הקש כי פעם יאות מה
10   שיעשו ופעם לא יאות. ולזה אני אומר כי מי שימסור נפשו ביד רופא בעל הנסיונות
בלתי יודע סדרי ההקש אמנם דומה לרוכב ימים כי ימסור רוחו בידי הרחת רוח בלי
חקש. לפעמים תהיה הרחתו סבה להשלמת מבוקש הרוכב בענין טוב ולפעמים תהיה
זאת סבת אבדן לו. ואמנם עוררתיך על זאת לפי שפעמים רבות יטעו האנשים בנסיון
ובעלי הנסיון כי ירפא מה שירפא וימות מי שימות במקרה.

15   (11.4) אמר אבוקרט הנסיון סכנה וכבר הניח ג׳אלינוס ומה שאחריו מן הנכבדים
מספר סמים הורכבו בהקש ומחשבה אנושית טובה לאלו הענינים המחולפים וזולתם.
ומן רפואת זה החולי גם כן חוקנים יתחנקו בהם בעת העונה למשוך החלט להפך הצד
וקטורות יריח לחזק המח ויבש מה שבו מן הרטיבות ומנוע הזלתם. ואני אלקוט שנים
או שלשה סמים או יותר מכל מין ממיני רפואת זה החולי ומה שיאות לאדון המעלה
20   ויטב למזגו ידעתי בו שיקל חליו בו. לפעמים יקח אחד ולפעמים יקח אחר לפי שזה
דבר גדול צוה עליו יקר הרופאים וצוו בו על דרך כלל וזכרו גם כן בזה החולי ביחוד
ר״ל העתק מסם אל סם גם שיהיו כחות אלה הסמים המורכבים ופעולתם מתקרבים
ונתינת טעם לזה אינו מכונת זה המאמר.

וסדר הרפואה שראוי לסמוך עליו הוא שתכון לחזק המח במה שאתארהו אצל
25   הרכבת הסמים ושתריק בסם המשלשל שאתאר לו ממנו מספר נסחאות שתי פעמים

1 למזג האבר] .Bos emend : המזג לאבר **מה** ‖ 3 היותר קשה] اعتراها**P** ‖ 5 כפי <מה
שהם>] بحسبها**P** ‖ 6 כלל] כל **ה** : כלל אלה הענינים הדקים בעיקרים ויקרים ויקרים] جملة هذه
المعاني الرقيقة أصل التصريف (التزريف) .Bos emend **P**) **P** הדקים] הקרים **ה** ‖ ויקרם] **ה**
om. ‖ 9 מה שיעשו] بالعرض**P** ‖ 10 אני אומר כי] .om **P** ‖ 11 אמנם דומה לרוכב ימים
כי ימסור רוחו בידי הרחת רוח בלי חקש. לפעמים תהיה הרחתו סבה להשלמת מבוקש הרוכב בענין
טוב ולפעמים תהיה זאת סבת אבדן לו] .om **ה** ‖ 14 מה] مِن **P** ‖ 15 סכנה] כמו **ה**
.add ‖ ג׳אלינוס] ג׳ילינוס **ה** ‖ ומה] ومن **P** ‖ 20 שיקל חליו בו] لِينتقل فيها**P** ‖ ולפעמים
יקח אחר] **מ** .ditt ‖ 21 גדול] .om **P** ‖ 22 ופעולתם] كلها .add **P** ‖ מתקרבים] جـدًا
.add **P** ‖ 24 שתכון] تدوم **P** ‖ שאתארהו] .Bos emend : שאתרהו **מ** : שתארהו **ה**

בשנה אם ימצא האדון גופו ממולא רב החלטים ותהיה <פעם> אחת באביב גם
שימצא בו מרגוע. וכן יהיה הסם קל זולתי אם היה המלוי רב. ואני אקוה שאם אתה
אדון תטיב ההנהגה כמו שזכרתי שלא תצטרך כי אם פעם אחת באביב בסם קל.
וכשתבא העונה תתחיל בשתית אחד מן הבשולים שאתארם לך. ותתחיל ביותר קלה
5 בדקדוקה והקל המזון מאד בשתסתפק במשקים סוכרים ומרקי אפרוחי התרנגולים
וגמע אחד <מן> אלה הגמיעות אשר אתארם ממה שיעזור על הרקיקה. וללון על
חסו השעורה המתוקנת אם יהיה שם קדחת או מרק התרנגולים הזכרים הזקנים אם
לא יהיה קדחת שם. אם יספיק זה ותנקה הריאה ותסור העונה לא תצטרך אל דבר
אחר. ואם לא תסור העונה בזה ולא תנקה הריאה תתעסק לבישול יותר חזק. ואם לא
10 יספיקו הבשולים תתחזקן באחד החוקנים שאתארם והתחיל במחליקים. אם תנצל בזה
לא תשתה משלשל. ואם לא יספיק זה התחיל בשתית אחד המשלשלים אשר תנקה
בהם כלל הגוף בפרקי השנה אשר זכרתי.

(11.5) ותתחיל ביותר קל ותמעיט שיעורם. ואם לא יספיק תשתה יותר חזק.
ועם זה כלו תעיין בחזק המח בריחות טובים ותקטיר בקטרות אשר אתארם ותגמע
15 מאלו הגמיעות מנקי הריאה אם היתה הנזילה קלה ונכרת נזילתה. אמנם כל מה
שתארך הנזילה ותרגיש בירידתה לא תעיין בדבר קודם מניעתה במה שאתאר זולתי
אם היה שכבר נתמלאה הריאה ותצר הנשימה מפני זה. אז נעין בנקות הריאה
בכל מה שיעדתי בהדרגה. ואם נתחזק החולי ונתקשה הדבר האל יצילנו אין מנוס
מהשתמש הקיא פעם אחר פעם. ובאלו העניינים כלם נרחיק רבוי השינה ביחוד שנת
20 היום. ולא ישכיב עצמו לשינה בשום פנים רק יסבול השינה עד שהוא ישן זמן מועט
והוא יושב נסמך בסומכים מכל צד. ותרחיק הרויה מן המים כי אם השקט הצמא
לא זולת. וכן תתרחק מן המרחץ והטיול. אמנם התנועה המועטה בהדרגה היא טובה
[או] בחזק העונה.

---

2 קל זולתי] om. P || 6 אלה] om. P || 7 חסו] חוסו מ || 9 תתעסק] فونتقـل P ||
10 במחליקים] בהחליקים מ : بالينها P || 12 השנה אשר זכרתי] om. P || 13 ואם לא יספיק
תשתה יותר חזק] فإن كفى أو تشرب أقواها P

פרק שנים עשר בהרכבת הסמים הצריך אליהם בכל מין ומין
מזה החולי כפי כונת זה המאמר

אמנם הבישולים אשר הרצון בהם הבישול והקל הרקיקה ונקות הריאה והם
אשר מן הראוי בהם שיקדמו למשלשלים.

(12.1) הראשון שיתחיל בו בתחלת העונה מהם זה: ערוק סוס גרוד ורצוץ
כתמי ולשון שור מכל אחד דרהם כסבור באר ג' דרהם שומר ירוק קמיצה תאנים
יבשים עשרה גרגרים ירתח וימרק ויצונן וישתה בסוכר או בדבש או דומיהם.

אחר חזק ממנו: כזבור באר ד' דרהם קלפת עיקרי השומר ג' דרהם ערוק סוס
וכטמי מכל אחד ב' דרהם עיקרי השושאן רצוץ וקלפת אתרוג מכל אחד משקל
צמוקים מנוקים חצי אוקיא ירתח הכל וימרק ויצונן על סוכר או ג'לאב ואם רצית
להוסיף בדקדוקו יסונן על משקה הלימון או סכנגבין.

אחר חזק ממנו ו[ש]הוא ינקה הריאה מן החלטים העבים נקוי חזק: ערק סוס
וכזבור הבאר מכל אחד ג' דרהם זופא יבש ב' דרהם אסכרוס וזנגביל שאמי הנקרא
רסאן והוא אשר יכירוהו הבסמים במצרים בשם כנף וקנטריון דק מכל אחד משקל
תאנים ששה גרגרים. ירתח ויסונן על דבש הדבורים. ואין ראוי לקחת אחת מאלו
אם היה שם קדחת.

אחר חזק ממנו: חשא ועקרי סוסאן פראסיון ופוה הצבעים מכל אחד דרהם
גרגירי בלסאן ועציו וסנבל מכל אחד חצי דרהם כזבור הביר עורוק סוס מכל אחד
ג' דרהם פודנאג ועיקרי באבונג' וקנטוריון דק מכל אחד ב' דרהם תאנים יבשים
צמוקים מנוקים מכל אחד ה' דרהם. ירתח הכל וימרק ויסונן על סכנג'בין. וזה ינקה
מאד וימנע הנזילות מן הראש ואין ראוי שילקח עם קדחת. אמנם אם היה שם קדחת
או היתה הנזילה חדה דקה לא יצא מהרכבת הבשולים. מאלו הפשוטים כזבור באר
ו<ערוק> סוס ולשון שור וזרע הנדבא ושומר ירוק ונילופר ירוק או יבש זרע כיאר
וזרע קישואים וסבאסתאן וענאב כפי מה שיזדמן מהם. ואין לחוש למשקלם וימרס
בבשול מן תרנג'בין או בנפסג' מרבא. וכבר ישליך בבישולים בנפסג' יבשים או
ירוקים כפי מה שיראה מן הענין. זהו מה שילקח עם קדחת ואם היתה חלושה לא יזיק

---

6 דרהם] درهمين P | כסבור] כזבור ה | ירוק] خمسة ستّ قلوب، يغلى ويصفّى على جلاب. آخر
مثله: رازيانج أخضر P.add | 7 גרגרים] كزبرة بئر أربعة دراهم P.add | ויצונן] ויסונן ה | או
דומיהם] ה .om | 8 ד'] ג' ה | 9 השושאן] ה .om, مثقال P | משקל] مثقال P | 10 ג'לאב]
ג'אליב מ | 12 ערק] ה .om | 13 אסכרוס] أسطوخودس P | 14 בשם כנף] Bos
.emend: בשר בכלי מ: בשם כסף ה | 17 סוסאן] סוסן ה | 18 הביר] הבאר ה | עורוק
סוס] מ .om | 19 ג'] أربعة P | פודנאג ועיקרי באבונג'] פודנג' ועיקרי בבונג' ה |
26 שיראה] المتطبّب P.add

בחבר אליו הצמוקים המנוקים והתאנים. אמר אלראזי שהוא כשהשקה המורגלים
לזה דרהם מן אסקלפונדורון והוא אלעקרבאן עם משקה התאנים הנה הוא יוציא
בלגם רב נא והוא להפלא.

(12.2) אמר המחבר: זה אשר נסהו אלראזי ושבחהו יעזרהו ההקש. ומן המורגל
5   הידוע אצלנו במערב הוא שלקח עם חלוף העניינים וינקה הריאה ויבשל ויקל הנשימה
ויסיר הגניחה שתשרה סובין החטה לילה במים חמים ותמרקם ותצננם ויחבר אל
המסונן סוכר ושמן לוזים וירתח עד שיהיה לו עצמות הגלאב וישתה והוא פושר.
ואם יצרף לזה לבות לוזים מרים ומתוקים אחר שידיקם מאד יהיה טוב מאד. וכבר
ישרה ערוק סוס עם הסובים. כל אלה ההרכבות מועילות בזה החולי והם מלומדות
10 ולא נירא מהם גם עם הקדחת.

(12.3) אמנם הגמיעות הם אללעוקאת אשר ינקו הריאה גם כן ויבשלו מה שבה ֿ
ויקלו הרקיקה ויועילו מצרות הנשימה תועלת מבואר וילקחו כל ימי החולי ובאיזה
עת שיהיה מן היום או הלילה הם אלה: צמוקים מנוקים ותלתן חלקים שוים יבושלו
במים זכים ויסונן המים וישמרם וישתה מהם פעמים רצופים אחר שיוחמו. כן זכר
15 זה גאלינוס וזכר שתועלתו גדולה. וכבר זכרו האחרונים אחריו הרכבה אחרת והוא
תלתן ותאנים יבושלו ויסונן המים ויצרף דבש דבורים ויעבהו והיא גמיעה.

אחר חזק זכרהו גאלינוס: ילקח בצל אל ענצל ותעצר וישים עם הנעצר בכמותו
מדבש ויתעבה משקה ילקח ממנו שיעור אוקיא קודם המאכל וכן אחריו.

אחר זכרהו ג'אלינוס והוא חזק מאד: פודנאג' הררי חאשא עקרי השושאן
20 פודנאג' נהרי יבש פלפל לבן אניסון קלוי חלקים שוים ידיקם ויניפם בנפה וילוש
בדבש מבושל וישקה ממנו שיעור בנדקה.

אחר חזק זכרוהו האחרונים: זראונד עגול וקמח חלבא מכל אחד שלש אוקיות
מר ב' אוקיות פוה אוקיא זעפראן אוקיא יהדק הכל ויקח ממנו שיעור בנדקה.

אחר טוב וקל זכרוהו האחרונים ראוי לאדון להסמך עליו: יקח הצנובר הגדולים
25 רבי אלצמג ויבושל ויבושל עם הפראסיון החדש בשיעור חצי הצנובר ויצונן ויערב המים עם
הדבש וישתמש בו שהוא ינקה כל מה שבחזה נקוי מופלא.

1 אליו] في المغليات P | המורגלים] למורגלים ה || 2 אסקלפונדורון] אסקלופונדורון
ה | אלעקרבאן] אלעקראבאן ה || 3 בלגם] غليظا add. P | בא (= نيئا)] نتنا P || 7 המסונן]
המצונן ה | הגלאב] הגאלב מ || 15 גאלינוס] גלינוס ה | אחריו] ה. om || 16 ויצרף]
إليـﻪ add. P || 17 חזק] أقوى P | גאלינוס] גלינוס ה | ענצל] ענצלי ה | עם] אל ה ||
19 ג'אלינוס] גלינוס ה | פודנאג'] פודנאג' ה | פודנג'] ה | השושאן] השושן ה || 20 פודנאג'] פודנג'
ה | שוים] מ. om || בנפה] صفيق add. P || 22 חזק] أقوى P | זראונד] זראונד ה ||
23 יהדק] يدق P || 25 ויבושל] ויבושל ה | ויבושל] ויבושלה ה | עם] ועם מ | ויצונן] ויסונן ה || 26 הדבש]
النقي مثله ويطبخ حتّى يصير في قوام العسل add. P

וממה שהוא מלומד ילקח בענינים מחולפים: יקח אלסוס שחוק מנופה אוקיא
לבות לוזים קלופים פאניד מכ״א ב׳ אוקיות יהדק לבות הלוזים עד מאד וימסס הכל
במי השומר ויעבהו באש רך גמיעה. וכבר לקחתי אני הנה משקה הלימון רחוץ
תמורת אלפיניד וחברתי אליו בשול כזבור ביר ושמן לוזים פג גמיעה מועילה מאד
לכל מה שכוון.

(12.4) וראוי שיהיה אצל האדון ויוכן לו משקה הכשכש אשר זכרו גאלינוס
שהוא ימנע הנזילות וירדים ויעבה החומר הרקיק ויעזור על רקיקתו. תארו: ערוק סוס
רצוץ דרהם כשכש ירוק תאנים לבנים עשרה גרגרים יכרתו כמו שהם בגרגיריהם
וישרו לילה במים חמים. ובבקר יורתחו ויסונן על ליטרא רב ענבים וליטרא סוכר
וליטרא דבש דבורים ויעבה משקה ויגמע בעת הצורך. והנעשה בדבש יותר מגיע
בנקיון הריאה ולא יאות לנזילות החמה הדקה. והנעשה ברב הענבים יותר טוב במנוע
הנזילה ואשר בסוכר שוה ביניהם. וכשתקל הנזילה ונכרת נזילתה ולא נשאר כי אם
אשר בריאה לא תשתמש במין ממיני המשקים זולתי אם יהיה החומר אשר בחזה
רקיק ימנע רקק אותו לדקותו ויצטרך לעבוי. כי אז תהיה ההנהגה שתקח כתירה
וקומוס ערבי תשחקם ותתיכם בזה המשקה על אש נחה ותגמע מזה לאט לאט. ותקח
זרע כשכש וסוכר ונשא חלקים שוים ותשחק הכל בריר זרע קיטונא ויגמע ממנו לאט
לאט ווילוש זה בריר זה בריר החבושים. ולך שתחבר לזה בנפשג׳ מרבא.

(12.5) וכבר הרכבתי אני מעגון לאשה השגחתי בעניה מאד. כוונתי בו נקות
הריאה וחזק המח ומנוע הנזילות ולא יהיה מופלג בחום לפי שזה החולי קרה לה והיא
בחורה ומוחה איננו חם ולא יצא מן הקור המורגל והיתה רזת הגוף. והועיל לה בעת
העונה תועלת גדולה. וכשהתמידה אותה בענין הבריאות נתרחקה העונה עד שהעונה
תבא לה פעם בשנה וכבר נתאחרה שנתים ותבא העונה קלה. ונמשכתי בהרכבתו
לדעת גאלינוס שאמר שהסמים רבי התועלת הם אשר יורכבו מסמים מחולפים לא
בטבע לבד כי אם בכמות גם כן.

1 אלסוס] ربّ السوس P || 2 לוזים] add. مرّ P || יהדק] يدقّ P || 3 לקחתי] اخترت P || רחוץ]
سفرجلي P || 4 ביר] بار ה || פג (= نجّا)] פג] نجّا P || فجاء P || 6 גאלינוס] גילינוס ה || 8 דרהם]
عشرة دراهم P || ירוק] om. ה || תאנים] نضج P || שהם] شهم P || 9 רב] رؤ ה ||
10 בדבש] الدبس add. P || 11 בנקיון הריאה] في تفويتها وتنقيتها P || 13 במין] مِن م
add. || 14 לדקותו] לעתו מ || לעבוי] إلى تلطيف وتغليظ P || 15 וקומוס] وصمغ غ P ||
16 כשכש] الخشخاش العراقي P || הכל] وتلّه add. P || קיטונא] קיטונה ה : قطونا P ||
17 בנפשג׳ מרבא] Bos emend. : מה inv. || 18 מעגון] ליעוק ה || בו נקות] הנקות מ ||
19 וחזק] وتنقية P || 23 גאלינוס] גלינוס ה

וזה הרכבתו: לקחתי כזבור באר ושריתיו במים חמים ובשלתיו דרך העברה
מבלי עיון במשקל ומרקתיו וסננתיו שנית עד שקנו המים מראה מעט ועשיתיו לבדו.
וכזה עשיתי בערוק סוס רצצתיו ושריתיו ובשלתיו לבדו על אש נחה עד היותו
בעצמות הדבש ושמתיו לבדו. אחרי כן לקחתי מבשול הכסבור באר שני מדות ומן
בשול ערוק סוס מדה לעובי עצמותו ומן מי השומר הירוק מדה ומן רב הענבים אשר
בעצמות הדבש שתי מדות. וערבתי הכל ושמתיו על אש נחה והרתחתיו והוצאתי
הקצף ממנו והנחתיו. והוא גמיעה טובה בעצמות הדבש ערב הטעם. וזאת הגמיעה
לבדה אין ספק שהיא מועילה בזה החולי מאד.

עוד אני קבצתי אלו הסמים והם אלו: זרע אנגרה ג' אוקיות גרגירי הצנובר
שרוים ורחוצים וזרע הפשתן קלוי מכל אחד אוקיא עיקרי שושאן וזרנאד עגול
וראסן ושבולת וזרע גזר ופראסיון ופוה הצבעים מכל אחד חצי אוקיא סקלופונדריון
וסיסאליוס מכל אחד י' דרהם זעפראן ב' דרהם מר ג' דרהם. מספר הסמים שנים
עשר וכלל המשקלים שבעה עשר אוקיות בקרוב. ושחקתי ונפתי כל מה שאפשר
לנפותו אמנם הזרעים והלבות שלא יונפו דקתי אותם עד שובם כמוה. ולשתי הכל
על אש נחה בארבע ליטרין מזאת הגמיעה אשר קדם זכרה והיא בעצמות הדבש
ונשתמשתי בו. וזאת ההרכבה לא ראיתיה לאחד מן הקדמונים. וכבר תארתי בה
מה שראיתי בנסיון ואני מיעץ לאדון הנעלה שתהיה כמושה עמו וירגילה בעתות
הבריאות ועתות העונה זולתי אם הוקדח בקדחת חזקה ישמרהו אלהים.

(12.6) וכבר אמרנו שמרקי התרנגולים הזקנים יעזרו על הבישול והרקיקה.
ואמנם מה שיחזק המוח בזה החולי הנה אבן זהר שהוא זכר שהוא מצא העפרים יותר טובים
מן הרטיות. ואין ראוי לחמם מאד כמו שידעת ולא ראוי לעשות המקררים בשלוח
בזה החולי. ומה שאני רואה הוא זה: באסבסה ג' דרהם שבולת וצנדל מקאצרי מכל
אחד ב' דרהם מר משקל כאפור קדום רביע דרהם וישחק זה עד אשר דק וינפה
וילוש במי ורד ויעשהו קרץ וישחק ויזרה בהפרדת השער. אמנם בזמן הקיץ יותך
במי ורד ובסתו ימשח בשמן אמצע הראש בשמן חבושים ויזרה זה העפר עליו. תאר

---

1 דרך העברה] جزافا P ‖ 2 ומרקתיו] وجعلت في الصفو كزبرة بغر جزافا وطبخت P .add ‖
3 לבדו] وصفّيته وأعدته P .add ‖ 4 שני מדות] قدحـين P ‖ 5 לעובי עצמותו ומן מי השומר
הירוק מדה] ה .om ‖ 7 ערב ערבת מ ‖ 9 ג'] ה .om ‖ 10 שושאן] شوشان ה(!) ‖ וזרנאד]
וזרנד ה : وزراونـد P ‖ 11 סקלופונדריון] سقل وفونديرون מ(!) ‖ 12 וסיסיליוס] ושישיליאוס
ה ‖ שנים עשר] ثمانية عشر P ‖ 16 הקדמונים] ولا مـن المتأخّرين لكنّـه جار علـى قوانين القياس
P .add ‖ 17 כמושה] כמוסה ה : يكـون ה ‖ 21 המקררים] التبريد P ‖ בשלוח] مطلق P ‖
22 וצנדל] וסנדל ה ‖ 24 ויעשהו קרץ] קרץ P أقراصـا ويقـرّص P ‖ ويؤخـذ منـة قرصـة بعد قرصة
P .add

שמן החבושים: קח אוקיא שמן וורד מבושם ותעצור עליו חבוש וישליך עמו חצי
דרהם מצטכי ורביע דרהם שבולת ויונח על אפר חם עד שיתמו המים וילקט השמן
וישמר.

ודע שהענבר אלכאם מחזק המח החם והקר וכן שמענו מזקנים הנסיון הוציא
להם זה כמו שההנדבא מועיל לכבד החם והקר. ולזה איעץ האדון הנעלה בהתמדת   5
הריחו והתקטר בו לבדו. שזה יחזק המח וימנעהו מלקבל המותרות ומהוליד אותם.

וגם יקח שמן באן לבד בלתי מתוקן ד' דרהם וימס בו ענבר כאם משקל צנדל
מקצארי שחוק ומנופה חצי משקל כאפור רביע דרהם ילקח ממנו אלגאליה
ימשח בה אמצע הראש והמוקדם ממנו אחר צאתו מן המרחץ חצי שעה או קרוב.
ויתמיד משוח בו בסתיו וימעיט זה בקיץ.   10

אמנם בעת העונה כבר זכרו האחרונים קטורות יחזקו המח וייבש<ו> רטיבותיו
המותריים וימנע<ו>ם מן הנזילה. מזה אלצבר אמרו שהוא יושלך על האש עד שיכנס
עשנו בנחירים והפה וימלא החזה והראש אמרו שהוא מנוסה אמיתי. אחר: ילקח קסט
ומעה נוטפת זרניך אדום וצמג אלבטם ומצטכי מכל אחד חלק. יערב הכל ויונח על
האש עד שיעלה עשנו ויכנס בפה והנחירים וימלא החזה והראש. אמרו שהוא מועיל   15
תועלת שלם. אחר: זרניך וזראונד ארוך יושחקו ויולשו בחלב בקר ויוקטר בו.

(12.7) אמנם החקנים הרך שבהם מי הסלק חצי ליטרא שומשמין ד' אוקיות
ירתח וישליך בו דרהם בורק ויתחקן בו. וייותר חזק מזה שמן זית נרתח בו סדאב
וישליך בו מעט נאטרון ויתחקן בו. וייותר חזק מזה פודנאג' ושבת מכל אחד מלא
הקומץ עצירת סילקא חצי ליטרא שמן זית טוב ליטרא ירתח זה ויצרף אליו מעט   20
בורק ויתחקן בו. וייותר חזק מזה שבת ופודנאג' וקנטריון מכל אחד קביצה ירתח
הכל במים ויצרף אליו שמן זית טוב ב' אוקיות ודבש ב' אוקיות כיאר שנבר אוקיא
יתחקן בו והוא פושר. ואם היה שם רוח יוסיף בו חצי אוקיא כמון והוסיף חלב אלבט
או חלב תרנגולים עם השמן בכל החוקנים טוב.

וייותר חזק מזה הוסיף בחקנה מן שחם אלחנטל מן ב' דרהם אל חצי דרהם ירתח   25
עם מה שקדם ויתחקן בו. ואם הוסיף לזה גאושיר וגנדבא דסתר כפי מה שיורה הענין

---

2 שיתמו] יתמו **מ** || 4 אלכאם] אלכום **ה** || 5 שההנדבא] הנדבא **ה** || 6 הריחו] הריחות
ה || 7 בלתי מתוקן] غير مطيَّب ولا مصنوع **P** : غير مطيَّب ولا مصبغ **N** | וימס] ומה **ה** | צנדל]
סנדל **ה** || 8 אלגאליה] אלגאליה **ה** || 10 בקיץ] ولا يقطع **NP** .add || 11 קטורות יחזקו]
קטורת יחזק **ה** | ווייבש<ו>] וייחזקו **מ** || 13 וימלא החזה והראש] om. **NP** | אמרו]
فإنّه **P** | קסט] קשט **ה** || 14 ומעה נוטפת] ומעט נופת **ה** : وميعة سائلة **NP** || 16 וזראונד]
וזרנד **ה** | ויוקטר] ויוקשר **ה** || 18 ויתחקן] ויתחקן **ה** || 19 נאטרון] נטרון **ה** | ויתחקן]
ויתחזק **ה** | פודנאג'] פודנג' **ה** || 21 ויתחקן] ויתחזק **ה** | שבת ופודנאג'] om. **ה** | וקנטריון]
וקאנטוריון **ה** || 22 ב' אוקיות] om. **P** | אוקיא] om. **P** || 23 רוח] أرياح **NP** ||
25 בחקנה] בחוקן **ה** | שחם אלחנטל] חנטל **ה** || 26 לזה] سكبينج **NP** .add | גאושיר]
גושיר **ה**

הזה זה חזק. ואלו החוקנים החמים כלם אין ראוי שישתמש בהם בקיץ ולא עם קדחת
ולא יבא לקראת אחד מהם כי עם עובי גדול מהחלטים או סתום חזק.

(12.8) וכבר מיחה גאלינוס מחקן זקנים בחקנים החמים בכל ענין. ודע
שהקדימה על החוקנים החמים מאד כקדימה על הסמים חזקי השלשול שאין ראוי
להקדים עליהם כי אם בעצת רופא <מהיר> משמש החולה לא שיתן עצה מרחוק.
אמנם המשלשלים המורגל מהם זאת הנסחא משלשל יוציא חלטים בלגמים וינקה
הראש: איארג משקל אגאריקון ותרבד מכל אחד חצי משקל זנג'ביל רביע דרהם
יגמע בגלאב.

אחר חזק [ויותר חזק] ממנו בנקיון הריאה: אגאריקון חצי משקל ראונד חצי
משקל איארג' דרהם שחם חנטל רביע דרהם מתוקן בכמותו לב פסתק וכתירה ישתה
במי הדבש.

אחר חזק ממנו והוא הרכבה טובה וראוי שיריק <בו> בפרקי השנה ובעונה
החזקים: אגריקון ותרביד מכל אחד חצי דרהם איארג' פיקארא דרהם מר ועיקרי
השושאן ופראסיון מכל אחד רביע דרהם אנזרות רביע דרהם שחם חנטל ואניסון
וכתירא <ו>מקל אזרק מכל אחד שמינית משקל יולש ברב ענבים.

אחר חזק ממנו: תרבד ואגאריקון ועצירת אפסנתין מכל אחד משקל איארג'
דרהם שחם חנטל וכתירא מכל אחד רביע דרהם מחמודה ומצטכי מכל אחד שמינית
דרהם מקל אזרק חצי דרהם. יולש במי השומר ויעשה גרגרים בשמן לוזים. אחר
חזק ממנו ינקה הריאה מאד: שחם חנטל [ואניסון] וכתירא מכל אחד שמינית משקל
אניסון ואפיתמון וסכבינג' וזראונד מכל אחד חצי דרהם ויולש במי הדבש.

אחר חזק ממנו: זרע אנג'רא ובסבאיג' מכל אחד דרהם עצירת קשואי החמור
חצי דרהם שחם חנטל לבות פסתק שלש גרגרים ויולש במי הכרפס ויעשה גרגרים
עם שמן לוזים וזה יוציא חלטים עבים דבקים רבים ורעים.

ודע שאלו המשלשלים החזקים הם אשר יועילו בזה החולי כשיפלו במקומם.
ואין דרך לשלשל במיני אלהליליגאת בזה החולי. אמנם המשלשל הדק השלשול
בכיאר שנבר <ו>ראונד לא יזיק אם היה צורך להחליק לבד. ואין לכיאר שנבר ולא
לראובד פועל בנקיון הראש ולא בנקיון הריאה.

---

1 זה חזק] ומחזק **ה** : كان ذلك أقوى **NP** | החמים] החקים **מ**(!) || 2 יבא לקראת] يلتجاٴ ל-
NP || 3 מחקן] מלחוקן **ה** || 8 בגלאב] בג'ליב **מ** || 10 משקל] אניסון ربع درهم . آخر أقوى
منه] جاوشير نصف مثقال .add **NP** || 12 בפרקי השנה ובעונה] (ובעונות **ה**) החזקים] في الفصول
وفي النوبة القوية **NP** || 13 אגריקון] אגאריקון **ה** || פיקארא] פיקרא **ה** || 14 השושאן]
השושן **ה** || 15 וכתירא] וכתירה **ה** || om. **ה** || 16 איארג] איארג' **ה** || 17 מחמודה] מחמודא **ה** ||
20 וסכבינג'] וסוכבנג' **ה** || וזראונד] וזראנד **ה**(!) || 21 ובסבאיג'] ובסבג' **ה** || 22 שחם
חנטל] om. **מ** : .add **ה** כתירה ומקל אזרק מכל אחד רביע דרהם **ה** : = كثيرا ومقل أزرق من كلّ واحد
ربع درهم **N** | גרגרים] om. **מ** || 25 אלהליליגאת] אלהלאליגאת **ה**

(12.9) תאר מעשה הסמים המשלשלים כלם אשר נסו אותם מחודדי הרופאים
במערב וראיתים בעיני וחזרתי לנסותם בתואר מעשה המשלשל והוא מה שאתארהו
לך: אגאריקון יגרדוהו על הכברה עד שיותך. התרבד יקלפו עליונו ויושחן וינופה
וכן האיארג' יגיע בנפתו. אמנם שחם חנטל יכרת במספרים יותר דק שאיפשר ולא
5 יקח ממנו כי אם הלבן הנקי מתפוח גדולה היותר גדולה שאפשר. וישמור מאד מן
התרביד הישן. והכתירה תשרה ותוציאנה מבגד.
וכל סם משלשל יפול בו שחם חנטל או עליו צורת המעשה בו שישחק המקל
ראשונה וישליך עליו השחם חנטל הכרות או על עליו המרוצצים וידק גרגרים מן
פסתק מקולפים בסכין וישליך עליהם. עוד יוציא הכתירה מן הבגד ותולש בה השחם
10 חנטל עצמו וימעך הכל עד עד שיהיה קרצה אחד וישליך עליו האיארג' ושאר הסמים
המנופים. אמנם המחמודה והמצטכי יודקו מעט וכן שאר הסמים המשלשלים זולת
מה שזכרנו יודקו מעט ולא ינפה אותם ביחוד ההלילא'את לפי שהם יודקו מעט ולא
יונפו. וילוש הכל במה שיולשו בו הדברים הנגרים ויעשה הסם גרגרים בשמן לוזים.
ואם רצית לנקות שאר הגוף עשה גרגרים קטנים ויהיה בגרגרים רטיבות ויוקח
15 בבקר. ואם ימצא מן הסם עקיצה וכאב ירתיח לשון שור ג' דרהם אסטכדוס משקל
אזוב המאכל חצי דרהם ויגמע ממנו גמיעות ויסן על סוכר וישתה וישקוט הכאב
והעקיצה ויפעל הסם פעולתו.
(12.10) אלו כלם לקחנום וראינום בעין מזקני המערב. וכבר נזכר מהם דבר
בספרים בלתי מפורסמים בידי האנשים. וזכרנו זה כולו בכוונה שיכלול התועלת
20 לאנשים כפי היכולת. אמנם הניע הסם אם נתעקבה פעולתו או העמידהו אם הרבה או
נגד מקרים רעים אם נתחברו אליו הנה זה שער גדול ממלאכת הרפואה לא יסבלהו
זה המאמר. לפי שזה יתחלף בהתחלף הסמים השתויים וכפי חילוף השנים והמזגים
והארצות ופרקי השנים.
אמנם המקיאים אם יהיה הצורך אליהם יתחיל באכול הצנון ויקח אחריו ב'
25 דרהם מן בורק עם שיעור חצי ליטרא מן מי הדבש לבד. אחר חזק ממנו: ילקח חתיכה
משרש אלכרבק הלבן ומעציו וינעצם בצנון וישתה עליו מי הדבש ויקיא. אחר חזק
ממנו: חרדל ומלח דרהם בורק ארמיני חצי דרהם נטרון ב' דאנק ימסס זה בג' אוקיות
מים ואוקיא דבש וישתה ויקיא.

2 וחזרתי לנסותם] وتكرّرت تجربته NP || 3 אגאריקון] הגאריקון מ | התרבד] התורביד
ה | וינופה] וינופהו מ(!) || 4 יגיע] يبالغ NP || 6 התרביד] התורביד ה | הישן] المستام
NP | מבגד] خرقه NP || 9 הכתירה] הכתרא ה || 10 עצמו] حجبه NP | וימעך] וימשך
מ || 15 אסטכדוס] אסתכדוס ה || 20 אם נתעקבה] (= إن توقّف N) وتوقّف P || 26 בצנון]
وتترك يوما وليلة add. NP

(12.11) מבואר הוא שאין הכוונה בזה המאמר השלים כל מה שנזכר ממיני
הרפואה לזה החולי ואמנם היתה הכוונה לקיטת מה שיקל עשיתו והרגילוהו רבים
מן האנשים והיה מנהג הרופאים עשיתו. וכבר הנחתי מזה לאדון הנעלה מאד יותר
ממה שבקש ממני.

---

3 והיה] והוא **ה** | יותר ממה] ما أظنّه أكثر **NP**

פרק שלש עשר בחזוק פרקים מעטי המספר גדולי התועלת לאנשים כלם בכלל בהנהגת הבריאות ורפואת המחלות ירוצו על פי צווי האדון

(13.1) ראשונה ראוי שנעיין בתקון האויר ואחר זה בתקון המים ואחר זה
בתקון המזונות. וזה שאשר יקראוהו הרופאים רוחות הם אדים דקים נמצאים בגוף 5
בעלי חיים. התחלתם ורוב חמרם מן האויר הנשאף מבחוץ. והנה אד הדם הנמצא
בכבד יקרא רוח טבעי והאד הנמצא בלב והשריינים יקרא רוח חיוני והאד הנמצא
בבטנ<י> המח ומה שיצמח ממנו ובנקבי האברים יקרא רוח נפשיי. והתחלת הכל
ורוב חומרו מן האויר הנשאף מחוץ וכשיהיה זה האויר מעופש או סרוח או עכור
ישתנו אלו הרוחות כלם וירוץ ענינם בחלוף מה שראוי. 10

(13.2) אמר גאלינוס: עיין בדבר האויר שירד אל הגוף בנשימה עד שיהיה
בתכלית השווי והנקיון מכל דבר יטמאהו.

(13.3) אמר המחבר: וכל מה שיהיה הרוח דק יהיה השתנותו לשנוי האויר
יותר. כי הרוח הטבעי יותר עב מן הרוח החיוני והחיוני יותר עב מן הנפשיי ואצל
השתנות האויר מעט שנוי ישתנה הרוח הנפשיי שני יורגש בו. ולזה כבר תמצא 15
רבים מן האנשים ירגישו בחסרון פעולות<יה>ם הנפשיות אצל הפסד האויר ר"ל
שיתחדש להם עצלת ההבנה וקוצר ההשגה וחסרון השמירה גם שתהיינה פעולתיהם
החיוניות והטבעיות לא יורגש בהם שנוי.

(13.4) פרק: ערך אויר המדינות לאויר השדה וההרים כערך המים עבי העצם
העכורים למים הדקים הצלולים. וזה שהמדינה לגובה בנינה וצרות דרכיה ורוב 20
מה שיתך משוכניה ומותריהם ומתיהם ונבלות בהמתם ועפוש מה שיתעפש מן
מאכלותיהם יהיה אוירה שוקט עכור עב אידיי ענני וייהיו הרוחות כן בהדרגה ואיש
ממנו לו ירגיש במה שיקרהו. וכשלא יהיה לך מזה מפלט לפי שגדלנו במדינות
והרגלנו אותם לכל הפחות נבחר מן המדינות המגולות האפקים ביחוד לצד צפון
ומזרח הגבוהות על ההרים התלולים מעטי האילנות והמים. וכשלא יזדמן לך זה 25
ר"ל שלא תוכל להעתק מערים על הפחות יהיה הדירה בקצ<ו>ת המדינה מצד מזרח
או צפונה. ותהיה דירת מושבך גבוהת הבנין רחבת ידים יקרענה רוח צפוני ויבא

---

1 בחזוק] تقييد NP ‖ 2 כלם] NP ‖ 3 האדון] .om P ‖ (N =) .om NP ‖ 7 בלב והשריינים]
בשריינים ובלב מ ‖ 8 ובנקבי האברים] في مسامّ الأعصاب NP ‖ 13 דק] ألطف NP ‖
15 שנוי] שיעור ה ‖ 17 השמירה] .om NP ‖ כבר] ה ‖ הנשימה מ ‖ 20 העכורים] הכעורים
ה ‖ הצלולים] הכלולים מ(!) ‖ בנינה] مبانيها P = בניניה ‖ 21 בהמתם] دوابّهـم NP =
בהמותיהם ‖ 22 שוקט] راكدا NP ‖ 25 התלולים] التلال NP : والتلال .Bos emend ‖ וכשלא
יזדמן לך זה] وإذا لم يكن لك في هذا حيلة NP ‖ מערים] מהערים ה ‖ מצד] ما يلي
NP ‖ 27 רוח] חוץ מ

בה השמש כי השמש ימסס עפושי האויר וידקדקהו ויזככהו. ויבחר אחר זה הנרוח
ממקומות מושבו תכלית מה שאפשר. ויתחבל עם זה לבשם האויר בריחות טובות
וקטורות והתעשן במה שראוי כפי חלוף האויר. הנה זה עיקר בתחלת כל ההנהגה
מהנהגות הגוף והנפש.

5   (13.5) פרק: אם נזהרת ונשמרת בכל יכולתך אין מנוס ממקרים מעטים יתחדשו
תמיד בגוף האדם. כמשל לפעמים יהיה הבטן רפוי ולפעמים יבש מעט וכבר
ימצא האדם חלוף בעכול יום או יקרהו כאב ראש מעט או יכאב לו מקום מגופו כאב
מועט. ומן הדומה לזה הרבה השמר מלרפאת זה ולא תהרוס בקיחת סמים תכוין
בהם הסיר זה המקרה המעט. כי כבר מיחו נכבדי הרופאים מזה וזה כי הטבע מספיק
10 בכמו אלה הדברים ולא יצטרך לעזר הסמים רק ישאר עם הנהגת הבריאות הטובה.
כי אם התחלת ברפואת זה המקרה המעט תהיה בין שני דברים: או שיהיה פעלך
מחטיאה הפכית למה שירצה הטבע ותשימהו במבוכה ותגדיל הרעה או יהיה פעלך
מתוקן ויחזור הטבע לפעולותיו הטבעיים ואז תלמד טבעך העצלה שלא תעשה מה
שראוי כי אם בעזר מבחוץ. וכמשל לזה אמרו כמי שירגיל ל<ב>המתו שלא תהלוך
15 כי אם בפרשים שהטבע תעמוד בזה לעולם עד שתניעהו. משל שנמצא חלקות
הבטן בלתי מורגל זולת שיתחדש שנוי במנהגך ויתמיד זה שנים או שלש ימים מבלי
כאב ולא חולשת הכח. ואם הקדמת בקביצה ועצירת זה החלקות וחזר הטבע להרגלו
בסמים. הנה כבר תהיה ה[מ]סבה לזה תנועה טבעית מתנועות הכח הדוחה התנועע
לדחות הראוי. הנה הטבע כשנעצר יהיה נבוך ונתבטל יושר פעולתו ונסתם מה
20 שהיה ראוי שיצא ויתחדשו נזקים. וכבר יהיה סבת זה החלקות חולשת הכח המחזיק
אם נעזבהו שב האבר לטבעו. וכאשר נתחזק הכח בסמים כל מה שילאה היה לו זה
בלימוד והרגל כל מה שתבלוֹל הוצרכה למניע מבחוץ. הנה כבר נתבאר שהיותר נכון
הוא הניח לו וכן ראוי שתעשה בכל ענין אין בו סכנה.

(13.6) פרק: כבר זכר אבו נאצר אלפאראבי שמלאכת הרפואה והמלחות
25 ועבודת האדמה אין תכליתם נמשך לפעולתם בהכרח. וזה שהרופא כבר יפעל כל מה
שראוי על השלמות מה שאיפשר ולא יחטא לא הוא ולא החולה ולא יבא הבריאות
אשר הוא התכלית. וסבת זה מבוארת לפי שהפועל בנו איננו הרפואה לבד כי אם

---

1 אחר] אחריה **ה** | זה] om. **NP** | הנרוח] om. **ה** || 2 ממקומות] ממקום **ה** | ויתחבל]
ויתבל **ה**(!) | האויר] وتخفيفه add. **NP** || 5 פרק...אין בו סכנה] om. **ה** || 7 חלוף (=
اختلاف)] تخلّف **NP** || 8 השמר מלרפאת זה] فالحـذر (فاحـذر) **N** ثمّ الحـذر أن تبـادر بطبّ ذلك
NP | תהרוס] تهجم **NP** || 13 ויחזור] Bos emend. : ויעזור **מ** || 15 בפרשים] بمنخاس
NP || 19 הראוי] دفعه add. **NP** | הנה הטבע כשנעצר] فيلان (فلان **N**) الطبع (الطبيعة **N**) فلمّا
مسك **NP** || 21 נעזבהו] لانتبهت و- add. **NP** | לטבעו] بغريزته لأفعاله الطبيعـة **NP** ||
24 אלפאראבי] אלפאראבי **מ**

הרפואה והטבע. וכבר לא יענה הטבע לסבות רבות כבר נזכרו קצתם בזה המאמר.
וכן עובד האדמה יעשה כל מה שראוי ולא יענה הזרע. וכן הספן ינהיג ספינתו הנהגה
טובה ויבנה אותה בנין יפה וירכב הים בשעה הנהוגה לרכבה ותאבד הספינה. וסבת
זה כלו היות זה התכלית ישלם מפעולת שנים וכבר יפעל האחד כל מה שראוי ויקצר
האחר מפעולתו.

(13.7) פרק: כשתעיין במה שכלל אותו זה הפרק הקודם תדע שכבר יהיה
החולי נקל והטבע חזק עליו כבר התחיל בהסירו ובעשות כל מה שראוי לו שיפעלהו
ויחטא הרופא ברפואתו או החולה והתבטלו פעולות הטבע. וזהו הרוב בכל הערים
ובכל הארצות.

(13.8) אמר אלראזי בפרק מפרקיו מאמר זה ענינו אמר: כשיהיה החולי יותר
נראה ויכול מן הכח לא תועיל רפואה כלל וכשיהיה הכח נראה ויכול על החולי אין
צורך לרופא בשום פנים. וכשישוו אז יצטרך הרופא לסמוך הכח ולעזרו על החולי.

(13.9) אמר המחבר: מדברי זה האיש השלם במלאכתו גם יודע כי הנחת הרופא
יותר מן הצורך אליו כשהוקש בכל החולאים זה עם היותו נכבד ויודע לעזור הטבע
לא מי שישימהו במבוכה וימנעהו ממנהגו הישר.

(13.10) פרק: פעמים רבות יחטאו הסכלים מן הרופאים על האנשים חטא גדול
וימות החולה ובלתי יקום. וכבר ראיתי מי שהשקה חזק למי שלא היה צריך
משלשל חלוש. ויצא ממנו דם רב מלמטה והתמיד בו ימים והתנגעו מעיו נגעים
גדולים ואחר כך נתרפא.

וכן ראיתי מי שהקיז בעל תכמה לא נודע בתכמתו. ונתעלף וחסר כחו וארך
חליו וגדל ואחרי כן נתרפא. לא תטעה בזה ותחשוב שחטא הרופאים קטן הנזק.
ותאמר הואיל שהם חטאו זה החטא הגדול ולא מת כ״ש אם יחטא הרופא בהשערת
המזונות או השערת משקה דק. אין הדבר כן אך הדבר באלו הסבות הקודמות כענין
בסבות המתחילות כי תראה בעיניך אישים נכרתו ידיהם מן המרפק ורגליהם מן
הארכובה או הוציאו עיניהם או קרה להם מכות גדולות במלחמה בחלל גופם ולא
מתו וחיו מה שרצה האל יתעלה. ותראה אישים נשכם מחט דק או קוץ והכה אותו
בעצב ונתכוץ ומת. כן יהיה בחטאי הרופאים בשוה כבר יחטא חטא גדול וישלם

2 יענה (= يجيب)] ينجب NP ‖ 4 ישלם] تحصل NP ‖ 9 הארצות] الأزمان NP ‖ 10 יותר
נראה ויכול] أظهر N ‖ 11 נראה ויכול] مستظهرة N ‖ 16 הסכלים] المجزّفون P¹ : P : om.
المعرفون N ‖ 17 גדול] جدًّا add. NP ‖ וימות החולה ובלתי יקום] ولا يهلك المريض ويسلم
NP ‖ ראיתי] مرّات add. NP ‖ 18 ממנו] ה² : מ. om. ‖ 22 הואיל שהם חטאו זה החטא
הגדול] אם אלו החטאים הגדולים עשו ה¹ ‖ 24 המתחילות (= البادية)] البادية NP ‖ אישים]
אנשים ה ‖ 25 הארכובה] حدّ الركبة NP ‖ 26 אישים] אנשים ה

החולה או לא יחוש לדבר קטן על דעתו וגם יחשוב החולה שהוא דבר מועט ויהיה
זה סבת מיתת החולה. ישגיח בזה כל כל מי שיש לו עינים.

(13.11) פרק: ידוע הוא שאכילת מאכל מורגל והמרחץ במים קרים למי שהרגיל
זה או הכנס למרחץ כלם יחשבו כל האנשים שאין סכנה בהם על החולה גם שיעשה
בהפך הראוי. ואין הדבר כן. וכבר ביאר לנו גאלינוס כי מן המוקדחים מי שאם שתה
שתיית מים קרים ונתן לו רשות בזה יפגג חלטיו ונתעוררה קדחתו ומת. ומהם מי
ששתיית המים רפואה לו וירפה בטנו ויכבה אשו וירפא ואם ימנעו ממנו מת. כן מן
המוקדחים שאם הנחתו במים קרים נרפא ונצל ומהם מי שימיתהו זה. וכן כניסת
המרחץ ינקה גוף קצת המוקדחים ותשלם רפואתו ויוסיף בעפוש קצתם ותרע קדחתו
וימות לזה ומזון כבר יהיה מניעתו מן החולה סבת רפואתו או סבת מיתתו. וסדרי
אלו הדברים כלם והתנאים אשר יתלה בהם כל פועל מאלו כבר נתנו ונתבארו ונתן
מופת על סבתם. אמנם הבן זה כלו מן הספרים קל מאד על כל שלם היצירה אמנם
העשיה בהם אצל האישים יקשה מאד על היודע המיושב. אמנם הסכלים בעקרי זאת
המלאכה הגאים לא יקשה עליהם דבר ולא יבינו שיש חולי יצטרך למחשבה ועיון.

(13.12) אמר אלראזי בפרק לו: הרפואה מלאכה דרוסה יקראו בה פחותי
הרופאים ומה מאד יקשה הבנתה על הרופא המהיר.

(13.13) אמר המחבר: זה הענין אשר זכרו אלראזי בזה הפרק כבר זכרו מלא גאלינוס
ספריו ממנו וזכר הקל מאד בעלי התחבולה זאת המלאכה ומעט ערכה אצלם עם
היותה קשה אצל אבוקרט ואריכותה בעניו. ולא תחשוב אתה המעיין במאמרי זה
שזה הדבר סגולה ברפואה. כשתעיין החכמות הטבעיות או המונחות או התוריות
תמצאה כן שכל מה שיהיה האיש יותר שלם באותה החכמה ידיק הענין בה ויתחדשו
לו ספקות ויקשה עליו דרושיה ויתישב בעיון ויעמד אצל קצת התשובות. וכל מה
שיגרע ידיעתו יהיה אצלו נקל כל כל דבר קשה ויקריב אליו כל רחוק. וירבו הזיותיו
וגאותיו וימהר תשובותיו במה שלא יבינהו.

ואשוב לכוונתי ואומר שזה אשר אמרתי מקלות הבנת מלאכת הרפואה לבעלי
השכל הטוב וקושי המעשה במה שאצלם כבר זכרו גאלינוס ואמר מאמר זה נסחו.

1 או לא יחוש לדבר קטן] ויעלימו עיניהם מדבר מועט ה' || 2 עינים] اعتبار NP = עיון ||
3 שאכילת] Bos emend. | שכל מה] مه | مورגל] وשרب الماء المعتاد add. P | סכנה] عظيم
add. NP | גם] עד מ || 5 גאלינוס] ג'ילינוס ה || 6 יפגג] فَجَّ NP || 7 המים] البارد
add. NP | וירפה] וירפא מ | אשו] אישו ה | וירפא] וירפה מ | מת] ימות ה || 9 גוף
קצת] קצת גוף ה || 10 לזה] = وقد يكون إطلاقها سبب بروء أو سبب מיתתו] وكذلك : بذلك P : וכذلك N ||
هلاك add. P || 11 מאלו] ויمنع add. NP || 12 סבתם] عللها NP || היצירה] الفطرة NP ||
13 האישים] النازلة الشخصية NP || 17 גאלינוס] ג'ילינוס ה || 19 במאמרי זה] במאמריו
מ || 20 המונחות] الوضعية NP || 21 תמצאה] תמצא ה | ידיק] ידין מ || 26 גאלינוס]
ג'ילינוס ה

(13.14) אמר גאלינוס: ולזה היה המאמר בשהראוי שימשח הזקן בשמן ויחפף נקל ויהיה עשיית זה כפי מה שראוי מקשי הדברים.

(13.15) אמר המחבר: עיינו אנשי צדק: אם היה ההמשחה והחפיפה מקשי הדברים אצל גאלינוס ר"ל כשיגיע למעשה הפרטי וכן שתיית המים וההמנע ממנו כמו שביארנו איך יהיה העניין בהקזה וההרקה בשחם חנטל ועצירת קשואי החמור 5 ואלכרבקין והתחקן בג'נדבא דסתר ואלגואשיר והכויה ופתיחת היציאות. כל זה נקל אצל הרופאים הסכלים בזאת המלאכה הבלתי יודעים בעניינה ואיכות המעשה בה ואצל הרופאים המפורסמים החכמים קשה מאד.

(13.16) אמר בן זהר בספר לו נמצא מאד ומפורסם: לא השקיתי סם משלשל אם לא שכבר נלאה ונתעסק לבבי קודם לקיחתו בימים ואחריו בימים. 10

פרק: כבר זכר אבוקרט מאמר באחד מספריו המפורסמים ראיתי בעצתי לעוררך עליו אתה המעיין בזה המאמר. ואני אזכור לך המאמר וביאור גאלינוס לו מלה במלה בנסחם למען תשוב בכללל בהשגחתו. ואחרי זה אשוב להגיד לך מה שיולד מזה.

(13.17) אמר אבוקרט: ראוי שתתדבק בנפשך שני דברים: א' מהם שתועיל לחולה והאחר שלא תזיקהו. 15

(13.18) אמר גאלינוס: כבר ארכו לי הימים הייתי רואה שזה עניין קטן אינו במדרגה שיזכרהו אבוקרט. וזה שאני הייתי חושב שאין בעולם אחד מן האנשים מסופק שהוא ראוי לרופא שיהיה גודל כוונתו הועיל החולים ואם לא יגיע לזה לא פחות משלא יזיקם. והיה זה בתחלת לומדי הרפואה קודם שאתעסק ברפואת דבר או שיהיה אחר עמי ברפואה. וכשהרגלתי בזה ראיתי רבים מן המפורסמים ברפואה 20 יוארו במקום קללה בהזקם ברבים מן החולים בעשותם דברים יעשו בהם או מהקזה או מהכניסם למרחץ או מהשקותם סם או מהתיר לחולה שתות יין או מים קרים. ואז חשבתי שיהיה אבוקרט קרה לו קצת מזה ואין ספק שזה בלי ספק כבר קרה לרבים ממי שהיו בדורו. ומזה והלאה לקחתי נפשי בהשגיח והתעסק כשרציתי לרפאת החולה במין ממיני הרפואות החזקות שאבין ביני ובין נפשי ראשונה אחרית זאת 25

1 גאלינוס] גילינוס ה ‖ 3 המשחה] ההמשח מ ‖ 4 גאלינוס] ג'לינוס ה : عند الفعل ‖ 6 ופתיחת היציאות] والبطّ والقطع NP ‖ ‏add. NP ‖ כל זה נקל אצל הרופאים הסכלים בזאת המלאכה הבלתי יודעים בעניינה ואיכות המעשה בה ואצל הרופאים המפורסמים החכמים קשה מאד] كلّ ذلك سهل عند الأطبّاء بالحقيقة أو مستصعب ‏(?)NP ‖ 9 מאד] ‏om. NP ‖ 12 גאלינוס] וי'ליווח ה ‖ 13 בהשגחתו] كلمة كلمة بعناية ‏add. P : كلما بعناية ‏add. N ‖ 16 גאלינוס] ג'ילינוס ה ‖ 18 לזה] ‏om. ה ‖ 19 לא פחות] لفحوات ה ‖ 20 שיהיה אחר עמי ברפואה] שאהיה עם זולתו בר<פואה> ה ‖ ‏וכשהרגלתי בזה> حضرت ذلك NP ‖ 21 יוארו] יוחדו מ(!) : יוארו במקום קללה قد يذمّون في موضع الذمّ NP ‖ 23 אבוקרט] خليفا أن ‏add. N : خليفا أن ‏add. P

הרפואה. ולא אקצר בעיוני עם זה כלו מה יגיע מן ההזק לו אם אחטיא בכוומתי.
ולא אעשה דבר כלל בענין מן העניניים כי אם אחר שנתאמת אצלי אם לא יגיע דבר
מכונתי שלא אזיק החולה הזק נחשב בו.

(13.19) אמר המחבר: ראה אתה המעיין בזה המאמר איככה טעו גדולים
ומפורסמים ברפואה בזמן גאלינוס בהתיר שתיית מים קרים כמו שזכר או הכנס   5
במרחץ והביאו על החולה בזה נזק גדול ושאבקרט גם כן קרה לו זה ולזה הזהיר מזה
ואמר בהשמר ממנו. כי הנה גאלינוס עם שלמותו בזאת המלאכה כבר חשד נפשו
במעשה הרפואה ושהוא בכל מין ממיני הרפואה שירפא האנשים לא יאמן בהקשו
ואמדן דעתו ובעשותו מה שגזר עליו העיון לבד אך יאמר בנפשו דרך משל: זה ראוי
שישולשל ממנו החלט הפלוני בסם הפלוני בהוראה כזאת. וישגיח ויראה אם היה זה   10
השלשול יועיל כמו שדן עליו ההוראה ולא יזיק היזק גדול אם היה הדבר בהפך מה
שחשב אז ישקהו. אמנם אם ראה שאם היה העניין בחלוף מה שחשב ינזק החולה נזק
גדול הנה הוא לא יעשה אותו כפי הקשו וכפי מה שהורו עליו ההוראות. וכן בהקזת
עורק וזולתו ממה שדומה לו כמו שזכר.

ואם היה גאלינוס עם טוב שכלו ואורך חייו במעשה הרפואה והתבודדו לזאת   15
המלאכה וחוזק חריצותו עליה יסתפק במעשיו ויחזור עליהם איך יהיה העניין באלו
הדורות אשר כבר קצרו הרופאים בשמוש מאד עם גודל מה שצריך אליו מן השמירה
ואורך חלקיו. שהחיים יקצרו מהשלים אפילו בחלק אחד מחלקיה כמו שביארתיו
בפירושי לפרקי אבוקרט. אמנם הקדמתי לך זה כלו ליעצך להשמר מן הרופאים ולא
תקדים במסור נפשך ביד רופא איזה רופא תמצא. רק הסתפק על טוב ההנהגה אשר   20
כבר אמרתי עיקריו ורוב מה שיצטרך ממנו. כי טעותם רב מאד מאמתם.

(13.20) אמר ארסטו בספר ממפורסמי ספריו מאמר זה נסחו אמר: וקודם
זה ראוי לנו שנעיין בטבע הבריאות והחולי לפי שהוא כבר יטעו רוב המתעסקים
ברפואה בזה הכח עד שסבת מיתת האדם תהיה הרפואה וההתרפאת.

(13.21) אמר המחבר: בהעתקה אחרת ראיתי יאמר בזה המקום: רוב המתים   25
ימותו מן הרפואה. ואיניני רואה ארסטו כי אם איש ראוי שיאמן בזה השיעור. ואלו
החכמות בזמנו בחזקם ולא היה עסק לאנשי החכמה בדבר כי אם בהן.

‖ om. **NP** [בזה המאמר 4 ‖ **NP** [نحשב بو] يشتدّ بها [הזק] היזק **ה** 3 ‖ **NP** كم [כלו 1
‖ نفسه على صرّح [החד נפשו במעשה הרפואה] ג'ילינוס **ה** 7 ‖ **ה** ג'ילינוס[גאלינוס 5
‖ **מ** איך [אך] ويعمل **NP** [ובעשות] 9 ‖ om. **מ** [האנשים 8 ‖ **NP** الطبّ اعمال في
‖ **ה'** מן ההישרה] מאמתם [21 ‖ om. **NP** [אותו 13 ‖ add. **P** الأمر كان إن [יועיל 11
[?] ואני רואה[ואיני רואה ארסטו כי אם 26 ‖ **ה** דבר] כבר | **מ** בבריאות[הבריאות 23
add. **NP** تعلم كما [בזמנו 27 ‖ **'ה**

הנה כבר הוצאתי לך דברים גדולים ונכבדים וסתרים בזויות הספרים עוררתיך
בכלם על מה שהוא נכון התועלת למלאכת הרפואה בכללה.

(13.22) פרק: ואני יודע שאתה תאמר תכלית מה שילקח ממאמרך הוא שנשליך
הרפואה ויהיה כל מה שנתעסק ונלאה בזאת המלאכה יהיה דבר בטל. אני אעלה
אלו הספקות עם היות שכבר נעלו מכח מאמרי הקודם אכן אישבהו. דע שמלאכת   5
הרפואה הכרחית לאדם מאד בכל מקום ובכל זמן לא בעניין החולי לבד כי אם בעניין
הבריאות עד שכמעט הוא בלתי ראוי להפרד מן הרופא תמיד. זה אם היה הרופא
שלם במלאכתו מאד בגבול שתושם הנפש והגופות בידי ינהגם כפי עיונו. ודומה לזה
תיקר מציאותו בכל מקום ובכל זמן. אמנם הרופא המקצר והוא רוב הנמצאים אין
ראוי להזיד בו כמו שיזיד האדם במזון הרע כשלא ימצא מזון טוב. כי אין מנוס מקחת   10
המזון אך יש מפלט ממסור הנפש והגוף בידי מקצר. אך יניח העניין עם הטבע עם טוב
ההנהגה הנלקח בעיון הגס.

וכבר קדם ביאורו וביאור זה כי הרופא המהיר השלם במלאכתו השומר עיקריה
אשר לו עיון והקש הוא היודע איזה חולי ראוי להבזותו וייעץ להניחו עם פועל הטבע
לבלתי הרגיל הטבע לעצלה. וידע איזה חולי ראוי לנו שנקדים עליו ונצא לקראתו   15
קודם שיגדל ויתעות החולי ולא יוכל להרפא. וידע מקומות היראה והתקוה ויקח בו
בשמירה ואזהרה כמו שזכר גאלינוס בעד עצמו. וידע מקום הספקות אשר אין ראוי
עשות בהם כלל ויתן עצה בהנחת הרפואה ושישאר החולה עם הטבע עד עת שידע
שהוא ילך בעקבי הטבע. וידרוך דרכיו כמו שידעום אבוקרט וגאלינוס. וזהו אשר
ראוי להאמינהו ונסור למשמעתו בכל זה. ואם יפול חטא בדבר מאלה העניינים יהיה   20
מאד מעט. לפי שהוא מעט יקדים על הסכנות ולא יחוש על מה שאין לחוש עליו הנה
זה הוא גדול והנחה.

אמנם המקצר לא יסור מלשאול ועשות ויסכל אלו המקומות כלם. ולפעמים
ימין ולפעמים ישמאיל ויחטא. אמנם חטאו על הרוב וישרו במקרה ועל המעט. ואם

<hr>

2 נכון ‏[‏ معادل ‏NP‏ ‏||‏ 3 ממאמרך ‏[‏ ממאמריך ‏ה‏ ‏||‏ 4 ויהיה ‏[‏ ‏NP‏ ‏فإذا‏ ‏||‏ ונלאה ‏[‏ ‏NP‏ ‏||‏ وحذر ‏P‏ : ‏وحرز‏
‏N‏ ‏||‏ 5 אכן אישבהו ‏[‏ ‏ה‏ ‏om.‏ ‏||‏ 8 בגבול ‏[‏ = ‏في جائز‏ ‏P‏ : ‏فيجوز‏ ‏N‏ ‏||‏ 10 להזיד בו ‏[‏ לסמוך
עליו ולהסתפק בו ‏ה‏'‏(?)‏ ‏||‏ 11 ממסור ‏[‏ המסור ‏מ‏ ‏|‏ טוב ההנהגה ‏[‏ ההנהגה הטובה ‏ה‏ ‏||‏
12 בעיון הגס ‏(‏= ‏على غليظ النظر‏) ‏[‏ على جليل النظر ‏NP‏ ‏||‏ 14 וייעץ ‏(‏= ‏فيشير‏) ‏[‏ ‏فيصير‏ ‏P‏ : ‏في‏
‏صيارها‏ ‏N‏ ‏|‏ להניחו ‏[‏ ‏add.‏ ‏NP‏ ‏||‏ 15 לעצלה ‏[‏ להוכיחו ‏מ‏ ‏|‏ כما ذكرنا ‏[‏ ‏add.‏ ‏NP‏ ‏||‏ 16 ויתעות
ויستعطل ‏P‏ : ‏ويستعمل‏ ‏N‏ ‏|‏ ויסעמעם ‏[‏ ‏Bos emend.‏ : ‏ويستعظم‏ ‏||‏ 17 גאלינוס ‏[‏ ג'ילינוס ‏ה‏ ‏||‏ 18 עם ‏[‏ فعل
‏add.‏ ‏NP‏ ‏||‏ 19 בעקבי ‏[‏ فعل ‏add.‏ ‏NP‏ ‏|‏ שידעום ‏[‏ ‏علّمنا‏ ‏NP‏ ‏|‏ וגאלינוס ‏[‏ וג'ילינוס ‏ה‏ ‏||‏
21 הסכנות ‏[‏ الغرور ‏NP‏ ‏|‏ הנה זה הוא גדול והנחה ‏[‏ فارحة ‏P‏ : ‏فراحا‏ ‏N‏ ‏|‏ فراحة عظيمة ‏Bos‏
‏emend.‏ ‏||‏ 23 מלשאול ‏[‏ ‏add.‏ ‏ה‏ ‏|‏ ועסוק ‏[‏ ר"ל ממך ‏1ה‏ : ‏add.‏ ‏ה‏ : ‏يطلب‏ ‏N‏ : ‏يطلّ‏ ‏P‏ ‏|‏ ולפעמים ימין
ולפעמים ישמאיל ויחטא ‏[‏ فقد يصيب وقد يخطئ ‏NP‏

לא ימצא זולתו והניח הדבר עם הטבע הנה הטבע כבר יאמן וכבר יחטא. אמנם אמנתו
על הרוב והיא עצמית וחטאו מעט וזה במקרה. ולזה הכריע כל משכיל ויודע שהטוב
הוא השאר עם הטבע מלמסור הדבר ביד מנהיג מקצר. ולפי שהאנשים כלם לו יעשו
זה ולא יחדלו מלהרפא מאיזה דבר שיקרה עם מי שיזדמן ורוב הרופאים מקצרים
תולד התולדה אשר זכרה ארסטו שסבת מיתת רוב האנשים ברפואה והתרפאת. ולזה 5
הזהרתי והפקדתי ויעצתי בהנחה עם הטבע שהוא מספיק מאד ברוב מה שיתחדש
אם הונח לו ולא יבהל.

(13.23) אמר אבוקרט מאמרים זה נסחם אמר שהטבע תרפא החלאים. ואמר
שהטבע ימצא <ו>משער השביל לעצמו לא בהבנה. ואמר: הטבע יעשה מה שראוי
להעשותו לפי שהוא בעל מוסר טוב. לפי שאנחנו בו נתלמד ונקבל מוסר. 10

(13.24) אמר המחבר: כבר נכפל זה הענין בספרים רבים להסתפק עמו ויעץ
האנשים ללכת בדרכי מעשי הטבע אשר כלם בהשערה וחכמה בלי ספק אצל האנשים
המרוצים.

(13.25) ואמר גאלינוס במאמר ממאמריו זה נסחו אמר: היונים כשיהיה להם
ספק בחולי הניחו בינו ובין הטבע. ויהיה הוא המשלים אותו. ונתנו טעמא לזה שהטבע 15
הוא העומד לבעל חיים בבריאותו והמרפאו בחוליו יודע מזג האברים ושולח לכל
אבר הנאות לו מן המזון לפי שהוא הכין מקומות למותרי המזון וחלטים נאותים
לגוף.

(13.26) אמר המחבר: עיין אלו המאמרים תמצאם מחייבים למה שרמזתי בו וזה
שאתה כשתהיה נעדר מן הרופא השלם אין ספק שהחולי יהיה מסופק עליך אם כן 20
ראוי שיונח עם הטבע כמו שזכרתי.

(13.27) פרק: לא תחשוב כשתשמע אמרי אלה שאני הוא זה אשר ראוי שימסר
הנפש והגוף בידו להנהיגם. כי אני מעיד האלוהים על נפשי שאני יודע בי שאני מן
המקצרים בזאת המלאכה גם כן היראים מעניינה חלושים מאד מהשיג התכלית. ואין
ספק שאני יודע בנפשי מזולתי בו והאמיני לידיעתי יותר אמתי מהאמיני מי שהוא 25
למטה ממני בעיון. ואני מעיד <האלוהים> עלי שנית כי זאת האמירה ממני איננה על

---

1 יאמן] تصيب NP | אמנתו] إصابتها NP || 2 עצמית] لها add. NP | הכריע] يكريح
ה | שהטוב הוא] om. NP || 3 ביד מנהיג מקצר] في تدبير‏المقصِّر NP || 4 ולא יחדלו] ولا
بدّ NP || 7 ולא יבהל] ولזה אבדוהו מ : ولم (لا) تَخيَّر NP || 9 השביל] السبيل NP = השבילים ||
11 הענין] הדבר ה | להסתפק עמו (= للحظّ عليه)] للحظّ عليه NP || 12 מעשי] Bos
emend. : מעשה מה | האנשים המרוצים] ذوي الإنصاف NP || 14 גאלינוס] ג׳ילינוס
ה | ממאמריו] ממאמרותיו מ | כשיהיה] كشيهيه מ | המשלים] النافية NP || 16 מזג]
המזג ה || 23 בי] يقين NP | 25 בו] בי ה | והאמיני] وانتقادي NP | לידיעתי] أو معرفة
غيري add. NP | מהאמיני] انتقادي P = انتقاد N

צד הענוה ולא על צד מה שהוא מנהג הנכבדים מידע והודיע בחסרון החכמה גם שהם
שלמים ובקוצר המעשה גם שהם חריצים. אכן אומר אמיתות הענין על מה שהוא
עליו. ואמנם הבאתי זה הפרק יראתי עליך אתה המעיין שתחשדני במה שאני נקי
ממנו ותחלש אצלך עצתי ותחשוב שיתערב עמה תאוה לדבר ותמעיט המעשה בה
ותתבטל כונתי. לזה הבאתי זה הפרק והנני שב להשלים מה שכוונתי.

(13.28) פרק: ידוע הוא אצל כל מי שנתעסק במלאכת הרפואה וכבר נתפרסם
זה אצל רוב האנשים שהיא מלאכה צריכה לנסיון והקש. והדברים אשר נודעו ממנה
בנסיון יותר מן הדברים אשר נודעו בהקש מאד מאד. וכאשר הרגישו האנשים בזה
שקטה נפשם על נסיון מאד עד שיהיה אצל ההמון מאמר מפורסם: שאל למנוסה ולא
תשאל לרופא. וימותו וילכו אחרי הזקנות ויסמכו על כל מי שהוא מנוסה. ומצא כל
מתלוצץ ואיש זדון שער יבא בו ויאמר: אצלי דברים נסיתים. ורוב סגולת האנשים
יבחרו רופאים שהם לפי דעתם נסו והזקינו ובאו בימים. ופעמים רבות יאמרו: פלוני
אינו מאנשי החכמה אכן אצלו נסיונות והרגל וכברת המעשה. ואלה כלם טעיות
יביאו ליפול במה שהזהרנו ממנו.

(13.29) ראש הטעות הוא האמן שהנסיון הנזכר המובחר ברפואה הוא נסיון
רופאי כל דור מאלו הדורות. ואין הענין כן. רק מה שהוציאוהו הנסיון על עבור
הדורות הקדומים קודם זמן גאלינוס והם הדברים אשר נחזקו בספרי הרופאים. אמנם
האיש המיוחד מאנשי זאת המלאכה באלו הדורות לא תתאמת אצלו נסיון בשום פנים
להעדר תנאי הנסיון ולא יקדים לעשותו היקר מן הרופאים גם כן לפי שהוא כבר
אמר אבוקרט: והנסיון סכנה. ואמנם יקראו בשם מנוסים באלו הדורות אנשים לצים
ידמו האנשים במה שלא יבא עליו מופת למען יונו בזה וישחירו פני בני אדם.

(13.30) ומן הטעות גם כן הדמיון בשהאיש יהיה לו הרגל אמיתי במעשה הרפואה
גם שלא יהיה לו בה ידיעה. אמנם שיהיה איש מה יודע במלאכת הרפואה עומד
בשרשיה וענפיה ולא יהיה לו הרגל במעשה הרפואה הנה זה איפשר אמתי כשלמד
מן הספרים ולא שמש זקני המלאכה ולא השתדל במעשיה. אמנם שיהיה האיש מורגל

5

10

15

20

25

1 מידע והודיע] من اعترافهم NP ‖ 2 אומר] אמרי ה ‖ 4 ותחלש] = فتضعف N : فتصعب P ‖
8 האנשים] om. ה ‖ 10 וילכו אחרי] = يقتدون ب- N : يغترّون ب- P ‖ הזקנות] والعوامّ
add. NP ‖ 11 זדון] وكلّ ذي جرأة add. NP ‖ 13 וכברת] = وخبرة (NP) : Bos emend. :
ודברת מה] 15 הנזכר] om. ה ‖ 16 שהוציאוהו] שהוציאוהו ה ‖ 17 גאלינוס] ג'ילינוס
ה ‖ הרופאים] وقد ... من الأدوية وبعض التراكيب من مدّة مائة، من السنين، وكل في الكتب
ה ‖ 18 המיוחד] המיוסד מ(!) ‖ באלו הדורות] om. NP ‖ 21 למען יונו בזה
וישחירו פני בני אדם] ليسدّوا بذلك نقصهم NP ‖ וישחירו פני בני אדם] نقصهم NP ‖ 22 אמיתי]
om. NP ‖ במעשה] باعمال NP = במעשי ‖ 24 במעשה] باعمال NP = במעשי ‖ כשלמד]
בשלמות ה

בראותו המעשים ושמשם גם שלא יהיה יודע זה נמנע. לפי שאין מלאכת הרפואה
נגרות או אריגה תעשה בהרגל ותקנה בחזרת המעשה לפי שהמעשה בזאת המלאכה
אמנם הוא נמשך לעיון והשגחה. וכל יחיד אשר יחלה יצטרך בו בהכרח לחדוש עיון
והשגחה. ולא יאמר: זה החולי דומה לזה או כן הוא המנהג או ראיתי זקני יעשו בו
כזה וכזה. כי אם מי שהוא נמנה מרפואת אבוקרט וגאלינוס מנין שלם לפי שהרופא   5
לא ירפא מין החולי ואמנם ירפא אישיו. ואמור הבדלי אלו העינים והשלים המאמר
בהם אינו מכונת הפרק רק כונתי שלא תטעה באלו האונאות ולא תסמך כי אם על
אנשי העיון והחכמה [ו]הוא היסוד והמעשה ענפ[י]ו ולא יהיה ענף בלי שורש. אמנם
כבר ימצאו שורשים לא יצמיחו ענפים עדין כמו שביארנו.

וכבר זכרתי לך בזה המאמר כי מי שימסור נפשו ביד מנוסה אין הקש עמו   10
רק ילך בשרירות לבו הוא כרוכב הים או ישלם או ימות כפי ההזדמן. וכבר הרבה
גאלינוס דברים בזאת הכונה ומלא ספריו ממנו. ומן מאמריו על הנסיון ועל המנוסה
מאמר זה נסחו אמר: ההקש יבאר לך במופת מציאות מה שתחקור עליו ממנה.
והנסיון בזולת הקש יהיו בעליו עורים לא ידעו דרך.

(13.31) אמר המחבר: הבט דַמותו בעל הנסיון לעור וכי ערך החולה המוסר   15
נפשו בידו כרוכב הים. הנה זה ממה שראוי שתדעהו ותשמור מאד לנפשך מנפול
בו.

(13.32) פרק: זה אשר זכרתי מהיות שהרופא כבר יחטא בהתיר שתות מים
ומנוע אותם והמרחץ שהם יביאו נזק גדול הוא מאמר אמיתי כמו שדברתי לך בנסח
מאמר גאלינוס בזה הוא אכן הוא מעט מזער הנפילה. אמנם אזהרתי כלה שלא תסמוך על   20
המקצר ברפואה ברפאת חולי חזק הכח שאין במלאכת הרפואה רפואה חזקה מן ההקזה
ושתיית המשלשל ואחריהם הקיא והחנקנים החדים. אלו אין ראוי להסמך בם על כל
מי שיזדמן. ואתה תראה ענין האנשים הבריאים והחולים איך יסתמכו על המקיזים
בהוצאת הדם ועל תעלולים בשתיית המשלשלים.

כבר ביאר גאלינוס ואמת שכבר נקיז קצת החולים בלתי שיהיו הנה מקרים   25
נמצאים יורו על המלוי אמר. וכן ירוץ הענין בשלשול הבטן והקיא. והסבה בזה מה

2 נגרות] מלאכת נגרות ה | תעשה] (= تعمـل) تعلـم NP | בהרגל] بالرؤية NP ||
5 כי אם מי שהוא נמנה מרפואת אבוקרט וגאלינוס מנין שלם] الأمـر هـو عـن طبّ . . . جدا كاملا P :
كل(؟) أمـر عـن طبّ بقراط وجالينوس ع...(؟) كاملا N : الأمر هو عري من طبّ بقراط وجالينوس عريا كاملا
Bos emend. | וגאלינוס] וג׳לינוס ה || 6 ואמור] NP om. || 7 האונאות] ההוראות ה ||
11 הרבה] אמר ה || 12 גאלינוס] ג׳לינוס ה || הכונה] وطوّل add. GNP || 15 וכי] تجده
כ- GNP || 16 לנפשך] GNP om. || 20 גאלינוס] ג׳לינוס ה || 21 רפואה] ה. om. ||
23 המקיזים] المزيّنين GNP || 24 תעלולים] העלולים ה : صبيان كحّالين GNP || 25 גאלינוס]
גלינוס ה || ואמת] وأوضح GNP : أنّ (لا) من قوانين add. GNP || 26 מה] מי מ

שנזכר מחוזק החולי וקושיו עם שפע הכח. וביאר לנו מה היא קושי החולאים. וכן
ביאר לנו שכבר יהיו אותות המלוי נמצאים בבריאים חזקי הכח ולא יכריחנו הענין
לא להקיז ולא לשלשל ולא להקיא. רק יספוק באיש הצום ובאחר המעיט המזון.
ויספוק באחר החליק הבטן ואין החליק הבטן הוא השלשול ויספוק באחר הכנס
5   במרחץ. ובאחר בטיול לבד ובאחר בחפיפה רבה לבד. וכל אלו דברים נכבדים מאד.
לכן עיין אתה המעיין אם אנחנו צריכים לרופא מהיר באלה הדברים ואם ייטיב
ויספיק בזה מי שראה דברים מן המלאכה.

(13.33) וכבר ראיתי במערב בחור מושפע הכח ברור המלוי הוקדח קדחת
תמידית צפראוית. והקיזהו הרופא ביום השני למחלתו וכשהוציא ממנו כחמשים
10 דרהם מן הדם נפל כחו. וירא הרופא וסתם הקזתו וצוה בהשקות משקה ורדים
וסכנג'בין ושישקוט עד מחר שינהיגהו במה שראוי. ומת באותו הלילה. והיה על
זה המקרה קטטה גדולה בין הרופאים ובין העם. אמר לי זקן מזאת המלאכה ואני
לומד לפניו הידעת חטא פלוני בהקיזו פלוני? אמרתי לו: ואתה אדוני תאמר זה גם
כן שהוא יחטא? וצחק ואמר: כן באמת פלוני ר"ל החולה איש מאנשי החיל אכלן
15 רב התכם החלישה התכמה פה אצטומכתו עד שנפסד והוא גם יוליד באצטומכתו
חלק צפראוי. וכבר מיחה גאלינוס מהקיז מי שזה ענינו וכל מי שהוא בזה. <לפי
ש>יקדם עליו העלוף עם ההקזה. והיה הנאות לא שיחזק פה אצטומכתו בזה ובזה
אחר הרקת מה שאולי יעקך פיו. ואז יקיז אם אין מנוס ממנו. ולפי שהוקז קודם לזה
והיה הראוי שיחזק ראשונה פה האצטומכה החלישה פה האצטומכא ונשפכו אליה
20 החלטים ונתחזק העלוף ומת. אלה דברי המלמד.

(13.34) אמר המחבר: ראה גם ראה כמה יש באלה הדברים מן הסכנות ולזה
איעץ עליה שלא תסמוך בהם על מי שיזדמן. וכבר ראיתי בעצתי שאביא מאמרי
גאלינוס כפי נסחם בזה העניין וזה שהוא לפי שצווה להקיז בקדחת דבקה והוציא הדם
בלי חמלה עד שיתעלף החולה. עוררנו עם זה על הדברים המונעים מן ההקזה בזה
25 הקדחת ואיך יהיה בזולתה. וזכר התכמא אשר ישאר ממנה שארית וחלישות הכח
והשנים והמזג והאויר הנמצא. וכן אמר כי מי שיתילדו בו מרות והיה פי אצטומכתו

1 החולאים] المرض NP : مع توفُّر القوة add. GP || 2 יכריחנו] يكريحهو מ || 5 בחפיפה] القوي
בחפיפה מ || 6 ייטיב ויספיק] يغني NP : يجزي G || 11 וסכנג'בין] וסכנג'באן ה || 13 הידעת]
add. P וجه || 14 באמת] add. GP || 15 התכם] התכם = التخم GP || פה] לפה ה פה] באצטומכתו
ה || 16 גאלינוס] ג'לינוס ה || 17 ובזה] وبذه وتضمد (ويضمدها) من خارج بالكذا والكذا
ה : om. מ || 19 ראשונה] om. GP | החלישה] فخاف وراح (وخار G) فازداد لـذع (P .om)
add. GP || 20 המלמד] لـي G || 21 ראה גם ראה] فارى P : فانظر G | 22 עליה] עליך
ה | מאמרי] מאמ' מ : מאמר ה | 23 גאלינוס] غالينوس GP : نصوص ה || 24 עם זה] על זה
ה : om. G || 26 שיתולדו] שיתולדו מ | בו] في فم معدته منه G

חלושה או רבת החוש שהוא אין ראוי שיוקז. עוד המשיך לאלו הדברים מאמר זה
נסחו.

(13.35) אמר: מזה שהזרקת הדם אשר אמרנו שהוא ראוי שיורק עד בוא העלוף
לבעליו לכבות בזה [ה]חום הקדחת הדבקה המתחדשת ממניעות ההתכה ולהיבותה
וישקוט כחה כבר תזיק פעמים רבות היזק בלתי מועט כשיעשה בעת בלתי נכון או
בשיעור בלתי נאות.   5

(13.36) ואני יודע בשני אנשים קרה מיתתם על ידי הרופאים בסבת עלוף קרה
להם מן ההרקה לא קמו ולא שבו אל החיים. ועם אחר אפילו שלא מתו לשעתם אכן
מתו אחרי כן לפי שירדו בכח לעצלה וזלות עד שנפל כחם. ואם היו אלה הורקו
מזולת שינשא עליהם עד שיפול כחם לא מתו. ואנשים רבים נפלו בחולי נמשך לפי   10
שכחם נפל ויחלש מהפליג בהרקה. ועם אחר נעתקו גופותם ממזגם וקנו מזג קר
נשארו בו שארית חייהם ולא יכלו אחרי כן בשום תחבולה השיב בעליהם ליושרם.
וזה מפני ההפלגה בהרקה. והיה זה הקור בקצתם סבה להשתנות מראיהם ורוע
בנין גופם עד שהיו בענין שימהרו להם הנזקים מסבה מעוטה. ועם אחר בא אליהם
מזה החולי שקוי ממית וקימת הנשימה וחולשה בכבד והאצטומכה ותרדמה ורפיון   15
ופלאג׳.

(13.37) אמר המחבר: עיין ספורי ההקזה בלי מקומה וכאשר תעשה במקומה
והפליגו בה לאיזה דבר יביא הענין. אם כן על נכון יעצתיך שלא תכבה לפנים ולא
תעשה על פי כל הנקרא לרפואה. וכן אמר גאלינוס: הוא הדבר בשאר הדברים אשר
יורק בהם הגוף כלם כשתכנס לפנים יותר מדאי.   20

(13.38) פרק: אלה הסמים הגדולים כתריאק אלפארוק והמתרדיטוס והתיארטוס
והדומים לאלו הסמים רבות ההרכבה אשר יקראם גאלינוס רבות התועלת והם ירוצו
בחלאים מרוצת הרפואה החזקה. ואין ראוי להקדים להשקות דבר מהם לחולה ביחוד
כי אם בעצת רופא ‹מהיר›. כי אלו אם נפלו במקומם רפאו ביומם מחלאים רבים
גדולים ועצומים. וכשיחטא בהם ההקש ונפלו בזולת מקומם ימיתו או יורישו חלאים   25
חזקים מאד. והספור אשר רץ במערב גם כן קדום בענין מלך ההגרים שמו עלי
מפורסם. וזה שהוא חלה חלה זמן מה ולא שמעתי מה היה חליו והיו ימי שני חייו על
עשרים ובנינו אמרו שהוא חזק מאד. והזמן היה זמן הסתיו והעיר אשר חלה בו מושב

---

8 אפילו] om. ה || 9 לעצלה וזלות] الـكلال والحمـول G || 15 ותרדמה] om. GP ||
16 ופלאג׳] ופאליג׳ ה || 17 ספורי (= أخبار) أخبار] GP || 18 והפליגו] והפליג ה | תכנס
לפנים] تجزف في ذلك GP || 19 הנקרא] Bos emend.: הנקרא מה] הנקרא מ מה | גאלינוס] ג׳לינוס ה ||
20 כשתכנס לפנים יותר מדאי] أسـرف فـي اسـتعمالها GP || 21 אלפארוק] אלפירוק
ה | והתריארטוס] והתריאטוס ה = והתיאדרטוס || 22 גאלינוס] ג׳לינוס ה || 24 רבים]
om. GP || 26 מלך ההגרים] ولي عهد أمير المسلمين GP | עלי] رحمه الله add. G || 27 על]
om. ה.

מלכי המערב מדינת מראכאש. והבריא מחוליו וקם מחולי וישתמש בשמוש הקמים
מחולי. והרופאים ינהיגוהו בהנהגת הקמים מחולי. ושם היו ד' רופאים חכמים גדולים
בזאת המלאכה והם אבו אלעלה בן זהר וספיון ואבו אלחסן בן קמנאל הסרקוסטי
הישראלי ואבו איוב בן אלמעלם אל אשבילי הישראלי. וכאשר ראו גופו נקי והוא
5 לא יקל קלות שלם ועכולו חלוש וחומו הטבעי חלוש ולא היה משותי היין הסכימה
עצת ארבעתם שישקוהו חצי דרהם מן אלתריאק הגדול להחיות חומו ויחזק עכולו
ויחזרו פעולות הטבע כלם למנהגם על מה שבטחו מפעולות התריאק הגדול. והסכימו
גם כן שיקחהו בשלישי הלילה האחרון בענין שהוא יקח מזון בעת הנהוג בשלש שעות
מן היום וכבר יצא התריאק מאצטומכתו ונתך ופעל ופעל מה שיש לו לפעול ולא יתחבר
10 עם המזון כמו שהוא התנאי. ולנו הרופאים בטירת המלך והיו שם באחרית הלילה
והביאו התריאק מן האוצר בחותם המלך. ונתנו לו ממנו השיעור המוסכם עליו
ביניהם והלכו למשכבם בטירה עד שיחזרו אליו בעתו. וכאשר עברו שלש שעות או
קרוב קודם תפלת השחר עלתה הצוחה בבית. ונבהלו הרופאים להשיגו ומת ירחמהו
אל אחרי הכנסם או קודם זה מעט.

15 והגיד לי אבו יוסף הרופא בן אבו איוב הנזכר בשם אביו אמר: טעותינו היה
בשיעור התריאק כי הוא לא היה יכול לסבול כי אם רביע דרהם או רביע משקל.
ואמר לי אלוזיר בן אבי בכר בן הזקן אבו מרואן בן אבו אלעלא הנזכר בשם אביו
כי הורו אבו אלעלא חטא בשיעור התריאק ואמר הומת למיעוטו והיה הראוי לו
שיקח ממנו שעור חצי משקל. ולא שמעתי מאחד מהם הסבה בהיות המעט ממנו או
20 הרב ימית לפי שאני שאלתי כל אחד מהם להועיל ולדעת. ושתק שתיקה לא שוה לי
להועיל.

(13.39) וכאשר ארכו הימים ואני חוקר על זה וזולתו מצאתי מאמר לגאלינוס
זה נוסחו אמר: הנה כל הסמים המנגדים לסמים הממתים כשנלקח מהם שעור גדול
על הרוב יזיקו בגוף היזק גדול. אם כן ראוי לזאת הסבה שיהיה כל מה שישוער מכל
25 הסמים שזה דרכם שיעור בלתי מזיק בגוף ברבויו וגם שלא ילאה מן הסמים הממתים
המעט ממנו וינצחוהו.

2 ד'] ה' ה ‖ 3 הסרקוסטי] הסרקטי מ ‖ 4 ואבו איוב] ואבאיוב מ ‖ הישראלי] והחכם
הגדול החסיד המאושר הכולל בכל החכמות יוסף אל אבן נחמיש שבעבורו שמעתי למל[?] שהוא חכם
כולל בכל החכמות מאד מאד ובזאת המלאכה כמו ג'לינוס ה .add ‖ 6 ארבעתם] הה' ה ‖
11 עלי[ן] ‎ه .om ‖ 14 אחרי הכנסם או קודם זה מעט] إنّا قالوا قبل د غولهم أو بعد ذلك يسير وت
GP ‖ 17 בן אבי בכר] ‎ه .om ‖ אבו מרואן] .Bos emend: אבוחמרואן מ(!) אבוחמרואן
ה(!) ‖ בשם אביו] .om GP ‖ 18 חטא] خطّا جدّه أبا العلاء G : خطّا والده بن أبي العلاء P ‖
20 לא שוה לי להועיל] ضاَئ بهذه الفائدة G : صار بهذه P ‖ 22 לגאלינוס] לג'ינוס ה ‖
26 וינצחוהו] .Bos emend: וינסחוהו מה

(13.40) אמר המחבר: אחשוב שאלו המדברים אחרי כן על זה הספור לזה
המקום כונו ושיהיה אצלם בזה המאמר לאחד מן הקדמונים וזולתם אני לא עמדתי
עליו. וכבר שמעתי דברים רבים בתת סבה למקרה הנזכר אין תועלת בזכרונם לפי
שהכונה מן הפרק כבר נשלם והוא הזהיר החולים מלהקדים על סם חזק מזה הסוג כי
5   אם בעצת רופא אחד גדול ובפחד ויראה גדולה אם אין מנוס ממנו.

(13.41) פרק: זה הדרך מפורסם אצל המצריים ברפואתם ואם האמת שאין
להם רפואה על הרוב כי אם התעסקות החולים עד שיקום הטבע וירפא החולה או
תפול וימות. הנה אני אשבחה מפנים ואני זוכר דרכם ראשונה ואבאר הפנים אשר
בעבורם אשבחהו. ונתבאר לי מדרכם שהם הפליגו ביראתם עד אשר נתבטלו אצלם
10 רוב הסמים המפורסמים הידועים אצל כל עדת הרופאים הפשוטים מהם והמורכבים.
ונסתפקו בסמים מעטי המספר חלושי הפועל. וכשרצו לדקדק החלטים ובשל חלט
עב עשו זה בסמים חלושים לא יעברו המדרגה הראשונה בחום או בקצת השניה.
ויותר מה שישלשלו הוא בכיאר שנבר ובאלראונד ובאלאגאריקון ואלאהליליגאת.
ומה שישתמשו מן אלאיארג' הוא איארג' פיקרא. וגדולי סמי<ה>ם המורכבים מצמחי
15 הנצנים המפורסמים ורבוב הפירות. ומעט שישתמשו בסם מן הסמים גדולי התועלת
ולא תריאק מן התריאקות ולא יין מן היינות. ואם יפליגו על דעתם יתארו יין הוורדים.
ולא ישלשלו שלשול חזק. וזה רוב דרכם ואני אשבחהו מד' פנים.

(13.42) הראשון והוא גדול מה שזכרנוהו באלו הפרקים מן קצור הרופאים
בזאת המלאכה. וכשהסתפקו בזה המעשה החלוש נתאחר פועל הרופא אם יפעל
20 כראוי וארך החולי לבד. ואם יחטא ועשה הבלתי ראוי לא ימות החולה. אמנם
התרופה החזקה אם תחטא בכונה תמית.

(13.43) השני בהיות ארצם חמה וכבר נמצא ארץ מצרים בכלל הארצות החמים.
ולזה סבה טבעית לא תאות בזה המאמר. וכחם חלוש אין ראוי שתשמש התרופה
החזקה לא בארצות החמים ולא בגופים החלושים. ואולי זה היה סבה בהמית התריאק
25 לזה הקם מחולי לפי שהסם החזק יתחיל בנצח הכחות ואם היו חלושים לא יוכלו
לחזור לנצח מי שנצחם.

1 המדברים אחרי כן] المتعقّبين GP || 2 המאמר] نصّ GP = מאמר | וזולתם אני לא עמדתי
עליו] غيرهـذا مـا وقفت عليـه GP || 5 אחד] רופא מ. add. || 7 להם] מ. om. | שיקום (=
يقـوم] تقـوى GP || 8 תפול] تخور GP | ואני והנני מ] || 10 הפשוטים] מ. om. ||
12 בסמים] בדברים ה : בסמים ה1 || 13 בכיאר] בבכיאר ה(!) | שנבר] שנבאר
ה | ובאלאגאריקון] ובאלגריקון ה | ואלאהליליגאת] ואלהיליליגת ה || 15 הפירות] المألوفة
add. P || 16 תריאק] תריאק מ(!) | יין מן היינות] دبيد مـن الدبيدات P | יין הוורדים] دبيد
الـورد P || 21 תמית] תמית מיד ה || 23 החמים] החמות ה | המאמר] التطويل بذكرها
add. P | שתשמש] שישתמש ה || 25 חלושים] خارت P. add | לא] ولا P

(13.44) השלישי היות רוב מחלותיהם חמות לדקות חלטיהם ורזות גופם. ואלה
החולאים החמים לא יצטרכו לסמים חזקים. ונודע הוא שאבוקרט וגאלינוס ינהגו
החולאים החמים בסכנגבין ומי השעור ודומיהם.

(13.45) הרביעי המשך אחר הסדרים אשר זכרום הרופאים והוא שכל מה
שיוכל לרפאת בהשערת המזון לא יעבור למה שזולת זה. ואם א"א ירפא במזונות
סמיים ואם זה א"א בסמים חלושים. וכל מה שהוא איפשרי להעשות בסם נפרד לא
ירפא בסם מורכב ויבחר מעט הרכבה. ואם זה יעמוד במה שרצינו זהו הטוב. כל
אלו הצוויים כבר צווה בהם יקר הרופאים בכלל. והוא דרך המצריים ילך נכחו על
הרוב. ואין ספק שכבר יתחדשו להם ג"כ חולאים נושנים על המעט והם צריכים
לתרופה חזקה והם התבשלו בה למעוט הרגלם התרופה החזקה. ולזה לא ינזק בדבר
מרפואתם הרגיל אצלם אמנם על דרך כלל השלום בדרכיהם יותר מן הסכנה.

(13.46) אמנם אשר יתפשו עליהם באמת הוא יראתם מהשקות תריאק הארבע
ומה שדומה לו מן הסמים רבי התועלת או קחת דבר מן ג' וארש הכמון והפודנג' ומה
שהולך נכחם מן הסמים המבריאים. וישתמשו בהקזה התכופה והוציא הדם הרב
ושתות הסמים המשלשלים בפרקי השנה על דרך הנהגת הזקנים. ואפילו הזקנים
מהם הנה אלה הדברים כלם חטא ברור על כן ראוי להעיר עליו.

(13.47) פרק: ראיתי דברים משולחים בבתים המצריים ביחידים מהם ובעם
וזה שמעט הוא שישלים רופא אחד לבדו תרופת החולה מראשית חליו עד אחריתו.
רק ינתקו מרופא לרופא. וכבר ירפאו החולה מספר רופאים בחולי אחד לא ידע אחד
מהם באחר וידמה החולה לכל אחד מהם שהוא נשען עליו לבדו. וכבר יקח החולה או
משרתיו מה שיתאר כל אחד מן הרופאים ויכריעו ביניהם ויבחרו מהם הנראה להם
יותר נאות כפי מחשבתם. וזה כלו יראה שהוא הזהר והשמר מטעות הרופאים.

וזה המעשה בו מינים מן ההיזק אני אעוררך עליהם. ראשונה מבוכת החולה
בעצמו לפי שהוא בלתי יודע הנכון מהם. ואם הכריע על אחד מהם יכריע נכח מה
שלא יגזרהו העיון האמתי. והשני מבוכת הרופא לפי שהוא כשנשאר עם מעשהו

2 וגאלינוס] וג'לינוס **ה** ‖ 3 בסכנגבין] בתרנג'בין **ה** ‖ 4 זכרום] .om **מ** ‖ 5 שיוכל]
שיכול **ה** ‖ 6 להעשות] .om **P** ‖ 7 זהו הטוב] .om **P** ‖ 8 הצוויים] الأشياء **P** ‖
10 התבשלו] יתבשלו **ה** : ينكلـون **P** ‖ 12 יתפשו עליהם] ينقد عليهـم **P** ‖ 13 והפודנג']
והפונדג'י **מ** ‖ 17 משולחים] مطّردة **P** ‖ 18 שישלים] يعولّى **P** ‖ 19 רק] لابـدّ مـن .add **P** ‖ רופאים] הרופאים **ה** ‖ אחד] على التقدير .add **P** ‖ 21 ויכריעו ביניהם]
ויריעו שניהם **ה** : ويرجـح بينهمـا **P** = ויכריע ביניהם ‖ ויבחרו] ويختار **P** = ויבחר ‖ הנראה להם]
مـا يـراه **P** = הנראה לו ‖ 22 מחשבתם] بزعمه **P** = מחשבתו ‖ יראה] .om **ה** : יראה שהוא] يظنّ
بـه الاستـظهار **P** ‖ 23 מינים מן ההיזק] أعمـال مـن المضـارّ **P** ‖ 24 נכח]

מראש ועד סוף אם יראה התועלת ילך דרכו ואם יראה בחלוף זה נעתק לדרך אחר.
וכשיעזוב אותו באחר ילך האחר דרך שניהם. והשלישי היזק הרופאים קצתם לקצת
לפי שכל אחד יוציא דבה על חבירו וידבר תועה על הפועל המחולף לו. והרביעי
מיעוט השגחת הרופא ועזיבותו והשענו על זולתו ומעשהו לפי שאם יארע חטא לא
יעריכוהו אליו לבדו ואם יעשה כהוגן לא יודו על זה לו לבדו. ולא ישתדל בהנהגת
מה שראוי לעשות לדעתו שלא יסמכו עליו לבדו.

(13.48) אמר אלראזי מי שנתרפא עם רבים מן הרופאים מהרה יקבץ חטא
כלם.

(13.49) אמר המחבר זה אמת כשנתרפא מהם בהפרדה וכן כל מה שספרנו מן
הנזקים אמנם הוא כשילקחו נפרדים. אמנם ראוי שיקבצו כלם כמו שיעשו המלכים
והשרים כי אם התנגדו ונשאו ונתנו ביניהם בדבר עד שיתברר הראוי להעשות זהו
הנבחר והטוב. ויהיה החולה כבר קבץ יושרם וזה שאין ביכולת איש מן האנשים
שיזכור כל מה שקראו וזאת המלאכה אמנם הוא קשה על רבים מן החכמים מצד
שמירתה לא מצד הבנתה לפי שהיא צריכה לשמירה רבה מאד. וכבר יהיה דבר
שלא יזכרהו זה הרופא עתה הוא הצריך אליו בזה החולי. וכשיהיו מהם נקבצים
יזכירו קצתם לקצתם ואיש את רעהו יעזורו בהגעת הכוונה וישלם השלמות המבוקש
מכלם.

ואם ראית אותם מתנגדים ומחולפים וכל אחד יאבה ההתפאר והנצחון ושיתאמת
אצל החולה שלמותו וחסרון חבירו הטוב והישר הוא לדחותם התנער והבדל מכלם
כי כבר ימיתו החולה לבקשת נצחון מופשט והתגבר כל אחד על האחר. וכשיהיה
לפניהם זה החולי כל אחד מהם יחטא ויסכל האמת בהכרח גם שיהיה שלם במלאכה.
לזה יעצתיך בהשליך כלם [ותתם] ותשלם בפועל הטבע כאשר דברתי. אמרו
האצטגנינים האהבה והשנאה יטו הגזרה מדרך האמת.

(13.50) ואמר אלאסכנדר אלאפרודיסי שסבת החלוף בדברים שלשה: אחת מהם
אהבת השררה והנצחון המסירים האדם מהשיג האמת על מה שהוא עליו. הב' דקות
הדבר עליו והסתרו המושג בעצמו ועומקו וקושי השגתו. הג' סכלות המשיג וקצרותו
מהשיג מה שאיפשר להשיג.

---

1 אחר] אחרת ה || 2 באחר] בא' ה | ילך האחר דרך שניהם] اتّكل عليهما جميعاً P | האחר]
החולה ה || 4 מיעוט השגחת הרופא ועזיבותו] توانى الطبيب وفتور نيته P | ומעשהו (= وعمله)]
وعلمه P || 7 רבים מן הרופאים] اثنين P | מהרה] يشكّ أن P || 10 ראוי ש-] إذا P ||
11 להעשות] לעשות ה || 13 שקראו] שקרא ה || 15 מהם] om. ה || 16 לקצתם] לקצת
ה | את] אל ה || 18 ושיתאמת] וכשיתאמת ה : يظهر P || 19 לדחותם התנער והבדל מכלם]
الإضراب عن جميعهم P || 20 ימיתו החולה] يهلك المريض P = ימות החולה | מופשט] في النظر
add. P || 22 בהשליך] בהשלים ה || 23 האצטגנינים] האסטגנינים ה || 24 אלאפרודיסי]
אלאפרודוסי ה || 26 עליו] om. P | השגתו] הבנתו ה

(13.51) אמר המחבר: הן הנה סבה רביעית לחלוף יותר גדולה מן הג' אשר זכר
אלאסכנדר וראוי היה שלא יזכרה אלאסכנדר לפי שלא היה בזמנם ולא נהג במנהגם.
והוא התלמוד והגדול על סברא מה וזה שהאדם נוטה אל אותם המנהגים אין
הפרש בין שיהיה במעשים או בסברות. לפי שכל סברא נתגדל האדם עליה ונתלמד
בה תהיה קנויה לו בטבע ויטה נכחה ויברח מהפכה גם שתהיה יותר אמיתית. כמו
שיבחר המזונות הרעים המורגלים יותר מן הטובים הבלתי מורגלים. ואין זאת כוונת
המאמר רק הכוונה היתה זכירת הסבה הראשונה אשר זכרה אלאזכנדר שזאת היא
הכוונה אשר אליה ישרנו בזה הפרק.

(13.52) הנה כבר נתישב באלו הפרקים מה שימלט מטעיות רבים מזיקים
בהנהגת הבריאות ורפואת החלאים. האלוהים ידריכנו להצלחה האמיתית בשני
העולמות למען חסדו ואמתו. והשבח לאל תמיד כאשר יאות.

תם תם ש"ל בורא עולם

---

2 אלאסכנדר] ג'לינוס אלסכנדר **ה** | אלאסכנדר] אלסכנדר **ה** || 5 תהיה קנויה לו בטבע] **ה**
om. | وحصل له بالطبع **P** | ויטה] مال **P** || 6 המורגלים] **מ** .om || ואין זאת כוונת המאמר רק
הכוונה היתה זכירת הסבה הראשונה אשר זכרה אלאזכנדר] **ה** .om || 7 היא] היתה **ה** ||
8 אליה] **ה** .om || 9 נתישב] اثبت **P** | מטעיות] הטעיות **מ** || 12 תם תם ש"ל בורא עולם]
תם ונשלם אין[?] **ה**

The Anonymous Hebrew Translation

edited from

MS Jerusalem, The National and University Library,
Heb. 803941, fols. 20a–78b (**א**)
MS New York, JTS, 2729, fols. 8a–11a (J)
MS New York, JTS, 9069, fols. 3a–8b (N)
MS Paris, BN, héb. 1211, fols.1a–160b (P)

המאמר החסידי לרבי משה זצ"ל

(0.1) אמר משה בר' מימון בר' עובדיה ז"ל הקרטבי: היתה הדרת אדוני הדיין
הנכבד המפיק רצון הטוב יתמיד האל מעלתה וישמר טובתה כבר דברה עמי בזה
החלי הארוך שיש לה והוא הרבו[י] בערבי. והתפארה עלי שאכתוב לה מהמאכלות
שראוי להשמר מהן והמאכלות שראוי להתמידן עם מה שנתברר לה שמיני ההנהגה
המועלת בזה החלי יש לה סבות ושהנהגות רפואת החלאים ישתנה לפי שנוי הסיבות.
וכמו כן מהידוע המפורסם אצל הרופאים שאי אפשר לבא ברפואת החלאים על הטוב
שבפנים אלא אחר העיון במזג החולה על הכלל ומזג אבר אבר מאבריו ועל הפרט
וכל שכן מזג אבר הנכאב או המשתתף עמו בכאב. ואחר העיון בבריאות הגוף החולה
או דקותו וזה נכנס במזג ואחר העיון בשניו וארצו ומנהגו והזמן משניו ומזג האויר
הנמצא ואלו היה הרצון בזה המאמר כללי רצוני לומר שאחברנו לידיעת הנהגת
זה החלי יקרה לכל מי שיקרה ואנה יקרה ומתי יקרה ומאיזו סבה יקרה היה נארך
הרבה והיה מחוייב העיון בכל מה שהקדמתי זכרונו בחילוק ואין זה רצון זה המאמר
שכבר חברו חברי הרופאים בכל חלי חלי כל מה שיצטרך אליו מזה. ואין ‹זה› גם כן חלי מעט
המציאות ולא נסתר הסבות כדי שיפורד לו מאמר ואין אצלי בו דבר זה שאביא בו
ואשים לו מאמר מפני אותו הדבר הזר. אלא היתה הכונה בזה המאמר להלוך ברצון
התפארות ההדרה הנשאה ירפאנה האל מכל הזק.

---

4 הרבו[י]. Bos emend. || קַרֵוִיא **א** || 5 עם מה שנתברר לה שמיוי ההנהגה המועלת בזה החלי
יש לה סבות] עם הנגלה לזה ממיני ההנהגה המעולה בזה החולי כפי מה שביארו נכבדי הרופאים. ומן
הידוע אצל הרופאים שלזה החולי סבות רבות S || 8 מאבריו] ביחוד S add. || 9 בבריאות]
בשמן S || 10 משניו] السنة P || 15 ואין אצלי בו דבר זה] ولا عندي غريبة P || 16 להלוך]
לרוץ **א**[¹ (= يجري) : جزئيا P || 17 התפארות P (= افتراح) : بقشت **א**[¹

(0.2) וכבר ידעתי מהראות ובמה שזכרתו ההדרה לי שסבת זה הרבו ירידה
יורדת ממוח הראש בעתות רובן בחורף ושההתיצבות והיילה לא יסורו ימים
בלילותם כפי אורך המשמרה או קצרותה עד שתקל ויתבשל מה שבא בריאה עד
שתתנקה. וזה מה שידעתיו מסבת החלי וכמו כן הגידה לי שהיא נצרכת לשילשול
5   על כל פנים פעם בשנה או פעמים במה שהוא מוציא הלחה הלבנה ומנקה מוח
הראש והראה ושהיא רב מה שלוקחת המשלשל בעת המשמרת ואז ינצל ממנה.
וכמו כן ידעתי שימיה מן הישישות והגוף ממוצע בין הדקות והבריאות ומזגה על
הכלל קרוב מן המזג השוה מאד ושהוא נוטה מעט אל החום ושמזג מוח הראש
ממנה יותר חם ממה שראוי להיות עליו. נראה לי זה ממה שזכרו לי מהזקתה
10   בריחות החמים ושהיא לא תוכל להריחם ושהשער יכבד עליה מאד ותנוח בהסרתו
בהקרוב שבזמנים ושהיא תצטער מאד מחימום הראש ואלו כולן מורין על חום
מוח הראש.

(0.3) וכבר זכרה לי ירפאה האל שרוח של אסכדריאה מזיק לה ושהיא תכון
ללכת אל מצרים בעתות שיראה בהם ביאת זו המשמרת מפני היות אויר מצרים
15   יותר קל ומושקט יקל עליה שאת אותה המשמרת. וכמו כן זכרה לי שהיא יתמיד
האל כבודה הנהיגוה רופאים רבים בכל מה שיחשב כל אחד מהן שהיא ההנהגה
הראויה ושהיא לא בטלה סבת החלי. ואחרי שהקדמתי כל מה שהקדמתיהו שיהיה
לי התנצלות אצל רופא יעיין בזה המאמר וימצא בו גזרה חלקית או חתוכת התנאי
אתחיל להשיב כל מה ששאלתני ההדרה הנשאת עליו.

20   (0.4) וכבר ישר בעיני שאקשור בזה המאמר פרקים כוללים מועילים מאד
לכל אחד מבני אדם בהנהגת הבריאות והשמירה מנפילת החלאים אלקטם מדברי
גאלינוס וזולתו כפי מה שיהיה בזכרוני עת חבורם ואותם הדברים בלשון אומרם
כדי שיהיה זה מסבב לחיזוק העשייה בהן. וכמו כן אקיים בסופם ציוויים מועילין
כוללים בהנהגת הבריאות ורפואת החלאים. הכונה בזה כולו הועלת בני אדם על
25   הכלל מה שאפשר כדי שימצא לה יתמיד האל כבודה התועלת בזה המאמר כלו
וימצא לזולתם התועלת במקצתם. וראיתי שאחלקהו לפרקים כדי שיקל לגרסם
ומציאת מה שיבוקש ידיעתו מהן בקל אם ירצה הבורא.

---

2 בחורף] בקור והוא זמן הגשם א¹ || ושהההתיצבות] وانّ الانتصاب P || 3 שתקל] النزلة
P || add. P 7 הישישות] Bos emend. : הישישת א | הבריאות] والضخامة : P והשמנות
א¹ || 9 מהזקתה] Bos emend. : מהזיקתה א(?) || 10 בהסרתו] בתגלחת א¹
11 מחימום] مـن تدثير P | הראש] او تكبير عمامة add. P 13 לה] جدّا add. P |
15 ומושקט] ونח א¹ || 16 הנהיגוה] Bos emend. : הנהיגוה א | 17 סבת] הנהיגות א om. P ||
18 גזרה חלקית] قضايا جزئية P | חתוכת (= מכרוכה) מכרופה] محروفة P || 21 מנפילת] Bos
emend. | מגבילת א || 22 ואותם הדברים] وليست تلك الأقاويل P || 26 לזולתם] لها P

הפרק הא' בצווי על טוב ההנהגה על הכלל

הפרק הב' בנתינת העיקרים במזונות שיכוון אליהן או ימנע מהן לפי החלי

הפרק הג' בזכירת מיני המזונות שימנע מהן או יכוין אליהן מהמזונות הנמצאות

אצלנו המורגלות

הפרק הד' בהרכבת תבשילים מועילים בזה החלי

הפרק הה' בכמות המאכלי<ם>

הפרק הו' בעתות לקיחת המזון

הפרק הז' במשתה

הפרק הח' בהנהגת הרוח ובתנועות הנפשיות

הפרק הט' בהנהגת האימוץ והשלשול

הפרק הי' בהנהגת השינה וההקצה והרחיצה והזילוף והמשגל

הפרק הי"א בנתינת עיקרים לרפואת זה החלי

הפרק הי"ב בהרכבת הרפואות שצריך ליתן במין מין ממיני רפואת זה החלי

כפי רצון המאמר

הפרק הי"ג בקיום פרקים מעוטים המינין רבים התועלת לבני האדם כוללים

בהנהגת הבריאות ורפואת החלאים רצים ריצת הצווי ואחרי חילוק אלו הפרקים

אשוב לבאר מה שכוללו כל פרק מהן בקיצור אם ירצה האל יתעלה.

5

10

15

2 החלי] هـذا المـرض P ‖ 9 הרוח] الهـواء P ‖ 10 האימוץ (الاحتبـاس P) [העיצור א[1] ‖
15 המינין] המספר S ‖ 16 רצים] Bos emend. : רצים א ‖ 17 שכוללו] Bos emend. :
שכוללו א

הפרק הא׳ בצווי על טוב ההנהגה על הכלל

(1.1) ראוי שידע כל מי שיעיין בזה המאמר שאלו החלאים העתיקים כולם שיבואו במשמרות כמו הנקרס וכאב הפרקים והאבנים והרבו והשקיקה וזולתם מהדומה להם מהחלאים שתמנע רפואתם או תקשה שכל חלי מהן מי שיוטב ההנהגה המיוחדת לו וימריץ בשמירה מכל מה שראוי להשמר ממנו ויסמך על כל מה שראוי להסמך שזה ירחיק הזמן שבין השתי משמרות בהכרח וימעיט מקרי המשמרת ויקל עצבונה ויקל חבלה. וכשיריע בהנהגה וישמט עם תאוותיו ומנהגותיו זולתי עמידה שזה ישים הזמן בתוך השתי משמרות קרוב בהכרח ומוסיף במקרה המשמרת והזקה ויגדל העצבון בו עד שהיא לפעמים תמית בחוזק הכאב. ועוד שאילו היה אבר מהאברים חלוש בטבע מתחלת ברייתו ולא יסור מקיבול היתרונות לחלשותו שהההנהגה הטובה תמעט יתרונותיו ותקל מניאוצו בהן. וההנהגה הרעה תוסיף ביתרונותיו ובחוזק ניאוצו מהן. כבר העירנו על זה הפרק הגדול התועלת המעיר לכל טובה בזאת המלאכה.

וגאלינוס אמר דבר זה לשונו אמר: וממה שמורה אותך על מה שספרנו בתכלית הביאור שאנו נמצא מקצת בני אדם יגדל בהן השעול באברים החלושים מגופם בכל ששה חדשים או זמן יותר ארוך מזה שהוא אילו היה החולש עצמו לבדו מביא עליהם החלי היה האבר החלוש חולה תמיד והואיל ואנו נמצא אותם לא יחלה תמיד מהמבואר שהוא יכנס עליו דבר אחר גם כן בו נשלם הויית החלי בו ואין זה דבר כי אם היתרון בכמותו או באיכותו.

(1.2) אמר המחבר: כבר באר גאלינוס והביא מופת שהאברים החלושים שהן יתעוררו בהן החלאים מצד רוב הלחות ואפילו היו טובות או מצד רוע הלחות ושינוי איכיותם ואפילו היו מעטים ואם היו הלחות רבות ורעות האיכיות תהיה הנאצה יותר גדולה. וכמו כן זכר לנו גאלינוס שהוא רפא עם רב מחלאים שהיו להם מניין שנים בהנהגה הטובה בלבד ובתיקון תנועתם. וכמו כן זכר גאלינוס שהההפסד יארע במדות בהרגל הדברים הרעים במאכל ובמשתה ושהההנהגה הטובה תתקן מאד ממדות הנפש ואלו תועלות מועילות מאד ראוי שיעשה לפיהן החולים והבריאים.

---

3 הנקרס] חלי הרגלי א¹ || והשקיקה] כאב הראש א¹ : וכאב כל הראש הנקרא בלשון ערבי כודא [עמידה || add. S 7 חבלה] ומשאם add. S | וכשיריע] וכשיריט א(?) : Bos emend. || add. S השמר S 8 והזקה] קנסה א¹ || 9 ועוד] ועד א : Bos emend. || 11 מניאוצו] מרעתו S || 13 וגאלינוס אמר] גאלינוס ואמר א : Bos emend. || 14 יגדל] יעזר א¹ (=) יעו"ר(?) || השעול] המחלות S : החלושים] בחלושים א : Bos emend. || 15 החולש בחלישות א¹ : האבר החלוש S | מביא עליהם החלי] יגבר עליו החולי S || 17 גם כן] om. S 19 באר] לנו add. S || 20 או] יראה לי [?] הוא יחד? ואין [?] אלא בשנים ה [?] והשלישי [?] א¹ | הלחות] ואפי׳ היו טובות א add. S || 21 האיכיות] om. S || 23 שנים] שנים רבים א¹ | יקרה א¹ | יארע || 25 תועלות מועילות] סדרים כלליים מועילים S

(1.3) וכבר נודע שהנהגת הבריאים והחולים שניהם כבר קבצום הרופאים
בשבעה סוגים. ששה הכרחיים ואחד זולתי מוכרח. והששה ההכרחיים סוג האויר
הסובב לנו וסוג מה שיאכל וישתה וסוג התנועה הגופית והנוח שכנגדה וסוג התנועות
הנפשיות וסוג השינה וההקצה וסוג השלשול והעצירה. והסוג הזולתי מוכרח הוא מה
שימצא לגוף במקרה יוצא האויר ברחיצה והזילוף.

5

(1.4) אבל המשגל לא שם לו אחד מהקדמונים מבוא בהנהגת הבריאות אבל
ברפואת החלאים כבר זכרו בקראט וגאלינוס שהוא יצטרך לנפיצת השכבת זרע
במקצת המזגים הרעים אבל לרבותו יכנס בזה הסוג ויבא הדיבור בהנהגת כל אחד
מאלו הסוגים השבעה בקיצור רב ודרך קצרה לפי רצון זה המאמר.

---

2 והששה] ובשששה **א**(?) || 5 יוצא] זולתי **א**¹ || 8 לרבותו] השתמש בו לבלתי צורך כי אם
להנאה מופשטת יהיה ראוי **S** .add

הפרק הב׳ בנתינת עיקרים למזונות שיובא אליהן או ימנע מהן לפי זה החלי

(2.1) המזון שיולד ממנו לחות עבות או מודבקות ראוי להרחיקם וכמו כן כל
מה שיזון זון רב ואפילו היה רב טוב. וכל מזון רב מיתרונות ראוי להרחיקו וראוי שיכוין
מהמזונות מה שיהיה זונו שוה בכמותו או נוטה מעט אל צד המיעוט ויהיה באיכותו
5   לא מודבק ולא עבה או נוטה אל צד הדקות מעט. וסבת זה מבוארת והוא שהמזונות
כשיתאכלו באברים והיתה יתרות העיכול השלישי בהן מעוטה לא מודבקת ולא עבה
תתחולל חלילות נסתר ותצא באד והזיעה ואם יותר מהם יתרה יקל צאתה מהאבר
במהלכים הדקים ותדחה עם הצואה והשתן ודומיה. אבל אם היתה היתרה רבה או
דבוקה או עבה לא יקל חלילותה ולא פלושה במהלכים הדקים ותסתבך באבר ויקשה
10   צאתה ממנו. ואם היה האבר נוסף הכח מאד ונתחזק עליה והדפה לאבר אחר יותר
חלוש ממנו נחה שם ושקטה ותוסף הפסד.

וכשירצה לדקקה שם ולחולל אותה יצטרך לסמנין חזקים או זמן ארוך או
שניהם לפי שיעור עובי הליחה או דבקותה או רבותה ולפי צרות המהלכים או
הרחבתם באותו האבר ולפי שיעור חלישות אותו האבר וחלישות מה שסביבותיו
15   או חזקים שבהם וזו היא הסבה בקושי מקצת הלחות ומיעוט השמעתם אל רצון
הרופא שלא תסור במקומה ומפסדת כל מה שיבא אליו עד שיארע חלי גדול מביא
לאיבוד האבר או איבוד הגוף כולו. ומפני זה היתה ההנהגה הדקה יותר שומרת
את הבריאות על ההתמדה והכלל כשלא תהיה בתכלות וסכנה גדולה בחוק המקצת
שהכונה שיהיו הגידים כולם והפילושים פתוחים השביל נקיים מהאוטם והצוק עד
20   שירוצו בהם הרוחות והלחות ונדחים מהם היתרונות.

(2.2) אמר גאלינוס מאמר זה לשונו מההשתדלות והעשייה בותיקות שיהיו
שבילי המאכל ומהלכיו מהכבד פתוחים נקיים לא בחולים בלבד כי אם בבריאים
גם כן. ואמר בפרק אחר מאמר זה לשונו: ולפיכך איעץ לכל בני אדם שימנעו מכל
המאכלים המולידים הלחות הרעות ואפילו שהאדם יאכלם בקלות ומהירות אל יסתכן
25   בזה שבאורך הימים יתקבץ מהן בגידיו והוא לא ירגיש [ש]לחה רעה כל עת שיזדמן
לה סבה מועטת שתעזרנה על העיפוש תתעפש ויוליד ממנה חמימיות רעות.

---

1 הב׳] ‏: Bos emend. ‏| הג׳ ‏: Bos emend. ‏| שיובא] ‏: Bos emend. ‏| שובא ‏: تقصد P ‏|| 3 המזון] كلّ
غذاء P ‏|| 4 רב] جدّا P .add ‏|| 11 הכח] القوى P ‏|| 12 ושקטה] ושקטה P ‏|| 13 וכשירצה]
الطبيب P. add ‏: הרופה(!) ‏|| 16 חזקים שבהם] قوتهما P ‏| בקושי] تغيّر P ‏| השמעתם]
הטורה משמעותם ‏| 17 שלא] בـל לا P ‏| תסור] نابت P .add ‏|| ומפסדת ‏: Bos emend. ‏:
ומפחדת ‏| 18 ומפני זה היתה ההנהגה הדקה יותר שומרת את הבריאות על ההתמדה והכלל]
ولهـذا كان التدبير المغلّـظ خطـأ في تدبير كلّ واحد علـى العمـوم P ‏|| 19 כשלא תהיה] إذا كان P ‏||
20 השביל = P السبيـل ‏| השבילים = P ‏|| 22 מההשתדלות] من الحزم P ‏|| 23 נקיים] منوقیم ‏|
25 יסתכן] يغتّر P

(2.3) אמר המחבר זה צווי מועיל מאד והודעת אמת לכל בני האדם בהזהרות
מהמאכלים הגסים על הכלל. אמנם בזה החלי האישי שמאמרנו בו ההנהגה במאכל
הגס ממיתה בו וההנהגה בדקה מועלת מאד כפי מה שבאארנוהו. ואין ראוי לצאת בה
עד התכלית מפני מה שזכרנוהו מהשוית הגוף בדקות ובבריאות וכמו כן ראוי להרחיק
5   מהמאכלים כל מה שהו<א> מעשן וממלא הראש וכל שכן אם היה חם מאד שחלישות
מוח הראש יתוסף בדברים החמים הואיל וסיבת חלישותו החום כמו שבאר גאלינוס
שהאברים כולם יתקלקלו כחותם כשיצאו מהשויתם יציאה רבה באיכויות ועוד שכל
אבר יתחמם מושך וכשימלא מוח הראש יתרבו יתרונותיו וירדו כמנהג זה החלי אל
הריאה וממלאים ספמונותיה היוצאים מהקנה ותבלל ותטבל.
10 וכמו כן ראוי להרחיק המאכלים קשי העיכול שכל מה שיתקשה עיכולו באיצטומכא
יארך השארותו בה יעלה דבר מעשני הבישול למוח הראש ויכבידנו וימלאנו ויתוסף
חלישותו. וזה שיעור מה שראיתי שצורך בו בזה הפרק לפי זה המאמר.

1 והודעת] בנס **א** : add. and del. **א** ונציחה **א**' (= ونصيحة) || 2 הגסים] اللزجة **P** add. ||
4 ובבריאות] والضخامة **P**

הפרק הג׳ בזכירת מיני המאכלים שירוחקו או יכוונו
מהמאכלים הנמצאים אצל<נ<ו המורגלים

(3.1) כבר ביאר גאלינוס שכל מה שיעשה מקמח מחטה המכובר בתכלית
הכיבור יש במזונו גסות והתדבקות ושהיות עיכול ומזונו רב. ולא ישאר זה העניין
ממנו אלא כשיהיה העשוי מהקמח של סובין ויהיה לחם נראה השאור נראה המלח
בתכלית ערך לישתו ודריכתו ונאפה בתנור ונתבשל בישול שלם. שכל לחם זה ענינינו
הוא המשובח שיכוון אליו מהזירעונים. ואחר לחם התנור לחם הפורני ואחר קמח
הסובין בטובה זה הקמח העשוי מהחטה שלא הוטבלה במים ולא קולפה. וכוברין
הקמח בכברה קלה עד שלא יסור כל מורסנו ותהיה טחינתו טחון טוב. שזה הקמח
כשיויש כמו שנזכר ונאפה כמו שנזכר יהיה מזון טוב מאד מורגל קל העיכול שוה
המזון טוב. וכל מה שזולתו זה ממה שיעשה מן החטה רע מגונה לבני אדם ולכבדך
בפרט ואיני צריך שאזהירך ממה שיעשה מהחטה עצמה כריפות וכגריס ולא ממה
שיבושל מהחטה כותיקה והשתיתא ולא ממה שיבושל מהבצק כלביבות והכריה
ודומיהן ולא ממה שיתערב עמו השמן או יקלוהו בו שזה יוסיף לו התדבקות ומקנהו
חדות כעכים הבלולים והגלוסקאות והמתיקה שבלולות בשמן וכמו כן הצפיחית
רעה מאד מפני שהיא מצה ומפני התדבקותה ורוע בשולה. ואם נצטרף אל זה שתהינה
ממולאים בסוקר ונאכלו בדבש או נקלו יהיה זה סבה גדולה לחלאים יארעו לבריאים
כל שכן לחולה שרוצה לדקק לחותיו ומסיר התדבקות מהן שאלו הלחמים הגסים
המזון כלן מוסיף להם השמן התדבקות כמו שזכרנו ואם נצטרף אליהם דבש או סוקר
תהיה הזקתה בכבד גדולה ואטימותה יותר להתעדנות הכבד באותו המאכל וחוטף
ממנו הרבה ויגיע לקצוות הכבד עד שיתגסו בו הגידים ויאטמו. דע זה והרחיקהו יותר
מכל מה שראוי להרחיקו. ויותר מה שיהיו אלו רעים כלם אם נעשו מהסלת והוא
תוך החטה הבר הנקי.

2 הנמצאים אצל<נ<ו] om. S || 4 ישאר] יסור S | זה העניין] זה ההזק S || 5 לחם] פת
א¹ | נראה] נראית א¹(?) | נראה המלח בתכלית ערך לישתו ודריכתו] מלוח בטוב מוגע בדריסת
הבצק S || 7 לחם] פת א¹ || 9 יסור כל מורסנו] יסורו ממנו כל הסובין S | כל] Bos
emend. : על א(?) || 11 ולכבודך] ולהדרך א¹ || 12 ואיני צריך שאזהירך]
שאזהירך] להזהירך א¹ | ממה שיעשה] כמו הנעשה S | כריפות וכגריס] כאלהריסה
והחרירה S || 13 מחטה] מן הקמח S | והשתיתא] om. S | כלביבות והכריה] כאלוזריאה
והחסו S || 15 חדות] חום S | הבלולים] add. S בשמן | והגלוסקאות והמתיקה שבלולות
בשמן] והזלאביה S | הצפיחית] קטאיף S || 16 בשולה] לחמם P || 20 ואטימותה יותר]
om. P | להתעדנות] להתעדנות א(?) || 21 שיתגסו בו הגידים ויאטמו] שיסתתמו בו העורקים
S || 23 תוך החטה] הפנימי של חטין א¹

(3.2) אמר גאלינוס: כל מה שיעשה מהסולת מוליד לחה גסה וישהה בירידה
וסותם מהלכי המזון מהכבד ויתעבה בו הטחול החלש ויגדל ומוליד אבנים בכליות.
ואמר עוד גאלינוס: אמנם הלחם של מצה באיזה דרך שיהיה הוא בלתי נאות ולא
תועיל לשום אחד מבני האדם.

5   (3.3) אמר המחבר: וכמו כן ירחיק כל אלה הזירעונים המנפחים כפול והאפונים
והגלבאן והספיר והמעצים כאורז והעדשים וכל מה שמעשׁן מוח הראש כמו האגוז
או מחממו עם זה כבצל והשום והחציר וכמו כן ירחיק הבשרים העבים כבקר והעזים
והגדול מהצאן שגאלינוס אומר שהוא יותר רע מבשר השור.

(3.4) והגבינה ידוע שהיא גסה מאד ואם היתה ישנה תהיה רעה מאד. ואלו
10 החלבים כולם המורגלים ממלאים הראש ומזיקים למוח הראש אל תקרב אליהם.
וכמו כן עוף של מים כולן רע כאווזים והברבורים רבים הליחות ומופסדיהן. וראוי
לכן מהבשרים בשר עוף ולא יהיה שמן כי הוא פחות יתרון ויותר קל בעיכול וכל
שכן התרנוגלין והתרנוגלות והתורים והקורא. וכל מה שיהיה הגוף קטן בצפרים
יהיו מועילים לזה החלי ובלבד כשיעשו צלויים או מטוגנים במוריס של שעורים.
15 והמרק של תרנוגלים רצים ריצת הרפואה לזה חלי. וחלמון ביצי התרנוגלות ואף על
פי שהוא מזון טוב איני רואה לך בעשׁיתם הרבה מפני שהן מרטבין. והדג של ים
הקטן בגופו המעט שמן הלבן בבשרו המעדן בטעמו שמתפתת לחסרון ההתדבקות
מזון טוב לך מפני שהוא מתעכל במהרה מעט היתרון. ואין רוע בשל נהר כשיהיה
נהר גדול רץ נקי המים.

20 (3.5) וכבר נזכרו אלו הדגים לזה החלי וכבר שבחו גם כן הדג[ים] המליח לזה
החלי לחתיכתו ורקיקתו ואיני רואה בהרבות ממנו שמא יעתיק הלחה הלבנה אל
ההתדבקות. וכמו כן אייעץ שׁיוקח ממנו מזה המין שיקרא הֵנָה אל בורי ומהמלוח
הקרוע ממנו שהוא קרוב הזמן במליחתו שהוא טוב כשׁיוקח פעם בחדש או פעמים.

(3.6) ולא יתמיד אכילת בשר הצאן ברוב שהוא המורגל תמיד ברב המציאות
25 אצלנו וראוייך שׁיוקח ממנו ממה שהוא בשנה או בתחלת השנה השנית ואל יקרב
למה שנשלמו לו שנתים ויוקח מן הרועה לא ממה שמאכילין אותו ביד בתוך הבתים

---

1 מהסולת] החטה S ‖ 2 מהלכי] שבילי א¹ ‖ 5 ירחיק] ירחיב א : Bos emend. ‖
6 והמעצים] והעבים S ‖ 7 העבים] כלם S add. ‖ 9 גסה מאד] עב המזון S ‖ 11 כאווזים
כאוחים א : כאווזים א¹ ‖ 12 יתרון] לחה א¹ ‖ וכל שכן] ובמיוחד א¹ : וכל שכן התרנוגלין
והתרנוגלות ואלדראג' S ‖ 15 תרנוגלים] הישנים S add. ‖ הרפואה] המועיל S add. ‖
16 טוב] שוה וביחוד אלנימברשת א add. ‖ 17 שמתפתת] שמתפשת א : Bos emend. ‖
22 הֵנָה] om. ס ‖ 23 הקרוע] המבושל S ‖ 24 ולא יתמיד אכילת בשר הצאן ברוב] ואין
מנוס מליקה מבשר הצאן על הרוב S

מפני שהם בני היתרונות וכל שכן השמנים מהם. אבל בשר הנקבות מזה המין הוא
רע מאד לבני אדם בכלל ולהדרה בפרט להתדבקותו ורוע עיכולו ורוב יתרונותיו.
וכמו כן הקרבים כולם רעים מכל מין והראשים רבי היתרונות מאד. אמנם הכרעים
הם חסריי היתרונות אבל יש בה התדבקות. ועל הכלל לא יוקח מזכרי זה המין כי אם

5 מבשר של פנים בלבד ומה שיהיה ממנו דבוק בעצמות כמו הכתף והחזה והצלעות
שסביבות. והזהר מחלבי הבטן שהם רעים על הכלל לבני האדם כולם להתדבקותם
והפסדם העיכול והיותם משביעין ומפילין תאות המאכל אבל לזה החלי הם ממיתין
לתוספת הרטבם. ואין ראוי גם כן שיהיה מין ממיני מאכלם רב הדשנות עד שזה
הבשר שזכרנוהו אם היה על אחוריו חלב רב יוסר ולא יונח ממנו עם הבשר אלא מה

10 שמקנה למאכל עידון לא זולת זה.

(3.7) ודע שבשרי הצביים והאילים והארנבים טובים משובחים לזה החלי
ואף על פי שהם מאכלים בלתי משובחים לזה החלי. וכמו כן חלבי הארנבים שובחו
לזה החלי וממה שרץ ריצת הרפואות לזה <החלי> ואף על פי שהם מזונים רעים
<כ>בשרי השועלים ובלבד ריאותם ובשרי הקיפודים המדבריים מועיל מאד יאמרו

15 לזה החלי מפני ש[ל]א] מיבש אותם החמרים המופסדים ומתקן מה שמקבל התיקון
מהם. והריאות שלהם מועילים ובלבד לזה החלי.

(3.8) וישובח מהירקות לזה החלי התרדין והאספרג ואף על פי שיש בהם קושי
עיכול. והשומר והכרפס והניניא והפודנג והאזוב והרשאד והצנון כל אלו ואף על פי
שהן רעים הם כדמות הרפואות לזה החלי. והירקות הלחים הקרים כולם כמו החזרת

20 והקטף והמולוכיא והקרע ודומיהן רעים לזה החולי הרחיקם. וכמו כן הצמח העב
העצם כמו הקלקאס והגזר והכרוב והעכביות והלפת כל אלו ראוי להרחיקם מפני
שעצמם גס ואף על פי שיש בהם לחה מדקקת ואין דרך לך לשום אחד מהם מפני
שקיבוצו רוע המזון עם גסותו.

(3.9) אמנם הפירות הרטובים מה שיהיה מהן לח קר כמו האבטיחים

25 והאפרסקים והמשמש והתותים והמלפפונות והקשואים הוא רע שהפירות הרטובים
כולם על הכלל רעי המזון לכל אחד ובלבד <אלה> שזכרנו לזה החלי. וכמו כן
התמרים לגסותם והתדבקותם והכאבתם לראש וכמו כן הענבים לנפחותם וכל מנפח
אמרו הרופאים ממלא הראש ומוסיף בקושי הנשימה ואם ימוצץ מהם מעט כשהתיה

---

6 שסביבות] הלב הכל מין אחד S add. | והזהר מ-[om. S | שהם] כלם S ‖ 9 על אחוריו]
עליו S ‖ 11 הצביים] העופרים S ‖ 12 לזה החלי] om. S ‖ וכמו כן חלבי הארנבים שובחו
לזה החלי וממה שרץ ריצת הרפואות לזה] ¹א ‖ 14 יאמרו] יומרו א : Bos emend ‖
15 מיבש (=لتجفيفه)] لتخفيفه P ‖ 18 והפודנג] منتأسر مناتأسر بلع' ¹א ‖ 19 הקרים] om. P ‖
20 והקטף] וריפגי בלע' ¹א | והקרע (= والقرع)] Bos emend. والقرع : והקרא א ‖ 25 והמלפפונות]
om. P ‖ 26 אחד] אדם ¹א | וכמו כן] وخاصّة P ‖ 28 הנשימה] الهضم P

האיצטומכא ריקה בבקר ויוקח אחריו מאכל שיש בו חמצות מטייב בניניא אין רוע
בזה אצלי. אמנם התאנים הלחים לא ימנע מאכילתם ולא יתמידם ואף על פי שיש
בהם נפיחות למהירות יציאתן מ<ה>איצטומכא לא יזיקו ונפוחם מעט. וראוי שיקחו
על ריקות האיצטומכא כשאר הפירות ויקלפו מקליפתן ויאכל מהמבושלים מאד
מהם. ואם נאכלו במוריס של שעורים או בחומץ או במלח שכבר צורף אליו פיגן
או ניניא או כמון יהיה זה רץ ריצת הרפואה ומנקה ומדקק. ואם לא ייטב לו טבול
התאנים באחד מאלו ואכל מהן <ו>יקח מהן מעט אחר שישלים אכילת התאנים ויהיה
המזון באותו היום אחר צאת התאנים מן האצטומכא מזון דק כתרנוגלים או תורים
או צפרים מבושלים בחומץ או במי לומי מטייבים בניניא. ומציצת גרעיני הרמונים
טוב ותועיל לצלעות.

(3.10) ומ<ציצת> החבושים אחר המאכל טוב ולא ירבה ממנו שכל הדברים
העפוצים כמו החבושים והקמטרא והנבק והזערורים מזיקים לזה החלי וכמו כן
התפוחים רעים לעפיצתו ורוחותיו. אמנם הפירות היבשים <הצמוקים> מהם מועיל
מאד בזה החלי מבשלים ומדקקין ומשקיטין נשיכת פי האיצטומכא וקנה הריאה
וראוי להשליך גרעיניהן. וכמו כן התאנים היבשים כשיוקחו אחר טיבולן באנישון
כבור יהיה <טוב>. ויסמך באפיקימון של פסתק והשקדים ובלבד המרים מהן יערב
אותן עם המתוקים עד שירגיל אכלם שהם רפואה גדולה לזה החלי מדקקין הלחות
מפתח לכל האטמים מנקים הריאה מסייעים להריק הלחות עם הרוק שימם בדעתך.
וכמו כן תוך הצנובר הגדולים טוב מנ[נ]קי הריאה ובלבד כששורין אותם במים
חמים שעות ונצטננו המים שלו ואחר זה יוקח. אמנם הלוזים אין רוע במיעוטן. אמנם
האגוזים כבר נזהרנו מהם לעישונם מוח הראש וראוי שיוקחו אלו התוכים היבשים
שלא יכנס עמהם לא נישא ולא שמשמין.

---

3 ונפוחם] وهــو P || 6 ומנקה] om. P | טבול] Bos emend. : טיבול א || 10 לצלעות]
للصــدر P || 12 והקמטרא (= والكمثرى)] om. P || 15 באנישון] مدقــوق add. P ||
20 הלוזים] Bos emend. | הלחים: א ה: البندق P || 21 היבשים] مع ســكّر أو فانيد أو شيء من
أنواع الحلواء اليابسة add. P

הפרק הד' בהרכבת מטעמים מועילים בזה החלי

(4.1) כבר בארתי כחות המזונות שראוי להרחיקם או יבואם בעל זה החלי
וכמו כן זכרתי מיניהם המפורסמים וכפי זה ראוי שנרכיב מטעמים מאלו המטעמים
המפורסמים אצלנו המורגלים. מזה אספידבאג בתרדין ובשר תרנוגלות או בשר צאן
5 ואם בושל זה התבשיל באפונים ולא נלקח מעצם האפונים שום דבר והיא מרק של
תבשיל הם המים שנשרו בהם האפונים כאן טוב.

(4.2) ומזה צמוקיה היא בתכלית התועלת ועריבת הטעם והיא כרפואה וטופסה:
שולקין בשר הצאן או העוף וקולין אותו כמו שקולין כל התבשילין בתבלין שאזכרם
אחר כן ומוציאים הבשר הקלוי ויושם לבד. אחר כן לוקחין הצמוקים ומסירין
10 גרעיניה ושורין אותם בחומץ יין שתי שעות אחר כן שוחקין אותו במכתש של אבן
עם שקדים קלופים שיעור רביעה <ה>צמוקים ויושם זה על מרק של בשר [ומחזירין
אליו הבשר] הקלוי על אש נחה עד שישלם בישולו. זה התבשיל ראיתיהו נעשה
במצרים ושבחתי הרכבתו מאד והוא מדקק מבשל שוה החום נוטה ליבשות מעט ויש
בו פתוח וזה טוב לכל הבריאים והטוב שבתבשילין לזה החלי.

15 (4.3) ומיופי זה התבשיל שהצמוקים משמנין הכבד ונאות לה מאד ומסירין
הנשך מפי האצטומכא ומקנה הריאה ויש בהן חום. וכבר נאמר שכשמרבין מהם
שורפין הדם והחומץ מחתך ומדקק ומפתח האוטם אבל הוא מזיק לכבד וגורד אותה
ומלבן הדם ויזיק לקנה הריאה ומיבשה ומעבה אותה ולפיכך מזיק לשעול. וכשנתחברו
הסתיר כל אחד מהם הזיק האחר ונשארו תועלותיהן שניהם וכל שכן כשיהיה זה
20 המעשה עם המרק של תרנוגלות ותוך השקדים. לא ראיתי יותר טוב מזו ההרכבה.

(4.4) וכמו כן המצוק טוב והזירבג טוב וממעטין החומץ בהן. וכמו כן כשיבושל
בלומי וסוכר ושקדים או בקורטמי יהיה טוב. וכמו כן התבשיל העשוי במרקחת
הורד טוב. ומתמידין אותו בימות הגשמים וכמו כן התבשיל בדבש תוסר הקצף או
סוכר ומעט חומץ או מי לומי מטוייב בניניא הרכבה טובה. וממה שראוי שיוקח גם
25 כן בימות הגשמים תבשיל שיעשה הלח משליכים עלים שלו ולוקחין לבותיו
וחותכין אותן ושולקין אותן וקולין אותן לבדם ומשליכין עליהן אחר הקליה מרק
של תרנוגלות ויהיה בהן מקצת שומן ומשליכין אחר כך עליו בשר התרנוגלות הקלוי

---

2 יבואם] يقصدها P ‖ 3 המפורסמים] المفردة P ‖ 4 צאן] كما اشترطنا فيه P. add ‖ 6 כאן]
P كان = ‖ 10 שוחקין] .Bos emend : דרחקים א ‖ 11 <ה>צמוקים] ويصفّى من الغربال حتّى
يخرج قشر الزبيب P. add ‖ 13 מעט] P .om. ‖ 14 פתוח] .Bos emend : פקוח א זَفَدَح
P ‖ 16 ויש בהן] .Bos emend : וישיבון א ‖ חום (= إسخان) : إسكان P ‖ 18 ומעבה] Bos
emend. ‖ ומעבא א : ומעפצה א¹ ‖ 20 המעשה] الامتزاج P ‖ 22 בלומי] לומי כל' שר'/ל'?
לימון מיץ של פרי הלימון א¹ ‖ בקורטמי] קרטם היא בלעז שומאן קרוסיאקנית א¹(?) ‖
23 הורד] مرّبا P. add

ומניחין אותו אחר כן על אש נחה עד שישלם הבישול וכשלוקחין הקלחים של שומר
כשיגדלו ויאריכו וקולפין אותן וחותכין לבותן ויבושל בהן כפי מה שזכרנו יהיה
תבשיל טוב מסייע להריק הלחות וזה התבשיל מפורסם אצלנו במערב מורגל טוב.
וכמו כן אם נעשה התבשיל שאנו קורין אותו מזוג והוא שיצורף אל המרק שיעור
5   רביעיתו מהמקובץ מאלו והן מוריס של שעורים ומעט מי לומי ויין הלבן ‹בלתי›
מרוקח ומניחין אותו עד שישלם בישולו זה התבשיל עדין הטעם קל העיכול.

(4.5) וממזוני אנשי מצרים גם כן לחם מלוח בחומץ ודבש מוסר הקצף או
בחומץ וסוכר או במוריס שעורים. וראוי שיהיה על השלחן תמיד וכל שכן בימות
הגשמים חומץ האשקיל.

10   (4.6) יטבל בו פתות מועטים. וכמו כן גם כן מטבל בחרדל במקצת העתים.
ומעשה החרדל אצלנו בספרד: יוקח מדי חרדל לנעני שורין אותו במים החמין לילה
עד שיצטננו מימיו אחר כך יושם החרדל במכתשת של אבן וייושלך עמו צמר גפן
מפותח כדי שילקח ולא יעוף בשחיקה ושוחקין אותו הדק וכל עוד ששוחקין אותו
משקין אותו בשמן זית טוב מתוק מעט מעט עד שישתה המדי רוטל שמן זית טוב
15   ויתרכך מאד. ואחר כך ממרסין אותו בחומץ יין לבן אחר כך יוקח רוטל שקדים
מתוקים וקולפין אותן ושוחקין אותן עד שיהיו כמוח וממרסין אותם גם כן באותו
החומץ שמרסו בו החרדל. ומסננין הכל במטלית או כברה עד שיהיה בעמדת החלב
ומראיתו אין מפרישין ביניהם אלא בטעם. שזה מסייע בעיכול מאד ויתיך הלחה
הלבנה ומנקה פרצי האצטומכא ומחתך התדבקות הלחות ולא יחמם חימום הרבה.

20   (4.7) ודע שהדברים החמים היבשים ביותר מזיקים בזה החלי ובלבד לזה
המזג הנזכר מפני שהן מדבקין מהלחות מה שיש בהן התדשנות ומעמידין ומקפיאין
מה שאין בו התדשנות. לפיכך אני רואה שלא יהיו התבלין של מאכל נראים ולא
מחממים ביותר כפי מה שאנו מורגלים ברוב אלו הארצות. ויסתפק מהן זו ההרכבה:
פלפל חצי אוקיה קנה וכרויה מכל אחד שתי אוקיאות זנגביל חצי אוקיה סנבל ג'
25   דרהם בסבאסה ב' דרהם כסברתא יבשה ז' אוקיאות שוחקין כל זה ויושם ממקובצן
במאכל השיעור שתטיבו ולא יראה בו חום. אמנם התבשילין הנלקחים בחומץ אם
הוסיפו למה שזכרנו מהזרנבאד ועצי הגרופל ועלה התנבל מכל אחד ב' דרהאם אין
רוע בזה אלא מוסיף בדקיקה ובחיתוך עם החומץ. ולא יחסר ממנו שהוא מבשל
ומדקק ולא יחמם חימום חזק.

---

5 וויין הלבן ‹בלתי› מרוקח] ونضــوح غيـر مفوّه P || 11 مدي] مـدّ P | لنعني] لنعني = כנעני? شامي
P(?) || 12 עד שיצטננו] ويبــرد P || 13 מפותח] منفـوش P | שילקח] يتلبّد P | הדק] بخل
حـاذق add. P | וכל עוד ששוחקין אותו] ثـمّ P || 17 החלב] الحليب P || 19 פרצי]
خمل P || 22 לפיכך] وكلّ ذلك P | שלא] انّـه لا ينبغـي أن P || 25 בסבאסה] ماغي بلع'
א' | ז'] ستّة P || 26 יראה] Bos emend. : יכוה א : يظهر P || 27 ועלה התנבל] om. P
28 החומץ] وكلّ ما شانه من الالوان ان يلقى فيه زعفران يلقى على المعتاد P. add.

(4.8) אמנם מיני המתיקה כל מה שיכנס בו הנשא הוא רע או דבר מהבר כמו
הריפות והקהריה ודומיהן זה כלו רע מאד מטמטם. וכבר אמרתי שראוי להסמך
על מיני המתיקה היבשה עם מה שזכרתי מהתוכים ואם לובש הצנובר בפאניד כמו
שמלבישין הפסתק יהיה טוב.

---

1 הוא רע] **S** .om || 2 הריפות] החביצה **S** | מטמטם] مسـَّد **P** || 3 הצנובר] Bos
emend. : הצונבו **א** | בפאניד] Bos emend. : בפאחד **א**

הפרק הה' בכמות המאכל

(5.1) והואיל ודברתי באיכות המאכל ראוי שאדבר גם כן בכמותו והוא משתנה
בחוק אישי האדם. והוא שמבני אדם ‹מי› שאצטומכתו גדולה ועיכולו חזק וסובלת
מהמאכל שיעור גדול ומהם מי שאיצטומכתו קטנה ועיכולו חלוש בטבע ואין סובלת
כי אם שיעור מועט. וידוע שזו מלאכת הרפואות לא חוברה כי אם לבעלי חיים
המדבר וראוי לכל איש מבני אדם שישער מאכלו בעת בריאותו וידע השיעור
שכשיקיחהו בזמן החום יקל עליו לסבלו ויתעכל עיכול טוב בקלות. יקח אותו
השיעור עיקר יסמך עליו ויפחית ממנו כל עת שיתחזק החום מעט ויוסיף עליו
כל עת שיתחזק הקור מעט מעט. וכלל הדבר בזה כולו ההזהרות מהמשובע המביא
להתמשך האצטומכא שכל אבר שיתמשך פעולותיו בהכרח שהההתמשכות
מיני הפרדות החיבור. וכשתתפשט האצטומכא ביותר ממה בטבע נחלשו פעולותיה
כולן ולא תוכל להתקבץ על המאכל ויכבד עליה ותשנאהו עד שתבקש המים לבלי
צמא [אלא] כדי שירד המאכל ממנה ויקל כבדו בהצִיפו במים. וזו היא סבת שתיית
המים הרבים בעקב השובע.

(5.2) וכבר הגבילו הרופאים הראוי בזה שיסיר האדם ידו קודם שישנא מאכלו
אלא עת שישקוט רוב תאותו לו וישאר עם האדם מהתאוה השארות מעט. ואחר
שבעל החיים הבלתי מדבר מדה בהנהגתו למדבר כמו הסוסים והחמורים והגמלים
כבר שערו מאכלם ולא אכלום בלתי שיעור כל שכן לא ישער האדם אכילת עצמו עד
שיאכל לפי התאוה לא לפי הסבל עד שיהיה המאכל למטה מהושט?

(5.3) וכבר ראיתי מקצת אנשי הגרגרנות לפעמים מלא בטנו עד שיצא המאכל
לפיו כמו הבהמות המעלות גרה. וזהו העיקר הגדול בהתילד רוב החלאים ועצומיהם
שהמאכל הטוב ואילו היה הטוב שבמאכלים כשירבה ממנו יפסד עיכולו בהכרח
ויולדו ממנו לחות רעות הן עיקרי החלאים ואמותיהן. ואם היו רבות ביותר תארע
התכמה. והתכמה מהחלאים החדים מאד. כבר זכר גאלינוס שהיא הורגת מיומה אם
היתה עצומה ואם לא תהיה עצומה לפעמים תמית ביומים או ג' או יחלה. ולפעמים
ימשכו עם התכמה מהמאורעים מה שהוא מפורסם ומכללם נשיכה בפי האצטומכא
מביאה אל ההתעלפות. ואין הכוונה בזה הפרק שנרפא מיני התכמות רצונו כי אם
ההזהרה ממנה והספור בעוצם הזקתה כדי להמנע ממנה.

---

9 המביא ל- (= المؤدي إلى)] المؤذي ‹و› مـن P || 10 שהההתמשכות ממיני הפרדות החיבור] א
ditt. || 13 בהצִיפו (= بعومـه)] بعومـه P | סבת] بعدمـه P | 15 ידו] مـن الطعـام P. om. || add. P
= P | 16 אלא עת] Bos emend. | 17 המדה] المكال P | 18 אכלום] تطعـم P
Bos | 21 העיקר] فقـد :Bos emend. | 20 הגרגרנות] P | כל שכן] فقـد | יאכלו
emend. | העיור] א | רוב החלאים ועצומיהם] الأمـراض ومعظمهـا P || 23 ויולדו] Bos
add. P المسهلة :Bos emend. | התמכה] א :התמכה || 26 התכמה] ותולדות א | emend.

(5.4) וכבר הזהירו הרופאים מלאכל תבשילין רבים באכילה <אחת> וצוו
להסתפק בתבשיל אחד ושמו הסבה בזה השתנות העיכולים שכשהתיה האצטומכא
אחת ויש בה תבשילין משונים מתי תעכלם בזמן האחד משתנים טבעי הלחות בהכרח
שיש בהן קיצור מהעיכול או יתרון ושבח התבשיל האחד. גם כן אמרו חסרון הצורך
לסידור המזונים שהמאכל יפסד עיכולו מדרכים רבים והוא שהוא יפסד מפאת

5

איכותו או מצד כמותו כמו שזכרנו או מרוע הסדר שהוא ראוי להקדים הגס ויאחר
הקל לפי מקצת הדעות. וגלינוס רואה להקדים הקל ויאחר הגס. וכמו כן יקדים מה
שיש בו שלשול ויאחר מה שיש בו אימוץ לפי כל דעת. וכשיהיה המאכל אחד אין
צורך לו בעיון בסדר זה מה שזכרוהו. והתבארה לי אני בזה תועלת עצומה מאד
גדולה מאלו השתים. והוא שהתבשילים הרבים מביאים לאדם להרבות מהמאכל

10

שהתתאוה תתעדן בכל תבשיל [ותבשיל] והתבשיל האחד עומדת התאוה אצלו עד
שלא יוסיף ממנו ביותר מהצורך זה גדול מהכל אלא לאיש גרגרן מאד. ועל כל עניין
האכילה מתבשיל אחד מועטת מהאכילה מתבשילין רבים וסוף מה שראוי להשען
עליו בהנהגת הבריאות הוא מיעוט המזון כדי שלא ישבע.

(5.5) אמר בקראט מאמר זה לשונו: תמידות הבריאות תהיה בהשמרות מהשובע

15

והנחת העצלה מליגע. וכבר צוה גאלינוס צואה מועלת מאד בזה העניין ראיתי מהנכון
שאזכרנה הנה בלשונו: השקיטה רע מאד בשמירת הבריאות כמו שהתנועה השוה
טוב מאד והוא שהאדם לא יחלה אם הוא מטפל שלא יארע לו רוע עיכול כלל ולא
יתנועע אחר האכילה תנועה חזקה. והוא שכמו שהיגיעה קודם המאכל מועלת יותר
מכל הדברים בהתמדת הבריאות כן התנועה אחר המאכל מזקת יותר מכל הדברים

20

שהמזון יהלוך מהבטן ויצא בלתי שיהיה כבר נתעכל. ויתקבצו בגידים יתרונות רבות
והם ממנהגן שמולידות חלאים משונים אם לא יקדם לזה התחוללות שיארע לסבת
היגע הרב או עיכול או שנוי אל הדם בכח שבכבד והגידים.

(5.6) אמר המחבר: ראין שיעור התועלת בשקיטה אחר המאכל ומהנה יתבאר לך

25

שהכניסה למרחץ והבעילה וההקזה אחר לקיחת המאכל טעות גדול שכל אלו תנועות
ואולם ראוי אחר המאכל רק השקיטה. והתבונן גם כן שיעור התועלת בהשמרות
מרוע העיכול שהוא למטה מהתחכמה בלי ספק. וכבר מנה גאלינוס מקרים רבים
ואמר בזה הלשון שכל אחד מאלו נמצא אותו למראית העין יארע במי שלא יעכל

---

3 מתי תעכלם בזמן האחד משתנים טבעי (Bos emend.) | טבעו א] فتحدث الأخلاط
التي فيها ضرورة P || 4 קיצור] חסרון א' | ושבח התבשיל האחד] وفضيلة الهضم الواحد
P | הצורך] الافتقاد P || 9 אני (=آنا P) | אנّه .Bos emend P || 11 תתעדן] تستند P | בכל]
في البدن: Bos emend. | בלא א || 13 וסוף] والذي P || 15 לשונו] قال .add P || 17 בלשונו] قال
جالينوس .add P | הדברים: Bos emend. | מברים א || 21 ויצא] فينتشر .Bos emend :
פינסד P | 22 משונים] om. P || 24 ראין] om. P

מאכלו ונתבאר לנו שהוא אינו רוצה בזה שכל מי יעכל מזונו יארעו לו אותם
המקרים או הרבה מהם לפי שינוי המזג<ים> ושנות האדם והכנת הגוף והשתנות
מיני המזונות שנפסדו. ואותם המקרים שזכר שהם נמשכים אחר רוע העיכול בזה:
אמר הנפח או נשיכה או שלשול הרעי או רובו או רצון הקיא או הסתלקות התאוה או

5 חזקותה או העצלה מהמעשים או <כובד> ההבנה או עביו או כובד הראש או איבוד
השינה או כאב האצטומכא או כאב הראש או ערבוב או נמהרות הדעת או תרדמה
או מרה שחורה או זולתה אי זו רוח רעה שתהיה או כאב הקולנג או כאב הכליות או
כאב הטחול או כאב הכבד או כאב החזה או כאב האברים או שיבוש הגוף או קרירות
או סמירות או חמימות.

10 (5.7) אמר המחבר: ראוי לבריאי הגוף בעלי הדעת שיתבוננו ויקישו אם תכריע
תאות האכילה את פחד אלו המכות שמנה אותן גאלינוס שדרך ההמנעות מהן להסתפק
במזון הטוב האחד שלא יתמלא ממנו ולא יגע אחריו כמו שזכר או לא תכריע. ואחר
שזו השמירה מחוייבת בחוק הבריאים כמה כל שכן חייבין בעלי החלאים הישנים
וכל שכן מי שאבר מאבריו הראשים חלוש חלוש בטבע או לפי חלי שבא עליו שהוא ראוי

15 לו שינהיג עצמו להסתפק בהנהגה הטובה במאכל שנתתי עיקריו וזכרתי מיניו.

2 המקרים] كلّها لأنّ قـد تحدث لواحد واحد من الناس واحد واحد من تلك الأعراض P .add || 3 בזה
אמר] هي هذه P || 6 האצטומכא] الفؤاد P | כאב הראש] صداع P: سرع .Bos emend. | נמהרות
הדעת] تبلد العقل P || 7 מרה שחורה] كآبة سوداوية P || 8 או כאב החזה] .om P | קרירות]
نافض P || 10 תכריע] تفـي P || 11 ההמנעות] .Bos emend : ההמנאות א || 12 שזכר]
أوّل add. P | או לא תכריע] .om P

הפרק הו' בעיתות לקיחת המזון

(6.1) מנהגות בני האדם בזה משונות הרוב אוכלים בבקר ובערב ומהם מי
שיאכל ג' פעמים ביום ומקצת בני אדם אוכלים פעם אחת ואיני יודע להדרה בזה
מנהג. והדבר הכללי שראוי להסמך עליו שבעלי הכחות הנוספות יותר זונן בשיעור
מה שצריכין לו בפעם אחת. אבל החלושים כמו הזקנים והיוצאים מהחלי ודומיהם כל   5
מזונם בפעם האחת חטא גדול אלא חולקים מזונם לפי שיעור חלישות כחותם ויקחו
מעט אחרי מעט שלא ישקע הכח ויכבה החום הטבעי.

(6.2) אמר גאלינוס בכלל הנהגת הזקנים דבור זה לשונו אמר: והצואה גם כן
מטוב הצואות שתעשינה בהם היא כשיהיה הכח חלוש ראוי שיוזן מעט מעט ובין
מדות עתות קצרות וכל עת שיהיה חזק תזונה מזון רב בבין עתות ארוכות.   10

(6.3) אמר המחבר: וכבר נשנה זה העניין בספריו פעמים רבות וכלל הדבר על
איזה עניין שיהיה שלא יכניס מאכל על מאכל ולא יאכל אלא על נקות מהאצטומכא
ולא כמו שיעשו הסכלים שישימו עת האכילה מהיום והלילה עת ידוע לא ישתנה
כאילו האכילה אצלם תפלת החובה. ואולם חוזרין בזה לנקות האצטומכא וזה ישתנה
לפי מה שיקח מהמזון או לפי אורך היום וקצרו ולפי מה שיארע מבחוץ. וגבול העת   15
שלוקחין בו המאכל הוא שיהיה בו המאכל הראשון כבר יצא מהאצטומכא ולא נשאר
לו טעם בבטן והתנועעה התאוה אל המאכל תנועה מבוארת והתחיל הרוק לבוא אל
הפה ישהה אחריו שיעור חצי שעה. אמרו: ולא יאחר שום אחד אחר זה שתי שעות
וחוזרין בזה לשמנות הגוף ורזותו ורוב לחותיו וחדודן או נמהרותן שהרזה
המעט הלחות וחדן ישהה חצי שעה ויאכל ואשר הוא הפכו בכל העניינים ישהה שתי   20
שעות. זה גבול נקות האצטומכא שזכרוהו. ואין התבוננות ברעב לבדו שהמתכומין
הרבה שיארע להם הרעב הכוזב מלחויות רעות שנושכין פי האצטומכא. הרי נתבאר
כי מי שמנהגו לאכול בבקר ובערב לפעמים יהיה מזונו בימות הגשמים בשתי שעות
או ג' מהיום לאורך הלילה וחוזק העיכול ויהיה בקיץ בה' שעות מהיום ואז תנקה
אצטומכתו. וכמו כן עת אכילת הערב תקדים ותתאחר לפי מה שזכרנוהו. ודע שאותו   25
שיאכל הראוי לו ביום לפעמים יארע לו במקצת לילות הגשמים שיעמוד עד בתחלת
הלילה שעה גדולה ותתפנה האצטומכא. וכמו כן בימות הקיץ לפעמים יאכל האדם
מאכל קל קודם עת המנהג ולאורך היום כשיבא עת השינה ימצא את אצטומכתו פנויה.
ואלו עניינים הרבה שיארעו לו.

---

6 ויקחו (– S)] Bos emend. · ויקבע א || 9 שיוזן] הגוף add. S || 11 וכלל] ועיקר S ||
13 והלילה] om. S || 17 בבטן] בפיהוק S || 19 נמהרותן] קרירותם S || 20 וחדן] חמים
S || 21 נקות] Bos emend. : וקום א || שהמתכומין] שבעלי התכמה S || 23 לפעמים
יהיה] שיהיה מזונו S || 26 הראוי לו] פעם אחת S || שיעמוד עד בתחלת הלילה שעה גדולה]
שיקיץ בתחלת הלילה שעות רבות S

(6.4) וראיתי בהיקש ואמרתי בנסיון זה שאני אם אוכל לחם ואפילו המעט
יזיקני להשתנות המנהג ויפסד עיכולי ואם איש<ן> אלין על פניות האצטומכא
יתשוטטו לחותי ותמלא אצטומכתי בלחויות רעות שיבואו אליה כמו שיארע לכל צם
וראיתי שהוא ראוי להעתיקה במזונות עדנים קלים מהירי העיכול. פעם אשתה מרק
5   של תרנגול אם יהיה מצוי ואישש ופעם אחרת אשלוק ה' ביצים או ו' ואקח חלמונן
ואשים עליהם קנה ומלח ואוכלם. ופעם אקח מהפסתק וצמוקים מוסרים הגרעינים או
צמוקים ושקדים ופאניד ואשתה ממשקה הסוכר או הדבש אי זה משקה שיהיה. אמנם
בזמן הגשמים אני לוקח כוסות מהיין לפי קרירות העת. זה הכלל אין ראוי לישן על
הרעבון אלא אם יהיו שם לחויות נאות פגות גסות שצריך לבשלן.
10 (6.5) ואני איעצה בזה הפועל כולו ויושם במקום כוסות היין בקור בין השליש
רוטל והחצי רוטל ממי הדבש מרוקח שאני ראיתי לזה ההנהגה פועל טוב מאד.

―――――――――――――――――――――

1 ואמרתי] ונתאמת אצלי S | זה] om. S | 2 אלין] Bos emend. אליך A || 3 יתשוטטו]
ישרפו S | 4 להעתיקה] לעשות באופן שתתעסק S | 5 תרנגול] אפרוחי התרנגולים S ||
6 מוסרים] Bos emend. : מנסרים A | 7 ממשקה (= S) : Bos emend. ממשקי A ||
8 כוסות] כוס A

הפרק הז' במשקה

(7.1) והואיל שזכרנו ההנהגה במאכל ראוי שנזכור אחר זה הנהגת המשתה
ואף על פי שנסתפקו מרוב זה ההנהגה הישמעאלים שהיין נאסר עליהם והשכר
אסור אצל רובם. וכבר מנע האל ההדרה מזה ואין צורך להזהירה ממנו. אבל אף
5   על פי שהיין והשכר כולם ממלאים הראש ומזיקין למוח ומחממין אותו ומחדשים
חלאים גדולים קשים והם גם כן מזיקין לזה החלי <ש>מה שיעשה זה כולו הוא
ההרבאה מהם וכל שכן ההשתכרות. אמנם לקיחת השיעור המועט כשלש אוקיאות
או ד' מהיין אצל עיכול המאכל ויציאתו מהאצטומכא תועלותיו בהנהגת הבריאות
לבני אדם כולם ורפאות רוב החלאים עצום מאד. ומכלל טובותיו שהוא מטיב העיכול
10   ומרבה החום הטבעי וייוציא היתרונות בזיעה ובשתן ואין תועלת במנות טובות מזון
שכבר נמנעה לקיחתו. ועל דרך הכלל שלקיחת המעט ממנו בעת הראוי סבה גדולה
לתקון הגוף והנפש בכל העניינים ובלבד לזקנים שכבר בא מופת שהוא אין ספוק
להם ממנו ואין חלף להם ממנו. ואמנם הרב ממנו מפסיד גדול לנפש ולגוף לכל בני
האדם בכל שנות האדם.

15   (7.2) ולפי שנאסר המועט ממנו והמרובה בישמעאלים השתכלו הרופאים במה
שיהיה חלף ממנו מקצת החלף מהיין והוא משקה של דבש המרוקח שהוא חלף מהיין
ברוב הטובות אלא בשימוח הנפש וביציאת קדירות היתרון העשניי מהרוחות והם
מרכיבין אותו לכל איש כפי שניו ומזגו. ואני אזכור להדרה ממנו נוסחא הרכיבוה
זקנים ראיתים והיא בתכלית התקון רצה על היקש ואשים לה מהבשמים מה שיאות
20   למזגה וחליה. והיא זאת יוקח חצי מדי אפונים ואם היו שחורים יהיו יותר טובים
ורוחצין אותם מאבקם ושורין אותם בחמשת רוטלים של מצרים ממים צלולים לילה
אחת אחר כך מרתיחין אותם מהבקר עד שיצא כח האפונים ולא ימתינו לבישול
האפונים ומסננין אותן המים על [מעל] דבש של דבורים הטוב הלבן וישם על אש
נחה ומסירין קצפו מעט מעט וכשתכלה קצפו יושם בו חצי אוקיה לסאן תור וג'
25   קלחים ושני קלחים ג' ניניא ומהבשמים לפי השנים והמזג ולפי ענייני האברים.

---

3 שנסתפקו (= اكتفى) انتفى [P || 4 להזהירה] להזהירה: Bos emend. || 7 אוקיאות
[אقداح P || 8 עיכול] איכולו א : Bos emend. || יציאתו] יצא א : Bos emend. || 9 כולם
לזרעים א | שהוא || 12 והנפש] ומעט א : Bos emend. || לזקנים] האדם P .om || שהוא
אين ספوق להם ممنו] أنّه لا غنى لهم عنه P || 15 השתכלו] احتالت P ||
16 ממנו] بـ P || 17 ברוב] בו || 18 מרכיבין אותו] (= يركبونه)
يرسبونه P || 19 לה] فيها P add. || 20 והיא זאת] לה] فيها || 24 לסאן תור] = لسان ثور
P || 25 ושני קלחים ג' ניניא] وقضبان نعنع ثلاثة P = וג' קלחים ניניא

ואשר אראהו להדרה לפי חלייה ולפי מה שידעתיו ממזג איבריה שישים עם
האפונים בעת שרייתן חצי אוקיה כסברה של באר ותולין במשקה אחר שיוסר קצפו
מטלת שאינה מהודקת יהיה בה קנה ב' דרהם זנגביל מרוסס נטף ובסבסה וסנבל
מכל אחד חצי דרהם כרכום שער רביע דרהם ולא תוסר המטלת כי אם ממרסין
בה במנקיה פעם אחרי פעם עד שיהיה בה עמדת המשקה דק מה שיהיה מהגולאב.   5
ומורידין אותו מעל האש ולא יעשה ממנו כי אם רוטל אחר רוטל שהוא אם ישאר
הרבה ירתיח ויחמיץ. וזה הדק העמדה הוא המשובח עד שלא יצטרך למזיגה. אמנם
אם לוקח לו עמדה והושם בצלוחית וכל עת שיוקח ממנו דבר ימזגוהו במים וישתה
יחסרו שבחיו. ואם הצריך לזה הכרח נסיעה מוזגין אותו במים הקרים בקיץ ובחמין
בימות הגשמים ואין שותין אותו בעת המזיגה כי אם אחר שעה עד שתיטב המזיגה   10
ויתחבר הכל בפועל הזמן. וכמו כן אראה שיושם חלף הניניא פודנג נהרי או יוסיפו
בשיעור הניניא לסיעה על הרוק והתנקות היתרונות מהחזה והריאה.

(7.3) ואמנם המים כבר ידעו רוב בני האדם ששתייתו על המאכל [בעת אכילתו]
מפגגה אותו ויפריש בין האצטומכא ובין המאכל ויצוף ויפסד עיכולו. ואם היה מנהגו
מתכוון בזה ימעט ממנו מה שאפשר וישהה בלקיחתו בשיעור הסבל והיותר טוב   15
שבעתים לשתיית המים הוא אחר המאכל בשתי שעות או קרוב להן. וראוי שיבחר
מהמים המתוקים הצלולים הקלים הנקי משנוי הריח שנלקחו מיומם ממים רצים.
וראוי להרתית המים רתיחות רבות ואחר כך יתקררו ושותין אותם שזה מסיר הרבה
מהזקותם ויתקן הרבה מפסידותם במיניהם. ואם הועץ שיושם בהן בעת בישולם
משורש סוס גרוד שיעור מה שלא יחדש בהן שנוי טעם ומהמצטכי שיעור שישיג   20
בהן טעמו וריחו והיה בישולם בקדרה חדשה לטושה אלו המים יהיו בתכלית הטוב
לבריאים כולם בימות הגשמים ובימות החמה ויהיה בהם חיזוק לאיברים הפנימיים
כולם ותיקון לאצטומכא ומשביע מהן המועט. אמנם מי שקובל בדבר מהמאורעות
יועצו לו המים כפי מה שהוא.

ודע שלקיחת המים הפושרין רוצה לומר שאינם צודקין הקרירות מזיקין לעיכול   25
מאד לבני האדם כולם ומרפין האצטומכא ולא ירוה אפילו ההרבה מהן. אמנם המים
הקרים אשר לא הגיעו לעניין שיברחו מלקיחתו לקרירותן אשר אינן משולגין הם
הטובים שראוי שיוקחו בעת הצמא וכל שכן לחמי המזג.

---

3 שאינה מהודקת[مهلهلة P = מהודקת? || 4 כרכום[זאפראן א¹ || 5 מהגולאב[משקה
שיעשה בסוכר ומי ורד אֹ¹ || 14 מפגגה[(= يفجّجه) .Bos emend || 15 מתכונן[
מתבונן: אֹ .Bos emend || מפגנה אֹ : מمكّنة P : מתבונן: אֹ || 18 רבות[
om. P || 20 סוס[سوس = P || שישיג[يذوق P || 27 לעניין[لحائز P : לحائز .Bos emend

(7.4) וכבר מנו הרופאים משבחי אלו המים בשיעור שוה בלתי תוספת ואמרו
שהוא מטיב[י] העיכול ומקבץ גוף האצטומכא על המאכל ומוסיף בתאוה למזון
ומחזקין אותה ומאדים המראה וימנע הנפילה בחמימות והחלאים החדים וימנעו
התלהבות הלב והאצטומכא ועיפוש הדם בגידים ומרוה המועט ממנו. והמים הפושרין
עושין הפך אלו הדברים כולם [ויצטרך אותם להרבות מהן] ויהיה זו הסבה לנפיחת
בשר הגוף ופסידות המזג והתחלת חלי צבות הבטן. ולפיכך אמר‹ו›: אנו מוצאים
רוב האומות ששותין מהמים החמין רוצה לומר שאינן קרים כרכומיי המראות
ירוקיהם דקי הבשר גסי הטחולין והכבדין חלושי התאוה למאכל חסירי החלב וקרן
הפנים וארוס מפני שדמיהם רעים מוכנים להתלהבות והעיפוש ולפיכך ראוי להזהר
מזה מאד.

(7.5) והואיל והשלמתי הנהגת המאכל והמשתה וכבר נכלל בה הנהגת התנועה
הגופית וההשקט כפי כוונת המאמר אתחיל בהנהגת שאר הסוגים השבעה לפי כוונת
המאמר גם כן.

5

10

---

1 משבחי] الشرب P .add ‖ 5 כולם] P .om ‖ 6 מוצאים] נמצא א[1] ‖ 8 התאוה] Bos
emend. התשובה א

הפרק הח' בהנהגת הרוח והתנועות הנפשיות

(8.1) ידוע שראוי הוא לתקן הרוח ולהטיב אותו ולמנוע העיפוש ממנו בחוק כל
בני האדם הבריאים. אמנם החולים ראוי שיהיה הרוח הפך החלי וכמו כן בפרקים
הנוטים מהדרך הבינוני רוצה לומר שהוא ראוי להנהיג הרוח בקיץ בריצת המים
הטובים ובפרחים והעלים המקררים ובהנפת המניפים. וכמו כן לחממו בימות הגשמים
5 במורחים ובבשמים החמים ובאש והעישונים המיבשים. אמנם בחוק ההדרה הרוח
הקר הלח מזיק לה מאד. וראוי להשמר מהירידות הקרות והחמות כל ההזהרות.

(8.2) ואמנם התנועות הנפשיות בניינם מפורסם רוצה לומר מה שיראה מעצלות
הנפש וחלישות הפעולות כלם הנפשיות והחיוניות והטבעיות עד שתאות האכילה
10 תבטל בעת האבלות והיראה והיגון והדאגה ואפילו ירצה האדם להרים קולו לא יוכל
ומנשים בקושי לחלישות כל<י> הנשימה מלקום במה שראוי ולרוב היתרון העשני
ולא יוכל לעמוד גם כן מפני שאין שם כח שממספיק לסבול האברים. ואם יתמיד זה
יחליא ואם יארך יהרוג וזה מבואר ממה שנאריך בו הדבור.

והשמחה והגילה עושין הפך אלו כולן להתפשטות הנפש ותנועת הדם והנפש
15 למחוץ לגוף ויראו פעולות האיברים על יותר שלמות מה שיהיה. ואם הוסיף זה גם
כן וגדלה ההנאה בו כמו שיארע לסכלים החושפים יחליא ולפעמים ימית להתחולל
הרוח והסרתו לחוץ ויתקרר הלב וימות האדם.

(8.3) ורפואת אלו השני מינים מתנועות הנפש והשמירה מהנפילה בהם אינה
בלבד במזונות וברפואות ואין הרופא שולט על זה במלאכת הרפואות. ואולם רפואת
20 אלו המאורעים במלאכות אחרות רוצה לומר במדות הפילוסופיות או בפירושין
החכמיות או במוסרים והתוכחות הדת<י>ות. ואין ספק שבקבוץ זה ימלט האדם
מאלו המאורעים יותר ויהי<ה> מובטח מליפול בם והוא שבפירושים של חכמה
ידע טבע המציאות המורגל ומה שיחויב זה עולם ההויה וההפסד. וכמו כן במדות
הפילוסופיות יתרחק האדם מההתפעליות ולא יתפעל לגרידות האף או ההנאה כבהמות
25 כמו שיארע להמון. אלא תנועות נפשו נמשכות למה שחייביהו העצה האנושית לא
לגרידות ההפעלות הגופני מרחמנות או אכזריות והדומה להן. וכמו כן במוסרים

---

1 הרוח] האויר א' : الهواء P || 4 ‏המים‏] الصافية P. add || 9 כלם] P om || 10 האבלות‏]
الحزن P || 11 ומנשים (= נושם)] באנחה א' : يحلة א' : يحلأ 13 || יחليא || ضرورة P. add || יהרוג‏]
ימית א' || 14 והנפש] والروح P || 16 לסכלים החושפים (= לסכלים ה<בלתי> החושבים?)‏]
للمغرورين الجهل P || 17 והסרתו] והסרפו א : Bos emend. || 20 בפירושין החכמיות‏]
بالاعتبارات العلمية P || 24 לגרידות] לגבירות א : Bos emend. || מجرّد P

והתוכחות הדתיות יעזוב האדם העולם ומה שבו מטובתו המחושבת או עמלו המחושב
שכולם בלתי עומד ולא יחשוק טובותיו ולא יכאב לרעותיו שאלו כולם אינן גדולים
אצלנו כי אם בתחלת המחשבה המשותפת. אולם אצל העיון האמיתי הכל שחוק והוא
בלתי עומד

5   (8.4) ולא זכרתי מה שזכרתי ואף על פי שאינו מכונת המאמר כי אם לידיעתי
שההדרה האל יתמיד לה הטובה האמתית וימנענה מהרעה האמתית שהיא עתה בעניין
דאגה רבה ויגון גדול וזה מה שלא תשלם עמו הנהגת בריאות כמו שראוי ולא רפואת
חלי על השלמות. וכמוה מי שיתבונן וילך בדרכי הצדיקים והנביאים ע"ה מעזיבת
היתרון באבלות על המתים והכרחת הטבעים בתקנת גזרת האל בזה ולהתעסק במה
10 שיועיל על מה שלא יועיל האל ילמדנו כולנו.

---

1 יעזוב] يتهاون P | ומה שבו] Bos emend. | ומחשבו א : وما فيها | עמלו] شقاوتها
P | המחושב] Bos emend. : המערב א : المظنونة P | 2 עומד] מתקיים א¹ | גדולים]
עצומים א¹ || 3 אצלנו] أو علينا add. P | שחוק] لعب ولهو P | 7 תשלם] يتمر P : يتأمّر Bos
emend. || 9 היתרון] התוספת א¹

הפרק הט' בהנהגת העוצר והשלשול

(9.1) מההנהגה הטובה לבני האדם כוללת ולמי שיתקבצו בגופו הלחות הפרט
שיהיה הטבע משולשל לעולם או קרוב מהשלשול. ואם נתייבש בעת מהעיתים
ונתמד זה ימים ישולשל. וכבר שבח אבו מרואן בן זהר שלשולו בזה אמר: ממרסין
מהתמרים של הודו עשרה דרהם במים שמכסין אותן ממים חמין ושורין בו מהראונד
5 הציני מרוסס ג' רביעי דרהם כ"ד שעות ומסננין אותן על אוקיה משקה של קלף
אתרוג.

(9.2) אמר המחבר: ואני ישר בעיני זה למי שלחותיו גסות או מתדבקות או
לזקנים ובלבד לאנשי זה החולי שחובר זה המאמר בגללו הטוב אצלי שישלשלו
10 במה שזכר אותו גאלינוס והיא הרפואה הנעשת בפנימי התאנים היבשים ופנימי של
קרטמים והצמוקים או הלאבלב הקטן ושיעורי אלו ונוסחתם שיוקח מן הפנימי של
קרטמי ה' דרהם וממלח המאכל ש<מין> דרהם ומן פנימי התאינים היבשים שיעור
כ' דרהאם ודוקקין הכל במכתשת של אבן או של עץ עד שיתחברו ויהיו אחד ויוקח
בגמיעות מים חמין. וזה משלשל טוב והוא לזקנים בתכלית הטוב כמו שזכר
15 גאלינוס.

וגם כן דוקקין הלבלאב הקטן ומוציאין מימיו ומסננין מהן חצי רוטל על שתי
אוקיאות של דבש של דבורים והוא ישלשל הבטן שלשול טוב. וכמו כן כשיבלע שיעור
לוז אחד משרף הבטם או שיעור ב' לוזים אמר גאלינוס שהוא ישלשל הבטן מבלתי
הזק ומנקה הקרבים כולם ומנקה מה שבהן רוצה לומר הכבד והטחול והכליות וכלי
20 השתן והריאה וראוי שיעשה זה <פעם> וזה אחר.

(9.3) אמר המחבר: וכמו כן התרדין כשיטויב במורים של שעורים ושמן רב
ולא יושלכו מימיו ישלשל הטבע. וכמו כן זה התבשיל המפורסם במצרים העשוי במי
לומי ופנימי של קורטמי ותרדין והוא הרכבה טובה לשלשול הטבע לרוב בני האדם.
וכמו כן מי הדבש ישלשלו הטבע. וכשמרתיחין <בסבסתאן> ושורש סוס וכטמי

1 והשלשול] והנקוי א' : والاستفراغ P || 2 כוללת] על הכלל א' || 3 משולשל] לیّنا P ||
4 ממרסין] ממרס ר"ל ממתק ומערבב א' || 5 מהראונד] בלע' ריו[?] = רייברברי א'(?) ||
ואני 8 .Bos emend : أنا P || שלחותיו] رقيقة وللشـباب وفي البلاد الحارّة. أمّا من أخلاطه א : ואם 8
add. P || 11 קרטמים] קרטסים א : דקות ולבחורים ובארצות החמות אבל מי שלחותיו א' :.Bos emend
קרטסים א || 12 ש<מין>] ثمن P || 16 הלבלאב] ובס' נ"י(?) של רפואות מצ"כ לבלאב ל"ת
קיסום בלעז קורריאלה ובפי' המשניות מצ"כ קיסום נקרא בלעז אֶדרא ובטוביה [?] קיסום בלעז
אברוטונום ובלי' אייבה דאני [?] שהישמאלאים קורין [?] א' || 18 הבטם] הבטן : .Bos emend : בטנים
א : البطم P || או שיעור ב' לוזים] om. P || 23 קורטמי] בספר הקנון קטן מביא קורטמין הוא
בלעז קַטא פוּשְׁיַאֵה ובלשון משנה קיק [?] בפי' המשנה פ' מלת טופח הוא קוטניון שגרגריו עגילין
לבנים וקורין לו קורטמאן א' || 24 ושורש סוס] פאלו דולסי א'

ומסננין אותו על סוכר ושמן שקדים מתוקים ישלשל הטבע ויוציא הרעי בחלקלקות.
וראוי שיובחר מאלו מה שישלשל לפי עניין הגוף והשנים והפרק מהשנה.

(9.4) ואם נשתלשל הטבע [גם כן] יותר מהראוי ועמד זה יומים או ג' ראוי
שימעט שיעור המזון ויוקח מאלו התבשילין העוצרים המורגלים כסומקיאה וכרמוניה

5   בצלעות התרדין ויבשל בחבושים ומי הורד.

(9.5) זה הכלל ישתדל שיחזור הטבע להרגלו במזונים ושילעוט מעט מהמשקים
המורגלים כמשקה של תפוחים ושל חבושים ודומיהם מהמשקים העוצרים ויקח אי
זה מהם לפי השנים והעת גם כן. ואין צורך בדומי אלו הדברים בדקדוק רופא בקי
ולא ידקדק על השיעורים שהדבר מבואר לרוב משכילים אנשי המדינות שהורגלו

10 להתרפאת. אמנם מה שראוי להזהר ממנו מאד ולא יקל בעיניו עניינו בכל עת ולא
יקדים אליו אלא בעצת רופא מהיר הוא השלשול ברפואות החזקות שיש בהן חוזק
משיכה כמו שחם <א>לחנטל והתורבד והסקמוניא ודומיהן וכל שכן הזקנים שמזהיר
גאלינוס משלשולם ברפואות החזקות אין ראוי להקדים עליהם אלא בעצת רופא
מהיר הרואה עיניני החולה.

15 (9.6) אמנם השלשול בכלי הנקוי בהנהגת הבריאות ורפואת החלאים הוא מטוב
ההנהגה ושבחו גדול ותועלותיו עצומים מאד והוא שהוא מנקה הלחויות אם היתה
הכרסתר רוצין בה משיכת לחויות ולא יזיק לאברים הראשי<י>ם ולא יכאיב הכאבת
הרפואות המשלשלות. והאדם ממנו על הבטחה וטוב אחרית. ואם היתה הכונה
בכרסתר שלשול בלבד והוצאת זבלים יבישים הוא היותר נכון בהנהגת הבריאות

20 ולא יזיק לכלי לכלי המאכל ולא יצטרך לשלשול במה שיקח מהמורתחין ודומיהן שהם
לפעמים מרפין האצטומכא ומביאין רצון הקיא כמו שעושין רוב הדברים המחליקין
בלקיחתן.

וכבר זכר גאלינוס כרסתרות רבות יש מהן מה שראוי להנהגת הבריאות ומהן
מה שלא יצטרך לו אלא ברפואת החלאים והנני זוכר מקצת המיוחדות בזה החלי

25 בזה המאמר. אמנם מה שראוי לעשות אותן לבני האדם רובם או כולם על צד הנהגת
הבריאות אם נתאבן הטבע ונמנע מניעה מועטת הן אלו: דבש שתי אוקיאות קסם

---

2 שישלשל (= يلـين) [يليـق **P** ‖ 3 יותר מהראוי] מהבראוי יותר **א** ‖ יותר מהראוי] .Bos emend : يلـين (=)

4 כסומקיאה] والحصرميـة والزبيبيـة المعمولـة بالزبيب اليابس بعجمه .add **P** ‖ וכרמוניה] والرّمانية **P** ‖

6 במזונים] المألوفة .add **P** ‖ 8 מהם] اتّفق .add **P** ‖ 12 שחם <א>לחנטל] כ"ל חלב פקועות

שהוא קולוקינטידא **א**[1] ‖ 13 ברפואות] المذكـورة كلّ التحذيـر. وكذلـك إيقـاف الإسـهال بالأدويـة

.add **P** ‖ 14 החולה] المرض **P** ‖ 18 אחרית (= عاقبة)] عافية **P** ‖ 21 האצטומכא] om. **P** ‖

24 מקצת] om. **P** ‖ 26 הטבע] وجفّ .add **P** ‖ קסם] ماء **P**

חצי רוטל שמן זית טוב אוקיא נטרון דרהם מחממין הכל ויעשה בו. וכשתרצה לרכך
זבל יבש או החלקתו תוסיף בשמן ואם רצית הוצאת לחה מתדבקת הוסיף בשעור
הדבש והנטרון.

(9.7) אחרת מי שלק חצי רוטל שמן זית טוב שתי אוקיות מחממין אותו ויפעל

5 בו. אחרת: תקח מורסן של חטה ותשרה אותו במים שמכסין אותו ותבשל אותו עד
שיחסר שליש המים ותסנן אותה והיא מתדבקת ויושם עליה שמן זית ויפעל בו וזו
טובה להוצאת הזבל המתאבן. ואלו השלשה כרסתרות הן מכלל הרכבות גאלינוס והן
אצלי טובות מאד בהנהגת הבריאים. וכמו כן ההפעלות בריר זרע הפשתן והחולבה
ושניהם ביחד עם שמן זית וחלב התרנגולת ומי התרדין הרכבות טובות מוציאות

10 הזבל בחלקלקות ואין נושכות ולא מכאיבות ואם הוסיפו עליהן מעט דבש בזקנים או
יער<ת> הדבש היה זה טוב וזו עצת גאלינוס גם כן.

(9.8) וכבר זכר גאלינוס שההפעלות בריר זרע הפשתן יועיל לבעלי החמימות
הדקה וישקיט הלחות. ודע שההרגל הכרסתרות מנקה למוח הראש במקרה ומזכך
ההרגשות ומאחר השיבה ומטיב העיכולים וממלט מחלאים רבים מפני שבהן ינקו

15 הזבלים ויתרוחץ וימצאו האברים העליונים שבילים נהלכים לדחיית יתרונותם לפי
כונת הטבע מיציאת היתרונות באלו המהלכים ויתחייב כל מה שזכרנוהו.

(9.9) ודע שאין דבר יותר מזיק בהנהגת הבריאות ולא יותר מביא מחלאים
מהחזקת השתי יתרונות. וכבר באר גאלינוס שהרעי חוזר לאחור ויפסיד הלחויות
כולן בעליית עשניו למוח הראש ומעכר כל הרוחות ויהיה סבות להתחלת עיפושים

20 והפסד עיכולים והתחלת חלאים גדולים וכמו כן יארע מהחזקת השתן. ולא זכרנו
מנזקי אלו אלא מקצת מה שנזכר לפיכך ראוי להזהר מזה מאד.

(9.10) ואמנם הקיא הוא מהנהגת הבריאות המחוייב לבני האדם כולם ולפעמים
יעשה ברפואת החלאים ועוד אזכור צורת הרפואה בו בזה החלי. ואין ראוי להשבית
הקיא בהנהגת הבריאות אלא למי שלא הרגילו או למי שיקשה עליו מאד או למי

25 שיש לו חולי במח ראשו או בעיניו. וסבת הצורך אליו בהנהגת הבריאות הוא שהוא
על כל פנים בהכרח יוליד לחה לבנה באצטומכא ובמעים והלחה הלבנה בטבעה

---

1 נטרון] בלעז ליקרו א' || ויעשה] ויחّقن P || 4 אותו] זה א' || ויפעל] ويحتقـن P ||
6 ויפעל] ويحتقـن P || 8 הבריאים] الصّحّة P || הפעלות] الاحتقان P || 10 נושכות] Bos
emend. : מושכין א : מושכות א' || יעקצו] S : تلـذع J : מכאיבות] א' : מכאיבין א : יזיקו S ||
11 יער<ת> הדבש] הנופת J : עצת] א' דעת א' : סברת S || 12 שההפעלות] שהתחקן
S | החמימות] השח [?] א' || 13 במקרה (= بالعـرض J) | מאד S] א' | ההרגשות (= الحـوّاس
J) | החו<שים> א' : הצדדים S || 15 שבילים] מהלכים א' | נהלכים (= سائلا J) : צלול S ||
16 ויתחייב (= فيلزم J) | וימשך S] וימשך S || 18 מהחזקת] משח [?] א' | א'] 19 עשניו] אדיו א' | ומעכר
ויפזר S | ويكـدر J | כל (= كلّها J) : כל (= كلهـا S =] מנזקי S | om. | 21 מנזקי (S =) | מחזק א
24 או (S =] אלא א : Bos emend. | 26 יוליד] يترה א : Bos emend. | יתרה א

מתדבקת וכשתשאר זו היתרה באלו כלי העיכול הראשון רוצה לומר האצטומכא
והמעים תפריש בין המזון וגוף האצטומכא והמעים ויתמעט העיכול ויפסדו מקצת
המזונות. אמנם המעים כבר הושגח בהם השגחה אלהית שהוצקה אליהם יתרת המרה
האדומה רוחצת אותה הלחה הלבנה ושוטפתה ותנקה המעים ממנה תמיד. ואלו היה

5   אפשר שיוצק מזו המרה האדומה דבר לאצטומכא [לא] היו נהוים ההפסדים הגדולים
שמנאם גאלינוס ובטח בזה על ערמת האדם בנקות האיצטומכא בקיא.

(9.11) אמר גאלינוס דברים אלו לשונם אמר: והתנקות האצטומכא יהיה בדרך
קל. וכבר היטיבו הקדמונים מהרופאים במה שצוו בו עם שאר ההנהגה השומרת
הבריאות מעשיית הקיא אחר המאכל בכל חדש פעם אחת ומקצתם ראה שראוי

10   להקיא שתי פעמים וכולם יועצים שיהיה מה שיוקח מהמזונות קודם הקיא מה שיהיה
חריף המטעם ויש לו כח שוטף ורוחץ. וזה כדי שיתנקה כל מה שבאצטומכא מהלחה
הלבנה בלתי שיזיק לגוף ברוע מה שיולד מהן שהמזונות הרוחצים הנושכים מולידים
כולם מרה כרכומית וכולם רעים למזון.

(9.12) אמר המחבר זה שנראה רוב בני האדם ועצומיהם יתאוו המזונות החריפים

15   הרעים כמו הגבינה המלוחה והמוריס והציר ואפילו היו רעי הריח כנמלחים מהדגים
והשומים ומיני החלבים הנקפאים והצנון והבצל ודומיהן. סבת זה כולו מה שיתקבץ
באורך הימים באצטומכא מהלחה הלבנה ויכסף האדם למה שמחתכו ושוטף ממנה.
וכשתנקה האצטומכא בקיא כמו שזכר גאלינוס או במשלשל או בדברים שמטבלים
בהם שמתיקים הלחה הלבנה מחללה [או] כשלא יהיו שם לחויות מסובכות בכתותיה

20   היא אז לא תכסף דבר מאותם המאכלים הרעים כולם אלא אם היה זה מפני מנהג
שהונהג זמן מרובה בעת היותה בלתי נקיה.

(9.13) ואני איני יודע יודע מנהג ההדרה בקיא. אם הוא קל קל עליה תעשנו לפי מנהגה
והצורה המפורסמת אצלנו להתנקות חלל האצטומכא בקיא מזו היתרה היא זאת:
<יוקח> מגוף הצנון הלבן שתי ראשים ושלשה חותכין כמו הלוזים ומרתיחין אוקיה

25   שבת ברוטל מים ויושם אותו <על> הצנון מחותך עם שתי אוקיות או שליש דבש
של דבורים ואוקיה חומץ יין חזק החמוצות או יותר לפי חזקו ומניחין הכל לילה
אחת. וכשתהיה מהבקר יאכל אותו שירצה להקיא קודם שעת המנהג במעט פת מצה

1 הראשון] om. S || 4 ואלו היה אפשר] ואי אפשר S || 5 דבר] מעט אˡ | נהוים [Bos
emend. | נהזם א || 7 יהיה] תلتسم P || 10 להקיא (= ان يتقيّا) | ان تنقّى المعدة P | מה
שיוקח (= ما يتناول J) | .om P || 13 למזון] الغذاء P || 14 שנראה] P | שאנו רואים אˡ ||
15 הגבינה] מלשון חלב אˡ | היו רעי הריח] היה ريحه רע אˡ | כנמלחים מהדגים] كالكوامخ
P || 19 כשלא] אם לא אˡ | בכתותיה] طبقاتها P || 20 מנהג] الحضرة في القيء .add. P ||
23 בקיא] والقيء P | 24 שתי ראשים] فجلتان P | חותכין] تقطع : פעמים א : Bos emend. |
הלוזים] P | הם לוזים א : Bos emend. || 25 שבת] אנית בלע' אˡ | או שליש [Bos
emend. | הם לוזים א : أو ثلث P

במטעמים משונים מהדגים המלוחים והמוריס והאבטיחים והברקוקים אם היה זמנו
והצנון והבצל והחציר והדבש ושתיתת הגרישין ושתיתת השעורים בזבלה. אמנם
אלו כולן או מה שימצא מהם או הדומה להם מהמאכלים המשונים המביאים רצון
הקיא. וימלא מהמאכל וישהה מעט בשיעור מה שתתישב האצטומכא בכבדו או

5 ישים רפידות על עיניו וקושרין וחוגר בטנו עם תחת האצטומכא ושותה אותם המים
כולם והן פושרין וישהה מעט ויקיא הכל ממקום גבוה ולא ישאיר באצטומכתו שום
דבר וייהיה זה בחצי היום. ואם היה הזמן חורף יהיה הקיא במרחץ וישקוט אחר הקיא
ולא יאכל שום דבר זמן גדול עד שיצדק הרעב. ואם צמא ישתה משקה של תפוחים
לא זולת זה וכשירעב מאד יאכל מהתרנוגלין או צפורים או תורים זירבאג ומטיב

10 מזונו אחר הקיא ימים רבים עד שתתחזק האצטומכא.

ויש מבני האדם מי שיקל עליו הקיא ויקיא אחר התמלאות מהמאכלים בסכנגבין
ומים חמין ויש מהם מי שיקיא בשתי<ת> שעורים לבדה ובלקיחת היינות ומרבה
בשתייה מאחד מהן פעם אחת ויקיא וכל זה טוב. אמנם מי שקשה עליו הקיא ולא
ירגילהו או יש לו ממנו מונע מחלישות אברים מיוחדין או מפני תכונה שיוזהר עמה

15 הקיא שאני רואה שהוא אם לוקח בכל ה' ימים אוקיה מרקחת של ורד עם אוקיה
משקה סכנגבין של זירעונים וישהה אחריו זמן ואז יקח מזון שיהיה בו חמצות זה
ינקה אצטומכתו מהלחה הלבנה ולא יצטרך להקיא.

(9.14) ואם היה רטוב הגוף מזגו מלחה לבנה <ילעוט> מעט סכנגבין של
אשקיל אוקיה עם אוקיה ממרקחת של ורד דבשי. ואם היה ביותר מהלחה הלבנה קר

20 האצטומכא יוסיף לזה מעט מדבש מרקחת של זנגביל או משקל חצי דרהם מגופו.
ואם היה חם המזג או בחור יקח אוקיה ממרקחת של ורד ואוקיה משקה של לומי
בכל ה' מהימים שכל זה שוטף האצטומכא מהלחה הלבנה ולא יצטרך לעשות הקיא
כשימנע ממנו מונע כמו שזכרנו.

(9.15) וכבר נסיתי אני בעצמי לקיחת סוכר לבן אוקיה שחוק עם חצי דרהם

25 אניסון בימות הגשמים ובימות הקיץ אמוץ ממנו במעט ממי מים בכל ג' או ד' מהימים
כפי מה שיזדמן ומצאתיו מנקה האצטומכא מהלחה הלבנה ושוטפת <אותה> שטיפה
טובה. וכמו כן לקיחת הסכנגבין של חבושים או של לומי החבושיי על התמידות או
אחר ימים מועטים [ו]מועיל בהיטיב העיכולים ומנקה האצטומכא מהלחה הלבנה
ונוסחתו שתקח מן החבושים הטובים המעטי העיפוץ שיש בהן חמיצות מועטת

ותבשל אותם עד שיחסרו החצי ותסיר קצפם ותקח מהן אחר זה רוטל אחד ומחומץ
היין [ו]חצי רוטל ומהסוכר והדבש המוסר הקצף ד' רוטלים ומגביהין הכל על אש
נחה ויושם בו מהפלפל הלבן דרהם ומהזנגביל ב' דרהם שזה השיעור לא מצאתיו
שמחייב ניסה מטעמו ויש לך להוסיף בהם כפי קרירות המזג והארצות או תחסר מהם
5   כפי זה גם כן. ולפעמים יוקחו מי הלימו במקום החומץ ואף על פי שמי הלומי מקצר
מפעולות החומץ בדקיקת הלחות ופתיחת האטמים והעמידה כנגד העיפוש הוא פחות
הזק ממנו לעצבים ולאברים העצביים.

(9.16) ואמנם הנהגת הבריאות בנקוי או בשתית העיקרים המשלשלים חטא
גדול ואינו מדעת הטוב שברופאים ואולם יצטרך להוצאת הדם והשלשול בנפילת
10   החלאים המחייבים לזה כי אם מי שנתמלא או היה ממי שמתקבץ בגופו הלחות או
יעלה דמו וירתיח לפי בניין רע או הנהגה רעה שהוא מתמיד עליהן שהוא יצטרך
לזה. ומי שהורגל להקיז או לשתות המשלשל בעתים ידועים צריך לשאת פני הרגלו
וירחיק בין העתים ההם מעט מעט וימעט בשיעורי הנקוי במדרגות עד שלא יגיע לימי
הזקנה אלא וכבר נפסק הרגל ההקזה והשלשול.

---

3 לא מצאתיו שמחייב (= لا يوجد أن يوجب)] لا يوجب P || 4 ניסה] نفورا P | או תחסר] إن تزيد
P | מהם] بالجملة P. add || 5 החומץ (= الخلّ)] الـكلّ ّ P | והעמידה] והקום 'א ||
8 בנקוי] בשלשול 'א : بالفصد P. add || 9 הטוב] בחשוב 'א = החשוב | שברופאים] إلا خطأ
|| 10 או היה ממי] بأن P | או] إلى أن P || 11 עליהן] بהן 'א

הפרק הי': בהנהגת הש<י>נה <וההקצה> והרחיצה
והזילוץ והבעילה

(10.1) אמנם השינה היא מזקת בזה החלי הרבה ובלבד בעת משמרת החלי
ובלבד בעת האכילה לפיכך ראוי שימעט ממנה מה שאפשר. ודע שהשינה אחר
5 האכילה מזקת לבני האדם כולם על הכלל ולהדרה על הפרט שהיא ממלאה הראש
עשינים ואם היתה שם מנהג [ההנהגה] שכבר הונהג[ה] בזה צריך להתעסק אחר
המאכל מעט כשיעור מה שלא יזיק למנהג ויתדרג בזה מעט עד שיהיה בין האכילה
והשינה ג' שעות או ד'. שהשינה אז תסייע על השלמת העיכול ותבשל מה שנשאר
מיתרונות המזון באיצטומכא. והמנהג בכל ההנהגה הגופית נושאין פניה ואפילו היתה
10 רעה ולא יועתק ממנו אלא במדרגות נסתר יפותה בו הטבע כמי שיגנוב ממנו והוא
אינו מרגיש. זה בענין הנהגת הבריאות. ואמנם בענין רפואת החלאים לא יכוון לשנות
מנהג בשום פנים ולא בשום סבה אלא נושאין פניה [מנהג] שאת גמור כפי מה שבאר
לנו גאלינוס בעקריו המועילים ויש לגאלינוס במנהג דברים אלו לשונם אמר: אין
מה שנשגוהו בני האדם כולם ממיני ההנהגה מין אחד והנחת המנהג סכנה גדולה לא
15 בהנהגת היוצאים מחלאים ודומיהן בלבד אבל ברפואת החלאים גם כן.

(10.2) אמנם הרחיצה היא בלתי טובה להדרה. אמנם המים הקרים מזיקים
לזה החלי הרבה ומחשירין מקום השער מהגוף ומונעין ההתחוללות שהוא הכונה
הגדולה בזה החלי. וכמו כן המרחץ גם כן מזיק לזה החלי מאד. כבר הוזהר ממנו
ובלבד כשתקרבנה משמרות החלי. ותשמור בו המנהג ותשתדל להרחיק בין שתי
20 כניסות ביום אחד בהתדרגות ומעט השהיה בו. ותשמר השמירה שלא ימצאנה רוח
קר ביציאה מהמרחץ ולא תכנס אלא על ריקות מהאצטומכא ותישן אחר היציאה
מהמרחץ סמוך לה שעה שזה מועיל מאד לכל מי שירצה בישול לחויות גסות [אל]
מתדבקות ובלבד לכמו זה החלי.

(10.3) אמר גאלינוס דברים אלו לשונם אמר: ראוי שתדע שהוא אין דבר
25 מועיל כתועלת השינה אחר הרחיצה בבישול מה שיתכונן בישולו והתחוללות
הלחויות הרעות עצמן.

(10.4) אמר המחבר: מעת שידעתי זה לא נכנסתי במרחץ אלא אחר ביאת
השמש ואצא ממנו לשינת הלילה הנשקעת המשובחת ושבחתי זה מאד. וראוי
שלא ירד לאמבטי ולא יקרב למים הקרים במרחץ אלא יהיה מהחם קרוב לשמכאיב

---

6 צריך] ראוי א' ‖ 7 כשיעור מה שלא יזיק למנהג ויתדרג בזה מעט P .om ‖ יזיק] יכעיס
א' ‖ ויתדרג] .Bos emend : ויימדרג א ; וילך נ"א בההתדרגות א' ‖ 9 פניה] .Bos emend :
פנים א ‖ 10 במדרגות] נ"א בההתדרגות א' ‖ 14 ממיני ההנהגה] مِن التَّدْبِير P ‖ והנחת]
ועזיבת א' ‖ 17 ומחשירין] ويكَشَّف P ‖ ההתחוללות] .Bos emend : ההתהוללות א ‖ التَّحلُّل
P ‖ 19 החלי] أوْ في حَال المَرَض add. P ‖ 20 ותשמר] غايَة .add P ‖ 22 שעה] Bos
א שוה : emend.

מעט בחומו. ואם היו המים מלוחים יהיו יותר טובים שהכונה הנה ליבש אבל לא
לרטב. ודע שההרבות מהכניסה למרחץ מזיק לבני האדם על הכלל שהוא מעפש
הלחויות ומכין אותם לעיפוש. ואמרו האחרונים מהרופאים שהגבול בזה להכנס
למרחץ בכל עשירי מהימים על הרוב ויש לארצות ולמזגים והמנהגות דינם. וכבר
אמרתי במנהגות מה שראוי.

ויציקת המים הפושרין על הראש מזיק מאד בהנהגת הבריאות לבני האדם
על הכלל מפני שהוא מוסיף למוח הראש לחות המחלישות ומחליש כחותיו. וכמו
כן יציקת המים הקרים על הראש סכנה גדולה שהוא מקרר מוח הראש ומחזיק
יתרונותיו בו. ואולם ראוי שינהיג יציקת המים החמין ביותר עד עוד מעט שתתאדם
עור הראש שזה מחמם מוח הראש חום אמצעי ייטבו בו פעולותיו ויחסרו יתרונותיו
ממנו ומקנה עור הראש קיבוץ וחוזק עד שלא יפעל לסבה מועטת שתפגשנו. וזכור
המנהג בזה כולו.

(10.5) הזילוף על הגוף כולו בתחלת היום בשעת הקצה מהשינה וזילוף הקצוות
בשעת השינה הנהגה טובה לבני האדם כולם בעניין הבריאות. ויש לרופאים דברים
רבים במיני הזילוף ועתותיו וצורת עשייתו לא יאות בזה המאמר השלם זה כמו שלא
זכרתי בו גם מה שזכרו גאלינוס ממיני הטיול והזילוף בהנהגת הבריאות. ותכלית מה
שאפשר לעשותו הוא מה שזכרתיו בזה המאמר. וכבר זכרו האחרונים מהרופאים
זילוף החזה בזה החולי שק[י]בלת ממנו ולא ראיתי להם בזה חילוק ולא התנאה. ואני
אזכור העיקר והשרש שזכרו גאלינוס מכלל עיקרי הזילוף ואחר זה אזכור להדרה
מתי יועיל לה זילוף החזה ומתי תשמר ותזהר ממנו.

(10.6) אמר גאלינוס דברים אלו לשונם אמר: אמנם זילוף האברים החלושים
ראוי להשמר מעשיתו בעתים שיתעוררו בהן החליים שלהם. ובעת בריאותם ראוי
שיעשה בהם יותר ממה שיעשה ממנו בשאר האברים וכל שכן היבש מהזילוף.
והכאבים שיארעו לקצת האברים במשמרות סובבות מדרך זה המין מהזילוף בעת
ההנחה שימנע מהיותם ובלבד אם היתה עשייתו קדם המשמרות בשתי שעות או
בשלוש שעות. והוא שאותם האברים יתחזק בו כוחם וימעט בו קבולם למה שמנהגו
שיבא אל<י>הם מהחמרים ואלו הדברים המשתתפים לזקנים ולאיזה שיהיו. ולא
יוקרב לעשית היגע באברים החלושים ואני איעץ בזה לזקנים בלתי זולתם והוא
שהטוב בגופות הזקנים השקט האברים החלושים מהם.

---

1 בחומו] בחומי א : Bos emend. ‖ 3 בזה] בזה א : Bos emend. ‖ באה א ‖ 7 המחלישות[
המחלישות
ומרֻפֵהו א¹ ‖ 10 אמצעי] שוה בינוני א¹ ‖ 15 המאמר השלם זה] هذه المقالة، يقضي ذلك P ‖
16 גם] كلّ ما ينبغي أن يذكر من أنواع الرياضة. ولا تقتضي سيرتنا المشهورة اليوم أيضا א. om ‖
17 מהרופאים] P .om ‖ 25 קדם] מדם א : Bos emend. ‖ 27 ולא יוקרב לעשית היגע
באברים החלושים] وإنّما استعمال الرياضة في الأعضاء الضعيفة P

(10.7) אמר המחבר הרי נתבאר לך שזה זילוף החזה והראש מבעלי זה החלי
בעת המשמרה סכנה גדולה ואולם ראוי לעשות זה בעת המנוחה או קודם בוא
המשמרת בשעות ואינו ראוי ליגע האברים החלושים מהזקנים בעת מהעתים.
(10.8) ואמנם הבעילה כבר ידעו אפי<לו> ההמון שהוא מזיק לרוב בני האדם
5 וההרבות ממנו מזיק לכל בני האדם ואין יציאת השכבת זרע מהנהגת הבריאות אלא
בחוק זרים מבעלי המזגים הרעים המשונים שהשכבת זרע יצאו עמה בהכרח לחיות
עיקריות וחום טבעי וייבשו האברים העיקריים ויתקררו. אמנם הבחורים סובלים
בזה החטא הרבה ואף על פי שי<א>ר<ע ל>נו[נ]קצתם מהחלאים לסבתו. ואמנם הזקנים
המשגל להם ממית שהם צריכים למה שמוסיף בחומם ומרטב איבריהם העיקריים
10 וזה מייבש איבריהם ומכבה שארית חומם כמו שזכרנו. לפיכך ראוי להם כל מה
שיזקין למעט ממנהגו בזה. זה הוא הראוי מצד הנהגת הגוף נוסף למה שיתחייב
מטהרת הנפש וקנית מדת ההשקט והבשת פנים והזהירות.
ואף על פי שהמשגל מזיק לאברים כולם על הכלל הזיקו למוח הראש יותר חזק
עד שכמעט רוב הנקוי ממנו וכבר זכר זה בקראט. לפיכך ראוי להרחיקו כל חלוש
15 מוח הראש מאיזו הסבות יהיה חלשו. וכשת<ת>בונן בְּמֶרְבֵּי המשגל תמצאם שכבר
התגברה עליהם השכחה ועמידת שכל ונמהרות נוסף לכרכמת המראה והסרת אור
החיים וקפיצת הלחיים ויש למנהג בזה פתח גדול. וכמו כן מזגי בני האדם משתנים
כבר זכרו הרופאים שיש מבני האדם מי שיארע לו לאות והתאוננות נפש וחלישות
עיכול. וכשיבעול תתפשט נפשו ותמרץ ותעור תאותו ויש מבני האדם מי שהוא בהפך
20 זה. וענייני בני האדם בזה משתנים.
וכבר זכר גאלינוס תכונה מהתכונות הרעות אמר דברים זה לשונם: ויש הנה
תכונה מהתכונות הגוף היא ג"כ בתכלית הרוע והיא שיש מבני האדם אנשים שנולד
בהם שכבת זרע רבה חמה תניע אותם ותעוררם לנקייה וכשמנקים אותה במשגל
ירפה פי האצטומכא מהם וירפה מהם גם כן הגוף כולו ויחלשו וייבשו ויראו וישתנו
25 מראיהם ויכנסו העינים מהם. ואם ימנעו מהמשגל לסבת מה שיארע להם בעשייתו
יכבד מהם הראש וימצא באצטומכא כובד וכאב ולא יועילו בהמנעות ממנו תועלת
רבה. והוא שהם יארע להם קרי ויארע להם ממנו מהנזק כמו שיארע להם מהמשגל.

1 שזה זילוף] om P | והראש] om P | 2 המנוחה] Bos emend. : المنوحة א : الراحة ‏ || הרתחה א :
P || 4 הבעילה] המשגל א¹ | 10 להם] للإنسان P | 11 שיתחייב] يتعيّن إليه P ||
14 הנקוי] היציקה א¹ | 16 ונמהרות] وبلادة P | והסרת] وسور א¹ | 17 וקפיצת] وضمور
P || והתכנסות א¹ | 18 והתאוננות נפש] وأبلوت א¹ | 19 וכשיבעול] وكشيشبعول וכשישתשמש א¹ ||
20 משתנים] جدّا P. add | 21 מהתכונות] البدن P. add | 23 לנקייה] לנקותה א¹

(10.9) אמר המחבר לא היה הרצון בזכירת זה הלשון כי אם ההערה על השנוי
ענייני בני האדם בזה הענין ואין כונת המאמר רפואת כל מה שיארע לכל איש
שזה כל מלאכת הרפואה. וכללו של דבר שראוי לשאת פני המנהג ויחסר ממנו על
התדרגות כמו שהגדתי ראשונה לחיוב זה החלי בפרט ולחיוב השנים בכלל. ודע שאין
5   ראוי המשגל לשום אחד מבני האדם לאחר המרחץ ולא לאחר היגע ולא אחר ההקזה
בימים ולא אחר שתיית המשלשל בימים שלא יקבץ בין שני נקויים וסותר הכח. ואין
ראוי גם כן שיפול זה הפעל על רעב ולא על התמלאות מהמאכל אלא אחר יציאת
המאכל מהאצטומכא קודם שירעב. והנזק ההוה מנפילת זה הפעל על רעב יותר חזק
מההזק ההוה מנפילתו על שובע. והמשגל ליוצא מחולי שהרזהו ממית. וכבר ראיתי
10   וראה זולתי והגיד לי מי שישתמש כשיצא מחלי חמימות שסר כחו מיומו ונתעלף
בסוף היום ומת באותה הלילה ולא נודעה זו הסבה כי אם כשהתחיל בו העילוף.
הודיעו מביתו בזה שחשבו שזה דבר יושג להשיבו.

(10.10) והואיל והקדמנו אלו הפרקים שרצים ריצת הנהגת הבריאות ראוי
שנמשוך אל זה הנהגת זה החלי ‹גם› כן במיני הרפואות ובמה שיסמוך עליו בעת
15   המשמרת ולפניה ולאחריה מעט.

---

4 ראשונה] זّوَّلَا זّوَّلَا **P** | לחיוב] لِمقتضىٰ **P** | נקויים] **6** Bos emend. : לקויים **א** : استفراغين
P | 9 שובע] שבעל **א'** | שהרזהו] מלשון רזה **א'** | 10 מי] Bos emend. : מה **א** | מחלי
חמימות] مِن حمّىٰ حادّة **P** | מיומו] ביומו **א'** | 12 הודיעו] فعلمـوا **P** | מביתו (= مِن داره)]
مقداره **P** | שחשבו] ظنّـه منهم **P** | 13 שרצים ריצת] נמשכים משך **א'** | הבריאות] والاحتياط
بإصلاح الأغذية وسائر أنواع التدبير **P** add. || 14 הרפואות] Bos emend. : הרופאות **א**

הפרק הי״א בנתינת העיקרים ברפואת זה החלי

(11.1) ההשגחה בזה החלי ראוי שתהיה בהתנקות הגוף כולו על הכלל ברפואות
מורכבים שדרכם להוציא לחויות משתנות ועבות ובהתנקות הראה על הפרט ובהחזקת
מוח הראש עד שלא יקבל ולא יוליד לחויות ולא ישלחם וחיזוק כל אבר ואבר על

5 הכלל כשלא יהיה בו חלי [של אבר מורכב] הוא שישלשל מה שיש בו מהיתרון ויתקן
מזגו רצוני לומר שיחזירוהו למזגו הטבעי שכל אבר שימלט מיתרונות רעים שבו
ויהיה על מזגו הטבעי הוא חזק אלא אם יהיה בו חלי [של אבר מורכב]. ועל כל פנים
יש לנו בחיזוק כל אבר עם השבתו למזגו הטבעי שנשים בסמניו מה שיש בו עיפוך
לכל אבר לפיהו. וחילוק זה [אינו] ארוך ואינו מכונת המאמר.

10 (11.2) וכבר זכרו הרופאים ברפואת מקצת מיני זה החלי והוא המפורסם
אצל כל רופא כלל כלל הסמנין הנמשחים על הראש המשחינים הכונה <ב>זה המנעות
היּרידות. וזה אינו טוב להדרה ממנו כלום שמוח הראש חם וכל מה שתחממהו חימום
חזק תוסיף לו חלישות ואף על פי שאותו החימום מיבש הלחה היתרונית המצויייה
בו או יקבצנה וימנענה מלירד. וכמו כן זכרו הרופאים תחבושות ומשיחות חמות

15 שמחזיקים את מוח הראש בזה החלי אבל כולן הן חמות ואינו טוב לה מה שיחממם
חימום חזק.

ואי אפשר גם כן לחזק מוח הראש במופרד הקור מפני טבע החלי וזה הדרך
מהשנוי רפואתו קשה ומכאן יכנס החטא ואי אפשר מלהרכיב סמנין הפכי הכחות.
ואמנם נקוי הריאה הוא בדברים מדקקים מחתכין וכבר הזהיר גאלינוס וכל מי שבא

20 אחריו מהיות אותם הסמנים יתרי החום ולא יהיו בתכלית הדיקוק שלא יקפא מה
שבריאה מהלחויות ויסיר דקותן ויקפיא גַסן ויקשר ויקשה סורו. ועל כל פנים לחבר
רטובות שמסייע על השלכתן וכן [?] הירידות לפעמים יהיה הדבר המבלבל השוטם
המונע מהשינה הוא <מה> שיורד ממוח הראש בשעת ירידתו ולפעמים יהיה הדבר
החופז הוא מה שנלקח בריאה ולפעמים יהיה הדבר היורד חם דק וצריך למה שיעבה

25 אותו ויקררהו וימנע ירידתו וכשירד אל הריאה יתעבה בה ויתדבק ויקשה עקירתו
וצריך למה שמדקקו וחותכו וזה יוסיף בירידת מה שירד אם תהיה הירידה נשארת.

2 ברפואות] בעיקרין א¹ | 3 ועבות] וגסות א¹ | ובהחזקת](= بتقوية) وبتنقية P || 8 עיפוך]
ואימוץ א¹ || 11 כלל] عمل P | הנמשחים על הראש המשחינים] المحمّرة على الـرأس بـل المقرحة
P | המנעות] Bos emend. | מנשאת א : منع P || 13 תוסיף] ورئه P || 14 יקבצנה] بقيتها
P | מלירד] מלישפך א¹ | תחבושות] ذرورات P | חמות] om. P || 17 במופרד] בגרירות
א¹ | 18 ומכאן] Bos emend. : ומיכן א : مكان P || 19 הזהיר] Bos emend. | הזכיר א : نهى
P | שבא אחריו] שנתאחר א¹ | 21 ויסיר] ويـذاب P | סורו] إقلاعـه P : עקירתו א¹ ||
22 המבלבל השוטם] المقلِق P || 24 החופז] الحافز P | הוא] והוא א(?) | שנלקח] قـد حصل
P | וצריך למה שיעבה אותו ויקררהו וימנע ירידתו וכשירד אל הריאה יתעבה בה ויקשה
עקירתו] om. P || 25 ויקררהו] Bos emend. | ויקררתו א

ולפעמים יהיה הדבר היורד מהראש קר עב העצם עם היות מוח הראש חם שזה

ימצא לפעמים בכל אבר והוא <ש>הוא יתכן בשום עת שתהיה היתרה הנמצאת באבר

משונה ממזג האבר עצמו העיקרי והמקרי. ולפעמים יהיה הדבר <ה>נלקח בריאה דק

העמדה מדוקק ולא יצא ולא יהיה יכול להריקו עד שנתעבה עמדתו ויתדבק מקצת

ההתדבקות וזה הדרך שזכרה לי שהוא אירע לה. ולפי אלו העניינים המשתנים   5

כשיודעו ויעשה לפיהם צריך לראית הרופא הבקי בכל עת ויעמד אותו הרופא ויאמת

עד שידע לאיזה מהצדדין יכוין ואם יטה לדרך אחד או לשני[ם] הדרכים המשתנים

וירכיב לפיה. ובסיום כל אלו העניינים הדקים תבא הנטיה ותקל הרפואה לכל אדם

כמו שאתה רואה שהם סומכין על כל מה <שנזכר> בספרים וכל מה שנזכר אינו כי

אם מין החלי לא אישו ואישי החלאים משתנים לפי ענין מהעניינים המשתנים.   10

(11.3) ומהנה יטעו אנשי הנסיון שאין היקש עמם <ש>לפעמים יאות [לרצון]

במקרה ולפעמים לא יאות. ולפיכך אמר שהנותן נפשו ביד רופא מנסה שאינו יודע

עיקרי ההיקש אינו כי אם כרוכב על הים שכבר מסר נפשו לנשיבות הרוח אינו הולך

על היקש. לפעמים תהיה רכיבתו בו סבת השלמת רצון הרוכב על היותר טוב ענין

ופעם תהיה רכיבתו סבת שבירתו. ולא העירותיך על זה כי זה כי אם שהרבה פעמים יתפתו   15

בני האדם בנסיון המנסים וימלט מי שימלט וימות מי שימות במקרה.

(11.4) אמר בקראט והנסיון סכנה וכבר חברו גאלינס ומי שבאו אחריו

מהמשובחים רפואות רבות שהורכבו בהיקש ומחשבה אנושית טובים לאלו העניינים

המשתנים וזולתם. וממיני רפואת זה החלי גם כן כרסתרות ועשה אותם בעת

המשמרת להמשכת הלחה להפך הצד והקטרות שיורחו לחיזוק מוח הראש ויבוש מה   20

שיש בו מהלחויות ומניעת ירידתם. ואני אלקט שתי רפואות או ג׳ או יותר מכל מין

ממיני רפואת זה החלי ממה שיאות להדרה ויכשר למזגה שכבר ידעתיו כדי שתעתק

אליהן. פעם תקח זה ופעם תקח זה שזה דבר כבר צוו בו חשובי הרופאים על הכלל

ונזכר גם כן בזה החלי בפרט רצוני לומר ההעתק מרפואה לרפואה ואף על פי שכחות

אותם הרפואות המורכבות ופעולותן כולן קרובים מאד והספור בעלת זה אינו מכונת   25

זה המאמר.

וסדר הרפואה שהוסמך עליו הוא שהתמיד חיזוק מוח הראש במה שאזכרנו לה

בסדר הרפואות ושתתנקה ברפואה המשלשלת שאזכור לה ממנה נוסחאות רבות

שתי פעמים בשנה אם תמצא ההדרה גופה מלא רוב הלחויות ואם מצאה קלות פעם

אחת ביומי ניסן. וכמו כן תהיה הרפואה חזקה אם היה המלאי הרבה. ואני איחל לה   30

---

7 המשתנים] : Bos emend. במשתנים א || 8 ובסיום כל] : Bos emend. ובשיום כלו א ||

9 כי אם] : Bos emend. כלום א || 12 אמר ש-] P .om || 13 כרוכב] כסומך א׳ | הולך]

רק א׳ || 15 יתפתו] : Bos emend. יתפתה א : מתפתים א׳ || 18 רפואות רבות] סמנים

רבים א׳ || 22 שתעתק] : Bos emend. שתעסק א : لينتقل P || 30 חזקה] P .om

אם הטיבה ההנהגה במה שזכרתי שהיא לא תצטרך להתנקות כי אם פעם אחת ביומי

ניסן ברפואה קלה. כשתבא המשמרת התחיל בשתיית אחת מהמורתחין שאזכרם לך.

והתחיל בפחות שבהן דקוק ודקק המזון ממה שתסתפק במשקים של סוכר ומרקי

התרנוגלין ולעיטת אחת מהלעיטות שאזכור אותן ממה שמסייע על הרוק והשינה על

5   שתיית שעורים מורכב אם היתה שם חמימות או מרק של תרנוגלין זקנים אם לא

תהיה שם חמימות. ואם הספיק זה ונתנקת‹ה› הריאה וסרה המשמרת אינך צריך

לדבר אחר. ואם לא סרה המשמרת בזה ולא נתנקתה הריאה העתק למורתח ועשה

כרסתר האחד מהכרסתריות שאזכרם לה והתחיל ברכה שבהם אם נמלטת בזה אל

תשתה משלשל. ואם לא יספיק זה התחיל בשתיית אחד מהמשלשלים שמתנקה בהם

10   כל הגוף בפרקים.

(11.5) והתחיל בקל שבהם ומעט שיעורם אם הספיק מוטב ואם לא תשתה

החזק שבהם. ועם זה כלו תשגיח בחיזוק מוח הראש]ו[במורחים ותעשן ההקטרות

שאזכרם ותלעוט מאותן הלעיטות המנקות הריאה אם היתה הירידה קלה ונפסקה

ירידתה. אמנם כל עוד שהירידה יורדת ותרגיש בהורידה לא תתעסק בשום דבר קודם

15   מניעתה במה שאזכור אלא אם היתה הריאה כבר נתמלאת וצרה הנשימה מפני זה

שאז ראוי לנקות הריאה בכל מה שזכרתיו על ההתדרגות. ואם נתחזק החלי ונתקשה

הדבר חס ושלום אין יותר הכרח מעשות הקיא פעם פעם אחר פעם. ובאלו הענינים כולם

תזהר מרוב השינה ובלבד שינת היום לא תמשך לשינה בשום פנים אלא תמתין

מהשינה עד שתישן בזמן המועט ואתה יושב סמוך בסמיכות מכל צד ותזהר מהרוות

20   מהמים אלא להשקיט הצמאון לא זולת זה. וכמו כן תזהר מהמרחץ והיגע. אמנם

התנועה המועטת בהתדרגות היא טובה ובחוזק המשמרת.

4 והשינה] וליּשן א¹ || 5 מורכב] سدبَّر P || 7 למורתח] أقوى,. فـإن ‹لا› تكفـي المغليـات

add. P || 11 מוטב] om. P || ואם לא] أو P || 12 ההקטרות] בהקטרות : Bos emend. בהקטרות

א || 13 קלה] הקלה א : Bos emend. || 15 במה שאזכור] הנה שאזכור

א || 18 תמשך] تستلقي P || 19 סמוך] מוסמך א¹ | מהרוות] הרבות א¹ | מהרוות

א || 21 התנועה] הטיול א¹

הפרק הי"ב בהרכבת הרפואות שצריך במין מין ממיני
רפואת זה החלי לפי כונת המאמר

אמנם המורתחים שהרצון בהם הבישול וקלות הרקיקה והתנקות הריאה והן
שראוי להקד<י>ם למשלשלים

5 (12.1) בתחלת מה שתתחיל בהתחלת המשמרת מהן זה: שורש סוס גרוד
מרוסס וכטמי ולשון שור מכל ב' דרהם אחד של באר ג' דרהם כזברתא שומר לח ה'
או ו' קלחים יורתחו ויוצקו בסינון על גלאב.

אחר כמהו: שומר לח מלא כף תאנים יבשים י' גרגרים כזברתא של באר ד'
דראהם יורתחו ומסננין אותן וישתה בסוכר או בדבש או ב<זו>לתם.

10 אחר יותר חזק ממנו כסברתא של באר ד' דרהם קליפת שורש שומר ג' דרהם
שורש סוס מרוסס וקליפת אתרוג מכל אחד דרהם [וחצי וחצי] צמוקים מוסרים
הגרעינין חצי אוקיה יורתח הכל וממרסין בהם ומסננין אותם על סוכר או גולאב ואם
תרצה להוסיף בדקיקותו מסננין אותו על משקה של לומי וסכנגבין.

אחר יותר חזק ממנו והוא מנקה הריאה מהלחויות הגסות נקוי חזק: שורש סוס
15 וכסברתא של באר מכל א' ג' דרהם זופא יבש ב' דראהם אסטוכודוס וזנגביל כנעני
והוא הראסן והוא שיודעין אותו הרוקחים במצרים בכנף וקונטריון קטן מכל אחד
דרהם וחצי תאנים ו' גרגרים יורתחו ויסוננו על דבש של דבורים. ואין ראוי לקחת
זה אם אם היתה שם חמימות.

אחר יותר חזק ממנו חאשא ושורש סוסן ופראסיון ופואה של צבעים מכל אחד
20 דרהם גרעיני פליטון ועציו וסנבל מכל אחד חצי דרהם כזברתא של באר ושורש
סוס מכל אחד ד' דרהם דרונג ושורש באבונג וקונטריון קטן מכל אחד ב' דרהם
תאנים יבשים וצמוקים מוסרים הגרעינין מכל אחד ה' דרהם יורתח הכל ויסונן על
סכנגבין. וזה מנקה מאד ומונע הירידות מהראש ואין ראוי לקחתו עם החמימות.
אמנם אם היתה שם חמימות או היתה הירידה חמה אין לצאת מהרכבת המורתחים.

25 מאלו הפשוטים והם כסברתא של באר ושורש סוס ולשון שור וזרע עולשין ושומר
לח ונילופר לח או יבש וזרע מלפפון וזרע קשואים וסבסתאן וזיזב כפי מה שימצא
מהן ואין הקפדה במשקליהם ומורסין במורתח אם מן או בנפסג מרקחת. ולפעמים
יושם במורתח בנפסג אם יבש או לח כפי מה שיראהו הרופא מהענין. <זה> שיהיה
עם החמימות ואם היתה החמימות חלושה אין רוע בתוספת הצמוקים המוסרים
30 הגרעינים או התאנים במורתחין. אמר הראזי שהוא שתו אם זה המנהג משקל

1 הרפואות] הסמנים א' || 8 י'] י א(?) || 11 סוס] وخطمي من كلّ واحد درهمان، أصل سوسن
|| 16 הראסן] add. P || : Bos emend. [הראסן א : התראסן א || 21 דרונג] فودنج (= دروخ)] פ | P
|| 24 חמה] حادّة P || 26 וזיזב] بلع' غطويل א'(?) || 27 ומורסין] וממרסין א' || 28 <זה>
Bos [הראזי | Bos emend. [במורתחין || 30 במורתחין] : هذه هي التي تتخذ P
: emend. א הראוי

דרהם מאסקלופנדריון והוא העקרבאן עם משקה של תאנים הוא מוצ<י>א לחה לבנה
רבה סרוחה והוא מופלא.

(12.2) אמר המחבר זה שנסהו הראזי ושבחו מסייעו ההיקש. ומהמורגל הידוע
אצלנו במערב והוא ילקח עם שני העינינים ומנקה הריאה ומבשלו ומקל הנשימה
ומסיר השעול ששורין מורסן של חטה במים חמין לילה אחת וממרסין בו ומוסיפין
אל המסונן ממנו סוכר ושמן שקדים ומבשלין אותו עד שיטה בעמדת הגולאב ושותין
אותו והוא פושר. ואם הוסיפו אל זה תוך של שקדים מרים ומתוקים אחר ההמרצה
בדקיקתן יהיה טוב מאד. ולפעמים שורין השורש סוס עם מורסן. כל אלו ההרכבות
מועילות בזה החלי מורגלים אין הזהרות מהן ואפילו עם החמימות.

(12.3) ואמנם הלעיטות שמנקות הריאה גם כן ומבשלות מה שיש בה ומקילות
רקיקתו ומועילות מקוצר הנשימה תועלת נראית והן נלקחות בכל ימי החלי ובאיזה
עת שיהיה מהיום והלילה מהן זה: צמוקים מוסרים הגרענים וחולבה שני בדים
בשוה יבושלו במים צלולין ומסננין המים ויו<רם> ושותה ממנו פעמים סמוכין אחר
שישקוט כך זכר גאלינוס וזכר שתועלתו חזקה ברקיקה. וכבר זכרו האחרונים אחריו
הרכבה אחרת והיא חולבה ותאנים יבשים מבשלין אותן ומסננין המים ומוסיפין
אליהן דבש של דבורים ומעמידין אותה לעיטה.

אחר חזק זכרו גאלינוס יוקח בצל אחת של ענצל ומוציאין מימיו ומשימים עם
המים כמותן דבש ומעמידין אותו משקה ויוקח ממנו אוקיה קודם האכילה וכמו כן
אחריה.

אחר זכרו גאלינוס והוא חזק מאד יוקח פודנג הררי חאשא שרשי סוסן פודנג
נהריי יבש פלפל לבן אנישון קלוי בדים בבדים שוים דוקקין אותן וכוברין אותן
בכברה מהודקת ולשין אותן בדבש מבושל ומשקין ממנו שיעור לוז אחד.

אחר חזק זכרוהו האחרונים [ראונד ו]זראונד מחוספס וקמח של חולבה מכל
אחד ג' אוקיות ומר שתי אוקיות פואה[י'] אוקיה כרכום אוקיה דוקקין הכל ולשין
אותו ויוקח ממנו שיעור לוז אחד.

אחר טוב וקל זכרוהו האחרונים <ראוי> להדרה לסמוך עליו: יוקח הצנובר
הגדולים הרב השרף ויבושל עם הפראסיון החדש שיעור חצי הצנובר ומסננין אותו
ויעורב באותן המים מהדבש הנקי כמותו ויבושל עד שיהיה בעמדת הדבש ויעשה
והוא מנקה כל מה שבחזה ניקוי מופלא.

1 מאסקלופנדריון [Bos emend. : מאסקלופשריון **א** | לבנה | غليظا add. **P** || 3 הראזי]
| om. **P** הראוי **א** : Bos emend. | מסייעו [Bos emend. : מסייעי **א** | 5 לילה אחת] **P** om. ||
6 ממנו] om. **P** || 10 הלעיטות] המרקחות **א¹** || 14 שישקוט (= يسكن) يسخن **P** ||
16 ומעמידין] ويعقّد **P** || 17 חזק] أقوى **P** || 18 ומעמידין] وتعقّد **P** || 21 בדים בבדים
שוים] أجزاء سواء **P** || 23 [ראונד ו-] om. **P** | מחוספס] مدحرج **P** || 24 ולשין אותו]
om. **P** || 26 לסמוך עליו] Bos emend. : והסמיכה עליו **א**

וממה שהוא מורגל יוקח בעניינים המשתנים שיוקח רב סוס שחוק כבור [או]
אוקיה תוך של שקדים עד שיתרכך ומתירין הכל במי שומר ומעמידין אותו על אש
נחה לעיטה. וכבר הרכבתי אני הנה משקה פאניד והוספתי עליו מי בישול כסברתא
של באר ושמן של שקדים ובאה לעיטה מועלת מאד לכל מה שיכוון.

(12.4) וממה שראוי להיות אצל ההדרה וייכן לה משקה של כשכאש שזכרו 5
גאלינוס שהוא מונע הירידות ומייש ומעבה החומר הדק ויסייע על רקיקתו ונסחנו:
שורש סוס מרוצץ י׳ דרהם כשכאש לח מבושל לב<ן> <י׳> ז<רעים> מהן כמו שהן
בזירעוני<ה>ם ושורין אותן במים חמין לילה ומרתיחין אותן מהבקר ומסננין <על>
רוטל רב של ענבים או רוטל סוכר או רוטל דבש ומבשלין אותו משקה ולועטין ממנו
בעת הצורך. והעשוי בדבש של דבורים הוא יותר נמרץ בנקוי הריאה ואינו נאות 10
לירידת החמה הדקה. והעשוי ברב הענבים הוא יותר נמרץ במניעת הירידה הדקה.
והעשוי בסוכר הוא בינוני ביניהם. וכשתקל הירידה ונפסקה ירידתה ולא נשארה
כאב בריאה אל תעשה מין ממיני המשקים אלא אם היתה הלחה שבחזה דקה נמנעה
רקיקתה ותצטרך להעבות. אז תהיה ההנהגה שתקח כתירא ושרף ערבי תשחוק
אותם שניהם ותתירם בזה המשקה על אש נחה ותלעוט ממנו מעט. או יולשו בריר 15
החבושים ויש לך להוסיף אליהן מרקחת של בנפסג.

(12.5) וכבר הרכבתי אני מרקחת לאשה שנתעסקתי בעניינה מאד. וכיונתי
בה התנקות הריאה וחיזוק מוח הראש ומניעת הירידות ושלא תהיה מחממת ביותר
שאירע לה זה החלי והיא בחורה ומוח ראשה אינו חם ולא יוצא המורגל מהקור
והיתה רזת הגוף. והועילה לה בעתות המשמרת תועלת עצומה. וכשהתמידה עליה 20
בעת הבריאות הרחיקה המשמרות עד שהיתה באה המשמרת פעם אחת בשנה
לפעמים תניחנה שנתים ותבא [ה]לה משמרת <קלה>. ונמשכתי בהרכבתה אחר דעת
גאלינוס שאומר שהרפואות הגדולות <התועלת> הן המורכבות מסמנין משתנים לא
בטבע בלבד כי אם בכח גם כן.

וכך הרכבתיה: לקחתי כסברתא של באר ושריתיה במים חמין ובשלתיה הרבה 25
מבלתי דקדוק במשקל ומרסתי בה וסננתיה ושמתי במסונן כמו כן כסברתא של
באר הרבה ובשלתיה וסננתיה שנית עד שנעשת למים שאם תראה. והפרדתי אותן

---

2 שקדים] مرّ مقشّر وفانيد من كلّ واحد أوقيتان، يدقّ قلب اللوز add. **P** | שומר] .Bos emend :
סومר **א** : مرتّا **א¹** || 3 משקה] ليموا سفرجلي عوض add. **P** || 6 החומר] הלחה הדקה **א¹** ||
7 מרוצץ] .Bos emend: מרוסס **א** : مروسس **א** | מהן] نَقَطِع add. **P** || 9 רב] מבושל עד שיהיה כדבש
א¹ | דבש] نحل add. **P** | ומבשלין] ويعقّد **P** || 10 בנקוי הריאה] في تقويتها وتنقيتها **P** ||
13 כאב (= ألم)] إلا ما **P** || 14 רקיקתה] لرقّتها add. **P** | להעבות] تلطيف وتغليظ **P** ||
18 וחיזוק (= وتقوية)] وتنقية **P** || 25 הרבה] جزافا **P** || 26 ומרסתי בה וסננתיה] ومرستها **P** ||
27 הרבה] جزافا **P** | למים] الماء **P** | שאם תראה] لون ما **P**

לבד והחזרתי אותן על אש נחה עד שנעשה בעמדת הדבש. ושמתי אותו לבד אחר
כך לקחתי מבישול כסברתא של באר שני כוסות ומבשול השורש סוס כוס לעובי
עמדתו וממי השומר לח כוס ומרב הענבים שבעמדת הדבש שני כוסיות. וערבתי הכל
והעליתיו על אש נחה והרתחתיו והוצאתי מה שעלה מקצפו [מי השומר] והורדתיו
5   והוא מרקחת טובה בעמדת הדבש עדן המטעם וזאת המרקחת לבדה אין ספק שהיא
מועלת מאד בזה החלי.

ואחר כך קבלתי אלו הסמנין והן: זרע אנגורה ג' אוקיות תוך של צנובר שרוי
רחוץ וזרע פשתן מצומק מכל אחד שתי אוקיאות זרע כשכאש ונשא ותוך של שקדים
מרים וקמח של חולבה מכל אחד אוקיה שורש סוסן וזיראונד מחוספס וראסן וזרע
10   גזר ופראסיון ופואה של צבע מכל אחד חצי אוקיה סקולופנדריון וססאליוס מכל
אחד י' דרהם כרכום ב' דרהם מר ג' דרהם. כל הסמנין י"ו וכל המשקלים י"ז אוקיה
בקירוב. ושחקתי וכברתי כל מה שאפשר לכברו אמנם הזירעונים והתוכים שלא
ישלטו דקקתים עד שנתרככו כמוח. ולשתי הכל על אש נחה בד' רוטלים מאותה
העיטה הקודמת שהיא בעמדת הדבש ועשיתי אותה. וזו הרכבה לא ראיתיה לשום
15   אחד מהמקודמים ולא מהמתאחרים אבל היא עוברת על עיקרי ההיקש וכבר ספרתי לה
מה שראיתי מנסיונו ואני איעץ להדרה שתהיה אצלה ותרגיל בה בעיתות הבריאות
ועיתות המשמרת אלא אם תהיה שם חמימות חזקה וחו ושלום.

(12.6) וכבר אמר<נ>ו שהמרק של תרנוגלים הזקנים מסייעין על הבישול
והרקיקה. ואמנם מה שיתחזק בו מוח הראש בזה החלי שאבן זהר זכר שהוא מצא
20   שהאבקים יותר נמרצים מהמשיחות ואין ראוי לחמם הרבה כמו שהודעתיה ולא
יותרה ההתקררות מוחלט בזה החלי. ואשר אר<א>הו הוא זה: בסבאסה שליש דרהם
סנבל וצנדיל מקאציירי מכל אחד ב' דרהם מר דרהם וחצי כאפור ישן רביע דרהם
שוחקים [הכל] זה וממריצין לכברו ולשין אותו במי ורד ועשו אותו עוגות קטנות
ויוקח ממנו עוגה אחר עוגה ושוחקין אותה ומאבקין בו בהפרק השער. אמנם בימות
25   החמה שורין אותו במי וורד ואמנם בגשמים מושחין אמצע הראש בשמן חבושים

---

1 לבד] وكذلك فعلت بالعرق سوس: رضضته وأنقعته وطبخته وحده وصفّيته P .add || 2 ומבשול]
והועלתיו .Bos emend: ומיבשול א || 3 ומרב] וינו סותו א[^1] || 4 והעליתיו] .Bos emend
שתי | P مقلو מצומק 8 || جمعـت P קבלתי 7 | .Bos emend: מקצף א | מקצפו
P .om || מכל אחד של חולבה וקמח מרים שקדים של ותוך ונשא כשכאש זרע אוקיאות
נخل ישלטו[^] 13 || דواء P .add || י"ח 11 || וראסן] وسنبل P .add || مدحرج P מחוספס 9
: בעילות א || עובדת .Bos emend: עבדת א || 16 בעיתות] בעיתות P
שיתחזק .Bos emend: שיתחזק א || 19 שיתחזק] מותות א || ועיתות .Bos emend: ועיתות א[^1]
ثلاثة שליש | א מוחלק .Bos emend: מוחלט] في ذلك P .add || 20 נמרצים[^]
P || 22 סנבל] بلع' אספיכא א[^1] | וצנדיל] בע' כנפורא א[^1] | מקאציירי] .Bos emend
P נخل مقاصيري P || 23 שוחקים [הכל] זה וממריצין לכברו] ويبالغ في سحقه وينخل

ומעפרין באותו האבק עליו. נוסח שמן החבושים: לוקחין אוקיה שמן ורד טוב ושמים

עליו מי חבוש אחד ומשימים עמה חצי דרהם מצטכה ורביע דרהם סנבל ומניחין בו

על דשן עד שיחסרו המים ולוקטין השמן ויורם.

ודע שהענבר הנקי מחזק למוח הראש החם והקר וכך שמענו מזקנים שהוציאו

5 להם הנסיון זה כמו שהעלשין מועילין לכבד החם והקר ולפיכך איעץ ההדרה

בהתמדת הרחתו והקטרת בו לבדו. שזה מחזק מוח הראש ומונע אותו מלקבל

היתרונות ומהולדתן.

וגם כן: יוקח שמן באן לבדו בלתי מרוקח ולא צבוע ד' דרהם ומתיכין בו ענבר

דרהם וחצי צנדל מקאצירי [שמן] שחוק דרהם פחות רביע. כאפור ישן רביע דרהם

10 ויעשה ממנו גאליה מושחין בו אמצע הראש ומלפניו אחר היציאה מהמרחץ בחצי

שעה או קרוב לה ומתמיד למשוח בו בימות הגשמים וממעט זה בקיץ ואין מפסיקין

אותו.

ואמנם בעת המשמרת כבר זכרו האחרונים הקטרות מחזקות מוח הראש

ומיבשות לחויותיו היתרוניות ומונעות אותן מליגר. מזה הצבר אמרו שיושלך על

15 האש עד שתפלס הקטרת שלו בנחירים ובפה והוא מנוסה אמת. אחר: יוקח קושט

וחלבנה נגרת וזרניך אדום ושרף הבטם וקנא ומצטכא מכל אחד חלק ומערבין הכל

ויושם על אש עד שיעלה עשנו ויכנס בפה ובנחירים וימלא החזה והראש אמרו

שהוא מועיל תועלת שלימה. אחר: זרניך וזראונד ארוך שוחקין אותן ולשין אותן

בחלב הבקר.

20 (12.7) ואמנם הכרסתרות הרך שבהן מי תרדין חצי רוטל שירג ד' אוקיות

מרתיחין אותן ומשליכין בהם דרהם בורק ומתפעלין בו. וייותר חזק מזה שמן זית

שהורתח בו סדאב משליכין בו מעט נטרון או בורק ועושין בו. וייותר חזק מזה שמן

ושבת מכל אחד מלא כף מי תרדין חצי רוטל שמן זית טוב רוטל מרתיחין כל זה

ומוסיפין אליו מעט בורק ופועלין בו. וייותר חזק מזה שבת וקנטוריון מכל אחד מלא

25 כף מרתיחין הכל במים ומוסיפין אליו שמן זית טוב שתי אונקיאות ודבש של כיאר

שנבר ופועלין בו והוא פושר. ואם היו שם רוחות מוסיפין בזה חצי אוקיה כמון

והוספת חלב של בט או חלב תרנגולות עם השמן זית בכל הכרסתרות טוב. וייותר

1 טוב] عطر **P** | ושמים] وتعصر **P** || 2 מצטכה] מצטכא **א**¹ || 3 דשן] سخن **P** add. ||
8 צבוע (=مصبوغ)] مصنوع **P** : مصبع **N** | ענבר] خام add. **NP** || 9 שחוק] منخول
דרהם פחות רביע] نصف مثقال **NP** add. || 10 גאליה] <...> : שגאליה ר"ל עשיתו
א¹ || 14 הצבר] אלואי בל' **א**¹ || 16 חלק] בד בבד **א**¹ || 19 הבקר] ويبخره add. **NP** ||
21 ומתפעלין] ويحتفن **NP** || 22 נטרון] נטקו **א** : Bos emend, | ועושין] ويحتفن **NP** ||
24 ופועלין] ويحتفن **NP** || 25 כיאר שנבר] : Bos emend. באר שזכר **א** | ופועלין]
ويحتفن **NP** || 27 תרנגולות] : Bos emend. תרנגולות **א**

חזק מזה שמוסיפין בכרסתר מחלב החנטל משני דרהם עד חצי דרהם מרתיחין אותו
עם מה שקדם ופועלין בו. ואם מוסיפין אל זה סכבינג וגאושיר וגנדבאדסתר כפי
מה שנותן הענין יהיה זה יותר חזק. ואלו הכרסתרות החמין כולן אין ראוי לעשותן
בימות החמה ולא עם החמימות ולא תצטרך לדבר מהן כי אם עם גסות גדול מהלחיות
או אומץ גדול.

5

(12.8) וכבר הזהיר גאלינוס מלעשות כרסתר לזקנים בכרסתרות החמין מאד
בכל עניין. ודע שהקדימה על הכרסתרות החמין מאד <כ>קדימה על הרפואות
<ש>שלשולם חזק שאין ראוי להקדים אליהן אלא בעצת רופא מהיר רואה לא שיתן
עצה מרחוק. ואמנם המשלשלים המהמורגל מהם זה נוסח משלשל יוציא הלחויות
לבנות ומנקה הראש: איארג דרהם וחצי אגאריקון ותורבד מכל אחד חצי דרהם
זנגביל רביע דרהם לועטין אותו בגלאב.

10

אחר יותר חזק ממנו גאושיר דרהם פחות רביע דרהם איארג דרהם שחם חנטל רביע
דרהם מחובר עם כמוהו תוך של פסתק וכתירא וישתה במי הדבש. אחר יותר חזק
ממנו והוא הרכבה טובה ובו ראוי להתנקות בפרקים ובמשמרת החזקה: אגאריקון
ותורבד מכל אחד חצי דרהם איארג דרהם פיקרא דרהם ומר ושורש סוסן ופראסיון מכל
אחד רביע דרהם שקמוניא ומצטכא מכל אחד שמין דרהם מקל תכלתי חצי דרהם
לשין אותו במי השומר ויעשה גרעינים בשמן שקדים. אחר יותר חזק ממנו מנקה
הריאה מאד מאד: שחם חנטל וכתירא מכל אחד שמין שקל אנישון ואפיתמון וסכבינג
וזראונד מחוספס מכל אחד חצי דרהם יולש במי הדבש.

15

אחר יותר חזק ממנו זרע אנגורה ובסביאג מכל אחד דרהם מי קשואים של חמור
חצי דרהם שחם חנטל רביע דרהם כתירא ומקל תכלתי מכל אחד רביע דרהם תוך
פסתק ג' גרעינים יולש במי כרפס ומגרענין אותו בשמן שקדים וזה יוציא לחויות
עבות מתדבקות רעות.

20

ודע שאלו המשלשלין החזקים הם שמועילים בזה החלי כשיפלו במקומן. ואין
דרך לשלשול במיני ההלילגאת בזה החלי. ואמנם השלשול הלאט הקל בדבש כיאר
שנבר וראונד אין רוע בו אם היה הצורך לריכוך לא זולת זה. ואין לכיאר שנבר ולא
לראונד פועל בנקוי הראש ולא בנקוי הריאה.

25

---

1 משני] .Bos emend : משך א || 2 ופועלין] ويحتقن P | סכבינג] .Bos emend סבכינג
א | וגאושיר] .Bos emend : ונאושיר א || 4 תצטרך] .Bos emend : אצטרך א ||
5 אומץ] (?) سدّة =) سدّة NP || 7 הרפואות] .Bos emend : הרפאות א || 10 אגאריקון]
.Bos emend : אגזיריקון א || 11 בגלאב] غاريقون نصف مثقال، زراوند آخر أقوى منه في تنقية الرئة:
נصف درهم، أنيسون ربع درهم NP. add || 12 דרהם פחות רביע] نصف مثقال NP || 13 מחובר]
مدبّر NP | וכתירא] .Bos emend : וכתרא א || 16 דרהם] انزروت ربع درهم، شحم حنظل
وأنيسون وكثيرة ومقـل أزرق من كلّ واحـد ثمن مثقال، يعجن بـربّ عنب. آخر أقوى منه: تربد وغاريقون
وعصارة أفسنتين من كلّ واحد مثقال، إيارج درهم، شحم حنظل وكثيرة من كلّ واحد ربع درهم NP. add ||
18 ואפיתמון] איליאוטריצו א'] (?)איליאוטריצו NP om. || 19 מחוספס] 20 זרע] .Bos emend : ברע
א || 21 כתירא ומקל תכלתי מכל אחד רביע דרהם (N =] P om.

(12.9) נוסח מעשה הסמנין המשלשלין כלם שנסו אותם בקיאי הרופאים במערב וראינום עין בעין ונתרבה נסיונו בנוסח עשיית המשלשל הוא מה שאזכור לך: האגאריקון מפררין אותו על הכברה עד שיכבר. והתורבד קולפין החיצון שלו ושוחקין אותו וכוברין אותו וכמו כן האיארג ממריצין בכבירתו. ואמנם שחם החנטל קוצצין אותו במספרים שיותר דק מה שיהיה ולא יוקח ממנו אלא הלבן הנקי מחנטלה גדולה יותר גדולה מה שתהיה. והשמר מאד מהתורבד הבלוי והכתירא שורין אותה ומוציאין אותה ממטלית.

וכל רפואה משלשלת שיהיה בה שחם חנטל או עלה שלו צורת העשייה בו ששוחקין המקל ראשונה ויושם על שחם החנטל החתוך או על העלים של<ו> המרוצצים <וידקקו> גרעינינ[ם] פסתק אחר קליפתם בסכין ויושם עמהם. אחר כך מוציאין הכתירא ממטל<י>ת ויולש בה שחם החנטל עם מחציתו ודכין הכל עד שיעשה קריצה אחת ויושם עליה האיארג ושאר הסמנין המכוברים. אמנם הסקמוניא והמצטכא צריכין להיות גרושים וכמו כן שאר הסמנין המשלשלין בלתי שזכרנו מגרשין אותן ולא יוכברו ובלבד <ה>הלילגאת שהן גורשו ולא יוכברו. ולשין הכל במה שלשין המונעים <ו>מגרעיניני הרפואה בשמן שקדים. ואם היה בה אנזרות מגרעינין אותה בשמן שקדים ואם רצית לנקות הראש מגרעינין הגרעינין יותר גדולים כפי מה שאפשר לבלעם ומיבשין אותן שעות ויוקחו בעת השינה. ואם רצית התנקות שאר הגוף עושין הגרעינין קטנים ויהיה בהן לחות ויוקחו בבקר. ואם תמצא לרפואה חיתוך ומכאוב מרתיחין לשון שור ג' דרהם אסטוכודוס שקל אזוב של מאכל חצי דרהם וגומעין ממנו גמיעות או מסנין אותו על סוכר ושותין אותו וישקוט החתוך והכאב ופועלת הרפואה פעולתה.

(12.10) אלו כולם סודות לקחנום מזקני המערב פה אל פה. וכבר נזכר מהן מקצת בספרים בלתי מפורסמין בידי בני האדם. והרי מסרנו זה כולו כונת כלילות התועלת לבני האדם כפי היכולת. אמנם הנעת הרפואה אם עמדה פעולתה או העמדתה אם הוסיפה והעמידה והעמידה כנגד מקרים רעים אם אירעו ונתחברו לה זה זה שער גדול ממלאכת הרפואות אין סובלת אותו זה המאמר שזה ישתנה בהשתנות הסמנים הנשתים ובהשתנות השנים והמזגים והארצות והפרקים מהשנה.

5 מחנטלה] מן حنظلة = NP ‖ 6 שתהיה] يمكن NP ‖ 9 המקל] المقل NP ‖ 10 המרוצצים] Bos emend. ‖ : המרוססים א ‖ 11 מחציתו] حبّه NP ‖ 12 קריצה] قرصة = NP ‖ 13 גרושים] فجريشان NP ‖ 14 מגרשין] يجرّش NP : מלשין מגרשה א[‖ 15 המונעים] المايعات NP ‖ שקדים[ואם היה בה אנזרות מגרעינין אותה בשמן שקדים ואם רצית לנקות הראש מגרעינין הגרעינין יותר גדולים כפי מה שאפשר לבלעם ומיבשין אותן שעות ויוקחו בעת השינה om. NP ‖ 16 מגרעינין] עושין א[‖ 18 בבקר] קודם עלות השחר א[‖ 19 חיתוך] مغص א ‖ 22 סודות] om. NP ‖ 24 אם עמדה פעולתה] (= ان توقّف فعله N) وتوقّف فعله P

ואמנם המביאים הקיא אם נצרך אל<י>הם יתחיל באכילת הצנון ויוקח אחריו
ב׳ דרהם בורק עם שיעור חצי רוטל ממי דבש בלבד. אחר יותר חזק ממנו הממולח
דרהם בורק ארמיני חצי דרהם נטרון רביע דרהם מתירין הכל בג׳ אוקיאות מים
ואוקיה דבש וישתה ויקיא בו.

5 (12.11) מבואר הוא שלא היתה הכוונה בזה המאמר השלמת כל מה שנזכר
ממיני הרפואה לזה החלי ואולם היתה הכונה לקיטת מה שיקל לעשותו והרגילו אותו
רבים מבני אדם ונהגו רוב הרופאים לעשותו. וכבר נכתב להדרה המעולה מזה <מה>
שאחשוב יותר ממה שבקשה אם ירצה האל יתברך.

---

2 ממנו] يؤخـذ قطـع من أصل الحربق الأبيض أو من عيدانه وتغرز فـي الفجل وتترك يوما وليلة ثمّ يزال ويؤكل
ذلك الفجل ويشـرب عليه ماء وعسـل ويتقيًّا. أخر أقوى منه: خردل add. NP | الممولح [הממולח | وملح NP ||
3 הכל] ذلك NP

הפרק הי״ג בכתיבת פרקים מעטי המניין רבי התועלת לבני האדם על
הכלל בהנהגת הבריאות ורפואת החלאים רצים ריצת הצואה

(13.1) תחלת מה [ש]ראוי להתעסק בתקון האויר ואחר כך תקון המזונים.
והוא שזה שקורין אותן הרופאים רוחות הן אדים דקים נמצאים בגוף הבעל חיים.
5 התחלתם ורוב חמרם מהאויר המושאף מבחוץ. ואד הדם הנמצא בכבד ובגידים
הצומחים ממנה יקרא הרוח הטבעי ואד הדם המצוי בלב ובמזרקים שלו יקרא הרוח
החיוני. והאד המצוי בחללי מוח הראש ומה שיתפשט ממנו בעצבים יקרא רוח נפשיי.
והתחלת הכל ורוב חמרו מהאד השאוף מבחוץ וכשיהיה זה האד מעופש או יש לו
ריח רע או עכור ישתנו אותם הרוחות כולן ויהיה דברם הפך מה שראוי.

10 (13.2) אמר גאלינוס וירוץ בדבר עצם האויר שיכנס לגוף בנשימה עד שיהיה
בתכלית ההשויה והנקיות מכל דבר שיחניפהו.

(13.3) אמר המחבר: וכל מה שתהיה הרוח יותר דק יהיה שנויו להשתנות
האויר יותר רב. והרוח הטבעי הוא יותר גס מהרוח החיוני והחיוני יותר גס מהנפשיי
וכשישתנה האויר מעט שנוי ישתנה עניין הנפשיי שנוי שיורגש בו. ולפיכך נמצא
15 רבים מבני אדם שירגישו בחסרון פעולותיהם הנפשיות כשיפסד האויר רצוני לומר
שיארע להם נמהרות הבנה וקוצר השגה וחוסר שמירה ואף על פי שפעולותיהם
החיוניות והטבעיות לא ירגישו בהן בשנוי.

(13.4) פרק. יחס אויר המדינות לאויר השדות והמדברות כיחס המים הגסים
העצם העכורים למים הדקים הצלולים. והוא שהמדינה לגובה בניניה והצרת דרכיה
20 ורוב מה שיתחולל משוכניה ומיתרונות<יה>ם ומיתיהם ונבלות של בהמותיהם
ועיפוש מה שיתעפש ממאכליהם יהיה כל אוירה עומד עכור גס אד ערפלי. ויהיו
הרוחות כן בהתדרגות והאיש ממנו לא ירגיש במה שמגיע אליו. וכשלא יהיה לך
בזה תחבולה הואיל וגדלנו במדינות וכבר הרגלנו אותן לא פחות ממה שיכוון אל
המדינה הגלויית הקצוות ובלבד צד השמאל והמזרח הגבוהה [ו]על ההרים והתלים
25 המועטת האילנות והמימות. וכשלא יהיה בזה תחבולה רצוני לומר בהעתקה לארצות
אין פחות מלשכון קצוי המדינה ולמול הצפון או המזרח. ויהיו בתי השכנות גבוהים
בבניין רחב רחב החלל תכנס בהם רוח צפונית ותכנס בה השמש שהשמש תחולל עיפושי
האויר ותדקק אותו ותזככו. וישתדל להרחיק בית הכסא ממקום הישיבה בתכלית

---

2 הצואה] الوصايا NP || 3 **האויר**] وبعد ذلك بإصلاح الهواء add. P || 5, ובגידים הצומחים ממנה
(= k) **NP** || om. **NP** (= k) 6 הדם] || om. NP 7 בעצבים] مسامّ الأعصاب NP || 8 מהאד]
מن الهواء **NP** || זה האד] الهواء NP || 10 וירוץ בדבר] واعن بامر **NP** || 16 נמהרות] بلادة
NP || 21 כל] (= k) **NP** || om. NP (= P) אד] بخارياً **N** || 24 השמאל] الشمال = **NP** ||
25 יהיה] لك add. **NP** | בהעתקה] בנסיעה א¹ || 26 המזרח] منها add. **NP**

מה שאפשר. ותערים עם זה לבשם האויר וליבשו ברוחות המבושמים וההקטרות
והעישון במה שראוי כפי שנוי האויר. וזה עקר בהתחלת כל הנהגה מהנהגות של
גוף או של נפש.

(13.5) פרק. אילו נשמרת ונהזהרת בתכלית השתדלותך אי אפשר על כל
פנים ממקרים מועטים יארעו תמיד בגוף האדם. והמשל בזה שפעם יתרכך הטבע
מעט ופעם יחדל מעט ולפעמים ימצא האדם שנוי בעיכול שום יום או ימצא אותו
כאב בראש מועט או יכאב לו מקום מגופו כאב מועט. וכמו זה הרבה. הזהר והשמר
מלמהר לרפאות זה ואל תהרס לקחת סמנין שתכון בהם הסרת זה המקרה המועט.
וכבר הזהירו המשובחים שברופאים מזה והוא שהטבע מספיק בכמו אלו הדברים
ולא יצטרך לסיוע ברפואות אלא ישאר עם ההנהגה הבריאותית. שאתה אם רצית
לבטל אותו המקרה המועט אתה בין שני דברים: אם שיהיה פעלך חטא ותהיה עושה
הפך מה שרצתהו הטבע ותשבשנו ויגדל ההזק או יהיה פעלך נכון ותחזיר הטבע
לפעולותיו הטבעיות ותהיה מלמד טבעך העצלות ותרגילהו שלא יפעול מה שראוי
אלא בסיוע מבחוץ. והמשל בזה אמרו כפי שירגיל בהמתו שלא תהלך כי אם בדרבן
שהיא תעמד בו לעולם עד ש<י>ניע אותה. והמשל בזה שתמצא הטבע שכבר נתרכך
על בלתי המנהג מבלתי שיתחדש שנוי בהנהגתך ולפעמים יתמיד זה יומים או ג'
מבלתי כאב ולא החלשה לכח. ואם מהרת לאמץ והחזקת זה השלשול וחזר הטבע
למנהגו ברפואות. לפעמים יהיה סבת זה תנועה טבעית [ו]מתנועות הכח הדוחה
מתנועע לדחיית מה שראוי לדחותו ונשתלשל הטבע. וכשיאומץ הרי נשתבש ונתבטל
התכוננות פעלו ונמנע מה שהיה בחוקו שיצא ויארעו נזקים. ולפעמים יהיה סבת
זה השלשול חולש<ת> הכח המחזיק ואילו הונח היה מתעורר וחוזר האבר בטבעו
לפעולותיו הטבעיים. וכל מה שתתחזק זה הכח ברפואות אתה מסבב לה עצלות ויהיה
לו זה הרגל ומנהג בכל עת שיחלש צריך למניע מבחוץ. הרי נתבאר שהנכון להניח
וכך ראוי לעשות בכל דבר שאין סכנה בו.

(13.6) פרק. כבר זכר אבו[ן] נצר הפראבי שזו מלאכת הרפואה והמלחות
ועב<ו>דת הארץ אין תכלית נמשכת לפעולותן בהכרח. והוא שהרופא לפעמים
יעשה כל מה שראוי על היותר שלם מה שיהיה ולא יפול חטא לא ממנו ולא מהחולה

---

1 ברוחות המבושמים] במוחזים (= במורחים?) הטובים א[1] || 4 ונזהרת] Bos emend. : והזהרת
א || 6 יחדל] يجف NP | ימצא אותו] Bos emend. : מציאותו א | 8 מלמהר] Bos
emend. : מנמהר א | תהרס] تهجم NP | 10 אלא (= بل NP)] Bos emend. שלא
א | הבריאותית] الجيّد add. NP | רצית] أخذت NP | 11 לבטל] أن تطبّ NP ||
14 בדרבן] מגפים א[1] || 17 החלשה] Bos emend. : החולשא א | לכח] Bos emend. : נכח
נכח א | לאמץ] بالتقبيض NP || 19 וכשיאומץ] مسك NP || 20 התכוננות (= صواب NP?)
התכוננות א | 22 אתה מסבב לה עצלות] om. NP || 25 והמלחות] והפלחות
א[1]

ולא יעלה ביד<ו> הרפאות שהוא התכלית ועלת זה ברורה שהפועל הנה אינו הרפואה
לבדה אלא הרפואה והטבע. ולפעמים לא יפעל הטבע מפני סבות רבות כבר נזכרו
מקצתם בזה המאמר. וכמו כן המלח ינהיג ספינתו ביותר טוב מהההנהגה ויבננה הבנין
היותר טוב וירכב על הים בעת המורגל לרכבו ותשבר הספינה. ועלת זה כלו היות
5 אותה התכלית באה מפועל שנים לפעמים יפעול האחד כל מה שראוי שיפעול ויקצר
האחר מפעלו.

(13.7) פרק. כשתתבונן מה שכללו הפרק הקודם תדע שלפעמים יהיה החלי
קל והטבע חזק ממנו וכבר התחיל בהסרתו והחל לעשות כל מה שראוי לו לעשותו
ויחטא הרופא ברפואתו או החולה וישבתו פעולות הטבע וזהו הרב בכל הארצות
10 בכל הזמנים.

(13.8) פרק. אמר הראזי בפרק מפרקיו דברים אלו אמר: כשיהיה החלי יותר
נכאב מהכח לא תועיל רפואה כלל וכשיהיה הכח יותר נכאב מהחלי אין צורך לרופא
בשום פנים. וכשישתוו אז יש צורך לרופא שיסמוך הכח ויסייעהו על החלי.

(13.9) אמר המחבר: דברי זה האיש השלם במלאכתו מורים שההסתופפות
15 מהרופא יותר רב מהצורך אליו כשיוקש בכל החלאים זה אם היה משובח ויודע
לסייע הטבע לא שישבשנו וימנענו ממנהגיו החזקים.

(13.10) פרק. הרבה מה שיחטאו הנוטים מהרופאים על בני האדם חטא גדול
מאד ולא ימות החולה וימלט. וכבר ראיתי פעמים רבות מי שהשקה משלשל חזק למי
שאינו צריך ואפילו משלשל חלוש. ובא לו דם הרבה מתחת והתמיד בו ימים ונשחנו
20 מעיו שחנות גדול ונתרפא אחר כך.

כמו כן ראיתי מי שהקיז לקץ במאכל ולא ידע בקיצתו ומתעלף וחסר כחו וארך
חליו וגדל. אחר כך נתרפא בסוף. אל תתפתה בזה ותחשב שחטא הרופאים מועט
הנזק. ותאמר מאחר שיחטאו זה החטא הגדול ולא ימות כל שכן כשיחטא הרופא
בשיעור מזונים או שיעור מורתח קל. אין הדבר כן אלא הדבר באלו הסבות הקודמות
25 כדבר בסבות המתחילות. אתה רואה כן בעין בעין יחתכו ידיהם מהמרפק ורגליהם
מארכובה או יוציאו עיניהם או תמצאנה אותם מכות עצומות במלחמות בחלל הגוף

|| 1 הנה (k =) || בنا NP || 2 יפעל NP || تجيب 3 המלח: Bos emend. [המלח א | תמלח א ||
: באחד א || 5 האחד] Bos emend. [כלו 'א | כלן: Bos emend. [לא א || לרכבו] לכנס בו 'א 4
الواحد NP | ויקצר] וימעט 'א 'ו | 11 הראזי] Bos emend. [הראזי: הראזי א | דברים אלו] كلام
om. P : N | נكاب مستظهرة 'א חזق: N أظهر נכאב 'א P : N om. | 12 נכאב NP | هذا معناه
14 מורים NP | מורה א: Bos emend. [שההסתופפות الاستغناء NP | 16 ממנהגיו] عن
منهاجها NP || 17 הנוטים (= المحرفون) المعرفون P | المجزّفون 'P om. P : N | 18 רבות]
om. NP || 19 חלוש] קל 'א | ונשחנו מיעו שחנות גדול] وانسحج سحجا عظيما NP ||
22 תתפתה] Bos emend. [בזה | בזה: Bos emend. [כיף א | يغتر P | تعتبر N | לזה א ||
23 מאחר] הואיל 'א | מزونים (= أغذية N) تغذية P | 24 מزונים (= أغذية N) تغذية P | 25 המתחילות (= البادئة) البادية
NP || 26 מארכובה] من حدّ الركبة NP

ולא ימותו ויחיו מה שירצה האל. ותראה איש שתכהו מחט דקה או קוץ וימות. כך
יהיה בחטא הרופאים שוה לפעמים יחטא חטא עצום וימלט החולה ויתעלם הדבר
דעתם לפי מחשבתו ומחשבת החולה וימות החולה. ויתבונן בזה כל מי שיש לו
התבוננות.

5   (13.11) פרק. ידוע שאכילת המאכל המורגל ושת<י>ת המים המורגלים
והרחיצה במים הקרים [ו]למי שהרגיל או הכניסה למרחץ כולם דברים חושבים בני
אדם כולם שאין סכנה גדולה בהם על החולים כשישעשו בהפך מה שראוי. ואין הדבר
כן. כבר באר לנו גאלינוס שיש מבעלי החמימות מי כששישתה שתיה ממים קרים
והותר לו זה מפגגין לחיויותיו ומלהב אש חמימותו. ומהם מי ששתית המים הקרים
10   לו רפאות ומשלשלין טבעו ותכבה אשו ויתרפא ואם הומנע מהמים ימות. כמו כן יש
מבעלי החמימות מי שנורידנו במים קרים יתרפא וימלט ומהם מי שימיתוהו. וכמו
כן הכניסה למרחץ מנקית גוף מקצת בעלי החמימות ותשלים רפואתן ותוסיף בעפוש
מקצתם ותריע לחמימותו ותמית. כמו ה<מ>זון לפעמים תהיה מניעתו מהחולה סבת
רפאות או סבת מות.

15   ועיקרי אלו הדברים כולם והתנאים שיותר בהם כל פועל מזה ויומנע כבר
נתנו ונתבארו ונתן מופת על סבותם. אמנם הבנת כל זה מהספרים נקל מאד על כל
ואמנם העשייה בו בעת המכה האשית יקשה מאד על החכם המבין. אמנם הסכלים
בעקרי זאת המלאכה והנוטים לא יקשה עליהם דבר ולא רואים שם שיש חלי צריך
למחשבה.

20   (13.12) אמר הראזי בפרק לו: הרפואה מלאכה דרוסה מתפארים בה המון בני
האדם וכמה קשה ענינה על הרופא המהיר.

(13.13) אמר המחבר: זה הענין שזכרו הראזי בזה הפרק כבר מלא גאלינוס
ספריו ממנו וזכר הקלות אנשי התחבולות לזו המלאכה ומיעוטה אצלם עם זה קשותה
בעיני בקראט והתארכותה אצלו. ואל תחשב א[ו]תה המעיין בדברי שזה דבר מיוחד
25   ברפואה. כשתתבונן בכל החכמות הטבעיות או המונחות או הדתיות תמצא אותן כך.

1 שתכהו] תنخسه NP | קוץ] فتصيب منه عصبه فيتشنَّج NP || 2 ויתעלם הדבר דעתם]
ويغفل عن أيسر شيء NP || 3 החולה] Bos emend. | קהולה] א : أنّ أيسر شيء NP add. | וימות
החולה] فيكون ذلك سبب هلاك المريض NP || 9 מפגגין] Bos emend. | מפנגין : (NP فَجَّج =)
א | חמימותו] فيهلك NP add. || 10 ותכבה] Bos emend. | ותרבה : א وتنطفئ NP ||
11 שנורידנו] Bos emend. | כשט ידינו א : أنزلته NP | שימיתוהו] يقتله ذلك NP ||
13 מהחולה] Bos emend. | מהפולת א || 14 מות] وقد يكون إطلاقها سبب بروء أو سبب هلاك
Bos emend. | מהסתרים א : מהסתרים Bos emend. || 16 מהספרים] كل كامل الفطرة P add. ||
18 והנוטים (= المحرفون =) | المجرَّبون N : om. | ולא] Bos emend. | ואם א : وما NP ||
20 הראזי] הראוי א : Bos emend. || 22 הראזי] הראוי א : Bos emend. | המעיין] 24 המעיין
Bos emend. | המעורן א || 25 בכל החכמות] العلوم NP | המונחות] الوضعية NP

כל מה שיהיה האיש יותר שלם באותה החכמה מדקדק העיון בו ויארעו לו הספקות
ויתחדש התבוננות בעיון ועמידה במקצת התשובות. וכל מה שיהיה חסר ידיעה יותר
יקל בעיניו כל קשה ויקרב אצלו כל רחוק והרבה דבריו וטעונותיו ומהירות תשובתו
על מה שלא יבינהו במה שלא יבין. ואשוב לרצוני ואומר שזה שאמרתיו מקלות

5   הבנת המלאכה הרפואתית לבעלי השכל הטוב וקושי המעשה בה אצלם כבר זכרו
גאלינוס ואמר דברים אלו לשונם.

(13.14) אמר גאלינוס: ולפיכך היה היה הדבור שהיישר למשוח הזקן בבקר בשמן
ויזלף יהיה פועל הזילוף כמו שראוי מהקשה שבדברים.

(13.15) אמר המחבר: התבוננו אתם בעלי הצדק כשהיתה המשיחה והזילוף

10   מהקשה שבדברים אצל הפועל אצל גאלינוס רוצה לומר כשהגענו למעשה האישי
וכמו כן שתית המים והמניעה ממנו כמו שביארנו היאך יהיה הדבר בהקזה והנקוי
בשחם החנטל ובמי קשואים של [שלל] חמור והשני כרבקים והכרסתר בגנדב<ד>סתד
והגואשיר והכויה והפתיחה והחתיכה בברזל וזה נקל אצל הרופא באמתות או
קשה?

15   (13.16) אמר אבן זהר בספר מצוי מפורסם: לא השקיתי מעולם רפואה
משלשלת אלא ונתעסק לבי לפניו ימים ואחריו ימים.

פרק. כבר זכר אבקראט דבור באחד מספריו המפורסמים ראיתי מהעצה הנכונה
להעירך עליו אתה המעיין בזה המאמר ואני אזכיר לך הדבור ופירוש גאלינוס
בלשונם כדי שתקבלנו בהתבוננותך בכולך מלה מלה בהשגחה ואחר זה אומר לך

20   מה שיולד ממנו.

(13.17) אמר בקראט: [ו]ראוי שתשיב עצמך שני דברים האחד מהם שתועיל
לחולה והאחר שלא תזיקהו.

(13.18) אמר גאלינוס: כבר הייתי פעם רואה שזה דבר מועט לא יגיע משיעורו
שיזכרהו בקראט. והוא שאני הייתי מחשב שהוא אין שום אחד מבני האדם <י>ספק

25   שהוא ראוי לרופא שיהיה רוב כיוונו להועיל לחולים ואם לא יגיע אל זה אין פחות
ממה שלא יזיקם. והיה זה בראשית תלמודי הרפואות קודם שארפא שום דבר או
אראה זולתו ירפאהו. וכשעמדתי לראות זה ראיתי רבים מהמפורסמים ברפואות
לפעמים מגנים במקום הרפואות בהזקתם לרבים מהחולים בפועל דבר יפעלוהו בהם

---

1 הספקות] وتصعب عليه مسائله NP add. ‖ 2 ועמידה] .Bos emend ‖ 3 רחוק] ומתעה **א**

‖ .Bos emend ‖ חזוק **א** ‖ דבריו] هذيانه NP ‖ 7 בבקר (= **k**) ‖ om. NP [הזילוף 8 (=

الدلك)] ذلك NP ‖ 13 והגואשיר] .Bos emend ‖ והאגואשיר **א** ‖ והפתיחה] .Bos emend :

ותפתיחה **א** ‖ אם (= سـل - **k**)] كَل NP ‖ 15 בספר] لـ NP add. ‖ 18 ואני] وَأن NP ‖

21 שתשיב] أن تلزم NP ‖ 26 בראשית] .Bos emend ‖ בהם **א** : في ابتداء NP ‖ תלמודי]

.Bos emend ‖ לתלמוד **א** ‖ 28 הרפואות] الذَمّ NP

או מהקזת גיד או מהכנסה אל המרחץ או מהשקאת רפואה או מנתינת רשות לחולה
לשתות היין והמים הקרים. וחשבתי שיהיה אבקראט מוחצל שיהיה אירעו לו מקצת
זה ואין ספק שזה בלא שקרות כבר אירע לרבים ממי שהיו בדורו. והתחלתי בעצמי
מאז בהשגחה וההשתדלות כשארצה לרפאת החולה במין ממיני הרפואה החזקה

5 שאזכור ביני ובין נפשי בתחלה באחרית אותה הרפואה. ולא ספק לי שאעיין כמה
עולה תועלתי לחולה אם הגעתי בכוונתי שכוונתי אליו באותה הרפואה בלתי שאראה
עם זה כמה עולה הזקתי לו אם חטאה כוונתי ולא אעשה דבר בעניין מהעניינים אלא
אחר שנתאמת אצלי שאני אם לא אגיע לכוונ<ת>י לא אזיק לחולה הזקה שחוששין
לה.

10 (13.19) אמר המחבר: התבונן אתה המעיין היאך טעו גדולי המפורסמים
ברפואה בזמן גאלינוס בהתרת שתית מים קרים כמו שזכר או כניסה למרחץ והביאו
על החולה בזה הזקה עצומה ושאבקרט גם כן אירע לו <זה> ולפיכך הזהיר מזה
וצוה להשמר ממנו. שגאלינוס על שלמותו בזו המלאכה כבר באר על עצמו בספיקות
במעשי הרפואה ושהוא בכל מין רפואה חזקה שירפא לא יבטח בהיקשו ומחשבתו

15 ויעשה מה שיביאהו אליו העיון. אל<א> יאמר בנפשו בדרך משל זה ראוי שישלשל
הלחה הפלונית ברפואה הפלונית בראית כך [וראיה כך]. אחר כך יתבונן ויראה אם
היה זה השילשול מועיל אם היה הדבר כמו שהורו עליו הראיות או לא יזיק הזקה
גדולה אם היה הדבר בהפך מה שחשב אז ישקה אותה. ואמנם אם ראה שהוא אם
היה הדבר בהפך מה שחשב יזיק לחולה הזקה גדולה הוא לא יעשה כפי הקישו ומה

20 שהורו עליו הראיות. וכמו כן בהקזת הגיד וזולתו מה דומה לו כמו שזכר.
וכשיהיה גאלינוס עם טוב שכלו ואורך שניו במעשה הרפואות והפרדו לזו
המלאכה וחוזק השתדלותו עליה יסתפק במעשיו וחוזר בהם היאך יהיה העניין
באלו המקומות שכבר קצרו הרופאים בהתעסקות הרבה עם עוצם מה שצריך אליו
מהגירסא ואורך חלקיה כמו שביארתיו בפירושי לפרקי אבקראט. ולא הקדמתי לך

25 זה כלו כי אם לתת עצה נכונה להשמר מהרופאים ולא תמהר למסור נפשך בידי איזה

---

1 מהכנסה] .Bos emend : מחלישות א || مـن إدخـال NP ‖ 2 מוחצל] (= מוצלח?) خليقـا N :
خليفـا P ‖ 3 בלא שקרות] لا محالـة NP ‖ ممי] .Bos emend : ממה א ‖ 5 שאזכור] أفهـم
NP ‖ שאעיין] مع ذلك .add NP ‖ 6 תועלתי לחולה אם הגעתי בכוונתי שכוונתי אליו באותה
הרפואה בלתי שאראה עם זה כמה עולה] .om NP ‖ 8 שחוששין לה] يشتدّ بهـا NP ‖
12 ושאבקרט] .Bos emend : ושבאקרט א ‖ 13 באר על עצמו בספיקות] صرّح على نفسه
NP ‖ 14 מין] .Bos emend : ובין א | חזקה (= قـوي) قـوم NP ‖ 15 העיון] فقط
NP | ותפרדו א : הפרדו א ‖ 19 מה שחשב יזיק] .Bos emend : יזיק מה שחשב א | הפרדו] Bos
emend. ‖ 23 המקומות] الأمصار P : المصـام الكبار N : الأعصار .Bos emend.
24 חלקיה] وكون العمر يقصر عن الكمال ولو في الجزء الواحد من أجزائها .add NP

רופא שתמצא אלא מספיק לך טוב ההנהגה שכבר אמרנו עיקריה ועוצם מה שצריך
ממנה. שהטעות מהם יותר מהמציאה מאד.

(13.20) אמר ארסטו בספר ממפורסמי ספריו דברים אלו לשונם אמר: וקודם
זה ראוי לנו שנעיין בטבע הבריאות והחלי. שלפעמים יטעו רוב הרופאים בזה הכח
5   עד שיהיה סבת המות הרפואה והרפאות.

(13.21) אמר המחבר: ובהעתקה אחרת ראיתיו אומר בזה המקום: רוב מי
שימותו מהרפואה. ואיני רואה ארסטו אלא ראוי להאמינו בזה השיעור. ואלו החכמות
בזמננו כמו ידעת בחזק<ן> ואין עסק לאנשי החכמה בשום דבר אלא בה.
הרי הוצאתי לך דברים נכבדים נסתרים בירכתי הספרים העירותיך על כולם
10   כמו שהוא <שוה> התועלת <ל>מלאכת הרפואה.

(13.22) פרק. א<י>[נ]ני יודע שאתה תאמר: תכלית מה שעלה ביד מדבריך להניח
הרפואה אם כן כל מה שיגיעו ודקדקו בזו המלאכה לא היה כי אם לבטלה. אני אסיר
זה הספיקות. ואף על פי שהוא מוסר מכח דברי הקודם אבל אקיימנו. דע שהרפואה
מלאכת הכרחית לאדם מאד בכל זמן ובכל מקום לא בעניין החלי בלבד אלא ובעת
15   הבריאות עד שכמעט שאין ראוי להפרד מהרופא תמיד. זה אם היה הרופא שלם
במלאכתו מאד בדרך שיומסרו הגופים והנפשות בידו הנהגם לפי עיונו. וכמו זה
עז המציאות בכל מקום ובכל זמן. אמנם הרופא המקצר והוא המון המציאות אין
ראוי שמספיק בו כמו שמספיק לאדם במזון הרע כשלא ימצא מזון טוב שאין מספיק
מהמזון וכל הסתפקות שלא למסור הנפש והגוף למקצרו. אלא יניח הדבר עם הטבע
20   עם טוב ההנהגה הנלקחת על הדבר יוגבר.

וכבר קדם פירושה וביא<ו>ר זה שהרופא השלם המהיר במלאכתו הגורס
עיקריה שיש לו עיון ויהקש הוא שיודע איזה מין החלאים שראוי שלא להשגיח בהם
ונותן עצה לעזבם עם פועל הטבע שלא ירגיל הטבע העצלות כמו שזכרנו. ויודע איזה
מהמקרים שראוי לנו למהר אליהם ולצאת לקראתם קודם שיגדל החלי ויזיק ואי
25   אפשר לרפאתו. וידע מקום היראה והפחד מתחיל בהם להשמר ולהתראות כמו שזכר
גאלינוס על עצמו. וידע מקום הספיקות שאין ראוי עמו שום מעשה כלל ונותן עצה
להניח הרפואה וישישאר החולה עם פועל הטבע ואפילו בעתות ידיעתו אולם ימשך

---

2 מהמציאה] من الإصابة NP ‖ 4 הבריאות] Bos emend. : בבריאות א ‖ 5 המות] مـوت
الإنسان NP ‖ 10 התועלת] Bos emend. : לתועלת א ‖ 12 אם כן] فـإذا NP ‖ ודקדקו]
وحذر P : وحرز N ‖ 16 והנפשות] النفس NP ‖ 17 עז] عزيز N ‖ המקצר] المقصر NP ‖ אין]
Bos emend. : בין א ‖ 18 שמספיק בו] الاغتـذاء بـه NP ‖ מספיק] مندوحـة NP ‖ 19 וכל
(= وكل) وبل NP ‖ 20 על הדבר יוגבר] عـلى جـایـل النظر NP ‖ 22 מין] Bos emend. : אם
א ‖ 23 ונותן עצה (= فيشير) فيصير P ‖ 24 מהמקרים] Bos emend. : מהם המקרים
א ‖ ויזיק] ويستعطل P : ويستعمل N : ويستعظم Bos emend. ‖ 25 ולהתראות] والاستظهار
NP

אחר פועל הטבע ורץ אחריו כמו שלמדונו בקראט וגאלינוס. זהו שראוי להאמינו
בדבר ולחזור לדבריו לדבריו בכל זה. שאם יפול ממנו חטא בדבר מאלו הדברים הוא מעט
וזר. שהוא מעט שיהרוס אל סכנות ויתאחר על מה שראוי להתאחר עליו.

אמנם המקצר אינו סר מלרפאת ולעשות בלבד ויסכל אלו המקומות כולם.
5 ולפעמים ימצא ולפעמים יחטיא. אבל חטאו יותר ומציאתו במקרה ומעט. ואם לא
ימצא זולתו והונח הדבר עם הטבע הוא גם כן לפעמים ימצא ויחטא אבל מציאתו
יותר והיא עצמית לו וחטא<ו> מעט והוא במקרה. ולפיכך הכריע כל משכיל וכל
חכם להשאר עם הטבע ממסירת הדבר בהנהגת המקצר. אבל בני האדם כולם אינם
<עושים זה> ועל כל פנים מתרפאים מכל מה שיארע אצל כל מי שיארע ורוב
10 הרופאים מקצרים הולד ההולדה שזכר אותה ארסטו' אם תרצה מיתת רוב בני האדם
ברפואה והרפאות. ועל זה הזהרתי והתריתי ונתתי עצה להשאר עם הטבע שהוא
<מספיק> מאד ברוב מה שיארע אם הונח ולא שובש.

(13.23) אמר אבקראט מאמרים אלו לשונותם אמר שהטבע מרפא לחלאים
ואמר שהטבע ימצא ויישר השבילים לעצמו <לא> בדעת. ואמר <ש>הטבע יעשה
15 מה שראוי לעשות שהוא בעל מוסר טוב המוסר. שבו נלמד ונוסר.

(13.24) אמר המחבר: וכבר שנה זה הענין בספרים רבים לצות עליו ולהיישיר
בני האדם להתלות בפעולות הטבע שכולן בכוון חכם בלי ספק אצל פעלי הצדק.

(13.25) ואמר גאלינוס במאמר ממאמריו המפורסמים דברים אלו לשונם אמר:
היונים כשיסתפק עליהם החלי מניחים אותו עם הטבע ויהיה הוא המגרש אותו.
20 והביאו טענה בזה שהטבע הוא הקם על הבעל חיים בבריאותו והמרפא אותו בחליו
שהוא יודע מזגי האברים ושולח לכל אבר מה שיאות לו מהמזון שהוא כבר הכין
מקומות ליתרונות המזונות ולחויות נאותות <לגוף.>

(13.26) אמר המחבר: התבונן באלו המאמרים תמצא אותם מחייבים למה
שנתתי עצה בו והוא שאתה כשנגדר לך הרופא השלם הרי נסתפק <עליך> החלי
25 בלי ספק וראוי ההנחה עם הטבע כמו שזכרתי.

---

1 להאמינו] اَن يقلّد **NP** ‖ 2 ולחזור] .Bos emend. ‖ 3 שיהרוס] .Bos emend :
שהרוס **א**(?) : يقـدم **NP** ‖ עליו] فراحـة عظيمـة **NP** add. ‖ 5 ימצא]
يصيب **NP** ‖ 6 הוא גם כן] فـإنّ الطبيعـة **NP** ‖ 8 המקצר] .Bos emend : למקצר **א** ‖
9 ועל כל פנים] وَلاَ بدّ من **NP** ‖ 10 הולד ההולדה] تنتج النتيجة **NP** אם תרצה (= إن شئت)]
اَنّ سبب **NP** ‖ 13 מרפא] .Bos emend. מרבה **א** : تشفي **NP** ‖ 14 וישער]
משער **א** | ואמר] .Bos emend. ‖ 16 שנה] יאמר **א** : שנת **א** | לצות עליו]
(= للحثّ عليه) للحظ عليه **NP** | ולהיישיר] (= وَإرشاد **N**) وَإرشـد **P** ‖ 17 להתלות]
NP שכולן] .Bos emend. ‖ 19 היונים] בכוון] بتقدير **NP** : שכולהן **א** .Bos emend :
הזנים **א** | מניחים] עוזבים **א**[1] ‖ 20 הקם] הקם על القيّمة على **NP** המספיק **א**[1] : 21 מזגי]
مزاج **NP** ‖ 24 כשנגדר] כשיחסר **א**[1] ‖ 25 ההנחה] .Bos emend : ההנחה **א** : העזיבה **א**[1]

(13.27) פרק. אל תאמין כשתשמע מאמרי זה שאני הוא שראוי למסור הנפש
והגוף בידו להנהגתם. אני מעיד האל על נפשי שאני יודע באמת שאני מהמקצרים
בזו המלאכה וגם כן מהנבעתים מעניינה המתקשים הגעת התכלית ממנה. ואין ספק
שאני יודע בעצמי יותר מיד<י>עת זולתי בי ובחינתי [ו]ידיעתי או ידיעת זולתי יותר
5   טובה מבחינת מי שהוא למטה ממני בעיון. ואני מעיד האל על שנית שזה המאמר
ממני אינו על דרך הענוה ולא על דרך מה שמנהג החסידים בו מהודאתם בחסרון
הידיעה ואף על פי שהם שלמים ובקוצר המעשה ואף על פי שהם משתדלים. אלא
אספר אמיתות הדבר על מה שהוא עליו. ולא הבאתי זה הפרק אלא פחדתי עליך
אתה המעיין שמא תחשב במה שנתנצלתי ממנו ותחלש אצלך עצתי ותחשב שנתערב
10   עמה רכיבת רוח ותמעט העשיה בה ותפוח כוונתי לפיכך הבאתי זה הפרק ואני אשוב
להשלמת מה שרציתיו.

(13.28) פרק. ידוע אצל כל מי שנתעסק במלאכת הרפואה וכבר נתפרסם
זה אצל רוב בני האדם שהיא מלאכה <צריכה> לנסיון והיקש. והדברים שנודעו
ממנה בנסיון יותר מהדברים שנודע<ו> בהיקש הרבה מאד. וכשירגישו בני אדם בזה
15   שקטו נפשותיהם לנסיון הרבה עד שהיה אצל ההמון כח מפורסם: שאל למנסה ולא
תשאל אל הרופא. ומתו והיו סומכין על הזקנות ופתי הארץ ורצים אל כל מתפאר
בנסיון. ומצא כל מתפאר וכל זד וכל מקדים לדבריו פתח יכנס ממנו ויאמר יש אצלי
דברים שנסיתים. ורבים מהמיוחדים מבני האדם משבחים רופאים אם באמרם שהם
מנסים או לביאתם בימים. והרבה מה שאומרים: פלוני אינו מאנשי החכמה אבל יש
20   אצלו נסיון וזריזות וידיעה במעשה. ואלו כולם טעיות מביאין לנפילה במה שהזהרנו
ממנו.

(13.29) ותחלת הטעות הוא סברת הנסיון הנזכר הפועל ברפואות שהוא נסיון
רופאי כל דור מאלו הדורות. ואין הדבר כן אלא מה שהוציאו הנסיון בהליכת הדורות
הראשונים קודם דור גאלינוס והם מדברים שנכתבו בספרי הרפואה. וכבר נסו מקצת
25   סמנין וקצת הרכבות מזמן מאות מהשנים והונחו בספרים. אמנם האיש מאנשי אלו
הדורות לא יתאמת לו נסיון בשום פנים לקושי תנאי הנסיון ולא יקדים עליהם גם כן
משובח מהרופאים שכבר אמר אבקראט: הנסיון סכנה. ואולם מתפארים בנסיון באלו

---

3 מהנבעתים] מהנרעים (= מהיראים) **א**[1] | המתקשים] הקשה עליהם **א**[1] || 8 אספר (= أخبـر

=) Bos emend. [(**N** | ספור **א** : أخبــار : P | שנתנצלתי] שיצאתי **א**[1] : تبـرّأت **NP** | ותחלש (=

فتضعـف **N**] فتصعـب P | 10 רוח (= هـواء)] هـوى **NP** : רצון **א**[1] : هـوى **NP** | ותפוח] فتخيـب **NP** ||

14 וכשירגישו] : Bos emend. | וכשתרגישו **א** : ומשירגישו[|| 15 כח (= قــوة)] قولـة **NP** || 16 סומכין]

يغتـرّون **NP** | ורצים אל] ويعوّلـون علـى **NP** || 17 וכל מקדים לדבריו] وكل ذي جرأة **NP** ||

18 משבחים] يوثـرون **NP** || 20 וזריזות] והרגל **א**[1] : ودربـة **NP** | שהזהרנו[: Bos emend.

שהזכרנו **א** : حذّرنـا[1] || 22 הפועל] المأثورة **NP** || 24 נסו] نتنسوا **א**[1] || 25 אלו הדורות[

هذه الصناعة **NP**

הדורות אנשים מתפארים שמביאין במחשבת בני האדם מה שלא יקום עליו המופת
כדי שיסתמו בזה חסרונם.

(13.30) ומהטעיה גם כן הדמיון שהאיש יהיה אצלו זריזות במעשי הרפואה ואף
על פי שאין לו הבנה. אמנם שאיש יהיה לפעמים חכם במלאכת הרפואה בעל היקש
בעיקריה וענפיה ולא לו הרגל במעשי הרפואה זה אפשרי אמת כשילמד מהספרים   5
ולא יראה זקני המלאכה ולא נתעסק במעשים. ואמנם שיהיה האיש רגיל בהיותו
רואה במעשים ועמד בהם ואף על פי שאין לו חכמה זה שקר. שאין מלאכת הרפואה
מלאכת נגרות או מלאכת צמר גפן שתלמד בראיה ותודע בשנות המעשה שכל מעשה
שבזו המלאכה אמנם הוא נמשך לעיון והתבוננות. וכל איש שיחלה צריך בו בהכרח
לחידוש עיון והתבוננות. ולא יאמר זה החלי כמו אותו <וכבר> רץ המנהג. או ראיתי   10
זקני[ם] עושים בו כך וכך. שזהו ערום מרפואת בקראט וגאלינוס עריה שהרופא
לא ירפא מין <החלי> ואולם ירפא אישו. וחילוק אלו העניינים והשלמת הדיבור בהם
אינו מכונת זה הפרק. אבל כוונתי שלא תתפתה באלו הפתויים ולא תסמך אלא על
אנשי העיון. והחכמה הוא העיקר והמעשה ענף שלה ולא יהיה ענף בלתי עיקר. אלא
לפעמים ימצאו עיקרים שלא עשו ענפים עד עתה כמו שזכרנו.   15

וכבר זכרתי לך בזה המאמר שמי שמסר נפשו ביד [זולתו] בעל ניסיון לא בעל
היקש אלא עושה כפי מה שראה שאמנם הוא כרוכב בים ימלט או ישבר במקרה.
וכבר הרבה גאלינוס הדבור בזה העניין ומלא ספריו ממנו. ומדבריו בנסיון והמנסה
דבור זה לשונו <אמר>: וההיקש יביא לך המופת על מציאות מה שיבארהו ממנה
והנסיון כשיהיה בלי היקש בעליו סומא לא יכון דרכו.   20

(13.31) אמר המחבר התבונן דַמֹותו בעל הנסיון בסומא תמצאהו כיחס החולה
הנמסר בידו לרוכב הים וזה גם כן מה שראוי לדעת אותו ולהשמר מהנפילה בו.

(13.32) פרק. זה שזכרתיהו מהיות הרופא יחטא לפעמים בהתרת שתיית מים
פעם אחת או מניעתו ממנה או הרחיצה ומביא עליו הזקה עצומה הוא מאמר אמת כמו
שספרתי לך בלשון גאלינוס בזה אבל הוא זר ומעט הנפילה. ואמנם הזהרתי כולה   25
היא שלא תסמוך על המקצר על המקצר ברפואה חזקה. שאין במלאכת הרפואה רפואה חזקה
יותר מההקזה ושתית המשלשל ואחריהם הקיא והכרסתרות החדין ואלו אין ראוי

---

2 שיסתמו] שיסבמו א : Bos emend. ‖ 4 הבנה] علم NP | שאיש] ששום איש
א¹ | 6 ולא] אבל א¹ | רגיל] זריז א¹ ‖ 7 בהם] دريبا NP ‖ 8 נגרות] Bos
emend. | תגרות א : צמר גפן] قزازة NP ‖ 11 שזהו] الأمر P | ערום] رك א¹ : عري
P | עריה] عريا P ‖ 14 אלא] אבל א¹ ‖ 16 לא בעל היקש] שאין היקש עמו א¹ ‖ 17 או
ישבר] ويعطب GNP ‖ 19 שיבארהו] تفحص (يفحص) عنـﻪ GNP ‖ 20 יכון דרכו] יאשר
לדרכו א¹ : يهتدي لسبيله ‖ 24 פעם אחת] om. GNP

לסמוך בהן על כל מי שיהיה. ואתה רואה עניין בני האדם הבריאים והחולים היאך
סומכין על הנסדרים להוצאת הדם ועל נערים כוחלים בשתית המשלשלים.

כבר ביאר גאלינוס ובירר שמעיקרי הרפואה להקיז קצת החולים ומוציאין הדם
בלתי שיהיו שם מקרים מצויים שמורים על המל[א]וי אמר. וכמו כן יהיה הדבר
בשלשול הבטן והקיא והעלה בזה מה שזכר מחזק החלי וקשיו עם יתרון הכח. ובאר   5
לנו מהו קושי החלאים. וכמו כן באר לנו שלפעמים יהיה המלו[א]י מצוי בבריאים
ויתרון הכח ולא יצריכנו העניין לא להקזה ולא לשלשול ולא לקיא. אלא מספיק באיש
הצום ותספיק לאחר המעטת המזון. ומספיק באחר ריכוך הבטן ואין ריכוך הבטן הוא
השלשול ויספיק באחר הכניסה למרחץ ובאחר היגע לבדו ובאחר הזילוף הרב בלבד.
וכל אלו דברים נכבדים מאד. התבונן אתה המעיין אם אנו צריכים לרופא מהיר באלו   10
הדברים או מספיק בזה מי שלמד מעט מהמלאכה?

(13.33) וכבר ראיתי במערב בחור יתר הכח נראה ההתמלאות נתחמם חמימות
תמידית של מרה אדומה. והקיא<ו> הרופא ביום שני מחליו וכשהוציא כמו החמשים
דרהם מהדם על מה שסופר נחלש כחו. ונתירא הרופא וסתם מקום ההקזה וצוהו
לשתות משקה של ורד וסכנגבין ושישקוט עד למחר עד שינהיגו במה שראוי. ומת   15
באותו הלילה. והיה לזו המכה קול גדול בין הרופאים ובין ההמון. ואמר לי זקן
מאנשי המלאכה ואני לומד לפניו: הידעת צד חטא פלוני בהקיז פלוני? אמרתי לו:
אדוני ואתה גם כן תאמר זה וכאילו חטא? שחק ואמר הן. פלוני רוצה לומר החולה
איש מאנשי העושר גרגרן רב התוכמא. כבר החלישו התוכמות פי אצטומכתו עד
שנשתבש והוא גם כן היה מתילד באצטומכתו [ל]מרה אדומה. וכבר הזהיר גאלינוס   20
מלהקיז מזה העניין וכל מי שהוא כך. <ש>ימהר אליו ההתעלפות בהקזה. והיה הנכון
לחזק אצטומכתו בכך ובכך ועושין לו תחבושת מבחוץ בכך וכך אחר הרקת מה
שהוא נושך פיה ואז יקיז אם אי אפשר מזה. וכשהקיז קודם זה היה מחונקו לחזק פי
האצטומכא ו<ה>תירא ועמד ותוסף נשיכות פי האצטומכא ונצקו לחות לה ונתכונן
ההתעלפות ומת. זה דיבור אותו המלמד אותי.   25

(13.34) אמר המחבר: ראה כמה יש באלו הדברים מהסכנות לפיכך איעצך
שלא תסמך בהן על כל מי שיקרה. וכבר ראיתי מהעצה הנכונה גם כן שאביא לשונות
גאלינוס בזה העניין והוא שהוא כשצוה להקיז בחמים הדבוקה ולהוציא הדם בלי

---

2 הנסדרים (= מהדרים?)] المزيّنين GNP | כוחלים (كحالین GNP) بَشَمِيم אّ || 5 וקשיו]
Bos emend. :وعوشين א | : وصعوبته NP | 6 החלאים] مَع توفّر القوة GP. add || 9 הזילוף]
القوي GP. add || 11 מי שלמד] مِن شاهد GNP | 14 על מה שסופר (= على ما حكي)] على ما
خلي G | 15 וסכנגבין] Bos emend. :اسکنجبین א | 19 התוכמא (التخم GP)] הפסד
האצטומכא אّ | 20 שנשתבש] خلق P :أخلق G | 21 מזה העניין] مِن هـذه حالـه GP |
22 אצטומכתו] فـم معدتـه GP | הרקת] نقوّ אّ | 24 ונתכונן] Bos emend. :ונתכונו א :
فتمكن GP | 28 בחמים הדבוקה] الحمّى المطبقة G

רחמנות עד שיתעלף החולה העירנו על הדברים המונעין מההקזה בזו החמימות כל
שכן בזולתה. וזכר התוכמא שנשאר ממנה שארית או חלישות הכח או השנים או
המזג או הרוח הנמצא. וכמו כן מי שיולד בפי אצטומכתו מרה אדומה והיה פי<...>

3 הרוח] الهواء G

Indexes to Latin Texts

These indexes of words in the two Latin translations of Maimonides' De asmate
*omit only numbers, most pronouns and prepositions, and a number of other particu-
larly common words (e.g., esse, et, habere, omnis, oportet, ut, vel, and so forth). Verbal
forms are usually referred to the infinitive, though some participles have been entered
separately, and comparatives and superlatives have normally been included under the
corresponding adjective or adverb. The words in the chapter titles of both translations
have not been indexed.*

Index to the Translation of Giovanni da Capua

Arabic-Hebrew-English Glossary of Technical Terms and Materia Medica

Guidelines for the Use of the Glossary and Indexes

The following paragraphs describe the arrangement of entries and explain the use of symbols:

Arabic Entries

1. Order of entries: The glossary is arranged according to the Arabic roots. Within each root the following order has been applied: Verbs are listed first, followed in second place by the derivative nominal forms in order of their length and complexity, followed thirdly by the verbal nouns (*maṣdar*) of the derived stems and finally by the participles, both in the order of their verbal stems.

2. Verbs: Verbs are listed according to the common order of the verbal stems (I, II, III . . .). If the first stem does not appear in the text, the first derived stem to do so is introduced by the first stem, set in brackets. Where more complex expressions headed by a verb are listed, they directly follow the corresponding verb.

3. Nouns: The different numbers of a noun (*sg., du., pl., coll., n. un.*) are listed as separate entries and are usually given in their indeterminate state. In a few cases, however, words are listed with the article instead. This practice is applied when the word is commonly used with the article in general or if it always appears in the text with the article in a nominalized usage.

4. Complex expressions: Each entry may have subordinate entries featuring complex expressions that contain the term from the superordinate entry. Complex expressions may be listed in the indeterminate as well as in the determinate state.

5. Foreign words: Foreign words are listed in a strictly alphabetical order unless they are arabicized.

6. Vocalization: Only such words as might be confused with each other are vocalized. For the main part this applies to the verbal nouns of the first stem that might be confused with the verb. In these cases

only the verbal noun is vocalized. Nouns that are distinguishable from each other by their vowel structure only are likewise vocalized unless only one of them appears in the glossary.

7. Numbers: The numbers indicate the book and paragraph of the Arabic text in which the respective entry may be found.

Use of Symbols in the Arabic Entries

1. – The dash is used in subentries to represent the superordinate entry. If this superordinate entry is a complex one, the dash represents only its first element.

2. : A word followed by a colon may have two functions: a singular with a colon introduces a plural or dual, when the corresponding singular does not figure in the text. Any word followed by a colon may be used to introduce complex verbal or nominal expressions containing the word preceding the colon when this word itself does not figure in the text as an isolated item. The two functions of the colon may be combined.

3. : – A dash followed by a colon introduces a complex entry which contains the superordinate word in a grammatically modified form.

4. ← The arrow refers to other entries either containing the word in question or representing a different orthography thereof.

Hebrew Equivalents

1. Every word is given in the spelling (either defective or plene or both) in which it appears in the text.

2. The conjugations of the Pu‘al and Huf‘al are not given separately but are subsumed under the Pi‘el and Hif‘il respectively, as far as they appear alongside the latter as representations of one and the same Arabic term within one text. Nitpa‘el has been equated with Hitpa‘el under the same conditions.

3. Nouns are in general indiscriminately given in the indeterminate state, unless the corresponding Arabic term is given in the determined state for some reason (cf. above). In the latter case the Hebrew equivalents are given in the state in which they figure in the text.

Sometimes Pi‘el verbs are written with an additional *yōd*, that does not necessarily appear in the texts, with the purpose of distinguishing the Pi‘el from the corresponding Qal.

Use of Symbols in the Hebrew Equivalents

1. / Equivalent and variant expressions are separated by a slash.

2. [ ] Text between square brackets has been added by the editor.

English Equivalents

The English translation corresponds to the Arabic entry as it is translated in the English text. Therefore, it does not necessarily correspond to the Hebrew equivalents, nor does it necessarily represent the common usage of the Arabic word independent from the text. This practice also means that there may be a lack of symmetry between the different translations of the singular, dual, and plural of one single word.

Number and determination are translated schematically in the glossary even if they are translated differently in the text. Therefore the translation of an Arabic term by itself does not always have to correspond grammatically to the translation required by the text.

Arabic verbal nouns (*maṣdar*) are never translated as English infinitives, in order to set them apart from Arabic finite verbs. Instead they are translated by any nominal form used as a corresponding translation in the English text. If the English text uses finite verbs only for a particular instance of an Arabic verbal noun, the glossary gives the progressive form (-ing).

Glossary of Technical Terms and Materia Medica

The 0 refers to the introduction; the numbers before and after the period refer to the respective treatises and chapters; forms between brackets do not feature in the text in this particular form.

Translation	Anonymous	Benveniste	Shatibi	Maimonides	
needle	מחט	מחט	מחט	إِبْرَة 13.10	1
bathing basin or tub	אמבטי	הכלה	כלי לטבל	أُبْزَن 10.4	2
lemon	אתרוג	אתרוג	אתרוג	أُتْرُجّ 9.1; 12.1	3
effect	הפעולה/אחר	הפעולה/רשם	רושם	أَثَر 6.5; 10.4	4
physicians in our time, later physicians	הרופאים המאחרים	האחרונים	האחרונים/הרופאים מן האחרונים	مُتَأَخِّرُونَ الْأَطِبَّاء 10.5; 12.3, 5, 6	5
physicians in our time	הרופאים שבזמננו	האחרונים	הרופאים מן האחרונים	– الْمُتَأَخِّرُونَ مِنَ الْأَطِبَّاء 10.4	6
nature (...) is educated	הטבע (...) מלומד מיד המלמד	המבחר (...) תלמד מיד המלמד	המבחר (...) תלמד	أَدَب الطبيعة : حسنة (...) أَدَب الطبيعة 13.23	7

Translation	Anonymous	Benveniste	Shatibi	Maimonides	
the disciplines and admonitions of the Law	המוסרים המוסריות והתוכחות	(ה)מוסרים המוסריות והתוכחות	הדרכות המוסריים/המוסריות האזהרות המוסריות	آداب الآداب والمواعظ الشرعية 8.3	8
well traired	בעל מוסר	מוסרי	בעל מוסר	أديب 13.23	9
to cause/produce harm	הזיק	הזיק	הזיק/הזיק	آذى (أذى) 13.19, 45	10
harm	נזק	נזק	הזק	أَذًى 9.2	11
harm	הזק/נזקה/הזיק/הזק	ה(ז)יקה/נזק	הזק/נזק	أَذِيَّة 4.3; 10.9; 13.10, 19, 32, 47	12
harmful	מזיק/מ(ז)יק	המזיק/מזיק	מזיק	مَوذٍ 5.1; 10.2	13
insomnia	אבדן השינה	בטול השינה	נדד שנה	أَرَق 5.6	14
lavender	אסטוכודוס	אסטוכודוס	אסטוכודוס/אסטוכס	اسطوخودس 12.1, 9	15
isfīdabāj	אספידאבאג'	אספידאבאג'	אספידאבאג'	اسفيداباج 4.1	16
hart's tongue	אסקולופנדריון	אסקולופנדריון	אסקולופנדריון	استقوفندريون ← ستقوفندريون 12.1	17
root, cause, main point, funcamental rule	עיקר/ש(ו)רש	עקר/שרש	יסוד/שרש/עיקר/עקרים	أصل 5.1, 3; 10.5; 11.2;12.1, 5, 8, 10; 13.4, 30	18
origin, roots, (basic) principles	ע(י)קרים/שרשים	עקרים/שרש	שרש/עקרים/שרשים	أصول ل 5.3; 12.3; 13.11, 19, 30	19

Translation	Anonymous	Benveniste	Shatibi	Maimonides	
principal, essential	עיקרי	שרשי	שרשי/שרשיי	أصلي 10.8 ← الأعضاء	20
absinth	אפסנתין	אפסנתין	אפסנתין	أفسنتين 12.8	21
horizons	אפקות	אפקי	אפקים	آفاق 13.4	22
to eat	אכל	אכל	אכל	اكل 5.2; 9.13	23
consumption, eating	אכילה/אכל/מאכל	אכילה/אכל	מאכל/אכילה/אכל	اكل 3.9, 10; 5.1, 2; 7.4, 5; 10.1; 12.10 ← شهوة	24
meal	אכילה	מאכל	אכילה	اكلة 5.4	25
food	מאכלים	מאכל	מאכלים	ماكل 13.4	26
pain	כאב	כאב	כאב	ألم 13.5	27
sources	אבות	אבות	אבות	أمهات 5.3	28
people, nations	אומות	אומות	אומות	أمّة 7.4	29
to be prescribed	צווה	צווה	צווה	أمر 8.4	30
hot things	המחים החמים	המחים החמים	המחים החמים	أمور الحارّة 2.3	31
commander	—	אמיר	מלך	أمير 13.38	32

Translation	Anonymous	Benveniste	Shatibi	Maimonides	
to consider, observe	ההבחנה	הבחנה/עיין	התבוננות/עיין	أمل تَأمُّل : اِعْ 5.6; 10.8; 13.13	33
consideration	עיון	עיון	עיון	تَأمُّل 8.3	34
to be protected	היה נשמר	נשמר	הנשמר	أمِن 8.3	35
safety for one's health	בטח אחריה	אחרים בטח	בטח	عافية أمن : أمْن 9.6	36
bronchial tubes	סמפונות	קנוקבות	קנה	الأنابيب 2.3	37
Roman nettle	אנגדה	אנגדה	אנגדא/אנג'א	أُخْرَى ة 12.5, 8	38
al–Andalus	ספרד	ספרד	סולדוס	أندلس 4.6	39
sarcocol	—	אחרית	אחרית	أزرون ت 12.8	40
anise	אניסון	אניסון	אניסון/אניס	أنيسون 3.10; 9.15; 12.3, 8 / هليلجات ← هليلجات	41
damage	חלי	קלקלה	הזק	آفة 2.1	42
harm, diseases	נזקים	הזקים והמארעות/המזיק	נזקים	آفات 13.5, 36	43
ounce	אוקיא/אוקיה	אוקיי/אוקי	אוקיא/אוקיה	وقيّة 4.7; 7.2; 9.1, 6, 13–15; 12.1, 3, 5, 6	44
two ounces (du.)	שתי אוקיות/אוקיאתא	שתי אוקיות ב'/אוקיות	שתי אוקיות ב'/אוקיות	وقيتان 4.7; 9.2, 6, 7, 13; 12.3, 7	45

Translation	Anonymous	Benveniste	Shatibi	Maimonides	
ounces	אוקיה	אוקי'/אוקיה	אוקיא/אוקיה	أواق	4.7; 12.3, 5, 7, 10 — 46
the nutritive organs	כלי המאכל	–	כלי המזון	الآلات: الآلات الغذاء	9.6 — 47
respiratory organs	כלי הנשמה <>כל	כלי הנשמה	כלי הנשימה	– النفس	8.2 — 48
hiera	איארג	איארג'/אאירג'	אאירג'/אאיארג'	إيارج	12.8, 9 — 49
hiera picra	איארג' פקרא	איארג' פיקרא/אאירג'	אאירג' פקרא'/אאיארג'	إيارج فِقَرا	12.8; 13.41 — 50
hieras	–	איארג'אות	אאיראג'	إيارجات	13.41 — 51
camomile	באבונג	באבונג',	באבונג',	بابونج	12.1 — 52
eggplant	באדנגאן	באדנג'אן	באדנג'אן	بادنجان	3.8 — 53
to produce vapors, fumigate	עשׁן	שׂרף/התעשׁן	הלתה אדרה/הקטיר	بحر ← راكب (يبحر) يبحَر	2.3; 12.6 — 54
evaporation, vapor	עישׁן/קיט(ו)ר	עשׁן/קיטר/אדים	א(י)דים/עשׁן/אד	يبخار	2.1; 12.6; 13.1 — 55
vapours	עשׁן/אדירם	עישׁון/אוירם	אד (י)אר	أبخِرَة	2.3; 10.1; 13.1 — 56
misty	גם	עשן	אד'יר	بخاري	13.4 — 57
fumigation	הקטרה/עישׁון	עישׁון/התעשׁן	הקטרה/עישׁון	بخور	11.4; 12.6 — 58

Translation	Anonymous	Benveniste	Shatibi	Maimonides	
fumigations, incenses	קטורה/קטורים	קטורת/קטור/קטורה	קטורת/קטורות/קטורת	بخورات 8.1; 11.5; 12.6; 13.4	59
producing vapours	עשן	עשן	עלה מ... אל—	تبخّر 3.10	60
origin	התחלה	התחלה	התחלה	مبدأ 13.1	61
body	גוף	גוף	גוף	بدن 5.5; 9.1, 3, 11, 16; 10.2, 8; 11.4; 13.2, 4, 5, 25, 37, 39 ← ترجمان، اضطراب	62
bodies	גסים	גושים/גוף/גושמה	גושים/גשמה	أبدان 10.6; 13.22, 36, 43	63
steppes	מדברות	מדבר	ברים	براري 13.4	64
to recover	הבריא/נרפא	אברא	נרפא/התרפא/נתרפא	بَرَأ 13.10, 11, 38, 41	65
cure	רפואה/מרפא	אברא	רפואה/מרפא	بُرْء 13.6, 11	66
to become cold	קרר	נצטנן/(ה)נצטנן	קרר/התקרר	بَرَد 4.6; 8.2; 10.8	67
to let s.th. cool off	קרר/התקרר/הקר	קרר/התקרר/קור	קרר/התקרר	بَرَّد 3.10; 7.3; 10.4	68
cold	קרירות/קור	קר/ק(ו)ר	קור	بَرْد 5.1; 7.3; 9.15; 12.5	69
cold	—	קרירות	קר	بَرُدة 13.36	70
cooling	קרירות/קור	קרירות	קרירות	تبريد 11.2; 12.6	71

Translation	Anonymous	Benveniste	Shatibi	Maimonides	
cold	קר	קר	קור/קר	بارد 8.1; 9.14; 10.2; 11.2; 12.6; 13.36 ← ماء، هواء	72
cooling	קרבה	קרבה	קרבה	مبرّد 8.1 ← برز → لين	73
pitcher	צלוחית	כלי	כלי להקר	برنية 7.2	74
to be proven	מבחן אם	אבחנה	תבחנה באיזה דבר	تبرهن (برهن) 7.1	75
seed	זרעים/זרע	זרע	זרע	بزر 12.1, 4, 5, 8	76
fleawort seed	–	זרע קטונא	זרע קטונא	قطونا 12.4	77
linseed	זרע ה(פ)שתן	זרע פשתן	זרע פשתן	الكتّان 9.7; 12.5	78
spices	תבלין	תבלין	תבלין	أبازير 4.2, 7	79
seeds	זרעים	זרעים	זרעים	بزور 12.5	80
common polypody	בספאיג	בספאיג	בספאיג	بسباييج 12.8	81
mace	בסבאסה/בסבאשה	בסבאסה/בסבאשה/בסבסה	בסבאסה	بسباسة 4.7; 7.2; 12.6	82
they became cheerful	נבסטה נפשם	נפתחה נפשם	נבסטה נפשם	انبسط (يبسط) : انبسطت أنفسهم 10.8	83

Translation	Anonymous	Benveniste	Shatibi	Maimonides	
gladdening of the soul	שמחת הנפש	שמחת הנפש	בסט הנפש	بسط : بسط النفس 7.2	84
simple drugs	סמים	סממים	סממים	بسائط 12.1	85
dilation of the soul	הפשטות הנפש	הרחבת הנפש	הרחבת הפשטות	انبساط: انبساط النفس 8.2	86
onion	בצל	בצל	הבצל	بصل 9.12, 13	87
squill	בצל של עכבר	בצל האנקריל	בצל אל עכבר	بصلة عنصل 12.3	88
duck	בט	אווז	בט	بطّ 12.7	89
lancing	פתיחת הגלד	הפתח	פתיחת הגלד	بطّ 13.15	90
melon	מלפפון	מלפפון	מלפפון	بطّيخة 3.9; 9.13	91
stomach, belly	בטן	בטן	בטן	بطن: 5.5; 9.13 بطن اسفل، الادنة ←	92
the ventricles of the brain	חללי חדר המאח	חדרי המאח	בטן המח	بطون : بطون الدماغ 13.1	93
hatred	—	שנאה	שנאה	بغضة 13.49 باطن ← أعضاء	94
ox	בקר	שור	בקר	بقر 12.6	95
vegetables	ירקה	ירק הדקין	ירקה	بقول 3.8	96

Translation	Anonymous	Benveniste	Shatibi	Maimonides	
moist vegetables	הירקות הלחים	הירקות הקרה	הירקות הרטבים	البقول الرطبة 3.8	97
to be soaked	בלל	בלל	בלל	بلّ (بلل) انبلّ 2.3	98
city, country	–	אקלים/ארץ/עיר	ארץ/עיר	بلد 13.38, 43	99
countries, cities; country	ארצות	דבר/ארץ/עיר	ארצות/ערים	بلاد 4.7; 9.15; 13.4, 43	100
the hot countries	הארצות החמות	הארצות החמות	הארצות החמות	البلاد الحارّة 9.2; 13.43	101
countries	ארצות	ארצות/ערים/ערים	ארצות/ערים	بلدان 10.4; 12.10; 13.7	102
stupidity	הבטנות	סכלות	סכלות	بلادة 10.8	103
dullness of understanding	הבטנות הבנה	אסטבאות	שפלות הבנה	تبليد ← اختلاط بلغ - فهم 13.3	104
balsam tree	בלסמו	בלסאן	בלסאן	بلسان 12.1	105
to swallow	בלע	בלע	בלע	بلع (بلع) انبلع 9.2	106
phlegm	לקח קבה	כלהם	כלהם	بلغم 0.2; 4.6; 9.11–15; 12.1	107
phlegmatic	לקבה לקח	כלהמי	כלהמי	بلغمي ← اخلاط 9.14	108
ailment	חור	חול	חול	بلّة 13.5	109

Translation	Anonymous	Benveniste	Shatibi	Maimonides	
hazelnut(s) (*coll.*)	לוזים	לוזים	לוז	بندق 3.10; 9.13	110
hazelnut (*n. un.*)	לוז	לוז	לוזה	بندقة 12.3	111
violet (*coll.*)	סיגל׳	סיגל׳	סיגל׳	بنفسج 12.1	112
violet preserve	מרקחת סיגל / מרקחת של סיגל	מרקחת סיגל(י)ם	מרקחת סיגל	بنفسج – مربى 12.1, 4	113
building	בנין	בנין	בנין	بناء 13.4	114
construction	בנין	בנין	בנין	بنيان 13.6	115
constitution	בנין	בנין	בנין	بنية 9.16; 13.36, 38	116
buildings	בנינים	בנינים	בנין	مبنى : مبان 13.4	117
animal	בהמה	בהמה	בהמה	بهيمة 13.5	118
animals, beasts	בהמות	בהמות	בהמות	بهائم 5.3; 8.3	119
subject	שער	שער	שער	باب 12.10	120
borax	בורק	בורק	בורק	بورق 12.7, 10	121
Armenian borax	בורק ארמיני	בורק ארמיני	בורק ארמיני	أرمني – 12.10	122
urine	שתן	שתן	שתן	بول 7.1	123

Translation	Anonymous	Benveniste	Shatibi	Maimonides	
to whiten s.th.	לַבֵּן	לִבֵּן	הלבין	بان ← دهن باض (يَبِّض) ← سكّر 4.3	124
indigestion	הַתְבָּכָה/קִיבּוּץ/הַתְבָּכָה	קמטא	הַתְבָּכָה/בכילה	تخمة 5.3, 6; 13.10, 34	125
indigestion which goes with diarrhea	התבכה	התבכה המשלשלת	התבכה הקאה	التخمة السهلية 5.3	126
indigestions	הַתְבָּכָה/הַתְבָּכָה	קמטות	הַתְבָּכָה/המכה	تخمّ 5.3; 13.33	127
a person suffering from indigestion	מי שמתבכל	בעל קמטא	בעל הַתְבָּכָה	متخمّ 13.10	128
turpeth	תרבד	תרבד/תרבד/תרבד	תרבד	تربد 9.5; 12.8, 9	129
manna	מן	תרנגבין	תרנגבין	ترنجبين 12.1	130
theriac	–	תריאק	תריאק	ترياق 13.41, 43	131
the theriac of four ingredients	–	תריאק ארבעה	תריאק ארבעה	ترياق الـ أربع 13.46	132
the "snake theriac"	–	תריאק	תריאק אלפארוק	الترياق الفاروق 13.38	133
the great theriac	–	תריאק הגדול	אלתריאק הגדול	الترياق الكبير 13.38	134
theriacs	–	–	תריאקות	ترياقات 13.41	135

Translation	Anonymous	Benveniste	Shatibi	Maimonides	
to exercise	יגע	עמל	הלאה תאבד	تعب 5.7	136
exertion	לגרב/יגב	יגיבה	עמל	تعب 5.5	137
apple(s) (*coll.*)	התפוח	התפוח	התפוח	تفّاح 3.10; 9.5, 13	138
hills	הלים	הליבה	הליבה	تلّ: تلال 13.4	139
to die, perish	—	בת	בת	تلف 13.36	140
being ruined	אבדה	נצבד	נצבה	تلف 2.1	141
Indian tamarind	התמרים של הודו	התמר אמבדי	התמר תבחה	غبر: التمر الهندي 9.1	142
mulberry	התות	(M) התות	התות	تون 3.9	143
Theodoretus	—	סוסאנדרלוסטוס	סוסאנדראלוסטס	تيادريطوس 13.38	144
fig (*coll.*)	התאנים	התאנם	התאנם	تين 3.9, 10; 9.2; 12.1, 3	145
fox	השועלים	השועלים	השועלים	ثعلب 3.7	146
residues	זבל/יגב	פסולת	שמרים	ثفل 9.3, 6	147
stools	זבלים	פסולת	שמרים	ثفل 9.6	148
to become / feel heavy	כבד	כבד	כבד / כבד	ثقل 0.2; 5.1; 10.8	149
to make s.th. heavy	הכביד	הכביד	הכביד	اثقل 2.3	150

Translation	Anonymous	Benveniste	Shatibi	Maimonides	
burden, heaviness	כבד/כובד	כבד	כבד	ثِقَل 5.1; 9.13; 10.8	151
slowmindedness	הכובד <הכבד>	כבד השכל	כבד הסכל	الذهن – 5.6	152
a heavy head	כובד הראש	כובד הראש	כובד הראש	الرأس – 5.6	153
mithqāl	מדרכ(י)	שקל	משקל	مِثقال 12.1, 6, 8; 13.38	154
as cold as ice	כמוגלד	כמוגלד	כמוגלד	مثلج 7.3	155
to induce vomiting	להקיא להרגיל	להרגיל להקיא	להקיא	اثار, اثار(ان) القيء 9.13	156
garlic	שומים	שומים	שומים	ثوم 9.12	157
opopanax	אושרגאר	אושרגאר	אושרגאר/גאושיר	جاوشير، جاوشير 12.7, 8	158
cheese	גבינה	גבינה	גבינה	جُبن 9.12	159
to attract [superfluities]	למשוך	למשוך	למשוך	اجتذاب، اجتذب 2.3	160
attraction	המשכה/המשיכה	המשכה/המשיכה	המשכה/המשיכה	جذب 9.5; 11.4	161
to be experienced, experiment upon oneself, to test s.th.	נסיון	נסיון	נסה/נסיון	جرب (ان) حرب، جرب 9.15; 12.2, 9; 13.28	162
experiment, experience	נסיון/נסיונות	נסיון/נסיונות	נסיון/נסיונות	تجربة 11.4; 12.5, 6, 9; 13.28–31	163

Translation	Anonymous	Benveniste	Shatibi	Maimonides	
empiricis.s	אנשי הנסיון	בעלי הנסיון	אנשי הנסיון	التجربة : أهل التجربة 11.3	164
an experienced [practitioner]/ an empiricist	מנוסה	מנוסה	מנוסה/מנוסה	مجرِّب ← طبيب 13.28, 30	165
a tried and true remedy	מנוסה אמת	מנוסה אמיתי	מנוסה אמיתי	— مجرّب 12.6	166
to irritate s.th.	גרה	גרה	גרה	(حرد) حرّد 4.3	167
peeled	גרור	גרור	גרור	محرود 7.3; 12.1	168
to grind s.th. coarsely	גרוש	דקק גרוש	קמח גרוש	حرش 12.9	169
coarsely ground	גרוש	לא נטחן דקק	קמח גרוש	حريش 12.9	170
the cumin electuary	–	גרושת הכמון	גרושת הכמון 13.46	حوارش : حوارش الكمّون 13.46	171
to take s.th. in sips	לגמא – מן גרעות	לגמא – מן אורחה	לגמא – מן גרעות	حسا : حسا من حرجات 12.9	172
sips	גרעות	אכלו לפה	גרעות	حرجة : حرجات 9.2	173
body	עצם/גוף	גוף/עצם	עצם/גוף/מעשה	جرم 4.1; 7.4; 9.13, 14; 11.2	174
passages	המכבדים	המכברים/שערים	המכבדים	مجرى : مجار 2.1, 2	175
the fine passages	המכבדים הדקים	המכבד הדק	המכבדים הדקים	المجاري الرقاق 2.1	176
carrot(s) (*coll.*)	גזר	גזר/בסד	גזר	جزر 3.8; 12.5	177

Translation	Anonymous	Beneveniste	Shatibi	Maimonides	
at random	כלי האחת/באחד דרך	כלה אשמר/במאבד	כלם האחת/האחד דרך המקרה	جزاف : جزاف [أو] 5.2; 12.5	178
those who are reckless	הדמים	–	הנאם	مجترؤن المجترفون 13.11	179
careless physicians	הרופאים המתרשלים	הרופאים המתרשלים	הרופאים מן הפשעים	مِن لا يُبالي : – 13.10	180
body	גוף	גוף	גוף	حسد ; 2.1; 7.1; 8.2; 10.8; 13.22, 27	181
body	גוף	גוף	גוף	حسم ; 0.2; 2.3; 5.6, 7; 9.14; 10.5; 11.4; 12.5, 9; 13.1, 5, 10, 11, 38	182
				جسماني ← انفعال	
to belch	כלאם מכבר	בהרג	פריק	جَشَأ تَجَشَّأ 5.3	183
to become dry	התחרב/חרב	החרב	התחרב/חרב	جَفَّ 9.6; 10.8; 13.5	184
to dry s.th. (up)	ייבש	ייבש/ייבש	ייבש	جَفَّفَ 4.3; 10.8; 11.2; 12.6	185
drying	מייבש/ייבוש/לייבש/במייבש	בייבוש/לייבש	מייבש/לייבש	تَجْفِيف 4.2; 10.4; 11.4; 13.4	186
drying	מייבש	מייבש		مجفّف 8.1	187
julep	ג'אלב/ג'לאב	ג'ולאב/ג'ולב/ג'ילאב	ג'ולאב/ג'ילאב/ג'לאב	جلاب 7.2; 12.1, 2; 12.8	188

Translation	Anonymous	Benveniste	Shatibi	Maimonides	
skin	צוד	צוד	צוד	جلدة 10.4	189
hazelnut (*n. un.*)	לוז	לז	בלוזה	جلوزة 9.2	190
to clean, cleanse s.th.	מרק/שפשף	מרק	מרק/מירק	جلا 4.6; 9.11, 14, 15	191
to cleanse s.th.	שפשף	מרק	מירק	اجلى 9.12	192
cleansing	שפשוף	מירוק	מירוק	جلاء 9.15	193
to coagulate s.th.	הקפיא	הקפיא	הקפיא	جمد (جمد) 4.7; 11.2 جماد ← جلّلان	194
to have sexual intercourse	בעל/שימש	שמש	שגל	جامع (جمع) 10.8, 9	195
sexual intercourse	משגל/ביעה	משגל	משגל	جماع 0.4; 5.6; 10.0, 8, 9	196
camels	גמלים	גמלים	גמל	جمال 5.2	197
to avoid s.th., to abstain from s.th.	נבדל מן/התרחק	התרחק	התרחק מן/נבדל מן	اجتنب (جنب) 0.4; 2.0, 2, 3; 3.8; 4.1; 5.3; 10.8	198
avoiding	להתרחק	להתרחק	להתרחק/הרחקה	اجتناب 2.1	199
castoreum	בגנדבדתר/בגונדבאדסתר	התאבקות/בצת קשטור	בצת חמר/בצה חמר	جندبادستر 12.7; 13.15	200

Translation	Anonymous	Benveniste	Shatibi	Maimonides	
categories	מינים	מינים	מינים	جنس أجناس : 1.4; 7.5	201
ignorance	–	מכלות	מכלות	جهل : 13.50 / معذور ←	202
those who are ignorant	הסכלים	הסכלים	הסכלים	جاهل : الجهّال 13.11	203
opopanax	הגאשיר	גאשיר	גאשיר	جاوشير 13.15 / جاوشير ←	204
to be better; to improve	היטיב	היטיב/היטב/שיפר	היטיב	جاد 9.13; 10.4	205
to be beneficial for	היטיב	להיטיב	הועיל	جوّد 7.4	206
goodness	טוב	טוב	טוב	جودة 7.3	207
a good regimen	טוב ההתנהגות	טוב ההתנהגות/ההנהגה	טוב ההתנהגות	التدبير – 0.4; 13.19, 22	208
				جيّد ← تدبير	
walnut(s) (coll.)	אגוזים	אגוזים	אגוזים	حوز 3.10	209
to be hungry	רעב	רעב	רעב	جاع 9.13	210
hunger	הרעבון	רעב	רעב	جوع 6.4; 10.9 / صداقة ←	211

Translation	Anonymous	Benveniste	Shatibi	Maimonides	
substance	עצם	עצם	מצבע	جوهر 3.8; 13.2, 4	212
carcasses	נבלה	נבלות	נבלות	جيفة 13.4	213
thyme	חאשא	חשא/חאשי	חשא/אשא	حاشا 12.1, 3	214
to make pills (from s.th.)	עשה (ה)אבירים	עשה בדורי	עשה בדורים	حبّ (حبّب) 12.8, 9	215
seed	גרעינים	גרגרים	גרגרים/גרגר	حبّ 12.1, 9	216
pomegranate	גרגרי הרמון	גר הר(י)מון	גרגרי רמון	الرمّان – 3.9	217
pine nuts	זרע של חבוש/גרעיני אצטרובל	גרגר הצנובר	גרגרי צנבר	الصنوبر – 3.10	218
habbas, (pistacio) nuts	גרגרים/<פסטק>/גרגרים	גרגרים/אגוזים	גרגרים	حبّات 12.1, 4, 8, 9	219
love of leadership and victory	–	אהבת ההנהגה והנצחון	אהבת השררה והנצחון	حبّ : حبّ الرياسة والغلبة 13.49 13.50	220
love	–	אהבה	אהבה	محبّة 13.49	221
retention	אחיזה/שיבוש	העצרה	עצירה	احتباس 0.4; 9.0	222
to protect s.th.	הגנה	הגן	הגן	حجّ 4.3	223
membranes	קרומית	קרום	קרום	حجب 12.9	224

Translation	Anonymous	Benveniste	Shatibi	Maimonides	
to be solid	התאבן	התשקעה	התאבן	حَجَّر (حَجَّر) 9.6	225
hard	מתאבן	קשה	מתאבן	مُتَحَجِّر 9.7	226
to fix	הגביל	דד	הגביל	خَلّ 5.2	227
proper measure	בכדי	דד	בכדי	خَلّ 10.4	228
sharp	חד	–	חד	خَلّ د 12.1	229
fresh	חדש	לח	חדש	حَدِيث 12.3	230
cases	מאבנים	המקרים/המקרה	משולות	حَدِيث : حَوادِث 8.3	231
to be discharged	דד	הגבלל	דלדל	اِنحَدَر (حَدَر) 5.1	232
streaming down	הדדר	הגבל	הזלה	اِنحِدار 12.4	233
conjecture	מחשבה	הרהר	אומד	خَاس 13.19	234
skilled	בקי	אומן	מה	حَاذِق 9.5	235
intelligent, skillful (*pl.*)	חכמים/מבינים	מבינים	חכמים/מבינים	حَاذِق 9.5; 12.9	236
heat	חם	המומה/חם	חדד/חם	حَرّ 5.1; 10.4	237
heat	חם	המומה	חם	حَرارَة 0.2; 2.3; 4.2, 7; 10.4, 8; 11.2; 13.35, 41	238

Translation	Anonymous	Benveniste	Shatibi	Maimonides	
innate heat	חום טבעי	החמימות הטבעית / החמימות השרשית	חום טבעי	7.1; 10.8; 13.38 – غَرِيزِيّة	239
hot	חם/מזוין	חם	חם/חד	8.1; 11.2; 12.4–8; 13.43 حارّ، بلاد، الأشياء، ماء ←	240
consulting	הידוק	שאולה	הכרה	9.5 تَخبِير	241
hot	חם	חם	חם	7.3; 9.14 محرور	242
battles	מלחמות	המלחמה	מלחמה	13.10 حرب : حروب	243
to be careful	נשמר והיה	היזהר	היזהר	13.5 تَحَرَّز (حرز)	244
sharp	חריף	חריף	חריף	9.11 حَرِيف الأغذية ←	245
based on tendentious terms	הבנת האמת	לפכל מאמר	נגזרה מאמר האדם	0.3 محروف : محروف الشريطة	246
deviating	נוטה	היוצא מן האמצעי	נוטה	8.1 مُنحَرِف	247
to burn s.th.	שרף	שרף	שרף	4.3 أَحرَق (حرق)	248
to stimulate, spur s.o	הזיז	הזיז	הזיז	10.8; 13.5 حَرَّك (ل) حرّك	249
to move	התנועה	התנועה	נתנועה	13.5 تَحرُّك	250
to move vigorously	התנועה תנועה חזקה	בן התנועה זעה קשה	התנועה תנועה חזקה	5.5 حَرَكة قَوِيّة –	251

Translation	Anonymous	Benveniste	Shatibi	Maimonides	
movement	תנועה	תנועה	תנועה	حركة 5.5; 8.2; 11.5	252
natural movement	תנועה טבעית	תנועה טבעית	תנועה טבעית	طبيعة – 13.5	253
bodily movement	תנועת הגוף	תנועת הגוף	תנועה הגופנית	الحركة البدنية 7.5	254
moderate movement	תנועה ...	תנועה	תנועה	المعتدلة 5.5	255
movements	תנועה	תנועה	תנועה	حركات 5.6; 13.5	256
movements of the soul	תנועת הנפש	תנועת הנפש	תנועת הנפש	النفس – 8.3	257
movements of the soul	תנועת הנפש	תנועת הנפש	תנועת הנפש	الحركات النفسانية 0.4; 8.0, 2	258
action	פעולה	פעולה	פעל	تحريك 12.10	259
stimulant	מניע	מניע	מניע	محرّك 13.5	260
to be forbidden	נאסר	נאסר	נאסר	حرم 7.2	261
prohibited	נאסר	אסור	אסור	حرام 7.1	262
sadness, grief	אבלות	עצב	עצב/יגון	حزن 8.2, 4	263
broth	שהרות	ומרק/רותח	הס	حسو 9.13	264
barley broth	שהרות השעורים	הס ומרק	הס ומרק/שעורים	شعير – 9.13; 11.4	265

Translation	Anonymous	Benveniste	Shatibi	Maimonides	
internal organs	קרבים	קרבים	קרבים פנימיים	9.2 أحشاء	266
a dish prepared from unripe sour grapes	–	אלבוסתאן	בוסתבורג	9.4 حصرميّة	267
wood	עצים	עצים	עצב	4.7 حطب	268
causing pressure	חוסם	דוחק	מכבד הצואה	11.2 حافز	269
memorising	גירסא	זכירה	שמירה	13.19 حِفْظ نَفْسان غ	270
the preservation of health	שמירת הבריאות	שמירת הבריאות	שמירת הבריאות	5.5 الصحّة –	271
to retain s.th.	החזיק	אצר	הסתיר	10.4 خَزن	272
to be retained	נכבש	נעצר	נסמך	13.5 احتقن	273
to use s.th as an enema	עשה ב–/פעל ב–/ עשה את/החקן ב–	החקן ב–	החקין ב–	بـ احتقن 9.6, 7; 11.4; 12.7	274
enema	חוקן	חוקן	חוקן	9.6; 12.7 حُقنة	275
enemas	כל הבהלת/הדברים כל	חוקן/חוקנים	חוקנים	9.7; 11.4; 12.7, 8; 13.32 خُقَن	276
enemas	החוקנים	חוקן	חוקנים	12.8 حُقَن	277
using an enema	ההזרקה	חוקן	החוקן	9.7 احتقان	278

Translation	Anonymous	Benveniste	Shatibi	Maimonides	
to grind s.th.	לטה	יכתש	גרד	حلك 12.9	279
rules	דין	משפטים	משפטים	حكم : أحكم 10.4	280
wise	חכם	ידע	חכמה	حكيم 13.24	281
perfection	הכרה	הכרה	יושר	أحكام 7.2	282
to dissolve s.th.	התיר/התוך	התך	התיר/המס	حل 12.3, 4, 6, 10	283
to dissolve s.th.	הליל	הלם	מסס	حلال 13.4	284
to be dissolved	התחלל	נתך/נמחה	נמס/נתך	تحلل 2.1; 13.4	285
to be dissolved	סם	נתך/להמס/לאמס	סם/נתך/נמס	انحلال 10.9; 11.4; 13.36, 38	286
dissolving	התלייה/המחייה	המחאה/להמיס	המסה/התכה	تحليل 2.1	287
dissolving, dissolution	התלהלה/המחייה	להמס/המסה/המסה המסה/...	המסה/התכה	تحلل 5.5; 8.2; 10.2,3; 13.35	288
fenugreek	הלבה	פנגריג	תלתן	حلبة 9.7; 12.3	289
shaving	הסרה	הגלחה	הגלחה	حلقة 0.2	290
sweet	מתוק	מתוק	מתוק/מתקים	حلو 3.10; 9.3; 12.2	291
sweetmeats	מתיקה	מתיקה	מתיקה/דברים מתוקים	حلواء 3.10; 4.8	292

Translation	Anonymous	Benveniste	Shatibi	Maimonides	
to suffer from fever	התחמם	נבזה	הזדקק	حُمَّ : حُمَّ 13.33	293
fever	הקדימה	קדרה	קדחת	حمى ← حمى 5.6; 11.4; 12.1, 2, 7; 13.11	294
acute fever	הקדימה	קדחת חדה	קדחת חדה	10.9 حُلْو –	295
continuous choleric fever	הקדימה התמדה של חום אדום	קדחת המרית אצטאנריה	קדחת המרית אדמאנית	داخمة صفراوية 13.33	296
continuous fever	חום הקודקד	הקדחת המתמדת	קדחת דבקה	الحمى المطلقة 13.34, 35	297
fevers	הקדימה	קדחת	קדחת	حميات 7.4	298
malignant fevers	הקדימת נשכת	קדחת ישער	קדחת נשכנת	خبيثة – 2.2	299
bathhouse, bathing, bath	מרחץ	מרחץ	מרחץ	حمام، دخل، دخول ← خروج 9.13; 10.2–4, 9; 11.5	300
bathing	החזה	הר(א)חצ/ל(א)רחץ במרחץ	מרחץ	استحمام 0.4; 10.0, 2; 13.11, 32	301
those suffering from fever; patients with fever	בעלי הקדימות	הנקדחים	הנקדחים	محموم : المحمون 13.11	302
to redden s.th.	האדים	האדים	האדים	حمّر (حمر) 7.4	303
to turn red	התאדם	האדים	האדים	احمر 10.4	304

Translation	Anonymous	Benveniste	Shatibi	Maimonides	
donkeys	חמורים	חמורים	חמור	حمار : حمير 5.2	305
chickpeas	אפונים	אפונים/גרגרים	גרגירים	حمّص 4.1; 7.2	306
to turn sour	חמץ	קרים	חמץ	حمض 7.2	307
acidity	חמוץ/החמצה	קרימה/קורמה	החמצה/חמיצות	حموضة 3.9; 9.13,15	308
to become hot	החמם	החמם	החמם	حمى 2.3; 12.5	309
to suffer from a high fever	חלה עם החמה	היה לו קדחת	קדחה חזקה	حمّى قويّة – 12.5	310
to heat	החם	החם	החם	حمى 7.1	311
				حفظ → صحة	
fruit (colocynth)	המולה	פלי	המסה	حنظلة 12.9	312
prevention	שמירה	הצלה/שמירה	שמירה	احتياط 8.3; 10.10	313
modesty	בשת נפש	בושת	בושת	حياء 10.8	314
life	חיים	חיי	חיים	حياة 10.8	315
living creatures	בעלי חיים	חי	בעלי (ה)חיים	حيوان 13.1, 25	316
rational beings	בעלי חיים מדבר	בעלי הדבר	חי מדבר	الحيوان الناطق 5.1	317

Translation	Anonymous	Benveniste	Shatibi	Maimonides	
dumb animals	בעלי חיים הבלתי מדברים	חי שאינו מדבר	הבלתי חי הבהמה	الأعجم ناطق 5.2	318
vital	חיוני	חיוני	חיוני	حيواني 8.2	319
crude	נקי	–	באס	خام 12.6	320
				خبرة ← درية	
bread	לחם	לחם	לחם	خبز 4.5	321
unleavened bread	פת מצה	לחם מצה	לחם מצה	فطير 9.13	322
				خان : خانات ← ضمير	
white hellebore	–	הרבק הלבן	הרבק הלבן	خربق الطريق/الطريق ال أبيض 12.10	323
the two hellebores (du.)	ההרבקים	ההרבקים	אלכרבקין	الخربقان 13.15	324
to be emitted, leave	יצא	יצא	יצא	خرج (من) 10.8; 11.2; 13.38	325
to give up (doing s.th.)	יצא מ-	יצא מ-	יצא מ-	عن 12.1	326
to expel s.th.	הוציא	הוציא	הוציא	أخرج 7.1; 9.3; 11.1; 12.1, 8	327
to drain / extract blood	הוציא (מן) הדם	הוציא (מן) הדם	הוציא (מן) הדם	(من) الدم 13.33, 34	328
leaving, emission	ההוצאה/הוצאה	ההוצאה/הוצאה	אלאכראג	7.1; 10.2, 8, 9	329
leaving the bathhouse	היציאה מן המרחץ	יציאה מן המרחץ	יציאה מן המרחץ	الخروج من الحمّام 12.6	330

Translation	Anonymous	Benveniste	Shatibi	Maimonides	
expelling, evacuation	הוצאה	הוצאה	הוצאה	9.6, 7 اخراج	331
bloodletting	הוצאת דם	הוצאת דם	הוצאת דם	9.16; 13.32, 46 الدم –	332
mustard	חרדל	חרדל	חרדל	12.10 خردل	333
Syrian mustard	חרדל שאמי(!)	חרדל שאמי	חרדל שאמי	4.6 شامي –	334
to traverse s.th.	בכס	צבר	קצף	13.4 خرق: اخترق	335
piece of cloth	מטלית	בגד	בגד	4.6 خرقة	336
a finely woven piece of cloth	מטלית שאמי מארוגה	בגד דק	בגד דק וכו' הבא	7.2 خرقة ملغزلة	337
pieces of cloth	מטלית	בגד	בגד	12.9 خرق	338
pharmacy	—	מרקחת	אוצר	13.38 خزانة	339
wood	עץ	עץ	עץ	9.2 خشب	340
opium	כשכאש	כשכש	כשכש	12.4 خشخاش	341
white poppy	לבן כשכאש	כשכש	כשכש	12.4 ابيض –	342
Iraqian poppy	—	<> כשכש אלעראקי	כשכש	12.4 الخشخاش العراقي	343
to harden s.th.	חרבה	הרבה	ונמקשה	4.3 خشن: خشن	344

Translation	Anonymous	Benveniste	Shatibi	Maimonides	
lettuce	חזרת	חזרת	חסא	3.8 خَصّ	345
fresh	לח	לח/ירוק	ירוק	12.1, 4, 5 أخْضَر	346
greenish (*pl.*)	ירוקים	ירוקים	–	7.4 خُضْر	347
marshmallow	כסמס	כסמ/כובבזא	כסמס	9.3; 12.1 خِطْميّ	348
to be relieved, to become lighter	קל	הקל	קל/הקל	5.1; 12.4 خَفّ	349
lightness	קלות	קלות	קלות	11.4 خِفّة	350
light	קל	קל	קל	7.3; 12.5; 13.7 خَفيف	351
thinning	מרבץ	הרב	יבוש	3.7 تَخْفيف	352
hidden	נסתר	–	נסתר	10.1 خَفيّ	353
hiddenness	–	גיבוי	הסתר	13.50 خَفاء	354
to deteriorate, to be impaired	נפסד/להקלקה	נשתנש/להקלקה	להקלקל	2.3; 5.1 خَلّ : اِخْتَلّ	355
vinegar	חומץ	חומץ	חומץ	3.9; 4.3–5, 7; 9.13, 15 خَلّ	356
strong vinegar	–	חומץ חד	חומץ חד	4.6 حاذِق	357
wine vinegar	חומץ יין	חומץ יין	חומץ יין	4.2, 6; 9.13, 15 (ال) خَمر	358

Translation	Anonymous	Benveniste	Shatibi	Maimonides	
squill vinegar	חומץ האשקיל	חומץ האשקיל	חומץ אלאשקיל	خل العنصل –	359 4.5
to mix s.th.	עירב	עירב	עירב	خلط –	360 3.10; 12.3, 5, 6
to mix s.th.	עירב	עירב	עירב	أخلط	361 12.5
humor	ליח	ליח(י)	ליח	خلط –	362 2.1, 2; 9.6; 11.4; 13.19
a choleric humor	מרה אדומה	ליחה אדומיית	ליחה אדומיי	صفراوي –	363 13.33
a thick humor	–	ליחה עבה	עב ליח	غليظ –	364 13.41
humors	ליחה/ליחות	ליחה/ליחות	ליחה/ליחות	أخلاط	365 2.1, 2; 3.10; 4.6, 7; 5.3, 4; 9.1, 2, 6, 12, 15, 16; 10.3, 4; 11.1, 4; 12.7; 13.11, 25, 33, 41
mucous humors	ליחות לבנה	ליחות לבנה	ליחות בלגם	بلغمية –	366 12.8
thick, viscous humors	ליחות עבות מתדבקות/ ליחות עבות מתדבקות	ליחה עבה מתדבקת	ליחות עבים (ודבקים) מתדבקים	غليظة لزجة –	367 10.2; 12.8
thick or sticky humors	ליחה עבה או מתדבקת	ליחה עבה או מתדבקת	ליחה עבים או מתדבקים	غليظة أو لزجة –	368 2.1
crude, raw and thick humors	ליחות נאות ועבות נסה	ליחה נאה ועבה	ליחות נאים ובהם	غليظة نيئة فجة	369 6.4

Translation	Anonymous	Benveniste	Shatibi	Maimonides	
the thick humors	הליחות הגסות	הליחה הגסה	הליחות הגסות	الأخلاط الغليظة 12.1	370
derangement (or) dullness cf mind feebleness	בהירות או הפוגה הדעת	בהירות וסתום השכל	בהירות הצ׳רל רבכל	اختلاط او اختلاط 5.6 او تبلد العقل 13.5 تختلف	371
	שכל	שכל	הלך		372
ethical qualities	מדות	מדות	מדות	خلق 10.8	373
by the philosophy of morals	המדות הפילוסופיית	מדות הפילוסופיית	מדות הפילוסופיית	أخلاق بل خلاف 8.3 الفلسفية	374
on an empty stomach	על ריקנות המעים האצטומכא ריקה	על ריקנות האצטומכא	על ריקנות המעים האצטומאית	خلاء على خلاء من 3.9 العادة	375
on an empty stomach	על ריקן החלל מ(ן) האצטומכא	על ריקנות האצטומכא	על ריקנות האצטומאית	خلاء على خلاء من 3.9; 10.2 العادة	376
mental debility	כהות שכל	כהות השכל	אפלת השכל	خمود : خمود ذهن 10.8	377
wine	יין	יין	היין הנברר	خمر 6.5; 7.1, 2; 9.13; 13.38	378
the lining of the stomach	אבצטומכא בטן	האבצטומכא	הארכבות האצטומכא	خمل : خمل العدة 4.6	379
weakness	—	—	דלות	خمول 13.36	380
weakness of the soul	חולשת הנפש	דלות הנפש	חולשת הנפש	النفس – 8.2	381

Translation	Anonymous	Benveniste	Shatibi	Maimonides	
peach(es) (*coll.*)	אפרסקים	אפרסקין	אפרסקים	خَوْخ 3.9	382
to become weaker, to decline	–	אבד ונחלש והלך בכלה	לכבד	خَارَ 13.36, 41, 43	383
fear	יראה	פחד	יראה	خَوْف 13.22	384
cucumber	קשואים	קשואים	קשואים	خِيَار 12.1	385
Indian laburnum	קשב אלהנד	קשב אלשבלא	אלשבר	شَنبَر – 12.7, 8; 13.41	386
horses	סוסים	סוסים	סוס	خَيل 5.2	387
animals	בהמות	בהמות	בהמה	دَوَابّ 13.4	388
any kind of electuary	–	זרד	זרד דבש מן המרקחת 13.41	دَيبُذ : دَيبُذ مِن الدِيبِذات 13.41	389
rose electuary	–	ורד הרד	ורדות ורד	الوَرد : – 13.41	390
to treat s.o. / s.th., to arrange (to do s.th.), to outline s.th., to navigate in s.th., to prescribe s.th.	הדר/הנהיג/הדריך/הנהגה	הנהגה/הדריך	הנהגה/הדריך	تَدبير (دَبَّر) دبّر 0.3; 7.3; 11.5; 13.6, 22, 27, 33, 38	391
treatment, regimen, diet	הנהגה/הנהגה	הנהגה/להדר/הנהגה	ההנהגה/הנהגה	تَدبير 0.1, 3, 4; 2.1; 5.2; 6.5; 7.1, 5; 8.0, 1; 9.0; 10.0, 1, 5, 8, 10; 11.4; 12.4; 13.5, 6, 19, 22, 38, 47 ← حَوذة	392

Translation	Anonymous	Beneviste	Shatibi	Maimonides	
bad regimen	הנהגה רעה	הנהגה רעה	הנהגה רעה	سوء – 9.16	393
a regimen for the elderly	–	הנהגת הזקנים	הנהגת הזקנים	الشيخ – 13.46	394
regimen of health	הנהגת (ה)בריאות	הנהגת הבריאות	הנהגת הבריאות	صحّة (ال) – 0.4; 5.4; 7.1; 8.4; 9.6, 7, 16; 10.1, 4, 5, 8, 10; 13.0, 52	395
the regimen of one's body	הנהגת הגוף	הנהגת הגוף	הנהגת הגוף	التدبير البدني – 10.1	396
a good regimen	הנהגה הטובה	הנהגה הטובה	הנהגה הטובה	الجيّد – 9.1	397
the preservation of health	הנהגת שמירת הבריאות	הנהגת שמירת הבריאות	הנהגת שמירת הבריאות	حافظ للصحة (ال) – 9.11	398
a healthy, good regimen	הנהגה בריאה טובה	הנהגה בריאה טובה	הנהגה בריאה טובה	الصحّي الجيّد – 13.5	399
a thickening regimen	הנהגה מעבה מדקה/סתם	הנהגה מעבה	הנהגה מעבה/ הנהגה מדקה	الغلظ – 2.1, 3	400
a thinning regimen	הנהגה מדקה	הנהגה מדקקת	הנהגה מדקדקת	اللطف – 2.3	401
every regimen of body or soul	הנהגה כל ההנהגות של גוף או נפש	הנהגה מתמם <כפרט>	כל ההנהגות של הגוף או הנפש	تدابير: كل تدابير البدن أو النفس 13.4	402
refined, prepared	מתוקן/מבורר/מתקן	מתוקן	מתוקן	مدبّر – 6.5; 11.4; 12.8	403

Translation	Anonymous	Benveniste	Shatibi	Maimonides	
covering the head	האש מכסה	לכסות הראש מכסה	מכסה הראש	تدثير : تدثير الرأس 0.2	404
chickens	מהגבות/מהגנות/מהגבבה	המהגבה	וההגבה/המהגבה/המהגבבה	دجاج 4.1,3; 9.7; 12.7	405
to enter	בכסם/פרים	בכסם	בכסם/במא	دخل 10.2; 11.2; 12.6; 13.4	406
to enter the bathhouse	בכסם להכנס	בכסם להכנס	בכסם להכנס	احتلا – 10.4	407
two bathing sessions (du.)	זמן רחץ מבאה	מבאה	שאהי זמן רחץ	دخلان : دخلان 10.2	408
entering the bathhouse	הכנה להכסה מבאה	הכסה מבאה/ הכסה מבאה	הכסה מבאה/ הכסה המבאה מבם	دخول : دخول الحمّام 5.6; 10.4; 13.11, 32	409
[allowing] s.o. to go to the bathhouse	הכסה אל להכנס מבאה	הכסה מבאה	הכסה להכנס מבם	إدخال : إدخال الحمّام 13.18	410
to fumigate	עשן	דקטיר	דקטיר	دخّن 11.5	411
vapor	עשן	עשן	עשן	دخان 12.6	412
experience	נסיון	נסיאנו	הרגל	دربة 13.30	413
practical training and skill	הרגל במעשה והרגל	הרגל בהנהל המעשה	הרגל בהנהל המעשה	وخبرة بالعمل – 13.28	414
degree	—	מדרגה	מדרגה	درجة 13.41	415

Translation	Anonymous	Benveniste	Shatibi	Maimonides		
to be corrected	להושיב	—	נהדר	درك (استدرك) / إدراك ← قصور	10.9	416
dirham	דרהם	זוז	דרהם	درهم	9.6, 14, 15; 12.7, 8, 10; 13.38	417
two *dirhams (du.)*	ב' דרהם	שני זוז	דרהמין	درهمان	7.2; 9.15; 12.1, 10	418
dirhams	דרהם	זוזים	דרהם	دراهم	4.7; 12.1, 4, 5, 9	419
fatness	דשיטותה	שומן	שמנה	دسومة	4.7	420
to pound s.th.	דך	כתש	דכה	دعلك	12.9	421
to expel, dispel	דחה/דחק	דחה/הסר	דחה/הסר	دفع	2.1; 7.3	422
expelling	דחייה	דחייה	דחה	دفْع	13.5	423
to pulverize, pound s.th.	שחק/דקק	כתש/שחק	דקק/דקק/דקה	دقّ	4.2, 6; 12.2, 3, 5, 9	424
pounding	שחיקה	כתישה/שחיקה	דקה/דקק	دقّ	4.6; 12.2	425
thin	דקיק/דק	דק	דקיק/דק	دقيق	11.2; 13.10	426
pounded	—	מדוקדק	דק	مدقوق	3.10	427

Translation	Anonymous	Benveniste	Shatibi	Maimonides	
symptom	דליל	דליל	דלאלה	دليل 13.19	428
symptoms	דלאיל	–	דלאלות/דלאלה	دلائل 13.19	429
to massage s.o.	דלך	–	חפף	دلك 13.14	430
massage	דליך	המשיש/המשה	המשה	ذلك 0.4; 10.0, 5–7; 13.32	431
massage	דליך	–	המשה	تدلك 13.15	432
blood	דם	דם	דם	دم 4.3; 5.5; 7.4; 8.2; 13.1,10 إحتراق، استفراغ →	433
blood	דמי	דם	דם	دماء 7.4	434
brain	חם הראש/מוח/ראש	מוח/ראש		دماغ 0.2; 2.3; 3.10; 7.1; 10.1, 4, 8; 11.1, 2, 4, 5; 12.5, 6 بطون →	435
to pollute s.th.	הדניה	הדניה	מטמא	(دنس) دنس 13.2	436
to rub s.th.	מעסה	מעסה	שעשע	دهن 12.6	437
rubbing	מעסה	מעסה	מעסה	دهن 12.6	438
oil	שמן	שמן	שמן	دهن 9.3; 12.2, 3, 6, 8, 9; 13.14	439
ben oil	שמן בן	שמן בן	שמן בן	بان – 12.6	440

Translation	Anonymous	Benveniste	Shatibi	Maimonides	
rubbing with oil	משיחה	משיחה	המשחה	تدهين 13.15	441
cycles	מחזורות	מקופות	מקפים	أدوار 10.6	442
to do continually	התמיד	התמיד	התמיד	دام 12.6	443
to do continuously	התמיד	ההתמיד/התמיד	התמיד	دوام 3.9; 12.5	444
constantly	על התמדה	בהתמדה	בהתמדה	على الدوام : – 9.15	445
the preservation of health	המתמיד הבריאות	להתמיד הבריאות	המתמיד הבריאות	– الصحّة 5.5	446
using (s.th.) continuously	התמיד	התמיד	התמיד	مداومة 12.6	447
the preservation of health	הותיר הבריאות	הותיר הבריאות	הותיר הבריאות	استدامة الصحة : استدامة 5.5	448
medicine, remedy	הרפאה	הרפאה	סם/הרפאה/הרפאה	دواء 3.9, 10; 4.2; 9.2; 11.4; 12.9, 10; 13.18, 19, 40, 41, 43	449
a compound drug	–	סם מורכב	סם מורכב	– مركّب 13.45	450
purgative	הרפאה משלשלת	הרפאה משלשלת/ תרופה משלשל	סם משלשל	– مسهّل 11.4; 12.9; 13.16	451
a simple drug	–	סם נפרד	סם נפרד	– مفرد 13.45	452

Translation	Anonymous	Benveniste	Shatibi	Maimonides	
drugs	הסממנים/לסאמן	האומא	סמים	أدوية – 2.1; 3.8; 8.3; 9.5; 11.4; 12.0, 5, 9, 10; 13.5, 29, 38, 39, 41, 45, 46	453
compound drugs	סמים מורכבים	האומא מורכבה	סמים מורכבים	مركبة – 11.1	454
thinning and cutting drugs	רקד סמים מדקקים מחתך	האומא מדקקת מחתכה	סמים מדקקים מחתכים	ملطفة مقطعة – 11.2	455
simple and compound drugs	–	הסמים הפשוטים והמורכבים	הסמים הפשוטים והמורכבים	الأدوية البسيطة والمركبة – 13.41	456
rubefacients	הסממנים המאדמים	האומא המאדימה	סמים מאדמים	المحمرة – 11.2	457
compound drugs	האומא מורכבים	האומא מורכבה	סמים מורכבים	المركبة – 11.4	458
purgatives	האומא המשלשלים/ סמים המשלשלים/ המשלשלים	האומא המשלשלת/ סמים משלשלים	סמים המשלשלים	المسهلة – 9.6,16; 12.9; 13.46	459
fatal drugs	–	סמים הממיתים	סמים הממיתים	القتالة – 13.39	460
blistering drugs	–	המבעבעה	המבעבעים	القرحة – 11.2	461
strong purgatives	סמים המשלשלים חזק	סמים משלשלים חזק	סמים חזקי השלשול	القوية الإسهال – 12.8	462
healing	ונתרפא	ונתרפא	ונתרפא	مداوات – 10.1	463

Translation	Anonymous	Benveniste	Shatibi	Maimonides	
(very) old roosters	התרנגולים הזקנים/ הישישים הזקנים	התרנגולים הישישים/ התרנגולים הזקנים	התרנגולים (הזקנים)	ديوك هرمة 11.4; 12.6	464
to apply the powder	אבק/עפר	אבק	זרר	ذُرّ 12.6	465
powder	אבק	אבק	עפר	ذرور 12.6	466
powders	התחבושות/אבקים	אבקים	עפרים (אבקים)	ذرورات 11.2; 12.6	467
quotation	הזכרת הלשון	הזכר הטקסט	הזכרת המאמר	ذِكر : ذِكر النصّ 10.9	468
movement, loss	הסרה	צאת/ביאה	להסר/הסרה	ذهاب 8.2; 10.8	469
loss of appetite	הסתלקות האכילה	הסרת האכילה	הסר האה הסר האכל	الشهوة – 5.6	470
intellect	שכל	שכל	שכל	ذهن حمود ، ثقل 13.19	471
intellect	שכל	דעת	שכל	أذهان 13.13	472
essence	–	עצם	עצמות	ذات 7.3	473
to dissolve s.th.	התיך/המס	התך	להתיך/להמס	ذاب (أذاب) 4.6; 9.12; 11.2	474
lung	ריאה/ריאות	ריאה	ריאה	رئة 0.2; 2.3; 3.7,10; 7.2; 9.2; 11.1, 2, 4, 5; 12.0–5, 8 ← قصبة	475

Translation	Anonymous	Benveniste	Shatibi	Maimonides	
fennel	שומר	שומר	שומר	3.8; 4.4; 12.1, 3, 5, 8 جُلبان الزبا	476
head	ראש	ראש	ראש	رأس 2.3; 3.9; 7.1; 10.4, 8; 12.1, 6, 8 ← تدبير، ثقل ← رياسة ← حسّ	477
Syrian ginger	זאמר	זאמל	סנבל/זאמל	راسن 12.1, 5	478
rhabarber	ראונד	ראונד	ראונד/אלראונד	راوند 12.8; 13.41	479
Chinese rhubarb	ראונד הסיני		אלראונד הסיני	الراوند الصيني 9.1	480
opinion, advice, idea	עצה/דעה	עצה/הנהגה	דעה/עצה/הנהגה	الرأي 5.4; 9.5, 16; 12.5; 13.51	481
human counsel	הנהגה אנושית	הנהגה אנושית	הנהגה אנושית	الرأي الإنساني 8.3	482
at a collective first sight	הנהגה המשותפת	הנהגה המשותפת	המסה הראשונה	في بادئ الرأي : – المشترك 8.3	483
views	דעות	דעות	דעות	أراء 5.4	484
rob	רב	רב	רב	رُبّ 9.5; 12.3	485
thickened grape juice	רב על ענבים	רב ענבים	רב ענבים	عنب 12.4, 5, 8	486

Translation	Anonymous	Benveniste	Shatibi	Maimonides	
robs	מרקחים	מקבצה/מקבץ הקורה רב	רבב	ربّ 9.5; 13.41	487
spring	חזר /רבי/ רבים	רבי/ רבים	אברא	ربيع 5.1; 11.4	488
asthma	רבו	רבו	רבו	ربو 0.2	489
preserved	מרקוחה	אברוכה	מרבבא	مربى ← ورد 12.1, 4	490
sequence, order	סדור/סדר	סדר/סדור	סדר	ترتيب 5.4; 11.4	491
legs	רגלים	רגל	רגלים	رجل ؛ أرجل 13.10	492
to weaken s.th., loosen [the lining of the stomach], make s.th. soft	הרפה/הרחיש	הרחיש/הרפה	הרפה	أرخى (رخي) 7.3; 9.6; 10.4	493
to become flaccid	רפה	רפה	רפה/הרפה	استرخى 10.8	494
paralysis	—	נרפה	הרפיון	استرخاء 13.36	495
badness	רעה	רעה	רעה/רוע	رداءة 9.11; 10.8	496
to deposit s.th.	הרכבה	—	הרכבה	رسب 7.2	497
to become fixed	שקע	השתקע	השתקע	رسخ 2.1	498
to discharge, send s.th.	שלח	שלח	שלח	رسل (أرسل) 11.1; 13.25	499

Translation	Anonymous	Benveniste	Shatibi	Maimonides	
garden–cress	רשאד	ברשיאנה	רשאד	رشاد 3.8	500
to crush s.th.	–	רצץ	רצץ	رضّ 12.5	501
pounded	מרדוץ/מסוס	רדוץ	מרדוץ/רדוץ/רתת	مرضوض 7.2; 9.1; 12.1, 4, 9	502
to moisten s.th.	רטב	לחה	הרטיב	(رطب) أرطب 10.8	503
fresh, juicy	רטב	לח	רטב	رطب 3.9; طلب ← هوًا 504	504
fresh dates (coll.)	רטבים	רטב	רטבה	رطب 3.9	505
moisture	הלחות/הרטב	לחות	לחות	رطوبة 10.4; 11.2; 12.9	506
refining moisture	הרטב המקרה	לחות מקרה	הרטב המקרה/הלחות	ملطفة – 3.8	507
humours	הליחות	לחה(ו)ת	הליחות/הליחות	رطوبات 10.8; 11.4; 12.6	508
moistening	הרטבה	הרטבה	הרטבה	ترطيب 10.4	509
moist	רטוב	לח	רטוב	مرطوب 9.14	510
ratl	ליטרא	ליטרא/אוקיא	ליטרא	رطل، 4.6; 6.5; 7.2; 9.2, 6, 7, 13, 15; 12.4, 7, 10	511
ratls	ליטרים	ליטרין/ליטראות	ליטרין	أرطال 7.2; 9.15; 12.5	512

Translation	Anonymous	Benveniste	Shatibi	Maimonides	
quacks	להבל בני האדם	חמה הרופא הראשמ	מתמה הרופא הראשמ	رجّاج رجّاج الأطباء 13.12	513
to watch s.th., to adhere to s.th.	נשא מים	להן על מי/החוה/ להשכיל	התאות/החשאה	رجّى (رجّى راعى) 9.16; 10.1, 9	514
utmost attention	נשאת בגמר	שמר חזירות שלם	הזהירה שלימה	رعاية : رعاية كاملة 10.1	515
attention	הזהרה	—	זהיר	مراعاة 12.5	516
froth, foam	קצף	קצף	קצף	رغوة 7.2; 9.15; 12.5	517
to support s.th.	סבל	סבל	סבל	رفد 13.8	518
to bandage one's eyes	על הזהרה שם היניר ונשרן	אבן היניר ביצע המשמם	יישם על עיני היניר המצבה	علي عينيه ويعصبها – 9.13	519
to stop s.th.	הסיר זיר מ–	סיתם הרידי	סיתם היין בין	رفع : رفع يلوه من 5.2	520
to raise one's voice	הרים קולו	הרים קולו	הגביר קולו הרים	صوته – : 8.2	521
height	גבוה	גבה	גבהה	إرتفاع 13.4	522
elbow	מרפק	מרפק	מרפק	مرفق 13.10	523
gentleness, thinness	הדקקה	הדקה/הרקקה	הדקה/הדקקה	رقّة 8.3; 12.4	524
fine, thin, subtle	דק	דק/רקיק	דק/דקיק	رقيق 7.2; 9.2; 11.2; 12.1, 4	525
finest	דק	דקיק	דקיק	أرقّ 7.2	526

Translation	Anonymous	Beneviste	Shatibi	Maimonides	
to sail the sea	רכב על הים	רדד בים	רכב בים	ركب البحر 13.6	527
to prepare, compose s.th.	הרכבה	הרכבה	הרכבה	ركّب، ركّب 4.1; 7.2; 11.2, 4; 12.5	528
knee	ארכובה	ארכובה	ארכובה	ركبة 13.10	529
sailor	הרכב (על) מ/רוכבי הים	רוכב הים/מ רוכב הים	מ רוכבי/רוכב הים	راكب : راكب البحر 11.3; 13.30, 31	530
composition, preparation	הרכבה/להרכיב	הרכבה	הרכבה/להרכיב	تركيب 0.4; 4.0, 2–4, 7; 9.3; 11.2, 4; 12.0, 1, 3, 5, 8; 13.38, 45	531
preparations	הרכבות	הרכבות	הרכבות	تراكيب 9.7; 13.29	532
preparations	הרכבות	הרכבות	הרכבות	تركيبات 12.2	533
				مركّب ← أدوية	
stagnant	עומד	עומד	עומד	راكد 13.4	534
ashes	רמד	אפר	אפר	رماد 12.6	535
				رقان ← حنّ	
a dish prepared from pomegranates	רמאנה	רמאנים	רמאנה	رمّانة 9.4	536
splendor	אור	אור	אור	رونق 10.8	537

Translation	Anonymous	Benveniste	Shatibi	Maimonides	
obesity	תשמנת בשר הגוף	כֹּבֶד הגוף	כֹּבֶד בשר הגוף	نَرْهَل : نَرْهَل البَدَن 7.4	538
to find relieve	רו	מצא מנוחה	רו	اِسْتَرَاح (ر و ح) 0.2	539
wind	רוח	הרוח/רי	רוח	رِيح 11.3; 13.4	540
winds	רוחות	–	רוחות	رِيَاح 3.10	541
flatulences, odours	רוחות	הרוח/ריח הרוחות	רוח/רוחי	أَرْيَاح 12.7; 13.4	542
pneuma	רוח/נפש	רוח/נפש	רוח	رُوح 8.2; 13.3	543
psychical pneuma	רוח נפסי	רוח נפסאני	רוח נפסי	نَفْسانِيّة 13.1	544
vital pneuma	רוח חיוני	רוח החיוני	רוח חיוני	الرُوح الحَيَوانِيّ (ة) 13.1, 3	545
natural pneuma	רוח טבעי	רוח טבעי	רוח(ה) טבע(י)	الطَبِيعِيّ (ة) 13.1, 3	546
psychical pneuma	רוח נפסי	רוח הנפס(י)	רוח הנפסי	النَفْسانِيّ 13.3	547
pneumas	רוחות	רוחות	רוחות	أَرْوَاح 2.1; 7.2; 13.1, 4	548
rest	מנוחה/תנומה	מרגע	רוח	رَاحَ, 7 10.6, 7	549
odor	ריח	ריח	ריח	رَائِحَة 7.3 ← مِنْتَن	550
odours	רוחות	רוחות	רוחות	رَوَائِح 0.2	551

Translation	Anonymous	Benveniste	Shatibi	Maimonides	
fragrant plants	מבשם	מבשם ריח	מבשם	ريحان: رياحين 8.1	552
ventilation	הסרת המזיקים	הנחת הרוח	נשב רוח	تزويج 8.1	553
toilet	בית הכסא	בית הכסא	بيت المستراح 13.4	554
to apply exercise to s.th.	נהג	נהג	נהג	راض 10.7	555
exercise	הנהגה/נהג	התעמלות/התעמלויות	העמל	رياضة 5.5; 10.5, 6, 9; 11.5; 13.32	556
to quench one's thirst	הרוה/רוה/ירושה	רוה	רוה	روي 7.3, 4	557
drinking one's fill	רויה	קדשי	רויה	روّى 11.5	558
thought	מעין	קדמני	מחשבה	روبية 13.23	559
raisins	צמוקים	צמוקים	צמוקים	زبيب 3.10; 4.2; 9.2, 4	560
pipless raisins	צמוקים מתום הגרעין	צמוקים נקיי הגרעינים	צמוקים מקולפים	زبيبة – متزوج العجم (الروى) 12.1, 3	561
a dish prepared from raisins	מצמוקים	ממתק מצמוקים/אלמצמק	אלצמוקים/מצמוקים צמוקים	زبيبة 4.2; 9.4	562
birthwort	—	אלזראונד	זראונד	زراوند 12.8	563
round birthwort	מתוקם מעסטם	זראונד עגול הזראונד הארוך/הבצלי מעגל	הזראונד האבלי/הזראונד עגול	ملاحي 2 – 12.3, 5	564

Translation	Anonymous	Benveniste	Shatibi	Maimonides	
long birthwort	זראונד אריך	ארסטולוכיא ארוכה	זראונד אריך	طوبيل – 12.6	565
wild ginger	זראונד בר	מלובר	זראונד בר	زرنباد 4.7	566
arsenic	זרניך	אורפימנט	זרניך	زرنيخ 12.6	567
red arsenic	זרניך אדום	אורפימנט אדום	זרניך אדום	زرنيخ أحمر – 12.6	568
medlars	עזרור	עזרור	עזרור	زعرور 3.10	569
saffron	כרכם	כרכום/זעפראן	זעפראן	زعفران 4.7; 12.3, 5	570
saffron	כרכם שער	כרכום	זעפראן שער	زعفران شعر 7.2	571
making smooth	הקרחה/הקרחתה	הקרחה/הקרחתה/הקרחה	הקרחה	تزليق 9.3, 6, 7	572
				مرهم الاشياء ←	
ginger	זנגביל	זנגביל/זנגבל	זנגביל	زنجبيل 4.7; 7.2; 9.15; 12.8	573
Syrian ginger	זנגביל שאמי	זנגביל שאמי	זנגביל שאמי	شامي – 12.1	574
thickened ginger juice	מקרחה של זנגביל	זנגביל אבדא	אבדא הזנגביל	الزنجبيل الرطب 9.14	575
flowers	פרחים	ציצים	פרחים/נואר	أزهار 8.1; 13.41	576
hyssop	אזוב	אישוף	זופא	زوفا 12.1	577

Translation	Anonymous	Benveniste	Shatibi	Maimonides	
olive oil	שמן זית/זית שמן	שמן זית/זית שמן	שמן זית/זית שמן	زيت	4.6; 9.3, 6, 7; 12.7 578
zīrbāj	אבזריג/אבזרייא	אבזריג	אבזריג/אבזרייא	زيربـاج : زيرباج	4.4; 9.13 579
barbers	מספרים(?)	מספרם	מספרים	مزين : مزينون	13.32 580
to be loathsome	שאב	קץ	הגעיל(?)	سئم	5.1 581
putrefied	נרקב	נרקבים	ישן	مستأكم	12.9 582
cause, reason	סבה	סבה	סבה	سبب	0.1, 2; 2.1–3; 7.1, 4; 10.1, 4, 9; 11.3; 13.5, 10, 22, 36, 39, 43, 51 583
causes	סבב	סבה/סבב	סבב/סבה	أسباب	0.1; 10.8; 13.6, 10, 50 584
lethargy	תרדמה	תרדמה	שינה עמוקה	سبات	5.6 585
sebesten	אנבסטאן	אנבסטן/אנבסתאן	אנבסטאן/אנבסטאן	سبستان	9.3; 12.1 586
passages	שבילים	שבילים	שבילים	سبيل : سبل	2.1 587
he suffered from severe dysentery	נזל ממנו דם בשלשול חזק	זרב לו דם בשלשול	שלשול חזק נזל ממנו	سحجته النسخة؛ سحجها تقليبها	13.10 588
to pulverize s.th.	שחק	שחק	שחק	سحق	4.7; 12.4–6, 9 589
pulverized	שחוק	שחוק	שחוק	مسحوق	9.15; 12.3, 6 590

Translation	Anonymous	Benveniste	Shatibi	Maimonides	
light	קל	קל	קל	سخيف 11.4	591
to heat s.th.	חמם/שקע	חמם	חמם/חמם	سخّن (سخن)‏ 4.6, 7; 9.6, 7; 10.4; 11.2; 12.3	592
warm	חם	חם	חם	سخن 7.2; 12.6	593
heat	חום	חמימות	חמום	سخونة 10.4	594
heating, heat	להחם/חימום/חמם	להחמם/חמימות	להחם/חמם/חום	إسخان 8.1; 11.2; 12.5, 6	595
obstruction	אבני	סתום	סתום	سدّة 12.7	596
obstacles, obstructions	סתום/אבנים	סתום/סתומים	סתום/סתומים	سدد 2.1; 3.10; 4.3; 9.15	597
causing obstructions	מסתמם	מסתם	סתום	مسدّد 4.8	598
rue	סבין/סדאב	סדאב	סדאב	سذاب 3.9; 12.7	599
simple	לבד	—	לבד	ساذج 12.6	600
pleasure	גילה	גילה	שמחה	سرور 8.2	601
hartwort	סטמאליום	סטמאליום	סטמאליוס	سساليوس 12.5	602
origan	אזוב	אזוב	אזוב	سعتر 3.8	603
coughing	שיעול	שיעול	שיעל/אנבחה	سعال 4.3; 12.2	604

Translation	Anonymous	Benveniste	Shatibi	Maimonides	
to drink s.th.	סבֵּרֵ	סֵבֵּר	סבֵּרֵ	سَكَّبَ : اِسْتَكَّبَ	9.15	605
journey	נסיעה	צאת בדרך	דרך	سَفَر	7.2	606
quinc(es) (coll.)	חבושים	חבושים	חבושים	سَفَرْجَل 3.10; 9.4, 5, 15; 12.4, 6 ← سكنجبين ليمو / سَفَرْجَلي		607
ship	ספינה	ספינה	ספינה	سَفِينة	13.6	608
disease	חלי	חלאה	חלי	سَقَم	13.25	609
hart's tongue	סקולופנדריון	סקולופנדריאל	סקולופנדריון	سَقْلُوفَنْدَرِيُون ← اسْقَلُوفَنْدَرِيُون	12.5	610
to pour, administer s.th	השקה	סים	שירק/שקה	سَقَى	4.6; 12.3	611
to administer s.th.	השקה	השקה	השקה	أَسْقَى	13.10, 16, 38	612
imbibition	התאקוה	השקאה	השקאה	اِسْتَقَاء	13.18, 38	613
dropsy	חלי הבטן או המים	אבסטסקיא	אבסטסקיא/שקוי	اِسْتَسْقَاء	7.4; 13.36	614
to pour s.th.	הרטיב	סים	סים	سَكَّب	4.4	615
pouring	הצקה	הצקבי	הצק	سُكَّب	10.4	616
sagapenum	סקביני	סקביני/סקביני	סקביני	سكبينج	12.7, 8	617

Translation	Anonymous	Beneviste	Shatibi	Maimonides	
drunkenness	השתכרות	שכרות	שכרות	سُكْر 7.1	618
sugar	סוכר	ס(ו)כר/סוקר	סוכר	سكّر 3.10; 4.4, 5; / 9.3, 15; 12.1, 2, 4, 9	619
white sugar	סוכר לבן	סכר לבן	סוכר לבן	بياض – سكري / سكري ← أشربة 9.15	620
to be satisfied, rest	שקע	מן/עבד	שקע	سكن 5.2; 9.13; 13.33	621
to alleviate, allay s.th.	השקיע/השקע .	השקיע	השקיע/שוקע	أسكن 3.10; 12.9; 13.35	622
rest	שקיעה/השקיע	שקיעה	שקיעה	سكون 5.5, 6; 7.5; 10.6	623
absolute rest	דין השקיעה	המנוחה להגה	המנוחה המוחלטת	السكون المطلق 5.6	624
dwelling place	למשכן	שכן	דיר	سكني 13.4	625
knife	סכין	סכין	סכין	سكّين 12.9	626
quenching	השקיעה	שכך	השקטה	تسكين 11.5	627
alleviating	חות	שקיעה החתה	שקיעה	إسكان 4.3	628
inhabitants	שוכנים	שוכנים	שוכנים	سكّان : ساكن 13.4	629
oxymel	סכנגבין	סכנגבן/סכנגבין	סכנגבן/סכנגבין	سكنجبين 9.13; 12.1; 13.33	630

Translation	Anonymous	Benveniste	Shatibi	Maimonides	
oxymel of seeds	אוקסימל של הזרעים	ייני הזרעים אוקסימל	אוקסימל הזרעים ייני	جروبك – 9.13	631
oxymel of squill	אוקסימל של אשקיל	אשקיל אוקסימל	אוקסימל אשקיל	عنطلي – 9.14	632
oxymel of quinces	אוקסימל של החבושים	הסכנגבין החבושי	הסכנגבין אלספרגלי	السكنجبين السفرجلي 9.15	633
to boil s.th.	שלק	שלק	אבשל	سلق 4.2, 4	634
beet	תרדין	סלק/תרדין/תרד/תרדין	סלק/אסקולא/סלק	سلق 3.8; 4.1; 9.3,7; 12.7 سلق أخضر،ن	635
pores	נקבי העור	נקבים	נקבים	مسامّ 10.2; 13.1	636
sesame	שמשמין	שמשמין	שמשמין	سمسم 3.10	637
a dish prepared from sumac	סומקיאת	סומקיא	סומקיה	سماقيّة 9.4	638
fishes	דגים	דגים	דג	أسماك 9.13	639
to fatten	שמן	השמין	השמין	سمّن (أسمن) 4.3	640
fat	שומן	שומן	שומן	سمن 4.4	641
nard	סנבל	אשבל/סנבל	שבלת/סנבל	سنبل 4.7; 7.2; 12.1, 5, 6	642
to be strengthened	התחזק	התחזק	התחזק	استند (سند) 5.4	643
supported	סמוך	סמוך	נסמך	مستند 11.5	644

Translation	Anonymous	Beneviste	Shatibi	Maimonides	
cushions	מסבות	מסבה	מסבים	مساند 11.5	645
to be easy	קל	הקל	הקל	سهل 9.13; 12.11	646
to ease, purge s.th.	הקל/שלשל	הקל/שלשל	הקל/שלשל	أسهل 12.2, 3; 13.19, 41	647
to deem s th. easy	קל	הקל	הקל	استسهل(؟) 9.5	648
mild	קל	הקל	קל	سهّل 12.3	649
easily	בקלות	בקלות	בהקלה	5.1 لا يسهّل: سهول	650
easing	הקלה	הקלה	הקל	تسهيل 12.0	651
purging, ingestion of / using purgative(s)	שלשל(ו)ל	לשלשל/שלשול	לשלשל/שלשול/לשלשל	إسهال‎ 0.2; 9.5, 16; 12.8; 13.19, 32, 41 → الدواء	652
purgation of the belly	שלשול הבטן	שלשול הבטן	שלשול הבטן	البطن: – 13.32	653
a purging medicine, purgative	שלשול	בשתן/שלשול		مسهل 0.2; 9.12, 16; 10.9; 11.4; 12.8, 9; 13.10, 32 → دواء، أدوية	654
purgatives	משלשלים	משלשלים	משלשלים	مسهلات 11.4; 12.0, 8; 13.32	655

Translation	Anonymous	Benveniste	Shatibi	Maimonides		
to become bad	נפסד	נפסד	זך	ساء	7.3	656
a bad digestion	רוע העיכול	עיכול רע/רוע העיכול	עיכול רע	سوء هضم	5.5, 6	657
liquorice	סוס	סוס	סוס	سوس؛ سوس عرق	12.3	658
lily	סוסם	סוסם/סוסן/סוסנית	שושן	سوسن	12.1, 3, 5	659
streaming	ליחה	נזלה	נזילה	سيلان	12.6	660
liquid	לח	לח	נוזל	سائل	12.6	661
aneth	שבת	שבת	שבת	شبت	9.13; 12.7	662
to cleave to s.th.	הדבקה-ה	הדבקה-ה	הדבקה-ב	تشبّث بـ	2.1	663
stuck	מדובק	מדובק	מדובק	متشبّث	9.12	664
to attain satiation	שבע	עשבע/עשבע	שבע	شبع	5.4	665
satiation	שבע	שבע/עשבע	שבע	شبع	5.1, 5; 10.9	666
trees	אילנות	אילנות	אילנות	شجر؛ أشجار	13.4	667
to be sparing in s.th.	אין הקפדה על	הקפדה-ה	צמצם על	(شحّ) شاحح على	9.5	668
there is no need to be sparing with	אין הקפדה-ב	אין הקפדה-ל	אין להדר-ל	مشاحّة لا مشاحّة في	12.1	669

Translation	Anonymous	Benveniste	Shatibi	Maimonides		
fat	דהן	דהן/שומן	דהן	شحم	7.4; 9.7; 12.6, 7	670
pulp of colocynth	שחם חבל/שחם הדל<א>/חדל חבל	קולוקוינטידא/קולוקוינטידה/שחם חבל	שחם (אל)חבל	الحنظل ‎ ‎–	9.5; 12.7–9; 13.15	671
to tighten s.th.	חזר	חבש	אבץ ההרגל	شد	9.13	672
strength	חוזק	חזק	חזק	شدة شلت	11.5	673
ruminating	מעלה גרה	מעלה גרה	דורס(ו)	(شرى) مشترى	5.3	674
to absorb s.th., to drink (s.th.)	שתה	בשתה/שתה/השקתה	שתה	شرب	4.6; 7.2, 4; 9.13; 11.4, 5; 12.1, 2, 8, 9; 13.11, 38	675
to administer s.th. to s.o.	שתה	שתה	השקה	شرب	12.1	676
drinking	שתייה/השתיה	שתיה(ל)/שתתה/השקתה	שתה/השתה/השקתה	شرب	5.1; 7.3, 4; 9.13, 16; 10.9; 11.4; 13.11, 15, 18, 19, 32, 33, 46	677
drinking	שתייה	השקתה	שתתה	شربة	13.32	678
beverage, syrup, juice	משתה/משקה	משתה/משקה	ד/משקה	شراب	0.4; 7.0–2; 9.1, 5, 13, 14; 12.1, 3, 4; 13.33	679

Translation	Anonymous	Benveniste	Shatibi	Maimonides	
syrups	משקים	משקים	משקים	أشربة	9.5	680
sugar beverages	משקים של סוכר	משקים המעשים בסוכר	משקים מתוקים	الأشربة السكرية	11.4	681
drink	משקה	משקה הבא	משתה הבא	مشروب	7.5	682
ingested	נשתה	זון	נשתי	مشروب	12.10	683
to stipulate s.th.	—	אתנה/להתנות	אתנה	(شرط) اشترط 4.1; 13.38 ← شريطة أن؛ محذوف		684
conditions	התנאת	תנאים	תנאים	شرائط	13.11, 29	685
stipulating conditions	התנאה	תנאי	תנאים	اشتراط	10.5	686
theological	דתי	דתי	דתיי	شرعي آذان ←	13.13	687
arteries	פורקים	שראינ׳	שראינים	شريان: شريين	13.1	688
hair	שער	שער	שער (שערה)	شَعر	0.2; 12.6	689
barley	שעורים	שעורים	שעורים	شعير 9.13 ← حسو، مرّي		690
to cure s.th. / s.o., heal s.o.	ייא	נתרפא/נרפא	רפא	شُفي	0.1, 3; 13.23, 38	691
healing	רפאות/נרפאת	נתרפאי	נתרפא	شفاء	0.4; 8.4; 13.11	692

Translation	Anonymous	Benveniste	Shatibi	Maimonides	
the healing of diseases	רפואת דרך החלאים/ רפואת החולה	רפואת דרך הח׳ליים/ רפואת החלאים /רפואת החליים /הרפואת החלאים	רפואת דרך החלי/ה רפואת החלאים/	الشِّفَاءِ الأمراض – 0.4; 7.1; 9.6; 10.1; 13.0, 52	693
misfortune	צרה/ענין	נבל	מצוקה/צרה	شَقَاوَة 8.3, 4	694
to inhale	להריח	להריח	ריח	اشتَمَّ (شَمَّ) 11.4	695
smelling, using as an errhine	הרחה/הרחה	ריח	הרחה/להריח	شَمّ 0.2; 12.6	696
aromatic substances	בשׂמים	בשׂמים המריחים	ריחות טובים	مَشمُومَات 11.5	697
to have spasms	—	התעוה	התכוץ	تَشَنَّجَ (تَشَنُّج) 13.10	698
to crave for	התאוה/כסף	השתוקק	התאוה ירדוף להתאוה/התאוה	اشتَهَى (شَهوَة) 9.12	699
appetite	תאוה	תאוה	תאוה	شَهوَة ذَهَبَ → 5.2, 4; 10.8	700
appetite	תאוה האבילה	התאוה	תאוה לאכל	الشَّهوَة لِلأكل 8.2	701
appetite	התאוה לאכל	תאוה המאכל	תאוה לאכל	لِلطَّعَام – 7.4	702
appetite	התאוה למזון	תאוה המאכל	תאוה המזון	لِلغِذَاء – 7.4	703

Translation	Anonymous	Benveniste	Shatibi	Maimonides	
appetites	תאות	תאוה	תאוה	شهوات 5.2	704
to advise	יעץ/הזהיר עצה	יעץ/ראה	נצח/יעץ/הזהרת	(شار) أشار 6.5; 9.11; 10.6; 12.5, 6, 8	705
to crave s.th.	כסף	השתוקק	התאוה	(شاق) اشتاق 9.12	706
thorn	קוץ	קוץ	קוץ	شوك ك 13.10	707
laxatives	הדברים המשלשלים	הדברים המשלשלים	הדברים המשלשלים	شيء الأشياء الحارة الياسة 4.7	708
the hot and dry ingredients	הדברים החמים	החמים היבשים	הדברים החמים	الرقة – : 9.6	709
the astringent things	הדברים הקובצים	הדברים האבלעים	הדברים הקובצים	(القابضة) – : 3.10	710
sesame oil	אגוז	שמן שומשמין	שמשמין	شيرج 12.7	711
to stream	נזל/זאב	נגר/שטף/נבע	הריק/נבצ	(حبس) احتبس 10.6; 13.33	712
flowing	זליף	נשפך	הזלה	انصباب 11.2	713
aloe	צבר	אלואין	צבר	صبر 12.6	714
health	שלמות	בראות	הבראות	صحة 5.1; 10.5, 6; 12.5; 13.20, 22, 25	715

← حفظ، تدبير، دوام، استدامة

Translation	Anonymous	Benveniste	Shatibi	Maimonides	
true	אמת	אמתי	אמתי	صحيح 12.6	716
healthy (pl.), healthy people	הבראים	הבראים	אבראים	أصحّاء 2.2; 4.2; 5.7; 7.3; 8.1; 13.32	717
deserts	שיהו	מדברות	שיהו	صحار وإصحار 13.4	718
chest	אלעזרה/חזה	חזה	חזה	صدر 3.9; 7.2; 10.5, 7; 12.3, 4, 6	719
causing headache	המכאב לראש	המכאב ראש	עושה כאב ראש	تصاديع الرأس 3.9	720
headache	כאב ראש אבאכ/המכאב לראש	כאב ד(ו)אב	כאב ראש	صداع 5.6; 13.5	721
causing headache	המכאב לראש	המכאב ראש	עושה כאב ראש	تصاديع الرأس 3.9	722
to be really hungry	כאב הרעב	כאב עליו הרעב	כאב הרעב	صدق الطي 9.13	723
true	צדיק	יאמנו	אמני	صادق 7.3	724
garden origan	אודר של מאכל	הצמח הנאכל	אודא המאכל	صعتر الطعام 12.9 صعداء ← تنفّس	725
a yellow complexion	המראה הצהבת	מראה הצהבה	דקרה המראה	صفرة: صفرة اللون 10.8	726
yellow (pl.)	הצהבים	צהובים	צהובים	أصفر صفر 7.4	727
fine	מהודק	צהבה(ו)	—	صفيق 12.3	728

Translation	Anonymous	Benveniste	Shatibi	Maimonides	
to strain, sieve s.th., to make s.th. clear	סינן/זיקק	זיקק/סינן/סילה / הזקקה זיקוק / זק/זקקה/זיקוק	זיקק/זקק/זקקה / צח/סינן/סילה	صفا : صفى 4.2, 6; 7.2; 9.1, 7; 12.2–4, 9;13.4	729
a strained substance	מסונן	מסונ(נ)ן	מסונן	صفو 12.2, 5	730
pure	צלול	צליל	צח/צליל	صاف ← ماء، صاف مياه 7.3; 13.4	731
polished	לטוש	שוע	מלוטש(ן)	صقّل 7.3	732
to be good for s.o. / s.th.	ראוי לـ / טוב לـ	טוב לـ / נאות לـ	ראוי לـ / טוב לـ	صلح لـ – 9.6; 10.9; 11.2, 4	733
to correct s.th.	תיקן	תיקן	תיקן	أصلح 7.3	734
improvement	תקנה/תיקון	תיקון/תקנה/תקון	תקון/תיקון/תקנה	إصلاح 3.7; 7.1; 10.10; 13.1	735
the righteous	הצדיקים	הצדיקים	הצדיקים	صالح:الصالطون 8.4	736
resin	שרף	קטורם	שרף	صمغ 12.3	737
gum of turpentine tree	שרף עצי הבטם	שרף עצי הבטם/שרף אלבטם	שרף אלבטם/שרף אלבטם	البطم – 9.2; 12.6	738
gum Arabic	צמג ערבי	אבנא אלערבי	צמג ערבי	عربي 12.4	739
mustard	חרדל	חרדל	חרדל	صناب 4.6	740
maqāṣīrī sandalwood	סנדל אלמקאצירי	סנדל מקאצירי	סנדל מקאצירי	صندل مقاصيري 12.6	741

Translation	Anonymous	Benveniste	Shatibi	Maimonides	
preparation	מעשׂה	מעשׂה	מעשׂה	صناعة 4.6	742
art	מלאכה	מלאכה/מלאכה/אומנות	מלאכה	صناعة 13.9, 11, 13, 19, 22, 27, 29, 30, 32, 33, 38, 42, 49	743
an art that can be acquired by learning	מלאכה לימוד	אומנות בכלל בלמּד	מלאכה לימוד	صناعة – 13.12	744
the art of medicine	המלאכה הרפואה/ המלאכה הרפואית	המלאכה הרפואה/ המלאכה הרפואית/ כל המלאכה	המלאכה הרפואית	الطبّ– صناعة 5.1; 10.9; 12.10; 13.6, 21, 28, 32	745
the medical art	המלאכה הרפואית/ המלאכה הרפואיית	המלאכה הרפואית/ המלאכה הרפואית	המלאכה הרפואית/ המלאכה הרפואית	الصناعة الطبّية 8.3; 13.13	746
arts	מלאכות	מלאכות	מלאכות	صنائع 8.3	747
processed	אבוג	אבוג	—	مصنوع 12.6	748
pine nuts	אצנובר	צנובר/צנובאר/פ״ג	צנובר	صنوبر 4.8; 12.3	749
afflictions	מכות	רעות	הרעות	مصائب 5.7	750
				صیرورت ← رفع	
fasting	צום	תענית	צום	صوم 13.32	751

Translation	Anonymous	Benveniste	Shatibi	Maimonides	
šīr	ציר	ציר	ציר	صبر 9.12	752
sheep	צאן	צאנב	צאן	ضأن 4.1, 2	753
foggy	ערפלי	עננב	ענני	ضبابي 13.4	754
fatness	שמנונית	השמנה	שומן	ضخامة 0.2	755
blows	מכה	המכאה	מכה	ضربة: ضربات 13.10	756
general disturbance of the body	בלבול הגוף	בלבול הגוף	בלבול הגוף	اضطراب: اضطراب البدن 5.6	757
beet ribs	אצלעות התרד	אצלעות התרד	צלעי הסלק	ضلع أضلاع السلق 9.4	758
to dress s.th.	חבש/המלחם	חבש	—	ضمد 13.33	759
leanness of cheeks	חסרון הלחיים	קמט הלחיים	דקות הלחיים	ضمور: ضمور الخدين 10.8	760
narrowness, shortness	צרה/קצ(ו)ר/קצרה	צרה/קצרה	צרה	ضيق 2.1; 12.3; 13.4	761
to render medical treatment, treat s.th. / s.o., heal s.th.	רפא/לרפ/רפא/רפש	רפא/לרפא (N = يطالب)	רופא/רפא/לרפא	طبّ 5.3; 13.5, 22, 30, 45	762
to receive medical treatment	—	התרפא/הרפא	התרפא	تطبّب 13.48, 49	763

Translation	Anonymous	Benveniste	Shatibi	Maimonides	
to consult s.o.	–	הרותא	הרותא	استطبّ 13.47	764
cure, medicine	הרפואה	הרפואה/הרפואה	הרפואה	طبّ 8.3; 10.9; 13.5, 6, 8, 12, 13, 18–22, 29, 32, 37, 41 → صناعة، أعمال، مقصّر	765
physician	הרופא	הרופא	הרופא	طبيب 0.3; 2.1; 8.3; 11.2; 13.6–9, 18, 19, 22, 28, 30, 32, 33, 38, 42, 47, 49	766
an empiricist–physician	הרופא מנוסה	מבחן הרופא	הרופא בעל הניסיון	مجرّب – 11.3	767
a skilled physician	הרופא הידוע	הרופא הידוע	הרופא הידוע	ماهر – 9.5; 12.8; 13.32, 38	768
the imperfect physician	הרופא הנקצר	הרופא שאינו שלם	הרופא הנקצר	الطبيب القصّر 13.22	769
the perfect physician	הרופא השלם	הרופא השלם	הרופא השלם	الكامل – 13.26	770
the skilled physician	הרופא הידוע	הרופא הידוע	הרופא הידוע	الماهر – 13.12, 22	771
physicians	הרופא/הרופאים	הרופא/הרופאים	הרופאים	أطبّاء 0.1,3; 3.9; 5.2, 4; 7.2, 4; 9.11; 10.5, 8; 11.2; 12.9, 11; 13.1, 10, 15, 19, 22, 28, 29, 33, 36, 38, 41, 42, 45, 47, 49 → متأخّر، رعاع، فاضل، أفاضل	772

Translation	Anonymous	Benveniste	Shatibi	Maimonides	
medical practice, seeking healing	להתרפאות/מתרפא	להרפאות/מתרפא	מתרפא/להרפא	طبّي ← صناعة؛ صناعة 9.5; 13.22	773
to be treated	–	–	לרפק	استطباب 13.49	774
physician	רופא	רופא	–	متطبّب 12.1	775
physicians	הרופאים	המרפאים	המתרפאים הרופאים	متطبّبون 13.20	776
to cook (s.th.)	לבשל	לבשל/בישל/בשל	בשל/לבשר/שלק/לשלק	طبخ 4.1, 4; 9.4, 15; 12.2, 3, 5	777
cooking	לבשל/מבושל	מבשל/מבושל	מבושל/לבשל/בשל	طبخ 2.3; 4.4; 7.3	778
decoction	לשלקת	לשלקת	לשלק	طبيخ 12.3, 5	779
cooked	מבושל	מבושל	מבושל/מבל	مطبوخ 3.9; 12.3	780
nature, stools	טבע	טבע	טבע/טבל	طبع 5.1, 7; 9.1, 5, 6; 12.5; 13.5, 11, 51 ← لان	781
natural tendencies	טבעים	טבע	טבע	طباع: طبع 8.4	782
nature	טבע	טבע	טבע	طبيعة 8.3; 10.1; 11.2; 13.5–7, 9, 20, 22–25, 41, 49 ← أفعال	783

Translation	Anonymous	Benveniste	Shatibi	Maimonides	
natural	טבעי	טבעי	טבעי	طبيعي ← مزاج	8.2; 13.13
layers	מחות	הליכים	משלבים	طبقة: طبقات	9.12
spleen	מחול	מחול	מחול	طحال	5.6; 9.2
spleens	מחולין	מחול	מחול	أطحلة	7.4
crushed	מרוש	ברוד	זהות	مطحون	9.13
arms and legs, outskirts	אטרוף	אטרף/אטרף	אטרף/אטרף	أطراف: أطرف	10.5; 13.4
to eat	אכל	האכיל	אכל	طعم	5.2
taste	מעם/טעם	טעם	טעם	طعم ← للبن	4.6; 7.3; 9.11, 15
food, dish	מאכל/מאכל>ם</אטיל	אטיל/מאכל/אכילה	מאכל/אטיל/מאכל/טעם	طعام ← شيء	0.4; 3.9,10; 4.1,7; 5.0–6; 7.1, 3, 4; 9.11, 13; 10.1,9; 12.3
the usual food	המאכל הרגיל	המאכל הרגיל	המאכל הרגיל	الطعام المعتاد	13.11
foods	מאכלים/המשילין	מאכלים/מאכלים	מאכלים	أطعمة	4.2; 9.13
food	מאכל	מאכל	מאכל	مطعم ← للبن	7.5

Translation	Anonymous	Benveniste	Shatibi	Maimonides	
foods	מאכלים	מטעמים	מאכלים	مطاعم	9.12 — 796
to extinguish	לכבה	לכבה/לכבות	לכבה	أطفأ (طفئ)	10.8; 13.35 — 797
to be extinguished	נכבה	נכבה	נכבה	انطفى	13.11 — 798
to float	צוף	צוף	צוף	طفا	7.3 — 799
diarrhea	שלשול	שלשול	תקלות	إطلاق (طلق)	13.5 — 800
liniments	משירותה	משירותה	שאנו	طلاء: أطلية	11.2; 12.6 — 801
purity	טהרה	טהרה	טהרה	طهارة	10.8 — 802
to season	תבל/תבלין	תבל	תבל/תבלין	(طاب) طيّب	4.7; 9.3 — 803
fine, fragrant	מטעם/מבשם	מטעם/מבושם	חם	طيّب ← مياه	9.6, 7, 15; 12.7; 13.4 — 804
perfumes	בשמים	בשמים	בלילה	أطياب	8.1 — 805
improving	להיטיב/מיטב	לייטיב/להיטיב	מיטבים	تطييب	8.1; 13.4 — 806
seasoned, flavoured	מתובל/מתוקן	מתובל/מבל	מתובל	مطيّب	3.9; 4.4; 12.6 — 807
to be scattered	צוף	התפזרה	צוף	(طار) تطاير	4.6 — 808
fowl	צוף	עוף	עוף	طير	4.2 — 809

Translation	Anonymous	Benveniste	Shatibi	Maimonides	
theoretical considerations	הסברה העיונית/ הסברה של העיונים	הסברה העיונית עיונים	ההנחה המושכלת	اعتبارات العقلية : الاعتبار العلمية 8.3	810
to be weak	—	עצל	נלאה	عجز 13.5	811
passivity, inertia	עצילה	עצילה/עצילות	עצלה	عَجْز 13.5, 22	812
pit(s) (*coll.*)	גרעינים	גרעינים	זרע	عجن 3.10; 4.2; 9.4	813
to knead s.th.	לש/ללוש	ללוש/לש	ללוש/לש	عجن 12.3–6, 8, 9	814
electuary	מרקחת	מרקחת	מרקם	معجون 12.5	815
dispositions	הכנה	הכנה	הכנה	استعداد: استعدادات 5.6	816
susceptible	מוכן	מוכן	מוכן	مستعد 7.4	817
to balance s.th.	הכון	להכון	השואה	عدل: أعدل 11.1	818
correcting considering as right	להכון/הכון	להכון/ישר	להשוות/התאים	تعديل 8.1, 4	819
being balanced, equilibrium	שוה/השווה	מאוזן/התאזן	ישר	اعتدل: الاعتدال 0.2; 2.3; 13.2	820
moderate, intermediate	בינוני/אמצעי /מבצע	ממוצע/ממצע/בינוני	ישר	معتدل 2.1; 4.2; 7.4; 10.4; 12.4 حرّك ←	821
sweet	מתוק	מתוק	מתוק/עָרֵב	عذب 4.6; 7.3	822

Translation	Anonymous	Benveniste	Shatibi	Maimonides	
chance, ailment	מקרה	מקרה	מקרה	عَرَض 11.3; 13.5, 22	823
symptoms ailments	מאורעות/מקרים/מקרים	מקרים/מאורעות/מקרים	מקרים/מאורעות	أعراض 5.3,6; 7.3; 8.3; 12.10; 13.5, 32	824
accidental	מקרי	מקרי	מקרי	عَرَضِي 11.2	825
expert	בקי	אומן	בקם	عارِف 11.2 ; عرّف ← فصّل	826
liquorice	סוס עלקא	ערקסוס/אלקסוס	סוס עלקא	سوس 7.3; 12.1, 2, 4, 5	827
veins	עורקים	עורקים	עורקים	عروق 2.1, 2; 5.5; 7.4	828
liquorice	סוס עלשא	אלקסוס	<סוס> עלשא	سوس 9.3	829
perspiration	זיעה	זיעה	זיעה	عَرَق 2.1; 7.1	830
hardness	קושי	קושי	קושי	عسر 3.8, 9	831
honey, pulp	בשר	דבש	בשר	عسل 9.6, 13, 14; 12.1, 3, 5, 7, 10	832
bee honey	דבש אל דבור	דבש דבורים	דבש דבורים	(ال)عسل 7.2; 9.2, 13; 12.1, 3, 4	833
skimmed honey	דבש מוסר הקצף	דבש מוסר הקצף	דבש מוסר הקצף/ הקצפה	منزوع الرغوة 4.4, 5; 9.15	834

Translation	Anonymous	Benveniste	Shatibi	Maimonides	
honey seasoned with spices	הדבש המרוקח	הדבש המתובלים	הדבש המרוקל	7.2 العسل الفتقي ←	835
shoots	קלחים	גרעינים	שרשים	عسالج 4.4	836
nerve	–	אב	גיד	13.10 عصب ← ونذ	837
nerves	גידים	גידים	גידים/אברים	أعصاب 9.15; 13.1	838
to squeeze out (s.th.)	סוחט/הוציא במיץ/הסם	סחט	מיץ	7.2; 9.2; 12.3, 6 عصر	839
juice	מיץ	סמים/מיץ	צמצים/מצוי	9.7; 12.3, 7, 8; 13.15 عصارة	840
small birds	צפרים	יברך הצפרים/אפרים	צפ(ו)רים	عصافير 3.9; 9.13	841
organ	אבר	אבר	אבר	عضو 2.1; 5.1; 11.1, 2; 13.5, 25	842
one of his major organs	אבר מאברי האשרים	אבר מאברי הגדולים	אבר מאבריו האשרים	5.7 من أعضائه الرئيسة	843
organs, limbs	אברים	אברים	א(ב)רים	أعضاء 2.1, 3; 7.2; 8.2; 9.13; 10.6–8; 13.25	844

Translation	Anonymous	Benveniste	Shatibi	Maimonides	
the main organs	האברים הראשיים	האיברים הראשיים	האברים הראשיים	الأعضاء الجليلة 10.8	845
the internal organs	האברים הפנימיים	האברים הפנימיים	האברים הפנימיים	الباطنة – 7.3	846
the principal organs	האברים ס<י>אש<>ים	האברים הראשיים	האברים הראשיים	الرئيسة – 9.6	847
sinewy parts	האברים הגידיים	כמו שיש מהם גידים	האברים הגידיים	العصبانية – 9.15	848
to perish	נכחד	אבד/נכחד	אבד/נד	عطب 13.6، 30	849
death, failure	הכרתה	הכרתה/הכרח	הכרתה/הכרח	عُطْب 11.3؛ 13.45	850
fragrant	בשם	בשם	מבושם	عطر 12.6	851
druggists	רוקחים	רוקאים	רוקחים	عطّار: عطّارون 12.1	852
to be thirsty	צמא	צמא	צמא	عطش 9.13	853
thirst	צמא/אמצ/צוא	צמא	צמא	عُطْش 5.1؛ 7.3؛ 11.5	854
chastity	הזירות	הזירות	נזירות	عفة 10.8	855
to putrefy	התעפש	התעפש	התעפש	عفن 2.2	856
to putrefy s.th.	עפש	עפש	עפש	أعفن 10.4	857
to putrefy	התעפש	התעפש	התעפש	تعفّن 13.4	858

Translation	Anonymous	Benveniste	Shatibi	Maimonides	
putrefaction	עפוש	עפוש	עפוש	عَفَن 7.4; 8.1; 13.4	859
putrid	מעופש	מעופש	מעופש	عَفِن 13.1	860
putrefaction	צע(י)פוש	עפוש	עפוש	عفونة 2.2; 9.15; 10.4; 13.11	861
putrefactions	עפושים	עפושים	עפושים	عفونات 13.4	862
to thicken s.th.	נקפה/נ(י)קרב	קפר	צבה	(عقد) عقد 4.7; 12.3, 4	863
to be concealed	נקפ	נקפה	נסתרה	عُقِد :– 11.2	864
coagulate	נקרש	קרש	הקרקה	العقد 11.2	865
ʿuqrubān	עקראבן	עקרבן	עקראבן	عقربان 12.	866
				عقل ← اختلاط	
intelligent	משכיל	דעתן	משכיל	عاقل 13.22	867
intelligent (*pl.*)	בעלי הדעת	דעתנים	בעלי שכל	عقلاء 5.7	868
reason, cause, disease	סבה/ה(י)ל(ה)/עלה	סבה/עלה/מחלה	מחלה/הל(י)ה/סבה	علّة 2.1; 5.4; 9.12; 10.5; 11.2, 4, 5; 12.0, 5, 6, 8, 11; 13.6, 32, 38, 43	869
diseases, reasons	ה(י)לים/סבות	סבות/ה(י)לים	סבות/מחלה/הילים	علل 10.6; 13.11, 38	870

Translation	Anonymous	Benveniste	Shatibi	Maimonides	
cause	–	סבב	חת סבב	تعليل 13.40	871
to give a treatment	רפא	הרפאה/טיפל	בריפוי הבריאה/ברפואה	(علاج) عالج 13.18	872
treatment	הרפאה	הרפאה/ריפוי	הבריאה/הרפאה/ריפוי	جلاَ 11.0, 2, 4; 12.11; 13.7, 20, 22, 32, 38, 42, 43, 45, 47	873
treatments	הרפאה	מרפאים	הראות	علاجات 13.18	874
treating	מרפא	סודר	מרפא	معالج 13.25	875
fodder	מאכל	מאכל	מאכל	علف 5.2	876
to study under s.o.	למד לפני	למד לפני	למד לפני	(علم) تعلّم تعليم بين يديه 13.33	877
science, knowledge	החכמה/ידיעה/דעת	החכמה	ידע/החכמה	علم 13.13, 21, 27, 28, 30, 31	878
sciences	החכמה	החכמה	החכמה	علوم 13.13, 21	879
the world of coming into being and passing away	עולם ההויה	עולם ההויה	עולם ההויה	عالم الكون والفساد 8.3	880
symptoms	–	אותות	אותות	علامات 13.32	881

Translation	Anonymous	Benveniste	Shatibi	Maimonides	
scholar, knowledgeable	חכם	חכם	ידע	عالِم 13.11, 22	882
learned, scholars	—	חכמים	חכמים	علماء 13.38, 49	883
turban	—	מצנפת	מצנפה	عمامة 0.2	884
to take, use, apply s.th	עשה	עשה/השתמש	השתמש	(عمل) استعمال 9.2, 6; 10.6; 12.3–5, 7; 13.41, 46	885
doing, application, preparation, practice, treatment, course of action	מעשה/כלל/למעשה/עשייה	עשייה/מעשה/מעשה/מעשים	מעשה/מעשה	عَمَل 11.2; 12.9, 11; 13.11, 13, 15, 22, 27, 30, 42, 47 → درجة	886
medical activity, the practice of medicine	מעשה הרפואה/ מעשה הרפואה ואת	עשן הרפואה/ מעשה הרפואה	מעשי הרפואה	أعمال: أعمال الطب 13.19, 30	887
the activities of nature	פעולת הטבע	מעשה הטבע	מעשה הטבע	اَلطبيعة: – 13.24	888
harmful effects	—	היזק	נזק מן הדבר	من الضَرر: – 13.47	889
applying, application	עשה/היש(ה)/עשיה	בעשה/עשיה	השתמש/השתמש/עשה	استعمال 9.11, 14; 10.5–8; 11.5; 13. 43	890
when applied in an exaggerated way	—	כאשר יוסף בהם	כשהנהגת לפי יתר היה מהם	متى أسرف في 13.37 استعمالها	891

Translation	Anonymous	Benveniste	Shatibi	Maimonides	
prepared	מעשי	מעושי/מעשי	מעושי/מעשי	معمول	892 4.4; 9.3, 4; 12.4
grape(s) (*coll.*)	ענבים	ענבים	ענבים	عنب ← زبيب	893 3.9
jujube	זיר	עננב	עננב	عنّاب	894 12.1
ambergris	ענבר	ענבר	ענבר	عنبر عنصل ← بصلة، خل	895 12.6
care	השגחה	השגחה	השגחה	عناية	896 11.1
stalks	–	עצים	עצים	عود: عيدان	897 12.10
to be very good for s.th., to help with s.th., to ease s.th.	עזר ב- (על)	עזר ב- /עזר ל-	עזר ל-	عان (أعان) أعان على	898 4.6; 7.2; 10.1; 11.2, 4; 12.4, 6
eyes (*du.*)	עיניים	עיניים	עיניים	عين: عينان	899 10.8
eyes	עיניים	עיניים	עיניים	أعين	900 13.10
agaric	אגריקון	אגריק/אגריקון/אגריקון	אגאריקון/אגריקון	غاريقون	901 12.8, 9; 13.41
to cause nausea	הקיא נפש עשה בחילה	שלשל בחילה	עשה בחילה	أغثى (غثى)	902 9.6
nausea	בחילה	אסטומכא	בחילה	غثيان	903 5.6
inducing vomiting	הקיא נפש עשה בחילה	מחמיץ קיא	בחילה בצרוף	مغثّة	904 9.13

Translation	Anonymous	Benveniste	Shatibi	Maimonides	
to be nutritious	זון	סעד	זון	غَذَا 2.1	905
to feed oneself	הסתפק	זון	זון/לקח במזון	اغْتَذَى 13.22, 38	906
food	במזון/באכל	מטעמים/באכל/במזון	במזון/באכל	غِذَاء 0.4; 2.1, 2; 3.8; 5.3–7; 7.1; 9.4; 9.11, 13; 10.1; 11.4; 13.22, 25, 32, 38 ← تَدبير، شَهوة، صَلاح	907
foods, foodstuffs, dishes	מזונות/מאכלים/מזונות	מטעמים	מזונות/מזון	أغْذِيَة 0.4; 2.0,2,3; 4.1,5; 5.4,6; 8.3; 9.5,11; 10.10; 13.1, 51	908
food with medical properties	–	מטעמים ראויים	סמים מזון	دوَائِيَّة – 13.45	909
sharp foods	המזונות החריפים	המטעמים החריפים	המזונות החריפים	الأغْذِيَة الحَرِيفَة 9.12	910
detergent, sharp foods	המזונות השוחתים	המטעמים הלטשים הדקים	המזונות המדיחים הלטשים	الغسَّالَة اللَّذَّاعَة 9.11	911
coarse, sticky foods	המאכלים הגסה <...>	המטעמים הגסה	המטעמים הגסה הדבקים	المَلْبَظَة الزَّجَّة – 2.3	912
relying upon	הסתפק	החמק	דן	اعْتَدَى 13.22	913
nutrition	מזונה/<מ>זון	מזון	מזונות/מזון	تغْذِيَة 13.10, 11	914

Translation	Anonymous	Benveniste	Shatibi	Maimonides	
to be deluded	התרמה/התפתה	התרמה/השתה	התרמה/נטעה	(غَبَن) اغتَرَّ 2.2; 8.3	915
to those who are misled by their ignorance	להכלים הטועים	להכלים מי שהוטעה	להכלים הטועים	مغرور: للمغرورين الاغفل 8.2	916
dust	אבק	אבק	אבק	غبار 7.2	917
Maghreb	המערב	מ(ה)ערב	המערב	المغرب 4.4; 12.2, 9, 10; 13.33, 38	918
sieve	הכברה	הכברה/נפה	הכברה/נפה	غربال 4.2,6; 12.9	919
to clean s.th., to purge	ריחץ	ריחץ/שטף	ריחץ/שטיפה	غسل 7.2; 9.11 غسّال ← لا غُنية	920
washed	הודח	הודח	הודח	مغسول 12.5	921
to lose consciousness	התעלף	עד יגרם אדם לו / להכלם נטע	התעלף	غشي: غُشِيَ عليه 10.9; 13.10, 34	922
until the patient faints	—	עד שיתעלף לחולה	עד שיתעלף לחולה באופן קרוב	صاحبها :- إلى أن يغشى على 13.35	923
fainting	התעלפות/עלוף	הכמה	עלוף	غُشي 5.3; 10.9; 13.33, 36	924
anger	אף	אנף	—	غضب 8.3	925
to be / become thicker	התעבתה	עבתה	התעבתה	غلظ 11.2	926

Translation	Anonymous	Benveniste	Shatibi	Maimonides	
to thicken s.th.	עִבָּה	עיבה	עיבה	أغلظ 12.4	927
thickness	עֹ(ו)בִי/עֹבֶס	עֹ(ו)בִי	עובי	غلظ 2.1; 3.8, 9; 5.6; 12.5, 7	928
thick, coarse	עָבֶה/עָבֶה/גַּס	עָבֶה	עָבֶה/עָבִים/מְעֻבָּב	غليظ 2.1; 3.8; 9.2; 11.1, 2; 12.1; 13.4 غلاظ ←	929
coarser	הֶעָבֶה/יוֹתֵר גַּס	גַּס יוֹתֵר/הֶעָבֶה	הֶעָבֶה יוֹתֵר/עַב גַּס	أغلظ 5.4; 13.3	930
to ferment, boil, be cooked	התחמם	התחמם/התחמה	התחמם/חִמֵּם	غلي 7.2; 9.16 (غلى 12.7)	931
to cook, boil s.th.	חִמֵּם	התחמם/מבושלת	חִמֵּם	غلى 12.4, 7, 9	932
to cook, boil s.th.	חִמֵּם	התחמם/מבושל/מרתיח	חִמֵּם/חִמֵּם	أغلى 7.2; 9.13; 12.1, 5, 7	933
to boil s.th. a few times	חִמֵּם הרבה	הרתיח פעמ	הרתיח הרתיח	غلي...غليات 7.3	934
unguent	גְאִילָה	גְאִילָה	אגאלה	غالية 12.6	935
decoction	מֻרְקַחַת	מרקחה	מבושל/מרקח	مغلي 11.4; 12.1; 13.10	936
decoctions	מרקחות/מבושלים	מרקחים	מבושל(ים)	مغليات 9.6; 11.4; 12.0, 1	937

Translation	Anonymous	Benveniste	Shatibi	Maimonides	
distress	זאבת	אזדהו	אצב/צגה	ضَجَر 8.2, 4	938
to cover s.th.	טמס	טמס	טמס	غمر 9.1, 7	939
to dip / saturate s.th.	טבל/טמע	טבל	טבל/טמע	غمس 4.6; 9.12	940
immersion	לטבל	טבל	טבל	غمس 3.9, 10	941
obscurity	סתום	—	סתום	غموض 13.50	942
to become sunken	שקע	שקע	שקע	غار 10.8	943
the appendages of the oesophagus	אסטמכא	הוושט הנתלאות	החוט נד הוזזה	فؤاد 5.6	944
fānd	פאתר	פאתר	פאנר/פלוטד	فالیذ 3.10; 4.8; 12.3	945
lukewarm	פושר	פושר	פושר	فاتر 9.13; 12.2, 7	946
				فاتق ← ماء ← اخلاط	
to keep s.th. crude	בסר	בסר כמות גם	בסר	فجّة 7.3; 13.11	947
radish (*coll.*)	צנון	צנון	צנון	فجل 3.8; 9.12, 13; 12.10	948
horehound	מרובייא	מרובייא	מרובייא	فراسیون 12.1, 3, 5, 8	949
young chickens	הפרוגים/הפרחים	הפרחים אפרוחים	אפרוחי התרנגולים	فروج: فراریج 3.9; 9.13; 11.4	950

Translation	Anonymous	Benveniste	Shatibi	Maimonides	
joy	שמחה	שמחה	שמחה	فَرِح 8.2	951
simple	פשוטים	פשוט	פשוט	مُفْرَد 4.1	952
excess	יותר/תוספת/הותרה/יתרון	הותרה/תוספת	יתרון/יותר	إفْراط 5.4; 7.4; 8.4; 10.8	953
branch	ענף	ענף	ענף	فَرْع 13.30	954
branches	ענפים	פראות	ענפים	فُروع 13.30	955
to evacuate s.th., to empty	להריק/לשלשל	להריק/לשלשל	הריק	(في) اسْتَفْرَغ 9.6; 11.1, 4; 12.8; 13.35–37	956
evacuation	הרקה/נקבים/שלשול	הרקה	הרקה	اسْتِفْراغ 0.4; 9.6, 16; 10.8; 13.15, 33, 36	957
bleeding	–	הרקת דם	הרקת דם	اسْتَفْرَغ – الدم 13.35	958
two discharges (du.)	שני נקבים הרקה והרקה	שני הרקת	שני הרקת נקבה	اسْتَفْراغان 10.9	959
separation of connected parts	הפרדת הדברים	הפרדת הדברים	פירוד הדברים	تَفْرِقَة: تَفَرُّق الاتِّصال 5.1	960
parting	הפרד	הפרד	הפרדה	مُفَرِّق 12.6	961
pistachio	פסתק	פסתק/פסתק	פסתק	فُسْتُق 3.10; 4.8; 12.8, 9	962
to be corrupted	נפסד	נפסד	נפסד	فَسَد 5.4, 6	963

Translation	Anonymous	Benveniste	Shatibi	Maimonides	Arabic	
to corrupt s.th.	פסד	הפסיד	פסד	5.3	فسّد	964
corruption	הפסד/פסידות	הפסד	הפסד	2.1; 7.3,4	فساد ← عالم	965
corrupt	מופסד	נפסד	נפסד	3.7	فاسد	966
harmful	מפסיד	מפסיד	הפסד	7.1	مفسد	967
detriments	הפסדים	הפסדות	הפסדים	9.10	مفاسد	968
to bleed s.o.	הקיז	הקיז	הקיז	13.32, 33	فصد	969
to bleed s.o.	הקיז	הקיז	הקיז	13.10	أفصد	970
bleeding	הקזה	הקזה/הקזה	הקזה	5.6; 9.16; 10.9; 13.15, 32, 33, 34, 37	فصد	971
bleeding	הקזה דם	הקזה	הקזה	13.18, 19	(ال)عرق	972
continuous bloodletting	–	ההקזה המתמדת	ההקזה המתמדת	13.46	الفصد المتابع	973
bleeding	להקיז	להקיז	הקזה	9.16	فصاد	974
the place of the bleeding	מקום ההקזה	הקזה	הקזה	13.33	فصادة	975
joints	אברים	פרקים	פרקים	5.6	مفاصل	976

Translation	Anonymous	Benveniste	Shatibi	Maimonides	
superfluity	היותר	סרף	מותר	فَضْل 11.1	977
gaseous superfluity	היתרה הגשמיי	יתרון הגשמיי	המותר הגשמיי	الفَضْل الدخاني 7.2; 8.2	978
superfluities	היתרות	הספסים/מספסים/מספסים	מותרות/מותרים	فَضَلات 2.1; 7.1, 2;12.6; 13.25	979
superfluity	היתרה/יתרה	שאר/סרף	מותר	فَضْلة 2.1; 9.13; 11.2	980
superfluities, waste	היתרות/ליתרה	מספסם	מותרות/מותרים	فَضَلات 2.1, 3; 10.1, 4; 11.1; 13.4	981
superfluous	היתרון	סרף	מותרי	فَضْلِي ← مادّة 12.6	982
the most eminent physicians	היותר נכבדי שבאנשי הרפואה/	החכם היותר/הרופאים נכבדים	יקרי הרופאים/ הרופאים הנכבדים	أفْضَل ; أفاضِل الأطباء 11.4; 13.5, 45	983
very eminent physicians	מחשובים	החכמים	הנכבדים	الأفاضِل : – 11.4 فاضِل ← ماء	984
an eminent physician	אחד מחשובי הרופאים	חכם מן החכמים הרופאים	יקר מן הרופאים	– من الأطباء 13.29	985
cavity	חלל	חלל	חלל/חללים	فَطْرة ← كامل 9.13; 13.10	986

Translation	Anonymous	Beneviste	Shatibi	Maimonides	
doing, impact, activity	פ(ו)על/פעלה	פעל/פעולה/פעלה	פועל/פעולה/עשה	فعل 6.5; 7.2; 10.9; 12.8, 10; 13.5, 6, 11, 15, 18, 22, 38, 42, 49	987
functions, activities, effects	פעולות/מעשים	פעלים/פעולה	פעולה/פעלים	أفعال 5.1; 8.2; 9.15; 10.4; 11.4; 13.6 ← كسل	988
their vital and natural activities	הפעולות החיוניות והטבעיה	הפעולות החיוניות והטבעיות	הפעולות הטבעיים והחיוניות	همج الحيوانية والطبيعية 13.3	989
the natural functions	–	הפעולות הטבעיים	הטבע הפעולות	الطبيعة 13.38	990
its natural activities	הפעולות הטבעיות	הטבעיות הפעולות	הטבעיים הפעולות	هل الطبيعية 13.5	991
their psychical activities	הפעולות הנפשיות	הנפשיות הפעולות	ה<נ>פשיות הפעולות	النفسانية 13.3	992
physical passion	ההפעלות הגופני	ההפעלות הגופני	נפעל בטבע	الانفعال الجسماني 8.3	993
passions	ההיפעלות	ההפעלות	ההיפעלות	انفعالات 8.3	994
consideration	המחשבה	עיון	ההבחנה והעיון	فكرة 13.11	995
human reason	המחשבה האנושית	המחשבה האנושית	המחשבה האנושית	إنسانية 11.4	996

Translation	Anonymous	Benveniste	Shatibi	Maimonides	
fruit(s) (*coll.*)	פירות	פירות	פירות	فاكِهَة 3.9, 10	997
fruits	פירות	פירות	פירות	فَواكِه 3.9; 13.41	998
hemiplegia	—	פלג'	פלג'י	فالِج 13.36	999
farmer	—	העובד אדמה	עובד האדמה	فلّاح 13.6	1000
agriculture	עב<ו>דת האראץ	עבודת האדמה	עבודת האדמה	فلاحة 13.6	1001
				فلفل ← إخلاف	
pepper	פלפל	פלפל	פלפל	فلفل 4.7	1002
white pepper	פלפל לבן	פלפל לבן	פלפל לבן	أبيض – 9.15; 12.3	1003
mouth	פה	פה	פה	فم 12.6	1004
cardia of the stomach	פי האסטומ(ו)כא	פי האסטומכה/ פי האסטומכה	פי האיצטומ'/ פי האצטומכה/ פי האסטומכה	المَعِدة – 3.10; 4.3;5.3, 10.8; 13.33, 34	1005
				فغ ← بلادة	
madder	פאתה[ן]	פאתה	פה	فُوَّة 12.3	1006
madder	פאתה של אבנים/ פאתה של צבעים	פאתה של אבנים/ פאתה של צבעים	פה הצבעים	الصبغ – 12.1, 5	1007
				مغث ← عسل	

Translation	Anonymous	Benveniste	Shatibi	Maimonides	
mint	פוליגון	פוליטמון/פוליטמון	פוליאון/פוליאן	فُرج 3.8; 12.1, 7; 13.46	1008
mountain–mint	פוליון הרים (?)	פוליון ההר	פוליאון ההרים	جبلي – 12.3	1009
water–mint	פוליון המים (?)	פוליטמון המים	פוליאון (המים) המים	نهري – 7.2; 12.3	1010
to coct	צלה	הבל	בשל	فار 9.16	1011
finest	סוב	חמאה	משובח	فائق 7.2	1012
bean(s) (coll.)	–	פולים	פולים	فول 9.13	1013
spices	סממנים	...	תבלין	أقاوية 7.2	1014
				مفتوه ← نفضي ح	
advantage, benefit, use	התועלת	התועלת/תועין	התועלת	فائدة 5.4, 6; 7.1; 13.21, 38, 40	1015
useful	מועיל	מועיל	מועיל	مفيد 0.4; 5.5; 10.1	1016
rule	חוק	דרך	סדר	قانون 10.5	1017
rules	חוקים	דרכים	סדרים	قوانين 0.4; 2.0; 10.1, 5; 11.0, 3; 12.5; 13.11, 32, 45	1018
astringency	קביצה/אוביצה/...	התכוצות/התכוצה	התכוצות	قبض 3.10; 5.4; 9.15; 11.1	1019
a fistful	מלא כ(ף)	מלא כף/חפן בו	קמצה מלא/מלוא כף	قبضة 12.1, 7	1020

Translation	Anonymous	Benveniste	Shatibi	Maimonides	
using astringents	לאבץ	התרופות הבוצצים	קובצת	تقبيض 13.5	1021
astringent	צובר	מבוץ	מקבץ	قابض 9.4 ← الأشياء	1022
astringent	צובר	הובץ	מקבץ	مقبّض 9.5	1023
to kill s.o.	הרג/המית	המית	המית	قتل 5.3; 13.11, 38	1024
death, killing	—	מיתה/הרג	מיתה/הרגה	قتّل 13.36, 43	1025
cucumber (*coll.*)	קשואים/בטיכים	קשא	קישוא	قثّاء 3.9; 12.1	1026
squirting cucumber (*coll.*)	קשואים של חמור	קציים	קישוא החמור	قثّاء – الحمار 12.8; 13.15	1027
cup	כוס	כוס	כוס	قدح ج 12.5	1028
two glasses (*du.*)	שני כוסות	צמד כוסות	שני כוסות	قدحان 12.5	1029
cups	כוסות/אכואיז	כוסות	כוסות	أقداح ج 6.5; 7.1	1030
to calculate, evaluate s.th.	שיער	שיער	שיער	قدّر (قدر) 5.1; 13.23, 39	1031
amount, degree	שיעור	שיעור	שיעור	قدر 4.2, 4, 7; 5.1, 6; 7.1, 3, 4; 9.2, 13, 15; 12.3, 10; 13.18, 38	1032

Translation	Anonymous	Beneviste	Shatibi	Maimonides	
pot	קדרה	קדרה	קדרה	قِدْر 7.3	1033
amount, extent	שיעור	שיעור/מכמה	ש(י)עור	مِقْدار 5.1, 6; 7.2; 9.4, 6; 10.9; 13.35, 38, 39	1034
amounts	שיעורים/מדות	שיעור/מדות	שיעורים/מדות	مَقادير 9.2, 5, 16; 11.5	1035
diet	—	מטעם	השערת המזון	تَدْبير : تَقْدير الغِذاء 13.45	1036
ancient (*pl.*)	קדמונים	קדמונים/קדמים	קדמונים	قَدِيم : قُدَماء 9.11; 13.40	1037
earlier physicians	קודמים	קודמים	קודמים	مُتَقَدِّم : مُتَقَدِّمون 12.5	1038
to become settled	קרה	קרה	קרה	اِسْتَقَرّ (قَرّ) 2.1	1039
to make pastilles	עשה חתנה קורץ	עשה קורץ	עשה קורץ רקיק	قَرَّص (قَرَص) : قَرَص أقْراصا 12.6	1040
pastille	קורקצה/קורצה	קורצה	קורצה	قُرْصة 12.6, 9	1041
scissors	מספרים	מספרים	מספרים	مِقْراض 12.9	1042
safflower	קורטום/קורטם	קורטם/קורטום	קורטם	قِرْطِم 4.4; 9.2, 3	1043
gourd	דלעת	דלעת	דלעת	قَرْع 3.8	1044
cinnamon	קנה	קנה	קנה	قِرْفة 4.7; 7.2	1045

Translation	Anonymous	Benveniste	Shatibi	Maimonides	
clove tree	קרונפל	קורנפל	קרנפל	قَرَنْفُل 4.7	1046
weaving	צבר גבן	אריגה	אריגה	قَرْزٌ 13.30	1047
costus	קושט	קשט	קשט	قُسْط 12.6	1048
harshness	אקרויה	אקרין לב	אקריות	قَساوَة 8.3	1049
to peel s.th.	קלף/קלפה	קלפה/קלף	קלף/קלפה	قَشَّر 4.4,6; 12.9	1050
to remove the peels	קלף הקלפה	קלף הקלפה	הסר הקלפה	مِن القِشْر – 3.9	1051
skin, peel	קלף	קל(ו)ף	קל(ו)ף/הקליף	قِشْر 4.2; 9.1; 12.1	1052
peeled	קלוף	קלוף	קלוף	مَقْشُور 4.2	1053
peeled	—	קלוף	קלוף	مَقْشَّر 12.3	1054
shaking	מקרטה	המקטה	מבטה	اقْشِعْرار 5.6	1055
trachea	קנה	קנה	קנה	قَصَبَة 2.3	1056
windpipe	קנה הראה	קנה הראה/קנה הראה	קנה הראה	الرِّئَة – 3.10; 4.3	1057
lack of comprehension	קצר הבנה	קצר ההשגה	קצר ההשגה	قَصُور: قَصُور إدراك الـ 13.3	1058
defect	חסרון	חסרון	חסרון	تَقْصِير 13.3	1059
an imperfect physician	מקצר	מי שלא הגה בחכמת הרפואה	מקצר	مَقْصَّر 13.22 ↙ طبيب	1060

Translation	Anonymous	Benveniste	Shatibi	Maimonides	
deficient in <the art of> medicine	הקצרה במלאכה	שאנם קצרים שליים / הקצרה במלאכה	הקצרה במלאכה	القَصر في الطب 13.32	1061
those who are deficient	–	אנשים קצרים שליים	הקצרים	القَصرون 13.27	1062
lean	רזה	רל	רזה	قَضيف 12.5	1063
stalks	עצי עקרים	קנים	קנה	قَضبان :قَضيب 7.2	1064
decree	גזרה	משפטים	גזרה	قَضاء 8.4	1065
partial rules	גזרה חלקית	גזרה חלקית	חלקה המקרה	قَضايا جزئيَّة :قَضايا 0.3	1066
to thin, cut, dilute s.th.	דקק/חתך/קצץ/פסק	דקק/חתת/פתת/פסק/דקק	דקק/ח(ו)תך/נכה	قَطع 4.3,4,6; 9.12, 13; 11.2; 12.6, 9; 13.10	1067
to cease	פסק	פסק/נפסק	פסק	انقَطع 9.16; 11.5; 12.4	1068
cutting	החתכה	החתכה	–	قَطع 13.15	1069
pieces	החתכה	החתכה	החתכה	قَطعة :قَطع 12.10	1070
dilution	הדקק	הדקה	הדקה	تقَطيع 4.7	1071
cut-up	מחתך	מחתך	מחתך	مقَطع 9.13	1072
orach	קלף	דליב	קלף	قَطف 3.8	1073

Translation	Anonymous	Benveniste	Shatibi	Maimonides	
carded cotton	אבק זבל ממחטה	אבל זבל מן ממחט	אבל זבל ממחטין	قطن: قطن منفوش 4.6	1074
seat	—	מושבת	מושב	قاعدة 13.38	1075
to fully recover	—	קם והקימה שלימה	קם והקים שלם	(قم) استقل: استقل (قم) استقل كاملاً 13.38	1076
kernel, heart	חוך/לב	לב/חוכה	לב/חוכה	قلب 4.3; 8.2; 12.2, 3,8; 13.1	1077
kernels, hearts	לחוכה/לחכה/קלוקים	לחוכה/לחכה	לחכה/לחכה	قلوب 3.10; 4.4; 12.1, 5	1078
colocassia	קלקאם	קלקף	—	قلقاس 3.8	1079
to roast s.th.	קלה	קלה	קלה	قلى 4.2, 4	1080
roasting	קליה	שליקה	—	تقلية 4.4	1081
roasted	קלוי	קלוי	קלוי	مقلي 4.2, 4; 12.3	1082
roasted	מצוצקין	קלוי	קלוי	مقلو 12.5	1083
wheat	חטה	חטה	חטה	قمح 9.7; 12.2	1084
galbanum	קנא	גלבנה	—	قنّة 12.6	1085
centaury	קנטוריון	קנטוראון	קנטוריון	قنطريون 12.7	1086

Translation	Anonymous	Benveniste	Shatibi	Maimonides	
small centaury	קנטוריון קטן	קנטוריון קטנה	קנ' קטן	دَقيق – 12.1	1087
wild hedgehogs	קופדים הבריים	הקפדה הבריין	האראן הקפדים	3.7 قنافذ القفار البرية	1088
colon	קולנג'	אצטבא	קולנ'גי	5.6 قولنج	1089
to become chronic	הארך	האריך	הארך	8.2 (قام) تقاوم	1090
consistency	עמידה	הכנה/עמידה	עמידה/עמד	قوام 4.6; 7.2; 11.2; 12.2, 3, 5	1091
to be strengthened	התחזק	התחזק/התה	התחזק/התחזק/קם	قوي 9.13; 11.5; 13.41	1092
to overcome s.th.	התחזק על	התחזק על	התחזק על	2.1 قوي على	1093
to strengthen s.th.	חזק	חזק/חזקה	חזק	قوّى 7.4; 11.2; 12.6; 13.38	1094
strength, force	התחזק/כ(ו)ח/התקומה	כח/כח	כוח 'חיל נמצא/כח/חיל	قوّة 2.1; 5.5, 6; 7.2; 9.5, 11, 13; 10.4, 6, 9; 13.5, 8, 10, 20, 32–34, 36	1095
the expulsive power	הכח הדוחה	הכח הדוחה	הכח הדוחה	13.5 القوّة الدافعة	1096
the retentive power	הכח המחזיק	הכח המחזק	הכח המחזיק	13.5 القوّة الماسكة	1097
powers, properties	כחות/כח	כח(ו)ת/כח	כח/כחות/כלים	قوى 2.1, 3; 4.1; 11.2, 4; 12.5; 13.36, 41, 43	1098

Translation	Anonymous	Benveniste	Shatibi	Maimonides	
strengthening	חזוק/נבר'	חזוק/תגבר/חזק	חזוק/תגב'/חזק	تَقْوِيَة 7.3; 11.1, 2, 4, 5; 12.4	1099
strong, severe	חזק	חזק	חזק	قَوِيّ 9.5, 13; 12.7, 8; 13.7, 10, 18, 40, 42, 43, 45	1100
to vomit	הקיא	הקיא	הקיא	(فا) تَقَيَّأ 9.13; 12.10	1101
vomiting	קיא	קיא	קיא	قَيْء 9.10, 12–14; 11.5; 13.32 ← أَلْقَى	1102
emetics	מבחבר/מסמ'	מקיאים	מקיאים	مُقَيِّء : مُقَيِّئات 12.10	1103
to arrange s.th.	קשר	חבר	סדר	(فا) قَيَّد 0.4	1104
specification	הגבלה	הגבלה	הגבלה	تَقْيِيد 13.0	1105
logical reasoning, logic	היקש	אקדמ/שקר	שקר	قِيَاس 7.2; 11.3, 4; 12.2, 5; 13.19, 22, 28, 30, 38	1106
distress	מרה שחרה	—	מרה שחרה	كَأْبَة 5.6	1107
melancholic distress	מרה שחורה	מחשבה מרדאה	מרה שחורה שחרחרת	سَوْدَاوِيَّة – 5.6	1108

Translation	Anonymous	Benveniste	Shatibi	Maimonides	
depression	השתקערות הנפש	שפל רוח	שפל נפש	نفس – 10.8	1109
camphor	כאפור	כאפור	כאפור	كافور 12.6	1110
liver	כבד	כבד	כבד	كبد 2.2; 4.3; 5.5, 6; 9.2; 12.6; 13.1, 36	1111
livers	כבדים	כבד	כבד	أكباد 7.4	1112
				كتان ← بزر	
excess	רבוי	רב(ו)י	רבוי	كثرة 8.2; 11.5	1113
gum tragacanth	כתירא	כתירא/כתרא	כתירה	كثيرة 12.4, 8, 9	1114
pseudo oculists	רופאיים	כוחלים	כוחלים	كحّال: كحّالون 13.32	1115
turbidity	קדרות	—	—	كدر 7.2	1116
turbid	עכור	עכור	עכור	كدر 13.1, 4	1117
caraway	כרויא	כרויא	כרויא	كراوية 4.7	1118
to cause distress as purgatives do	המאכה והאנחה כהתרופות המשלשלות	צער יביא כמו התרופות המשלשלות	צער יביא כמו התרופות המשלשלים	كرب: كرب اكرب اكرب الأدوية المسهلة 9.6	1119
distress, pain	צער/כאב	כאב	מצוקה	كرب 0.2; 10.8	1120

Translation	Anonymous	Benveniste	Shatibi	Maimonides	
leek	הציר	הציר	כראת	كراث 9.13	1121
celery	כרפס	כרפס	כרפס	كرفس 3.8; 12.8	1122
cabbage	כרוב	כרוב	כרוב	كنب 3.8	1123
coriander	מםברתא	גד	כוםבר	ة كزبر 4.7	1124
Venus' hair	מםכבה של אםל / מםכבה אםל	הזורה פרם/פליםא	מםכבה זורה (אםל)	كزبرة بئر 7.2; 12.1, 5	1125
laziness	לאות	עצלה	עצלה	كسل 10.8	1126
indolence	העצלה מהעשים	העצלה מהאםברה	העצלה מן העשיים	الكسل عن الأفعال 5.6	1127
laziness	עצלה	עצלות	עצלה	تكاسل 5.5	1128
to be weakened	תחלש	—	נכל	كل 13.5	1129
exhaustion	—	הותלאה	עצבה	كلال 13.35	1130
kidneys (*du.*)	כליות	הכליה	כליות	كلية: كليتان 9.2	1131
intestines	כליות	הכליה	כליות	كلى 5.6	1132
quantity	כמות	מכמה	מכמה	كمّية 0.4; 2.1; 5.0, 1, 4	1133
kawāmikh	הרבוים הםרים	מבמכה	—	كوامخ: كامخ 9.12	1134

Translation	Anonymous	Benveniste	Shatibi	Maimonides	
perfection	שלמות	שלמות	שלמות	كمال 13.19, 49	1135
complete, perfect	שלם	שלם	שלם	كامل 12.6; 13.9, 22, 30, 38, 49 ← رعاية طبيب	1136
s.o. in full possession of his faculties	–	בעל שכל	שלם הדעת	الفطرة – 13.11	1137
cumin	כמון	כמון	כמון	كمّون 3.9; 12.7 ← حوارش	1138
middle-aged	שישיאות	סמבאא	ישמל	كهول 0.2 كون ← عالم	1139
cautery	כויה	כויה	כויה	كيّ 13.15	1140
quality	איכות	איכות	איכות	كيفيّة 2.1; 5.1, 4	1141
qualities	איכיות	איכיות	איכיות	كيفيّات 2.3	1142
humors	ליחיות	כימוסים	כימוסים	كيموس: كيموسات 5.5	1143
heart	פנימי/פנימים	לב/לבב	חום	لبّ 9.2, 3	1144
shelled nuts	חלקים	גרעין	גרעינים	لبوب 4.8	1145

Translation	Anonymous	Benveniste	Shatibi	Maimonides	
to stick together	לדבק	להדבק	להדבק	4.6 تلبّك (البدّ)	1146
to coat s.-h.	לטוח/להדיח	טח	להדיח	4.8 لَبَس (البس)	1147
bindweed	הלבלב הקטן	הלבלבין הקטנה	הלבלב הקטן	9.2 اللبلاب الصغير	1148
cow's milk	חלב	חלב	חלב	4.6 لبن: اللبن الحليب	1149
congealed milk	החלב הנקפאים	–	החלב הנקפאים	9.12 لبن الألبان المحمدة	1150
to pulverize s.th.	–	–	–	12.4 لتّ	1151
meat	לשד	לשד	לשד	4.1, 2, 4 لحم	1152
meats	הבשרים	בשר	בשר	3.7 لحوم	1153
pleasure, enjoyment	הנאה	הנאה	הערבה/הנאה	5.7; 8.2 لذّة	1154
a delicious taste	ערב הטעם (הטעמים)	טוב טעם/טעם ערב	הטעם ערב	4.4; 12.5 لذيذ: لذيذ الطعم	1155
tasty	ערב הטעם	הטעם לאכול	ערב	4.2 لذيذ: – الطعم	1156
to irritate s.th.	ישבר	–	ישבר	13.33 لذع	1157
burning pain, irritation	הצריבה	הצריבה/הצריפה	הצריבה	3.10; 4.3; 5.3; 13.33 لذع، لذّع، التذاع ← غنّ	1158
burning pain	הצריבה	הצריבה	הצריבה	5.6 تلذيع	1159

Translation	Anonymous	Benveniste	Shatibi	Maimonides		
firmness	קומר	קשי	תקבאר	تلنّز	10.4	1160
to become viscous	התדבק	דבקה	התדבק	لزج	11.2	1161
to make s.th. sticky	דבק	דבק	דבק	الزق	4.7	1162
sticky, viscous	מתדבק/מתדבק	מתדבק	מתדבק	لزج	2.1; 9.2, 6, 7	1163
				← اخلاط		
viscosity, stickiness	התדבקות/הדבקה	דבק/דבק	הדבקות	لزوجة	2.1; 3.9; 11.2	1164
oxtongue	לשון שור לשון שור אלם	שור לשון	לשון(ה) שור	لسان ثور	7.2; 12.1, 9	1165
to rub s.o.	מרח	מרח	מרח	لطخ	13.14	1166
to thin, dilute [the humors],	דקק	דקק	דקק/דקק	لطّف (الطف)	3.9, 10; 4.3,7; 11.2, 4; 13.4	1167
to thin, dilute s.th.						
light, fine	דקדוק/דק	דק/דק	דק	لطيف	3.9; 11.2; 13.1, 4, 10	1168
fineness, subtlety	דקות	דקות	דקות	لطافة	2.1; 13.50	1169
finer	דק יותר/דק	דק יותר/דק	דק	الطف	5.4; 13.3	1170
diluting, thinning, thinning effect	/דקדק/דקדק דקדוק/דקדק	הדקדק/דקדק/דקדק	דקדוק/דקדק(?)	تلطيف	2.1; 4.7; 9.15; 11.2, 4; 12.1; 13.41	1171

Translation	Anonymous	Benveniste	Shatibi	Maimonides	
thinning	מֻרַקֵּק/מְרֻקָּק	מרקק	מרקק	ملطف رطوبة ← 3.10; 4.2	1172
amusement	שׂחוק	שׂחוק	שׂחוק	لهو 8.3	1173
mucilage	לחח	לחך	לחוך/סיך	لعاب 9.7; 12.4	1174
to sip, drink, lick s.th., partake of s.th.	לעס	לחך	נבל	لحق 9.5, 14; 11.5; 12.4, 8	1175
licking	ליקוק	מליקה	מליקה	لحق 11.4	1176
linctus	ליקוק	לחוחה	לחוחה	لعوق 12.3, 5	1177
linctuses	ליקוחות	לחוחות	לחוחות	لعوقات 11.4, 5; 12.3	1178
spoon	מכפית	כף	כף	ملعقة 7.2	1179
turnip	לפת	לפת	לפת	لفت 3.8	1180
morsels	פתות	פתיתין	פתות	لقمة:لقم 4.6	1181
to lie down	נשכב ל-	רבץ	הרביצו בבקר	(الذي استلقى) استلقى 11.5	1182
blaze	—	לההב	להבה	لهيب 13.35	1183
inflammation	ההלהבה	ההלהבה/התלקק	התלהבה	التهاب 7.4	1184

Translation	Anonymous	Beneviste	Shatibi	Maimonides	
pleasure	–	תהל	תהל	لَهو 8.3	1185
almond(s) (*coll.*)	שקדים	שקד	לוז/שקדים	لَوز 3.10; 4.2–4, 6; 9.3; 12.2, 3, 8, 9 → صِنفرَة	1186
dish, color complexion	מראה/מראות/שראה	מטעם/מטעמים/ מראה/מראות/שראל	מטעם/סים/מראה/שראל	لَون 4.1, 2, 4, 6; 5.4; 7.4; 9.3; 12.5	1187
dishes, complexions, kinds of food	הטעמים/מראיות	מטעמים/מ/מראות	מטעם/מראה/מראיות	الألوان 0.4; 4.0,1,7; 5.4; 9.4, 13; 10.8; 13.36	1188
lemon (*coll.*)	לימון	לים	לימון	لَيمون ، لَيمو 4.4; 9.14; 12.1, 3 → ماء	1189
quince–like lemon juice	לימון של תפוחים	מיץ שהוא טוב להלין/ והמתוקים	התפוח הכספית/ התפוח	لَيمو سَفَرجَلي 9.15; 12.3	1190
to become soft	התרכך	רפה	התרכהה/רפה/התרפה/התרככה	4.6; 12.3, 5; 13.5, 11 لَان	1191
to soften [one's stools]	ירכך (הגוף)	הרפה	ירכב/ירכב	لَيَّن 9.2	1192
to soften s.th.	שירכל	הרפה תכאב	רכב	لَيَّف 9.1	1193

Translation	Anonymous	Benveniste	Shatibi	Maimonides	
to soften the stools	שלשל החמר	הזל החמר	הזל החמר	9.3, 4 الطبخ –	1194
softness	שלשול	רכות	רכות/רככה	9.1; 13.5 لِين	1195
softness of stool	שלשול החמר	רכות החמר	רכות הצואה	5.6 البراز –	1196
soft	מרושלל	רפה	רך	9.1 لِيّن	1197
a diluting effect, softening	שלשול	רכוך/רכות	ריכוך/רפיון/רפה	5.4; 9.1; 12.8 تليين	1198
softening	שלשול	רכוך	רכוך	9.6 إلانة	1199
the softening of the belly	רכוך הבטן	רכוך הבטן	רכוך הבטן	13.32 البطن –	1200
the softening of the stools	שלשול החמר	לרכך	רכוך החמר	9.3 الطبخ –	1201
softening	מרשלל	מרכך	רכך	9.2 مليّن	1202
Mithridates	–	מתרודיטוס	מתרידטוס	13.38 مثروديطوس	1203
urinary bladder	כיס המים	בית המים	מיצה	9.2 مثانة محقن ← سكون	1204
scammony	סקמוניאה	אשקמוניא	מחמודתא	9.5; 12.8, 9 محمودة	1205
marrow	מוח	מוח	מוח	4.6; 12.5 مخ	1206

Translation	Anonymous	Benveniste	Shatibi	Maimonides	
cheating	מבאש	זד	דלהבתין	محترق	13.28 1207
pseudo physicians	—	מתחכמים	דלק	محترقون: قوم محترقون	1208 13.29
to distend	משפחה/שלשלה	נמתח	לשרבב	(مدّ) تمدّد	5.1 1209
mudd	מד	קב	מד	مدّ	4.6; 7.2 1210
the superfluous matter	הליחה הדקה	ליחה	הליחה המותרת	مادّة الفضليّة	11.2 1211
matter	ליח/ליחה	ליחה	ליחה	مادّة	12.4; 13.1 1212
the thin matter	הליח הדקה	ליחה הדקה	הליחה הדקה	المادّة الرقيقة	12.4 1213
matters	המשפחה/שלשלת	ליחות	ליחות/לחות	موادّ	3.7; 10.6 1214
distention	מליחה	מתיחה/התמתחות	שרבוב/שלשול	تمدّد	5.1 1215
city	מדינה	מדינה	מדינה	مدينة	13.4, 38 1216
cities	מדינות	מדינות	מדינות	مدن	9.5; 13.4 1217
bitter, myrrh	מד	קב	מר	مرّ	3.10; 12.2, 3, 5, 6, 8 1218
yellow bile	ליחה כרכום	ליחה ירוק	ליחה אדומה	مرّة صفراء	9.11 1219
bilious juices	ליחה אדומה	מרירות	מרירה	مرار	13.34 1220

Translation	Anonymous	Benveniste	Shatibi	Maimonides	
to digest s.th.	אכל	העכל/התעכל	עכל	استمرأ (أ م ر) 2.2; 5.6	1221
oesophagus	ושט	ושט	ושט	مَرِيء 5.2	1222
to macerate s.th	מרס	מרס/מסמס	מרס/מרס/מרס/מרס	مرس 4.6; 9.1; 12.1, 2, 5	1223
to fall ill	חלה	חלה	חלה	مَرِض 5.5; 13.30, 38	1224
to make ill	החלה	החליא	החלה	أمرض 5.3; 8.2	1225
disease	חולי	חולי	חולי/חולה	مَرَض 0.1–4; 2.0, 3; 3.7–10; 4.0–2, 7; 5.7; 7.1, 2; 8.1, 4; 9.2, 5; 10.1, 2, 9, 10; 11.0–2, 4; 12.2,3, 5, 6; 13.7, 10, 11, 22, 25, 26, 30, 32, 33, 36, 38, 47, 49 → نقل	1226
a chronic illness	–	חלי מאבד	חולי מבאיש	مَرِض – 13.36	1227
the personal disease	החלי האישי	החלי האישיי	החלי הפרטי	المرض الشخصي 2.3	1228
diseases	החלאים	החלאים/החליים/ החלאים/מחלות	ה(ח)לאים	أمراض 0.4; 5.3, 5; 7.1; 9.16; 10.1, 8; 13.9, 22, 23, 32	1229

Translation	Anonymous	Benveniste	Shatibi	Maimonides		
chronic diseases	–	חלאים נאמנים	חלאים בושנים	13.45	1230	مَرِضَة
the acute diseases	החליים החדים	החלאים החדים	החלאים החדים	5.3; 7.4	1231	الأمراض الحادّة
chronic diseases	החלה	החלאים הנאמנים	החלאים הנושנים	5.7	1232	الأمراض
patient	החלה	החולה/חולה	החלה	13.6, 7, 10, 11, 17, 18, 19, 31, 33, 34, 41, 42, 47, 49	1233	مريض
sick, patients	החלים	חולים	חולאים/החלים/חלים	2.2; 8.1; 13.11, 18, 32, 38, 40, 41	1234	مرضى (مرضا)
soup	מרק	מרק	מרק	4.1–4	1235	مرق
soups	מרקים/מרקות	מרקים	מרקים	4.4; 11.4; 12.6	1236	أمراق
murrī	מורייס	מורייס	מורייס/מוריס	9.12, 13	1237	مُرّي
barley gruel	מים (של) שעורים	מי שעורים (ה)מבושל	מי שעורים מבושל	3.9; 4.4, 5; 9.3	1238	شعير
to mix s.th.	מזג	מזג	מזג	7.2	1239	مزج
to be mixed	התמזג	התמזג	התמזגה	4.3	1240	امتزج
mixing	מזיגה	מזג	המזגה/מזיגה	7.2	1241	مزج

Translation	Anonymous	Benveniste	Shatibi	Maimonides	
temperament	מזג	מזג	מזג	مزاج ج –ات 0.2; 4.7; 7.2–4; 9.14, 15; 11.1, 2, 4; 13.25, 34, 36	1242
its natural temperament	מזגו הטבעי	מזגו הטבעי	מזגו הטבעי	ه – الطبيعي 11.1	1243
the weather at that moment	מזג האויר שבאותו זמן	מזג האויר שבאותו זמן	מזג אויר אותה זמן הזה	الهواء الحاضر – 0.1	1244
temperaments	מזגים	מזגים	מזגים	أمزجة ج –فر 10.4, 8; 12.10	1245
temperaments	<מ>זגים	מזגים	מזגים	أمزج ج –امتزج 5.6	1246
mixing	מזיגה(ת)	מזג	מזוג	امتزج ج –امتزج 4.3	1247
mixed	ממוזג	ממוזג	ממוזג	ممتزج 4.4	1248
apricot	משמש/ברקוק/מישמיש	משמ/מ/ד/ל/קוק	משמש	مشمش 3.9; 9.13	1249
sucking	מציצה	מציצה/מ/צ/מצץ	מציצה	مص 3.9, 10	1250
to sip s.th.	מצץ	מצץ	מצץ	امتص 3.9	1251
mastic	מצטכי/מצטכא/ מצטכא/מצטכים	מצטכ<ה>/ק</צ>/מ>/מצטכי	מצטכי	مصطكى 7.2, 3; 12.6, 8, 9	1252
maṣṭīs	מצטריץ	מצטריץ	מצטריץ	مصوص 4.4	1253

Translation	Anonymous	Benveniste	Shatibi	Maimonides	
stomach	אסטומכא/אסטומכא	אסטומכה/אסטומכה	אסטומכא/אסטומכה אסטומכא	معدة 2.3; 3.9; 5.1,4; 7.1, 3, 4; 9.10–15; 10.1, 8, 9; 13.33, 36, 38 ← فم ، خمل ، خلط	1254
cramps	התכוץ	כווץ	שעבוך	معض 12.9	1255
bdellium	בדלך	בדלך	בדלך	مقل 12.9	1256
blue bdellium	–	בדלך אדרק	בדלך אדרק	أزرق – 12.8	1257
to fill s.th.	מילא	מילא	מילא	ملأ 2.3; 3.9; 7.1; 10.1; 12.6	1258
to become filled	התמלא/התמלא	התמלא/מילה/התמלא	התמלא	(امتلى) امتلأ 2.3; 9.16; 11.5	1259
to fill oneself	התמלא/נתמלא	התמלא	התמלא	تخمّ 5.7; 9.13	1260
fullness, overfilling	התמלאות/מילוא/מילו[א]ר	מילוי	מילוי	امتلاء 10.9; 11.4; 13.32, 33	1261
full	מלא	מלא	מלא	متلئ 11.4	1262
salt	מליחה/ממלחה	מלח	מלח	ملح 3.9; 9.2; 12.10	1263
seaman	מלח	מלח	ספן	ملّاح 13.6	1264

Translation	Anonymous	Benveniste	Shatibi	Maimonides		
seamanship	מלאחות	מלאחות	מלאחות	ملاحة	13.6	1265
salted	מליח	מליח	מליח	مالح	10.4	1266
salted	מליח	ממלח/מליח	מליח	مملوح ح	4.5; 9.12, 13	1267
mallow	מלוכיא	מלוכיא	—	ملوكية	3.8	1268
prevention	המניעה	למנוע	מנע	منع	11.2	1269
abstinence	המנעות	המנעה	המנעה	امتناع	10.8	1270
sperm	הזרעה זרע	זרע	זרע	مني ← طيب	10.8	1271
water, juice, liquid	מים/קמס	מים	מים	ماء	3.10; 4.1; 5.1; 7.2–4; 9.3, 6, 7,13; 11.5; 12.3, 5, 7, 8, 10; 13.1, 4, 15, 32	1272
cold water	מים קרים	מים קרים/ מים קרים	מים קרים	بارد	13.11, 19	1273
streaming water	מים נגל	מים הנגל מים	מים נגבים	حار	7.3	1274
hot water	מים חמים/החמן	מים חמם	מים חמים	حار	3.10; 9.1, 13; 12.2, 4, 5	1275

Translation	Anonymous	Beneviste	Shatibi	Maimonides	
pure water	מים אלולים/מים אלולים	מים אלולים	מים זכים	صافي (ضاف) – 7.2; 12.3	1276
hydromel	מי הדבש	מי הדבש	מי הדבש	العسل – 6.5; 9.3; 12.8, 10	1277
lemon juice	מי ה(ד)לימי/לימי	מי הדלי/למי	מי הלימון	(ال)ليمو – 3.9; 4.4; 9.3,15	1278
lemon juice	מי לימי	מי ליח	מי הלימון	(ال)ليمون – 4.4; 9.15	1279
rose water	מי הורד	מי הורדים	מי ורד	ورد – 12.6	1280
cold water	המים הקרים	המים הקרים	מי(ם) הקרים	الماء البارد – 7.2, 3; 10.2,4; 13.18	1281
hot water	המים הנהוג	המי(ם) החמים	מי(ם) החמים	الحار – 4.6; 7.4	1282
the usual water	המים הגרומים	המים הנהוגים	—	المعتاد – 13.11	1283
tepid water	המים הפושריי	המים הפושרים	מים הפושרים	الفاتر – 7.3, 4; 10.4	1284
the choicest type of water	המים הטובים	המים המובחרים	מים הטובים	الفاضل – 7.3	1285
rose water	מי הורד	מי הורדים	מי ורד	ورد – 9.4	1286
waters	מימות	מים	מים	مياه – 13.4	1287

Translation	Anonymous	Benveniste	Shatibi	Maimonides	
fragrant, pure waters	המים המבושם	המים המבושם	המים החמים המבושם	الماء العافية الطيبة 8.1	1288
to die	מת	מת	מת	مات 8.2; 10.9; 13.21, 33, 38	1289
death	מות	מות/מיתה	המיתה	موت 13.20, 22	1290
the dead	המתים	המתים	המתים	ميت:الأموات 8.4	1291
dead (*pl.*)	מתים	מתים	מתים	موتى : – 13.4	1292
storax	הלבנה	לבנה	לבנה	ميعة 12.6	1293
liquid things	מתעפשים(ו)	מתעפשים	דברים נגרים	مايعات 12.9	1294
vegetables	צמח	צמח	זרעים	نبات 3.8	1295
flowering plants	–	הבול(ל)הרים	עשבי החים הנוצצים	از هار;الزهار – 13.41	1296
different kinds of *nabīdh*	שכר/ייצה	הבשמ/אנבדה	משקה הנקראים נביד/נבידה/מינים אחרים	نبيذ:أنبذة 7.1; 9.13	1297
lotus fruit (*coll.*)	נבק	נבק	שערתיהוד	نبق 3.10	1298
stinking	סרוח	מאבש	אב	نتن 12.1	1299
evil-smelling	של ריח רע	מאבש	סרוח	منتن 13.1	1300

Translation	Anonymous	Benveniste	Shatibi	Maimonides	
evil–smelling	נבד הרוח	נבאש	נתן ריח רע	الرائحة – 9.12	1301
to prosper	–	הצליח	הצליח	كَسَب 13.6	1302
carpentry	נגרה	נגרות	נגרות	نِجارة 13.30	1303
astrologers	–	הוזים	אסטרונומיים	منجّم: منجّمون 13.49	1304
to become lean	זוד	זוד	זוד	نحف 10.8	1305
leanness	זקות	רזון/רזות	רזון	نحافة 0.2; 2.3	1306
lean (*pl.*)	זקים	רזים	רזים	نحيف: نحفاء 7.4	1307
				نحل ← عسل	
nostrils (*du.*)	נחירים	נחירים	נחירים	منخر: منخران 12.6	1308
to prick s.o.	נקר	נקר	נגף	نخس 13.10	1309
spur	דרבן	מלמד	מלמדים	نخّاس 13.5	1310
to strain s.th.	נפה	נפה	נפה	نخل 12.3, 5, 6, 9	1311
sifting	ניפוי	נפה	נפה	نَخْل 12.9	1312
bran	נסופת	מורסן	מורסן	نخالة 9.7; 12.2	1313
sieve	נפה	נפה		منخل 12.3	1314

Translation	Anonymous	Benveniste	Shatibi	Maimonides		
sifted, strained	הנפה/שחוק/הנפברה	מפ(ו)נה	מנפה	منخول	3.10; 12.3, 6, 9	1315
				متزوع ← زيبس		
defluction	ירידה	הירידה/המר	ירידה	نزل	0.2; 11.5; 12.1, 4	1316
defluctions	ירידות	הירידה	ירידות	نزلات	8.1; 11.2; 12.5	1317
descending	יורד	יורד	יור	نازل	11.2	1318
case, incident	מקרה	מקרה/הירד/הירדה	מקרה	نازلة	13.11, 33, 40	1319
defluctions	ירידות	הירידה	ירידות	نوازل	12.1, 4	1320
relationship	יחס	יחס	יחס	نسبة	13.4	1321
recipe	נסחה/נסכא	נסחה	נסחה/נסכא	نسخة	7.2; 12.8	1322
formulas	הנסחאות	המנסחאות	הנסחאות	نسخ	11.4	1323
forgetfulness	שכחה	שכחה	שכחה	نسيان	10.8	1324
to grow up	גדל	גדל	גדל	نشأ	13.4	1325
starch	נשא/נשוא	נשא בחם	נשא	نشاء	3.10; 4.8; 12.4	1326
to become energetic	נכמרה	צהל	שמנה	نشط	10.8	1327
				مستشنق ← هواء		

Translation	Anonymous	Benveniste	Shatibi	Maimonides	
orthopnea, standing erect	התאבכות/להתאבך	זקירה/זקיפה	זקירה/זקיפה	اتعصاب 0.2; 8.2	1328
orthopnea	–	זקה	קימה יעמודה	نعصم – 13.36	1329
to be cooked	להתבשל	להתבשל	התבשלה	نَضِج 0.2	1330
to coct [the humors/superfluities], to coct s.th.	לבשל	לבשר/יבשר	לבשל/לבשר	انَضَج 3.10; 4.7; 10.1; 12.2, 3	1331
cooking	לבישול	לבשל	ל()בשל	نَضْج 4.2, 4; 7.2; 12.6	1332
ripe	לבישול	מבושל	מבושל	نَضِج 3.9; 12.4	1333
coction, cocting ([superfluities])	לבשל()ם/לבשלם	לבשל/לבשלם	לבשל/לבשל()ם/לבשל	انضاج ح 6.4; 10.2,3; 12.0; 13.41	1334
cocting [humors]	מבשל	מבשל	מבשל	منضِج ح 4.2	1335
spices that are not [too] aromatic	בשמים <רבה> יין הדרך	בשמים בלתי ריחם חזקים	בשמים בן הריחן	نضيج ح نضيع غير مضيع 4.4	1336
pleasantness and brightness of expression	זוהר היום ואור המבין	זהר היום המבהיר	זהר היום המבהיר יאור	نضارة النهار والنور 7.4	1337
natron	נטרון	נטרון	נטרו(ן)	نطرون 9.6; 12.7, 10	1338

Translation	Anonymous	Benveniste	Shatibi	Maimonides	
				ناطق ← حیوان	
to look into s.th.	עיין ב–	השתכל ב–	עיין ב–	نظر في 0.3	1339
view, examination, scientific insight, theoretical speculation	עיון	עיון/דעת/השגח	עיון	نظر 13.19, 22, 27, 30, 49	1340
the sound judgment	—	העיון האמתי	העיון האמתי	النظر الصحیح 13.47	1341
to be revived	—	להתחיה	התחיה	(نعش) انتعش 13.38	1342
one of the best regimens	מקצת ההנהגה	מיטב ההנהגה	מקצת ההנהגה	نعم؛ نعم التدبیر 9.6	1343
cultivated mint	נענא	נענע/הדודנא/אבטא/הבתא	נענע	نعنع 3.8, 9; 4.4; 7.2	1344
expectoration	רקיקה/הבלעה/רוק/ריר	ריר/רקיקה/רקיר/רוק	ריר/רקיקה	نفثة 3.10; 4.4; 7.2; 11.2, 4; 12.0, 3, 4, 6	1345
to be flatulent	התנפח	נפח	נפח	نفخ 3.9	1346
flatulence, inflation	נפב/התנפב	נפב	התנפב	نفخة 3.9; 5.6	1347
flatulent	מנפב	נפוח	נפב	نافخ 3.9	1348
passages	מפרצים/משתלים	מברצים	מברצים	منفذ: مافذ 2.1, 2	1349

Translation	Anonymous	Benveniste	Shatibi	Maimonides	
distaste	געל	קוץ	שאוט	نفور 9.15	1350
to sigh deeply	שאיפת הרוח	הוצ הרוח הנכבא לרוח	הנהבה ושאיפת הרוח	(تنفّس) تنفّس الصعداء 8.2	1351
soul	נפש	נפש	נפש	نفس 7.1; 10.8; 13.4, 22, 27 بسط، حركات، خمول، كآبة ← انبسط	1352
breathing	נשימה	נשימה	נשימה	نفس الآن 12.2	1353
psychical	נפשי	נפשי	נפשי	نفساني ← حركات 8.2	1354
breathing	נשימה	נשימה	נשימה	تنفّس 11.5; 12.2; 13.2 منفوش ← قطن	1355
rigor	קרירות	פלצות	רעדה	نافض 5.6	1356
to be useful, beneficial (to s.th. / s.o.)	הועיל	הועיל	הועיל	نفع 8.4; 10.5; 12.3, 5, 6, 8; 13.8, 17, 19	1357
to benefit	הועיל תועלת	הועיל תועלת	קבל תועלת	انتفع: انتفع منفعة 10.8	1358

Translation	Anonymous	Benveniste	Shatibi	Maimonides
benefit	הליעות	הליעות/להליע	תועלת/הליעות	نفع 4.2; 12.3, 5, 6; 13.18 1359
benefit	הליעות	הליעות	הליעות	منفعة 12.3, 10; 13.0 1360
beneficial effects	הליעות	הליעות/הליעות	הליעות/הליעות	منافع 1361 4.3; 7.1; 12.5; 13.38, 41, 46
beneficial	מועיל/הועיל	מועיל/הועיל	מועיל/מועיל	نافع 1362 3.7, 9, 10; 4.0; 9.15; 10.2; 12.2, 5
loss of memory	חסרון שכחה	חסרון הזכרון	חסרון הזכירה	نقصان: نقصان 1363 حفظ 13.3
to soak, macerate s.th.	שרה/נבשר	שרה/נבשר	שרה/השרה	نقع: أنقع 1364 3.10; 4.1, 2; 4.6; 7.2; 9.1, 7; 12.2, 4, 5, 9
to be soaked	נבלע	נבלע	נבלב	استنقع 2.3 1365
macerated	נשרוי	נשרה	נשרה	نقع 7.2 1366
macerated	נשרה	נשרה	נשרה	منقع 12.5 1367
dessert	אפיקומן/המתק	לחותך המבשם	אחר(י) האכילה	تنقل 3.10; 11.4 1368
recovering; convalescent	נצר	הבראה מחלים את מוראה/ובמותם ומבריא מחלים	מבריא/מחלים	ناقه 10.9; 13.38, 43 1369

Translation	Anonymous	Benveniste	Shatibi	Maimonides	
convalescent	היוצא מחולי	מי שמר מחולי	קמחלי	مَن مَرضى	10.9	1370
convalescents	המבריאים מחולים	המבריאים מחולים	קמחלי	ناقِهون	10.1	1371
to become clean	התנקה	נקה	התנקה/נתנקה	تَنَقّى	0.2; 11.4	1372
to clean s.th., to cleanse (s.th.)	התנקה/להנקו(א) התנקה	נקה	נקה	تَنَقّي	9.2, 11–13, 15;11.4, 5; 12.1–3, 8; 13.11	1373
clean	נקי	נקי	נקי	تَنَقّي	9.12; 12.3, 9; 13.38	1374
purity	נקיות	נקיות	נקיון	نَقاء	13.2	1375
cleansing, removal	/התנקות(ל)/הנקו(ת) נקו/נקוי/נקות/התנקות	הנקות/נקוי/הנקות	/נקו(ת)/נקוי נקוי/נקו	تَنْقِيَة	0.2; 7.2; 9.10,11,13,15; 11.1; 12.0,1,3–5,8,9	1376
cleaning	מנקה	מנקה	מנקה	مِنْقَى	3.10	1377
sexual intercourse	גמאע	בעילה	גמאע	كِلاح ح	10.8	1378
to exhaust s.o.	הלאה	יליד	התיש	(نهيك) أَنهَك	10.9	1379
gluttons	אנשי הנהמנות	הזללנים	זוללים	أهل النَّهم: نَهِم	5.3	1380
gluttonous	נהרן	נהמני	נהמן	نَهِم	5.4	1381
glutton	נהרן	נהמה לאכל	אכלן	نَهْمَة	13.33	1382

Translation	Anonymous	Benveniste	Shatibi	Maimonides	
attack	מתקפה/מתקפת/מתקפה	מתקפה	מתקפה	نوبة 0.2,3; 10.1, 6, 7, 10; 11.4, 5; 12.1, 5, 6, 8	1383
attacks	מתקפות	נובת	נובת	نوبات 10.2	1384
fire	אש	אש	אש	نار 7.2; 8.1; 12.6; 13.11	1385
a low fire	אש חדה	אש לטיפה/אש	אש לטיפה/אש	لَيِّنَة (نار) – 4.2, 4; 7.2; 9.15; 12.3–5	1386
				نمر ← نضارة	
to sleep	ישן	ישן	ישן	نام 10.2; 11.5	1387
to put s.o. to sleep	ישן	הרדים ושן	הרדים	نَوَّم 12.4	1388
sleep	שינה	שינה/תרדמה	שינה	نوم 0.4; 10.0, 1, 4, 5; 11.2, 5	1389
				نوى ← زبيب	
nenuphar	נילופר	נילופר	נילופר	نيلوفر 12.1	1390
mortar	מכתשת	מכתש	מדוכה	هاون 4.2, 6; 9.2	1391
blowing	נשיבה	נשיבה	הנחה	هبوب 11.3	1392

Translation	Anonymous	Benveniste	Shatibi	Maimonides	
to destroy s.th.	חסם	הרעיש	הרס	هلك 10.9	1393
tranquillity	שלוה	מנוחה	שלוה	هدوء 10.8	1394
to be digested	להתעכל/להתאכל	להתבשל	להתעכל	انهضم (هضم) 2.1; 5.1, 5	1395
digestion	נתעכל/להתעכל(י)	להתבשל/להבשל	להתעכל/להבשל/להתבשל	هضم 2.3; 3.9; 4.6; 5.1, 3–5; 7.3, 4; 10.1, 8; 13.5, 38	1396
the third digestion	העכול השלישי	העכול השלישי	העכול השלישי	الهضم (الثالث) 2.1	1397
digestions	עכולים	מעכלים	עכול/מעכלים	هضوم 5.4; 9.15	1398
digestion	עכול	עכולה/התעכלה	בעכל(ו)/עשול	انهضام 3.8; 4.4; 5.1, 5; 7.1	1399
to stream	זרר	זרר	זרל	هطل 2.3; 11.2	1400
streaming down	הזדרר/הזדרר	הזריר	הזדריר/הזלה	هطلان 11.4, 5	1401
to be troubled	נבאס	התחמם	נבהלה	هلع 8.3	1402
to die	מת	מת/מיתה	מת/מיתה	هلاك 11.3; 13.10, 11, 28, 41, 42, 49	1403
death	מת	מיתה	מיתה	هلاك 13.10, 11	1404
disastrous, fatal	מיתה	מכאב נורא/מיתה מכאב נורא	מיתה	مهلك 2.3; 10.8, 9	1405

Translation	Anonymous	Benveniste	Shatibi	Maimonides	
myrobalans	הליליג'את	אאלילבורג'ש	אלילי'ג'את/אליליג'את	معلول ← حرقة / هليلج (الهليلجات) 12.8; 13.41	1406
asparagus	אספרג	אשפרג'וש	הליון	هليون 3.8	1407
worry	יגב	דאגה/צער	מחשבה	هم 8.2	1408
endive	הנדבי/עלשין	הנדבא	הנדבא	هندباء 12.1, 6	1409
air	רוח/אויר	אויר	אויר	هواء 0.1, 3, 4; 8.1; 10.2; 13.1, 3, 4	1410
cold, moist air	הרוח הקר הלח	האויר הקר הלח	האויר הקר הלח	الهواء البارد الرطب 8.1	1411
current weather	האויר הנמצא	האויר שנמצא בהוה	האויר ההוה	الخاضر ← مزاج / 13.34	1412
the air inhaled from outside	האויר הנשאם מבחוץ	האויר הנשאף מבחוץ	האויר הנשאף מבחוץ	المستنشق من خارج / 13.1	1413
disposition	תכונה	תכונה	תכונה	هيئة 10.8	1414
dispositions	תכונות	תכונות	תכונות	هيئات 10.8	1415
to be stirred up	להתעורר	התעורר	להתעורר	هاج 10.6	1416

Translation	Anonymous	Beneviste	Shatibi	Maimonides	
to arouse s.o., to fire s.th.	צהיב/ליהב	צהיב/להיב	ציהב/להיב	أهل 10.8; 13.11	1417
the existing things	הנמצאות	המציאות	המציאות	وجود 8.3	1418
in a very concise and abbreviated way	בקיצור זר וביד קצרה	בהבלגה והלהבה והקצרה	בן הקצרה	إيجاز: بإيجاز واختصار 1.4	1419
to cause pain to s.o.	כאב	כאבה	כאב	وجع أوجع 13.5	1420
pain	כאב/כאב/כאוב	כאב	כאב	وجع 5.6; 12.9; 13.5	1421
pains	כאבים	כאבים	כאבים	أوجاع 10.6	1422
to be amalgamated	להתחד/להתחבר אחד היה	התקבץ	לקבץ/קבץ	وحد الكل 7.2; 9.2	1423
to bring s.th. upon s.o.	הביא	הביא	השריש	ورث: ورث 11.2	1424
rose (coll.)	ורד	ורד	הורדים	ورد 12.6; 13.33 دبيب، ماء لا	1425
rose preserve	מרקחת ה(של)ורד	מרקחת הורדים/אבל וורד	מרקחת ורד	ورد مربّى (مربّى) 4.4; 9.13, 14	1426
honied rose preserve	מרקחת של ורד דבש	מרקחת ורדים דבור	דבש אבלת	ورد مربّى عسلي 9.14	1427
leaves (coll.)	עלה	עלים	עלים	ورق 12.9	1428

Translation	Anonymous	Benveniste	Shatibi	Maimonides	
leaves	עלים	עלים	עלים	أوراق 8.1	1429
suffering from abscesses	גם	צלול	נבצה	متقرّح 7.4	1430
weight	מטשקל	מטשקל	מטשקל	وزن 12.5	1431
amounts	מטשקלים	מטשקל	מטשקל	أوزان 12.1, 5	1432
weight	מטשקל	מטשקל	מטשקל	زنة 9.14; 13.38	1433
intermediate	ממוצעת	ממוצעת	אמצעי	متوسّط 0.2	1434
description, composition, prescription	הסם/הסתה/סוטם	מתכנה/מתכנה	תאר/סדר שיראו	صفة 4.2; 9.15; 12.4, 6, 9; 13.47	1435
				اتّصال ← تفرّق	
to recommend s.th.	צוה ב-	צוה	צוה על	(وصى) وصى بـ 11.4	1436
to give a useful recommendation	צוה צואה מועילה	צוה צואה מועילה	צוה צואה מועילה	أوصى : أوصى بوصية 5.5 مفيدة	1437
rule	צואר	צואה	צואה	وصية 2.3	1438
rules, last wills	צוואות/צואר	צואות	צוים	وصايا 0.4; 13.0	1439
conventional	מנהג	מנהגם	מנהג	وضعي 13.13	1440

Translation	Anonymous	Benveniste	Shatibi	Maimonides	
				موَاعظ ← آداب	
to produce s.th.	הוליד	הוליד	הוליד	(ولد وَلَد) 5.5; 9.11; 11.1	1441
production	הולדה	הולדה	הולדה	تَوْلِيد 12.6	1442
to originate	הוליד	הוליד	הוליד/נצר	تَوَلَّد 5.3; 9.11; 10.8	1443
successor	–	נצר	–	وَلِيَ عَهد 13.38	1444
to be dry	התיבשה	התאבש(ה)	התיבש	يبس 9.1	1445
dried, dry	יבש	יבש	יבש	يَابِس 3.10; 4.7, 8; 9.2, 4, 6; 10.6; 12.1, 3 ← الاشياء	1446
hand	ידים	יד	יד	يَد 13.19, 27 ← رفع يد ←	1447
arms, hands	ידים	ידים	ידים	أَيْدِ 13.10, 36	1448
to be easily obtained	אמצאה	–	התיצן	(يسر) تَيَسَّر 9.13	1449
waking up	הקיצה	יקיצה	יקיצה	يَقَظَة 0.4; 10.0	1450
pigeon (*coll.*)	יונים	יונים	יונים/מאמר	حَمَام 3.9; 9.13	1451

Indexes to the Arabic-Hebrew-English Glossary of Technical Terms and Materia Medica

Hebrew-English Glossary of Technical Terms and Materia Medica

Guidelines for the Use of the Glossary and Indexes

The following paragraphs describe the arrangement of entries and explain the use of symbols:

Hebrew Entries

1. Order of entries: The words figuring in the glossary and indices are arranged according the order given by Even-Shoshan's *Ha-Millon he-khadash*. Participles and infinitives which do not have their own entry in Even-Shoshan are generally listed following the verbal stem they belong to.

2. Verbs: Verbs are listed according to the common order of the verbal stems, as applied by Even-Shoshan. Every verbal stem that is not preceded by an entry featuring the Qal of the same root is introduced by its root, set in brackets. The entries of verbs in the Qal that do not display all of their radicals in the 3rd m. sg. of the perfect are introduced by their root, set in brackets. Participles and infinitives which do not have their own entry in Even-Shoshan are listed following the verbal stem they belong to.

3. Nouns: The different numbers of a noun are listed as separate entries and are usually given in the indeterminate state. For the use of definite forms in some cases, see the Guidelines for the arrangement of the Arabic entries in the Arabic-Hebrew-English glossary. Plurals of nouns are treated as entries of their own, but they immediately follow the entry with the corresponding singular. If the corresponding singular does not appear in the text, the entry showing the plural is introduced by the corresponding singular and set off by a colon.

4. Complex expressions: See the guidelines for the arrangement of the Arabic entries in the Arabic-Hebrew-English glossary.

5. Spelling: All nouns are listed alphabetically according to the spelling under which they figure in Even-Shoshan. In many cases the text features only plene spellings of a particular word, while this word is listed in Even-Shoshan under its defective spelling. In these cases

the entry is introduced by the defective spelling, which is set off from the actual spelling, as it figures in the text, by a colon. Plurals are always given in the spelling in which they appear in the text. This does not affect their standing immediately after the entry showing the corresponding singular, even if the latter is listed alphabetically under its defective spelling.

6. Vocalization: Nouns in defective spelling, especially those introducing an entry featuring a plene spelling of the same word, are generally vocalized. Pi'el and Pu'al verbs are generally vocalized unless they appear in the text in plene spelling. If the text does not allow for clearly discriminating a Pi'el from a corresponding Qal, no vocalization is given. Vocalization may be used in other cases than those described for purposes of convenience and in order to avoid confusion with homographs.

7) Numbers: See the Guidelines for the use of the Glossary and Indexes in the Arabic-Hebrew-English Glossary.

Use of Symbols in Hebrew Entries

1. – The dash is used in sub-entries to represent the superordinate entry. See also the use of the dash in the Arabic entries of the Arabic-Hebrew-English Glossary.

2. : For the uses of the colon in relation with either plurals or complex entries see the Guidelines for the Use of the Arabic-Hebrew-English Glossary. The colon is also used to set off a defective spelling from a plene spelling introducing it, as well as to set off a participle or an infinitive without l-prefix from the root introducing it.

3. : – A dash followed by a colon introduces a complex entry which contains the superordinate word in a grammatically modified form.

4. ← The arrow refers to other entries containing the word in question.

English Equivalents

The English translation basically refers to the words and expressions in Shatibi. Semantically the translations are meant to reflect the particular usage of the corresponding Hebrew term in the text. Grammatically the translation is meant to represent as closely as possible the grammatical features of the word in the entry. The English translation does therefore not necessarily correspond grammatically to the translation required in the text.

Glossary of Technical Terms and Materia Medica

The 0 refers to the introduction; the numbers before and after the perios refer to the respective treatises and chapters; forms between brackets do not feature in the text in this particular form.

*Sigla: א¹ = corrections in the margins of MS **A** (= Anonymous, MS Jerusalem, The National and University Library, Heb. 8⁰3941)*

Translation	Anonymous	Benveniste	Shatibi	
stall-fed	מה שמאכילין אותו ביד בתוך הבתים	האבוס שבתוך הבתים	אבוס: אבוס בבית 3.6	1
stone	אבנים	אבן	אבן 1.1; 3.2	2
organ	אבר	אבר	אבר 1.1	3
every one of his organs in particular	אבר אבר מאבריו ועל הפרט	אבר אבר מאבריו בפרט	- מאבריו ביחוד 0.1	4
an organ	אבר מהאברים	אבר מהאברים	- : מהאברים 1.1	5
the ailing organ	אבר הנכאב	האבר הכואב	- : האבר הכואב 0.1	6
organs	אברים	איברים/אברים	א(י)ברים 1.1	7
the upper organs	האברים העליונים	האברים העליונים	- : האברים העליונים 9.8	8
nuts	אגוז	אגוזים	אגוז: אגוזים 3.3	9
geese	אוחים (אוזים א¹)	אווזים	אוז: אווזים 3.4	10
the air in the bathhouse	האויר ברחיצה	הרחיצה	אויר: האויר במרחץ 1.3	11

Translation	Anonymous	Benveniste	Shatibi	
the air that surrounds us	האויר הסובב לנו	האויר המקיף אותנו	12 האויר : - המקיף בנו 1.3	
slow digestion	שהיות עיכול	קשי עכול	13 אחור: איחור עכול 3.1	
to wait	שהה	עמד/התאחר	14 (אחר) אֵחַר 6.3	
to be late	התאחר	התאחר	15 התאחר 6.3	
to send vapours	עִשֵן	עִשֵן	16 (איד) אִיֵד 3.3	
quality	איכות	איכות	17 איכות 1.1, 2	
rams	אילים	אילים	18 איל: אילים 3.7	
to eat	אכל	אכל	19 אכל 1.3; 6.1, 3	
to be eaten	נאכל	נאכל	20 נאכל 3.1	
having (one's) meal	·אכילה	<האוכל>	21 אֹכֶל: אוכל 6.3	
to be confirmed	אמר	קֵים	22 אמת: נתאמת 6.4	
to be baked	נאפה	נאפה	23 (אפה) נאפה 3.1	
stomach	אצטומכא	אצטומכה/אסטומכה	24 אצטומכה 6.3, 4; 9.10 פה ←	
rice	אורז	אורז	25 אֹרֶז 3.3	
hares	ארנבים	ארנבים	26 ארנבת: ארנבות 3.7	
to happen	ארע	התחדש	27 ארע 6.3	
town	ארץ	עיר	28 ארץ 0.1	
mullet	בורי	מוג׳ולש	29 בור 3.5	
duck(s)	ברבורים	אנדש	30 בט 3.4	
abdomen	בטן	כרס	31 בטן 3.6	
eggs	ביצים	ביצים	32 ביצה: ביצים 6.4 חלמון ←	
			בית ← אבוס	

Translation	Anonymous	Benveniste	Shatibi	
phlegm	(ה)לחה (ה)לבנה	בלגם	בלגם 9.10; 3.5	33
mixed	יתערב/בלול	יתערב/בלול	בלול 3.1	34
strong people	בעלי הכחות הנוספות [יותר]	בעלי הכחות היתרים	בעלי: בעלי הכוחות המושפעות 6.1	35
people suffering from indigestion	מתכומין	בעלי הקבסא	בעלי: - - התכמה 6.3	36
onions	בצל	בצלים	בצל: בצלים 3.3	37
dough	בצק	בצק	בצק 3.1	38
cattle	בקר/שור	בקר	בקר 3.3	39
healthy people	הבריאים	הבריאים	בריא: הבריאים 1.2, 3; 3.1	40
			בריאות ← הנהגה, חלאים	
boiling	-	בשול	בשול 3.1	41
to boil	שלק	גלגל	(בשל) בֵּשֵׁל 6.4	42
to be boiled	נתבשל	התבשל	נתבשל 3.1	43
meat	בשר/בשרים	בשר	בשר 3.3, 4, 6, 7	44
the meat from the front part	בשר של פנים	בשר החצי המקדם	הבשר : - - המוקדם 3.6	45
kinds of meat	בשרים	בשר	בשרים 3.3, 4	46
limit, criterion	גבול	גדר/גבול	גבול 6.3	47
cheese	גבינה	גבינה	גבינה 3.4	48
body	גוף	גוף	גוף 0.1; 1.3; 3.4; 6.2, 3	49
vetch	גלבאן	ג׳לבאן	ג׳לבאן 3.3	50
body	גוף	גוף	גרם 9.10	51
stickiness	התדבקות	דבוק	דבוק 3.1	52
sticky, viscous	דבוק/מתדבק	מדבק/מדובק	דבק: מתדבק 2.1; 9.10	53

Translation	Anonymous	Benveniste	Shatibi	
stickiness	התדבקות	דבוק	דבקות 3.1, 4-6	54
			דבר ← עקר	
honey	דבש	דבש	דבש 3.1; 6.4; 9.7	55
sea fish	הדג של ים	הדג הימי	דג: דג הים 3.4	56
river fish	של נהר	נהרי	הנהר 3.4 : - -	57
pickled fish	הדג[ים] המליח	הדג בעל הקשקשת המליח	הדג המלוח 3.5 : - -	58
fish	דגים	דגים	דגים 3.5	59
to expel	לדחייה	לגרש	(דחה) לדחות 9.8	60
to thin	לדקק	לדקק	(דקדק) לדקדק 3.1	61
francolin	תרנוגלין ותרנוגלות	דרג׳	דראג׳ 3.4	62
an open passage	שבילים נהלכים	דרכים סלולים	דרך: דרך צלול 9.8	63
very fat	רב הדשנות	רב השמן	דשן: מדושן מאד 3.6	64
nutrition	מזון	סעד	הזנה 3.1	65
harm	עניין/הזקה /רוע	ה(י)זק/רוע	הזק: ה(י)זק 3.1, 4	66
mere pleasure	-	תאוה גרידה	הנאה מופשטת 1.4	67
regimen, regulation	הנהגות/הנהגה	הנהגה/הנהגות/ להתהנג במנהג	הנהגה 0.1; 1.0-3; 5.7; 6.2	68
the regimen of health	הנהגת הבריאות	הנהגת הבריאות	הנהגת הבריאות 0.4; 1.4; 9.9, 10 : - -	69
lack	חסרון	העדר	העדר 3.4	70
damage, corruption	הפסד	הפסד	הפסד 1.2; 3.6; 9.9	71

Translation	Anonymous	Benveniste	Shatibi	
I noticed by theoretical observation	ראיתי בהיקש	ראיתי בהקש	הקש: ראיתי בהקש 6.4	72
habit, being used, regular use	מנהג/מנהגות/ הרגל	מנהג/מנהגים/ התמדה	הרגל 0.1; 1.1,2; 6.1; 9.8 → חלוף	73
habits	מנהגות	מנהגות	הרגלים 6.1	74
harīsa	ריפות	ריפות	הריסה 3.1	75
composition	הרכבה	הרכבה	הרכבה 0.4	76
excretion	שלשול	הרקה	הרקה 1.3	77
by balancing their movements (i.e. by proper exercise)	תיקון תנועתם	יושר תנועתם	השואה: בהשואת תנועותיהם 1.2	78
rest	נוח	מנוחה	השקט 1.3	79
change	שינוי	שנוי	השתנות 1.2	80
stickiness	התדבקות	דבוק	התדבקות 3.1	81
to feed s.o.	זון/הוזן	אכל/נסעד	(זון) נזון 2 ,6.1	82
pure	בר/נקי	מבלי תערובת/נקי	זך 4 ,3.1	83
males	זכרים	זכרים	זכר: זכרים 3.6	84
sweet pancakes	הגלוסקאות	זיליביאה והמתיקה	זלאביה 3.1	85
the elderly	הזקנים	הזקנים	זקן: הזקנים 6.1, 2; 9.7	86
to sprinkle	שם	-	זרה 6.4	87
linseed	זרע הפשתן	זרע הפשתן	זרע: זרע הפשתן 9.8	88
grains, pulses	זירעונים	זרעים	זרעים 3.1, 3	89
peas	אפונים	זרעונים	זרעון: זרעונים 3.3	90
to be added	הצטרף	התחבר	(חבר) חָבַר 3.1	91

Translation	Anonymous	Benveniste	Shatibi	
sharpness	חדוד	חמימות	חדוד 6.3	92
occurrence	הווייה	חדוש	חדוש 1.1	93
to occur	ארע	היה/התחדש	(חדש) התחדש 3.1; 6.3; 9.9	94
ill; patient	חולה	חולה/חולים	חולה 0.1; 1.1; 3.1	95
sick people	חולים	חולים	חולים 1.2, 3	96
chest	חזה	-	חזה 3.6	97
provision	קיום	לחבר	חזוק 0.4	98
strong	חזק	חזק	חזק 6.2; 13.44	99
strength	חוזק	כבד/כח	חֹזֶק: חוזק 1.1; 6.3	100
wheat	חטה/סולת	חטה/חטים	חטה 3.1, 2 קמח →	101
fat	חלב	שמן	חֵלֶב 3.6	102
kinds of milk	חלבים	חלבים	חלבים¹ 3.4	103
fats	חלבים	חלבים/חלב	חלבים² 3.6, 7	104
at an unusual time	להשתנות המנהג	בשנוי המנהג	חלוף: בחלוף ההרגל 6.4	105
according to the different causes	לפי שנוי הסיבות	לפי השתנות הסבות	חלופים : כפי חלופי הסבות 0.1	106
weak	חל(ו)ש	חלוש	חלוש 1.1; 3.2; 6.2	107
weak (people)	חלושים	חלושים	חלושים 1.1, 2; 6.1	108
humour	לחה	ליחה	חלט 3.2	109
humours	לחות/ליחות/לחויות	לי(ח)ות	חלטים 1.2; 3.1, 4; 6.3, 4; 9.8, 9; 13.44	110

Translation	Anonymous	Benveniste	Shatibi
disease	חו(ל)לי	חו(ל)לי/מחלה	111 חֹלִי: חולי 0.1, 4; 3.4-7; 9.10 רפואה →
this chronic disease	זה החלי הארוך	זה החולי הנאמן	112 - : זה החולי המיושן 0.1
diseases	חלאים	מחלות/מחלה/ חלאים/תחלואים/ חליים	113 חו(ל)לאים 0.1; 1.1, 2, 4; 3.1; 9.8, 9; 13.44 → (נצל) הציל,() רפא) לרפאת, רפואה
chronic diseases	החלאים העתיקים	החליים הנאמנים	114 - : החולאים הנושנים 1.1
the diseases that are impossible or difficult to heal	החלאים שתמנע רפואתם או תקשה	המחלות שרפואותם נמנעת או שתקשה	115 - : החולאים אשר ימנע בריאותם או יקשה 1.1
weakness	חלישות	חולש	116 חלישות 6.1
yolks	חלמון	חלמון	117 חלמון: חלמונים 6.4
the yolks of the eggs laid by hens	חלמון ביצי התרנוגלות	חלמון ביצי התרנגולת	118 - : חלמוני ביצי התרנגולת 3.4
to vary	השתנה	השתנה	119 (חלף) התחלף 6.3
to be divided	חלק	חֵלֶק	120 (חלק) חֵלַק 6.1
hot	חד	חם	121 חַם 6.3
leaven	שאור	חמץ	122 חמוץ 3.1
to be heated	נמלא	נמלא	123 (חמם) התחמם 6.4
ḥasw	כריה	-	124 חסו 3.1
massage	זילוף	חפיפה	125 חפיפה 1.3
the application of an enema	הפעלות	חוקנה	126 (חקן) התחקן 9.8

Translation	Anonymous	Benveniste	Shatibi
enemas	כרסתרות	חוקנות	127 חֹקֶן: חוקנים 9.8
harīra	גריס	חלקא טרגיס	128 חרירה 3.1
			חרצן ← מְנֻקֶּה
nature	טבע	טבע	129 טבע 1.1; 9.10
to be fried	קלה	טֻגַּן	130 (טגן) טוגן 3.1
spleen	טחול	טחול	131 טחול 3.2
to be ground	היה טחינתו	היה טחינתו	132 (טחן) הֻטְחַן 3.1
aftertaste	טעם	טעם	133 טעם 6.3
a pleasant taste	עידון	ערבות	134 - ערב 3.6
noodles	לביבות	חוטים הנקראים אלטריאה	135 טריאה 3.1
			יחוד ← אבר
wine	יין	יין	136 יין 6.4
			ים ← דג
wild pigeon	תורים	תור	137 ימאם 3.4
feces	צואה/רעי	צואה/רעי	138 יציאה 2.1; 9.9
formation	ברייה	יצירה	139 יצירה 1.1
waking up	הקצה	הקצה	140 יקיצה 1.3
going down	ירידה	התגלגל	141 ירידה 3.2
to go to sleep	ישן	ישן	142 ישן 6.4
to improve	תיקן	תיקן	143 (ישר) הישיר 1.2
pain	כאב/עצבון	כאב/צער	144 כאב 0.1; 1.1
migraine	שקיקה (כאב הראש א[1])	שקיקה והיא מחלת חצי הראש	145 - חצי הראש 1.1
the headache called *khūdha* in Arabic	-	-	146 - כל הראש הנקרא בלשון ערבי *כודא 1.1
arthritis	כאב הפרקים	כאב הפרקים	147 - הפרקים 1.1

Translation	Anonymous	Benveniste	Shatibi
liver	כבד	כבד	148 כבד 2, 3.1
to be extinguished	כבה	כבה	149 כבה 6.1
false	כוזב	כוזב	150 כוזב 6.3
			עניך → כולל
to choose	כון	בחר	151 (כון) כֵּוֵן 3.4
intention	רצון	כונה	152 כונה 0.4
strength	כח/כחות	כח/אכל	153 כח 6.1, 2
			בעל → כוחות
organs	כלים	כלים	154 כלי: כלים 9.10
kidneys	כליות	כליות	155 כליה: כליות 3.2
to consume one meal after another	הכניס מאכל על מאכל	הביא מאכל על מאכל	156 (כנס) כֵּנֵס מאכל על מאכל 6.3
ka ͨk	הכעכים	הכעכין	157 כעך 3.1
legs	כרעים	כרעים	158 כרע: כרעים 3.6
leek	חציר	חציר	159 כרתי 3.3
shoulder	כתף	כתף	160 כתף 3.6
the innermost, heart	תוך	לב	161 לב 3.1, 6
kidney beans	ספיר	לוביא.	162 לוביא 3.3
almonds	שקדים	שקדים	163 לוז: לוזים 6.4
to spend the night	ישן לן/ישן	ישן/לן	164 (לון) לן 6.4
to be kneaded	הולש	נלוש	165 (לוש) הולש 3.1
humours	לחות	לחות	166 לחה: לחות 6.3
bread	לחם (פת אׄ)	לחם	167 לחם 3.1; 6.4
unleavened bread	הלחם של מצה	לחם המצות	168 הלחם המצה 3.2
kinds of bread	לחמים	לחמים	169 לחמים 3.1
food, meal	מאכל/טעם/מזון	טעם/אכילה/ מאכל/מסעד	170 מאכל 3.1, 4, 6; 6.0, 3 כנס, מפיל →

Translation	Anonymous	Benveniste	Shatibi
food	מאכל	מאכל	171 מאכלות 1.2
			שים → מבוא
cooked	קרוע	שסוע	172 מְבֻשָּׁל: מבושל 3.5
attached to	דבוק ב-	מסבך ב-	173 מְדֻבָּק: מדובק אל 3.6
moral qualities	מדות	מידות	174 מדה: מדות 1.2
moral qualities	מדות הנפש	מדות הנפש	175 - : הנפש 1.2
attenuant	רקיקה	דקות	176 מדקדק 3.5
quickly digested	יותר קל בעיכול/ מתעכל במהרה/ מהירי העיכול	יתעכל במהרה/ קל להתעכל	177 מהיר: מהירי העכול 3.4; 6.4
beneficial	הועיל/ מועיל	מועיל	178 מועיל 1.2; 3.2, 4
having a deadly effect (*pl.*)	ממיתין	משחיתים	179 מות: ממיתים 3.6
superfluity	יתרון/יתרה/ יתרון(לחה א[1])/ לחה לבנה	נוסף/נוספים/מותר	180 מותר 1.1; 2.1; 3.4; 9.10 נעדר →
superfluities	יתרונות	ל(י)חות/מותרות	181 מותרות 1.1; 3.6; 9.8, 9
superfluities	יתרונות	נוספים	182 מותרים 3.6
temperament	מזג	מזג	183 מזג 0.1
temperaments	מזגים	מזגים	184 מזגים 1.4
food	מזון/מזונות/מאכל	מסעד/סעד/מאכל/ אכל/מסעדים	185 מזון 3.1, 2, 4; 5.7; 6.1-3; 9.10 עב →
foods	מאכלות/מזונות/מזון/ מאכלים/מזונים	מסעדים/אכילה	186 מזונות 0.1; 3.0, 7; 6.1, 4
harmful	מזיק, מגונה	מזיק	187 מזיק 3, 1; 9.9

Translation	Anonymous	Benveniste	Shatibi
brain	מ(ו)ח הראש	מוח	188 מֹחַ: מוח 3.3, 4; 9.8-10
different	משונה	משתנה	189 מְחֻלָּף: מחולף 6.1
diseases	שעול(!)	השעול(!)/חלאים	190 מחלה: מחלות 1.1, 13.44 רפואה ←
roasted	מטוגן	נעשה במחבת	191 מְטֻגָּן:מטוגן 3.4
water	מים	מים	192 מים 3.1, 4 עוף ←
covered (*pl.*)	ממולאים	מטופלים	193 מְכֻסֶּה: מכוסים 3.1
to fill	מִלֵּא	מִלֵּא	194 מלא: מִלֵּא 3.4
art	מלאכה	מלאכה	195 מלאכה 1.1
salt	מלח	מלח	196 מלח 6.4
			(מנע) נמנע ← חלאים
			מְנֻפֶּה ← קמח
thoroughly sifted	מכובר בתכלית הכיבור	מנופה בתכלית הנפוי	197 - : המנופה בתכלית הנפה 3.1
purifying	מנקה	מנקה	198 מנקה: מנקים 9.8
without pips (*pl.*)	מוסרים הגרעינים	סורי החרצנים	199 מְנֻקֶּה: מנוקי החרצנים 6.4
passages	מהלכים(שבילים א')	נקבים/שבילים	200 מעבר: מעברים 2.1; 3.2
intestines	מעים	מעים	201 מעי: מעים 9.10
			מצה ← לחם
unleavened bread	מצה	מצות	202 מצות 3.1
			מצוה ← תפלה
			מְקֻדָּם ← בשר

Translation	Anonymous	Benveniste	Shatibi
occurrence	מקרה	מאורעות	203 מקרה 1.1
occurrences	מקרים	מאורעות	204 מקרים 1.1
usual,common	מורגל	מורגל/ערב	205 מֶרְגָּל: מורגל 3.0, 1, 4, 6
yellow bile	המרה האדומה	המרה הירוקה	206 מרה: המרה אדומה 9.10
barley gruel	מוריס של שעורים	מוריס שערים	207 מרי: מרי עשוי משעורים 3.4
soup from young roosters	מרק של תרנגול	מרק תרנגול מיושן	208 מרק: מרק אפרוחי התרנגולים 6.4
soup from old roosters	מרק של תרנוגלים	מרק התרנגולים הגסים	209 - : התרנגולים הישנים 3.4
sexual intercourse	משגל	משגל	210 משגל 1.4
to result in	התחייב	התחייב	211 (משך) נמשך 9.8
			מֶשְׁפָּע ← בעל
beverage	משקה	משתה	212 משקה 6.4
drink	משתה	משתה	213 משתה 1.2
fit	נאות	ראוי	214 נאות 3.2
streaming	רץ	נגר	215 נגר 3.4
to accustom oneself	הנהיג עצמו	הרגיל עצמו	216 (נהג) הנהיג נפשו 5.7
river	נהר	נהר	217 נהר 3.4 ← דג
to be really stimulated	התנועע תנועה מבוארת	התעורר התעוררות אמתי 6.3	218 (נוע) התנועע תנועה מבוארת 6.3
to be harmed	הזיק	נזק	219 (נזק) נֶזַק 6.4
to harm	הזיק/הכאיב	הכאיב	220 הזיק 9.7 ;3.4
harm	נזקים	הזקים	221 נֶזֶק: נזקים 9.9
poached eggs	-	טרמטין	222 נימברשת 3.4

Translation	Anonymous	Benveniste	Shatibi
the esteemed physicians	-	גדולי הרופאים	223 נכבד: נכבדי הרופאים 0.1
these are his very words	זה לשונו	וזה נוסח דבריו	224 נסח: זה נסחו 6.2
experience	נסיון	נסיון	225 נסיון 6.4
free from superfluities	חסריי היתרונות	נעדרות הלחות	226 נעדר: נעדרי המותרות 3.6
sieving	כברה/כיבור	נפה/נפוי	227 נפה 3.1
to be sifted	כובר/כבר	התנפה/נֻפָּה	228 (נפה) נֻפָּה 3.1
producing flatulence	מנפחים	נופחים	229 נפח: נופחים 3.3
spoiling (*pl.*) one's appetite	מפילין תאות המאכל	ויפילו תאות האכילה	230 נפל: מפילים תאות המאכל 3.6
corrupt	מופסד/נפסד	נפסד	231 נפסד 6.4 ;3.4
virgin honey	יער‹ת› הדבש	יערה	232 נֹפֶת: נופת 9.7
to prevent many diseases	מְלֵט מחלאים רבים	הציל מחליים רבים	233 (נצל) הציל מחולאים רבים 9.8
females	נקבות	נקבות	234 נקבה: נקבות 3.6
to be empty	נקה	נקה	235 (נקה) נָקָה 6.3
to cleanse, purify	זֻכֵּך/נֻקָּה	מֵרֵק/נֻקָּה	236 נָקָה 10 ,9.8
being empty	נקות	נקיון	237 נקוי 6.3
pure	נקי	נקי	238 נקי 3.1
emptiness	נקות	נקיון	239 נקיון 6.3
gout	נקרס (חלי הרגלי א[1])	נקרס	240 נקרס 1.1
to irritate	נשך	נשך	241 נשך 6.3
to flow	בא	נמשך	242 (נתר) נתר/הֻתַּר 6.3, 4
bran	מורסן	מורסן	243 סֹב: סובין 3.1

Translation	Anonymous	Benveniste	Shatibi
cause	סבה/סבות	סבות/סבה	244 סבה 3.1; 9.9, 10
causes	סבות/סיבות	סבות	245 סבות 0.1 ← חלופים
pain	חבל	-	246 סבל 1.1
opinion	עצה (דעת א¹)	עצה	247 סברה 9.7
rules, principles	תועלות/עיקרים	תועלות/דרכים	248 סדר: סדרים 1.2; 5.7
fools	סכלים	סכלים	249 סָכָל: סכלים 6.3
sugar	סוקר/סוכר	דבש קנים/סוכר	250 סֶכָּר: סוכר 3.1; 6.4
very fine flour	סלת	סמידא	251 סֹלֶת: סולת 3.1
drug	רפואה	רפואה	252 סם 3.4
drugs, remedies	רפואות	סמים/רפואות	253 סמים 0.4; 3.7; 13.44
to follow s.th.	נסמך על	סמך על	254 (סמך) נסמך על 6.1
to limit oneself to	הסתפק ב-	סמך ב-	255 (ספק) הסתפק על 5.7
winter	ימות הגשמים/גשמים	קור/סתו/גשמים	256 סתו: סתיו 4, 6.3
to obstruct	סתם	סתם	257 סתם 3.2
to get obstructed	נאטם	נסתם	258 הסתתם 3.1
a thick food	גס	מסעד עבה	259 עב: עב המזון 3.4
thick	עבה/גס/מעץ /רע	עבה	260 עבה 2.1; 3.1-4
thickness	גסות	עובי	261 עֳבִי: עובי 3.1
(s.o.) may...	יותר	אפשר ל- ש-	262 עבר: יעבור ש- 6.1
to wait more than two hours	אֵחַר שתי שעות	עבר שתי שעות	263 - : עבר שתי שעות 6.3

Translation	Anonymous	Benveniste	Shatibi
lentils	עדשים	עדשים	264 עדשה: עדשים 3.3
cycle	משמרת	משמרה	265 עונה 1.1
cycles	משמרות	משמרות	266 עונות 1.1
fowl	עוף	עוף	267 עוף 3.4
waterfowl	עוף של מים	עוף המים	268 - המים 3.4
goats	עזים	עזים	269 עז: עזים 3.3
gazelles	צביים	צבאים	270 עפר: עופרים 3.7
examination	עיון	השתכל	271 עיון 0.1
to consider	עַיֵן/התבוננות	הסתכל/סמך	272 (עין) עַיֵן 1.1; 6.3
eyes	עינים	עינים	273 עין:עינים 9.10
digesting, digestion	עיכול	להתעכל/עכול	274 עִכּוּל 3.1, 6; 6.3, 4; 9.9, 10 → איחור, מהיר, קושי
digestions	ע(י)כולים	עכולים	275 עכולים 9.8, 9
to favour	התעדנות	ערב	276 (ענג) התענג 3.1
the general rule	הדבר הכללי	הדבר הכולל	277 ענין: הענין הכולל 6.1 → עשה עסק: התעסק
putrefactions	עיפושים	עפושים	278 עפוש: עפושים 9.9
bone	עצמות	עצם	279 עצם 3.6
retention	עצירה/החזקה	עצירה/עוצר	280 עצר: העצר 1.3; 9.9
to bite	נשך	עקק	281 עקץ 9.7
the essential point	כלל הדבר	עקר הדברים	282 עקר: עיקר הדבר 6.3
tasty	עדן	ערב	283 ערב 6.4 → טעם

Translation	Anonymous	Benveniste	Shatibi
to have s.th. occupied with	להעתיקה	לרדותה	284 עשה: לעשות באופן שתתעסק ב- 6.4
sugar candy	פאניד	פאניד	285 פאניד 6.4
mouth	פה	פה	286 פה 6.3
the cardia of the stomach	פי האצטומכא	פי האיסטומ'	287 - האצטומכה 6.3
eructation	בטן(!)	פיהוק	288 פְּהוּק: פיהוק 6.3
beans	פול	פולים	289 פול: פולים 3.3
to scatter the sperm	נפיצת השכבת זרע	חסר הזרע	290 (פוץ) הפיץ הזרע 1.4
to disperse	עיכר	הפיץ	291 (פזר) פְּזֵר 9.9
to be spoiled	נפסד	נפסד	292 (פסד) נפסד 6.4
to corrupt	הפסיד	הפסיד	293 הפסיד 9.9
pistachio	פסתק	פסתוק	294 פסתק 6.4
purgative	חתיכה	חתוך	295 פרד: מפריד 3.5
regular oven (furn.)	פורני	כבשן	296 פרן 3.1
rule	פרק	פרק	297 פרק 1.1
rules	פרקים	פרקים	298 פרקים 0.4
mistake	חטא	פשיעה	299 פשע 6.1
			פשתן ← זרע
falling apart	מתפתת	התפרך	300 (פתת) מתפתת 3.4
sheep, small cattle	צאן	צאן	301 צאן 3.3, 6
intestines	הרגשות (החו<שים> א'[1])	מתנים	302 צד: צדדים 9.8
last wills	צווי	צואה	303 צו: צווים 0.4
rule	צואה	-	304 צוָאָה 6.2

Translation	Anonymous	Benveniste	Shatibi
rules	צואות	צואות	305 צַוָּאֹות 6.2
fried	צלוי	נעשה צלי	306 צלוי 3.4
			צלול ← דרך
ribs	צלעות	צלעות	307 צלע: צלעות 3.6
fasting	צם	מתענים	308 צם 6.4
raisins	צמוקים	צמוקים	309 צמוק: צמוקים 6.4
fowl	צפרים	צפרים	310 צפור: צפורים 3.4
old	ישן	ישן	311 קדום 3.4
hectic fever	החמימות הדקה	קדחת השדפון	312 קדחת: הקדחת הדקה 9.8
to be earlier	הקדים	התקדם	313 קדם 6.3
the ancient physicians	הקדמונים	הקדמונים	314 קדמון: הקדמונים 1.4
convalescents	היוצאים מהחלי	הקמים מחליים	315 (קום) הקמים מחולי 6.1
to wake up	עמד ער	נעור	316 (קוץ) הקיץ 6.3
partridge	קורא	קורא	317 קורא 3.4
vapours	עשנים	עשן	318 קטור: קטורים 9.9
qaṭāʾif	צפיחית	ספיחיות	319 קטאיף 3.1
vomiting	קיא	קיא	320 קיא 9.10
consumption	לקיחה	אכילה	321 קיחה 6.0, 1
to be peeled	קולף	קלוף	322 (קלף) נתקלף 3.1
flour	קמח	קמח	323 קמח 3.1
flour that is not sifted as much	קמח של סובין	קמח הדראה	324 - : הקמח הבלתי מנופה מאד 3.1
wheat flour	קמח מחטה	קמח חטים	325 - חטה 3.1

Translation	Anonymous	Benveniste	Shatibi
cinnamon	קנה	קנה	326 קנה 6.4
cold	קרירות	קור	327 קֹר: קור 6.4
intestines	קרבים	-	328 קרב: קרבים 3.6
to happen	ארע	הזדמן/קרה	329 קרה 4 ,6.3
cold	נמהרות	קרירות	330 קרירות 6.3
			חלאים → נקשה (קשה)
to harden	התעבה ב-	התקשה ב-	331 הקשה 3.2
hard to digest	רוע עיכול	קשי עכול	332 קשִי: קושי עכול 3.6
head	ראש	ראש	333 ראש 3.4
heads	ראשים	-	334 ראשים 3.6
asthma	רבו[ן]/רבו	רנפלי ובערבי אלרבו/ הרבו הנקרא בלע׳ רינפלי	335 רבו 1.1 ;0.1
to be used to	הרגיל	נהג	336 (רגל) הרגיל 9.10
pneumas	רוחות	רוחות	337 רוח: רוחות 9.9
grazing in the field	רועה	רועה	338 רועה: רועה בשדה 3.6
physicians	רופאים	רופאים	339 רופא: רופאים 0.1, 1.3
lean	רזה	רזה	340 רזה 6.3
leanness	דקות	עשתות או רזות	341 רזון 0.1
leanness	רזות	רזון	342 רזות 6.3
to clean, cleanse	התרוחץ/שטף/רחץ	רחץ/שטף/מירק	343 רחץ 10 ,9.8
moisture	מרטב/הרטב	לחות/מלחלח	344 רטיבות 6 ,3.4
to be empty, to stream	התפנה/הוצק	רֵיק/בא	345 (ריק) הורק 6.3; 9.10
empty	פנוי	רֵיק	346 רֵיק 6.3

Translation	Anonymous	Benveniste	Shatibi
emptiness	פניות	ריק	347 ריקות 6.4
hunger	רעב	רעב	348 רעב 6.3
to cure	רפא	רפא	349 רפא 1.2
to treat diseases	רפואת החלאים	רפואות החליים	350 : - לרפאת החולאים 0.1
the treatment of this disease	רפואת זה החולי	רפואת חולי זה	351 רפואה: רפאות זה החולי 0.4
the healing of diseases	רפואת החלאים	רפואת החליים	352 : - רפואת החלאים (המחלות) 0.1; 9.10
saliva	רוק	רוק	353 רק: רוק 6.3
satiating	משביע	השביע	354 (שבע) משביע 3.6
to stop	השבית	בּטֵּל	355 (שבת) השבית 9.10
			שדה ← רועה
moderate	שוה	ממוצע	356 שוה 3.1, 4
garlic	שום	שומים	357 שום: שומים 3.3
aging	שיבה	שיבה	358 שיבה 9.8
to include s.th. in	שם ל- מבוא ב-	שת ל- דרך ב-	359 (שים) שם ל- מבוא ב- 1.4
fat	שמן	שמן	360 שָׁמֵן 3.6
oil	שמן	שמן	361 שֶׁמֶן 3.1
fatness	בריאות/שמן/שמנות	שומן	362 שֹׁמֶן: שמן /שומן 0.1; 3.4; 6.3
to beware of	נשמר/הרחיק/נזהר	נשמר/הרחיק	363 (שמר) נשמר 1.1; 3.1; 9.9
abstention	עמידה	הזהר	364 - - השמר 1.1
to change	השתנה	השתנה	365 (שנה) השתנה 6.3

Translation	Anonymous	Benveniste	Shatibi
sleep, sleeping	שינה	תנומה / שינה	366 שֵׁנָה: שינה 1.3; 6.3
time	שעה/עת	שעה/זמן	367 שעה 6.3, 4 שעות ← עבר
amount	שיעור	-כ 6.3 שִׁעוּר	368 שִׁעוּר: שיעור
according to	בשיעור/לפי שיעור	לפי 6.1	369 - : בשיעור שעורה: שעורים ← מרי
category	-	-	370 שער 0.1
to mitigate	השקיט	השקיט	371 (שקט) השקיט 9.8
to wane	שקע	חלש	372 שקע 6.1
to be soaked	הוטבל	שרוי	373 (שרה) שורה 3.1
to be burned	התשוטט	גבר	374 (שרף) נשרף 6.4
urine	שתן	שתן	375 שתן 2.1; 9.9 תאוה ← מפיל
appetite	התאוה אל המאכל	תאות האכילה	376 - : התאוה למאכל 6.3
lusts	תאוות	תאוות	377 תאוות 1.1 תוכמה ← בעל
suffering	עצבון	-	378 תלאה: תלאות 1.1 תנועה ← (נוע) התנועע
physical exercise	התנועה הגופית	התנועה הגופית	379 - : התנועה המקומית 1.3 תנועות ← השואה
the movements of the soul	התנועות הנפשיות	התנועות הנפשיות	380- : התנועות הנפשיות 1.3
tannūr	תנור	תנור	381 תנור 3.1

Translation	Anonymous	Benveniste	Shatibi
obligatory prayer	תפלת החובה	תפלת חובה	382 תפלה: תפלת מצוה 6.3

תרנגולת → חלמון

תרנגולים → מרק

Indexes to the Hebrew-English Glossary of Technical Terms and Materia Medica

Addenda and Corrigenda

Since the publication of the first volume of *On Asthma,* my knowledge about this text has been enriched through the access to and study of new primary and secondary material. These new primary sources are:

1. The Arabic manuscripts of Maimonides' *On the Regimen of Health,* which has several sections in common with the treatise *On Asthma* and can thus be used to emend corrupt places;

2. MS JTS BN 2729, fols. 8a–11a (**J**), which covers *On Asthma* 9.6–16; and

3. The critical edition of the extant Hebrew translations. Particularly the critical comparison of **J** and the Hebrew translations with the edited text has led to a number of corrections of both the text and translation, which I present below. The comparison has made me realize that the text as we have it now is still not the definitive final version. For the main part of the text, we only have one manuscript, Paris, BN, héb. 1211 (**P**), which is often corrupt and suffers from many mistakes. The emendation and correction of **P** on the basis of the existing Hebrew translations is problematic because these translations seem to go back to different Arabic *Vorlagen.* Thus, the anonymous Hebrew translation (**A**) often corresponds to **J** when it deviates from **P**.

An important secondary source, especially for the identification of different foodstuffs, is Maxime Rodinson, A. J. Arberry, and Charles Perry, *Medieval Arab Cookery: Essays and Translations* (Blackawton, Totnes, Devon, England: Prospect Books, 2001).

In the following I will first give a list of corrections and additions based on the new material described and then provide an edition and translation of **J**.

Additions and Corrections to *On Asthma*

0.1 (p. 1 line 17): "town": "town or country." The Hebrew term *erets,* normally meaning "country," reflects the Arabic *balad* which, in turn, is a translation of the Greek *chōrion,* as it features in Galen. The ambiguity of this last term, meaning both "region" and "town or place" is part of the Arabic *balad* as well, since it can mean both "town or place" and "country." Thus, it is reasonable to suppose that the Hebrew term *erets* has the same meanings as the Arabic, which reflects a phenomenon called "semantic borrowing."

0.1 (p. ב line ו): جزئيـا. Read يجـري, following Hebrew translation Shatibi (hereafter **S**): תרוץ; **A**: להלוך; and Hebrew translation Benveniste (hereafter **B**): הולכת. Accordingly, correct "is specific: namely to deal with" (p. 2 line 9) to "follows."

3.1 (p. יג line ס): גדול בכבד יהיה הזקם. Read יהיה הזקם גדול בכבד וסתומם יותר and correct "they cause great harm to the liver" (p. 13 line 8) to "they cause great harm to the liver and increase its obstruction."

3.1 (p. 12 line 10 and n. 4): *harīsa*. See as well Maimonides, *On Hemorrhoids* 2.3; Maxime Rodinson, "Recherches sur les documents arabes relatifs à la cuisine," *Revue des études islamiques* 17 (1949): 103: "Plat de viande, et de farine sous diverses formes," and 139 n. 8 (= "Studies in Arabic Manuscripts Relating to Cookery," *Medieval Arab Cookery*, 101 and 141 line 6); Amador Díaz García, *Un tratado nazari sobre alimentos* (Almería: Arráez Editores, 2000), no. 84. For some recipes see Ibn Sayyār al-Warrāq, *K. al-ṭabīkh*, ed. K. Öhrnberg and S. Mroueh, Finnish Oriental Society 60 (Helsinki, n.p., 1987), ch. 50 (pp. 138–40); A. J. Arberry, "*A Baghdad Cookery-Book*," 198–99 (= Rodinson, Arberry, and Perry, *Medieval Arab Cookery*, 69); for further discussion see ibid., index.

3.1 (p. 12 line 11 and n. 6): *wetiqa*: The term *wetiqa* does not reflect Arabic *warikha*. According to Shem Tov Ben Isaac, *Sefer ha-Shimmush*, MS Paris, BN, héb., 1163, fol. 192a, Hebrew ותיקה is identical with Arabic عصيـدة ("a sort of thick gruel, consisting of wheat-flour moistened and stirred about with clarified butter, and cooked"). See Edward William Lane, *Arabic-English Lexicon* (London: Williams and Norgate, 1863–79), 2060; Shelomoh D. Goitein, *A Mediterrean Society: The Jewish Communities of the Arab World as Portrayed in the Documents of the Cairo Geniza* (Berkeley: University of California Press, 1967–93) 4:248; A. J. Arberry, *A Baghdad Cookery-Book*, 209 n. 3, 214, s.v. *kabūlā* (= Rodinson, Arberry, and Perry, *Medieval Arab Cookery*, 82 n. 1, 89); Charles Perry, *Kitāb al-Ṭibākha*, in Rodinson, Arberry, and Perry, *Medieval Arab Cookery*, 473. In Geonic literature ותיקה is identified with שתיתה; cf. Benjamin M. Lewin, *Otsar ha-Ge'onim* 3:145 (Jerusalem 1928–62). See as well Michael Sokoloff, *A Dictionary of Jewish Babylonian Aramaic* (Baltimore: Johns Hopkins University Press, 2003), 396: "dish made with flour, olive oil and salt."

3.1 (p. 12 line 12 and n. 7): *ḥasw*: Read "vermicelli" (*lākisha*) after the parallel version featuring in Maimonides, Regimen of Health, MS Oxford, Pococke 313 (ed. Kroner: *lākisa*). The Hebrew transcription *ḥasw* probably goes back to a corrupt Arabic variant reading of this term; cf. Regimen of Health, MS Paris, BN héb. 1202: *aḥsā'*.

3.1 (p. 12 line 15): "sweet pancakes"(*zulābiyya*): See as well Maimonides, *On Hemorrhoids* 2.3; Dozy, *Supplément* 1, p. 598: "beignet, gâteau feuilleté au miel et aux amandes"; Díaz García, *Un tratado nazarí*, no. 144. For some recipes cf. Ibn Sayyār al-Warrāq, *K. al-ṭabīkh*, ch. 100 (pp. 267–70); and Charles Perry, "The Description of Familiar Foods," in Rodinson, Arberry, and Perry, *Medieval Arab Cookery*, 438.

3.1 (p. 12 line 15 and n. 12): *qaṭā'if*: See as well A. J. Arberry, *Baghdad Cookery-Book*, 213 (= Rodinson, Arberry, and Perry, *Medieval Arab Cookery*, 87); Rodinson, "Recherches," 140 n. 6 (= *Studies*, in Rodinson, Arberry, and Perry, *Medieval Arab Cookery*, 142 n. 6); Perry, "Familiar Foods," 428–29; Díaz García, *Tratado nazarí*, no. 143.

Ibid. (p. 13 lines 4–5): "and the stickiness of whose humors we want to remove": Cf. **B**: "and the stickiness of whose foodstuff we want to remove."

3.3 (p. 13 line 20 and n. 21): *zirʿōnīm* (peas): The term features in Maimonides, *On Hemorrhoids* 3.2 as a translation of the Arabic *ḥimmaṣ* (chickpeas), both in the anonymous translations and in that prepared by Zeraḥyah Ben Isaac Ben She'altiel Ḥen.

3.4 (p. 14 line 7): ואלדראג' (francolin): **A** reads: וכל שכן התרנוגלין והתרנוגלות (and especially roosters and hens).

3.6 (p. 15 lines 17–18): "and for this disease in particular": **AS** read "and for my Master in particular."

4.1 (p. 19 line 5 and n. 2): *isfīdabāj*: See as well Arberry, *Cookery-Book*, 46 (= Rodinson, Arberry, and Perry, *Medieval Arab Cookery*, 55);

Charles Perry, *Isfīdhabāj, Blancmanger and no Almonds*, 263–66; and idem, *The Description of Familiar Foods*, 340–41.

4.3 (p. ٢٠ line ٥): ويجزّرها: Read ويجردها (and scrapes it). The Arabic reflects the Greek ξύω, as it features in, for instance, Hippocrates, *Regimen in Acute Diseases* LX, (ed. and trans. Jones, pp. 114–15).

4.4 (p. 20 line 16, and n. 4): *zīrbāj*: See as well Arberry, *Cookery-Book*, 36 (= Rodinson, Arberry, and Perry, *Medieval Arab Cookery*, 43); Rodinson, *Studies in Arabic Manuscripts*, 135; Perry, *Kitāb al-Ṭibākha*, 472; Díaz García, *Tratado nazari*, no. 72.

4.4 (p. 21 n. 8): *"Naḍūḥ jayyid mufawwah"*: Read *"Naḍūḥ ghayr mufawwah."*

4.8 (p. 23 lines 1–2): "that contains starch [or anything prepared from wheat": Read "that contains starch [or anything prepared from wheat is bad," and correct the Arabic-Hebrew text (ibid., line 1): فكلّ ما يدخله النشاء فكلّ ما يدخله النشاء (cf. **ABS**). <רע> into <רע>

4.8 (p. ٢٣ line ٤): لبس: Read لبّس.

5.1 (p. 24 line 15): "a kind of separation of connected parts" (*tafarruq al-ittiṣāl*): read "a dissolution of continuity." The term reflects the Galenic concept of συνεχείας λυσίς and has been discussed by Philip De Lacy in "Galen's Concept of Continuity," *Greek, Roman, and Byzantine Studies* 20 (1979), 355–69. See as well Véronique Boudon, ed. and trans., *Galien. Exhortation à l'étude de la médecine. Art médical*, Tome II. (Paris: Belles Lettres, 2000), 406, 422; and *Medical Aphorisms* 25.21.

5.6 (p. ٢٧ line ١٢): قـدر عظـم الفائدة: read عظم الفائدة ‹قد ر‹أيت› (cf. **ABS**), and correct: "Resting after a meal is [in my opinion]" (27 line 15) as: "Resting after a meal is, in my opinion."

6.1 (p. 29 line 2): "some people eat three times a day": This reading is according to **AB**. **S** reads "three times in two days"; this is actually the frequency of food intake recommended by Arab authors, which is unlike the actual practice stated by Maimonides (cf. Pedro Gil-Sotres, "The Regimens of Health," in Mirko D. Grmek, Bernardino Fantini, and Antony Shugaar, eds., *Western Medical Thought from Antiquity to the Middle Ages* [Cambridge, MA: Harvard University Press, 1998], 308–9).

7.2 (p. 34 lines 14–15): "and [then] mixes some [of it] with water": Read "and [then] every time that one takes some [of it], mixes it with water."

8.3 (p. 38 line 20 and n. 8, and 130): "theoretical considerations": Correct **א** to **שׂ**.

8.3 (p. ٣٨ line ١٧): الانفعلات: Read الانفعالات.

9.2 (p. ٤١ line ٤): فَانّ: Read فإِنّ.

9.2 (p. 41 line 3): "eight *dirham*s of salt": Read "one eighth of a *dirham* of salt."

9.6 (p. ٤٣ line ٧): إلانة فقط: Perhaps read إلانة الطبع and correct "only to soften and expel the dry stools" (47 lines 9–10) as "to soften and expel the dry stools"; (cf. **AJ**).

9.8 (p. 44 line 22): "And this results in what we have mentioned": read "And thus it is necessary to [do] as we have mentioned" (cf. **BJ**).

9.9 (p. ٤٥, crit. app. second line): חודר לאחור **א**: read **א** לאחור חוזר.

9.9 (p. 45 line 5): "and the dispersal of the pneumas": **A** and **J** read "and make all the pneumas turbid."

9.9. (p. 45 lines 7–8): "We have mentioned only some of the harm these [conditions] cause": Read "We have mentioned only some of the harm which these [conditions] cause as mentioned by him"; (cf. **ABJ**).

9.10 (p. 45 line 12): "I will mention its application": Read "I will mention the mode of its application"; (cf. **AJ**).

9.10 (p. 45 line 16): "superfluities": Read "phlegmatic superfluities"; (cf. **AJ**).

9.10 (p. 45 line 19) "it intrudes": Read "it separates"; (cf. **ABJ**).

9.12 (p. ٤٧, crit. app. second and third lines): אם לא הורגל בהם: Read אלא אם הורגל בהם (see **B**).

9.13 (p. 48 lines 13–14); "tighten one's belly beneath the stomach": Read "tighten one's belly with the lower stomach" (cf. **AJ**).

9.13 (p. 49 lines 4–5): "or because vomiting has certain side effects for him": Read "or because of [his] disposition should be wary of vomiting" (cf. **AJ**).

9.15 (p. 50 lines 7–8): "and according to the same criteria you can also add to both together": Cf. **A**: "and according to the same criteria you may also take away from them altogether". Ibid. (50, crit. app. first line): ان تزيد فيهما بالجملة بحسب ذلك أيضا :om. **שמב**: Read "om. **שמ**."

9.15 (p. 50 line 8): "One may take lemon juice instead of all this": Read "One may take lemon juice instead of vinegar," and emend (٥٠ line ٦) الكلّ into الخلّ; cf. **ABS**: חומץ.

منذ علمت هذا لم أدخل حمّاما إلا مع غروب الشـمس :(١٨–١٦ lines ,٥٢ .p) 10.4 وأخـرج منه لنوم الليل المستغرق المحمود فحمدت أثر ذلك جـدّا: This text is quoted by the otherwise unknown Ibn Abi al-Hasan [Jefet] al-Barkamani in his treatise on hygiene, entitled אלמקאלה אלמחסניה פי חפט אלצחה אלבדניה (MS Berlin, Staatsbibliothek, Or. oct. 349, fol. 126b).

10.4 (p. 53 line 4): "Know that, for people in general, frequent bathing putrefies their humors": Read "Know that, for people in general, frequent bathing is bad because it putrefies their humors" (cf. **ABS**).

10.7 (p. ٥٥, crit. app. third line): המשמרה **א**: Read הרתחה **א** (= המנוחה?; cf. **P**: הراحة).

11.2 (p. 60 line 10): "strengthening the lungs" (تقوية الرئة): **ABS** read "cleansing the lungs" (= تنقية الرئة).

12.3 (p. ٦٩ line ٤): وقد اتّخذت أنا هنا :Read وقد اخترت أنا هنا and translate "I personally prepared in this case" (cf. **ABS**).

12.8 (p. ٧٦ line ٢): فستق :Read فيتق.

12.10 (p. 78 lines 7–8): "the effect of [every purgative] medicine and its cessation": Read "the reactivation of [every purgative] medicine when it has stopped [being active]," following **A**: אמנם הנעת הרפואה אם, and **S**: אמנם הניע הסם אם נתעקבה פעולתו, and instead of **P**: עמדה פעולתה, read **N**: فأمّا تحريك الدواء وتوقّف فعله فأمّا تحريك الدواء إن توقّف فعله (lines ٥–٦).

12.10 (p. ٧٨ line ١٤): أخر: Read آخر.

12.11 (p. 79 lines 2–3): "I have recorded for my Master": Read "In my opinion, I have recorded for my Master" (= وقد أثبتّ للحضرة السامية من (ذلك ما أظنّه).

13.2 (p. 81 lines 1–3): The Galenic quotation is from *De methodo medendi* 8.6 (ed. Kühn 10:843):

ρόδηλον δὲ οὐδὲν ἧττον, ὡς καὶ τῆς εἰσπνεομένης οὐσίας φροντιστέον, ὅπως εὐκραταοτάτη εἴη καὶ παντὸς τοῦ μιαίνοντος αὐτὴν καθαρωτάτη.

13.4 (p. 82 line 9): "with odors": Read "with fragrant odors" (= بالأرياح الطيّبة, p. ٨٢ line ٧).

13.10 (p. ٨٦ line ٣): عصبه: Read عصبة.

13.11 (p. ٨٦ line ١٢): وأهـاج (and fires): The parallel section in *On the Regimen of Health* reads وأجّـج (and fires). Kroner's ولجّج should be emended accordingly.

13.12 (p. ٨٧ line ١٠) الأطبّاء (the physicians): The parallel section in *On the Regimen of Health* reads الناس (people).

13.13 (p. ٨٧ line ١٤): في كلامي هذا: Read في كلامي ‹أنّ› هذا.

13.17 (p. 89 lines 10–12): cf. Albert R. Jonsen, *A Short History of Medical Ethics* (New York: Oxford University Press, 2000), 22.

13.18 (p. 90 lines 4–6): "And I would not be content until I saw the extent of the harm [I would cause] the patient if I were wrong [in the treatment] I intended [to give him]": Cf. **A**: "And I would not be content to see to what degree I would benefit the patient if I was correct [in the treatment] I intended [to give him], until I also saw the extent of the harm [I would cause] the patient if I were wrong [in the treatment] I intended [to give him]" (Galen, *In Hippocratis Epidemiarum,* 1.2.53). Thus, only **A** is an exact quotation from Galen, not **NP** and **BS** (correct n. 23 [p. 90] accordingly).

13.19 (p. ٩٠ line ١٤): مثلا هذا: Read هذا مثلا.

13.22 (p. ٩٣, crit. app.): ويستعظم : Read ويستعظم (conj. Bos).

13.25 (p. ٩٤ line ١٥): مواعـض: Read مواضـع. Ibid. (crit. app.): مواعضـا:
Read مواضعا.

om. :وبيّن لنا ما هو شـدّة المرض وصعوبتـه مع توفّر القوة (.13.32 (p. ٩٩, crit. app.
om. مـع توفّـر القـوة om. **N:** read: القـوة توفّـر مـع om. Ibid.: **G**. Read: om. **אבמש G**
אבמש N.

13.36–13.38 (p. ١٠٢, crit. app., margin): **GP:** read **G**.

13.38 (pp. 103–4): The story about the fatal effect of the
administration of a wrong dose of the theriac on one of the Almoravid
rulers is quoted by Wilhelm of Brescia (Guillelmus de Brixia) (1250–
after 1326) in his *Questiones de tiriaca* (following Görge K. Hasselhoff,
*Dicit Rabbi Moyses: Studien zum Bild von Moses Maimonides im lateinischen
Westen vom 13. bis zum 15 Jahrhundert* (Würzburg: Königshausen and
Neumann, 2004), 292–94.

13.38 (p. 103 line 2, and n. 64): ᶜAlī (b. Yūsuf b. Tāshufīn): See
Halkin, "Ibn Aknin's Commentary on the Song of Songs," in Saul
Lieberman, ed., Alexander Marx Jubilee *Volume on the Occasion of His
Seventieth Birthday,* (NY: Jewish Theological Seminary, 1950), p. 391;
Encyclopaedia Judaica, s.v. "Almoravides"; and Norman Roth, "Jewish and
Muslim Physicians of Alī Ibn Tashufīn," *Korot* 10 (1993–1994): 83-91.

13.38 (p. 103 lines 12–13) Abū al-Ḥasan ibn Qamiel (read: Qamniel/
Kamniel or Qamaniel/Kamaniel) and Abū Ayyūb ibn al-Muᶜallim:
See Halkin,"Ibn Aknin's Commentary," p. 391; *Encyclopaedia Judaica,*
s.v. "Almoravides (col. 667)," "Kamniel, Abu al-Hasan Meir ibn, (col.
731)" "Morocco"(col. 329), "Seville" (col. 1201), and "Spain" (col. 225).
On their friendship with the Hebrew poet Judah Halevi (before 1075–
1141) dating from the time that they were still residing in Seville, see
Jefim Schirmann, *Le-toledot ha-Shirah we ha-Drama ha-Ivrit (*Studies in
the history of Hebrew poetry and drama*)* (Jerusalem: Mosad Byalik,
1979), 1:255, 258, 267–70.

p. 133 (Additional discussion, referring to p. 56 n. 20): My statement
that Maimonides held the brain to be the origin of the sperm should
be rectified in the light of what he says in *On Coitus* 1 (forthcoming,
ed. and trans. Bos), where he remarks that "the sperm is a residue of
foods which remains from that which the organs require with the third

digestion." The statement on p. 113 [13] that the sperm hails from the brain is merely a quotation by Maimonides (*we-amar he-hakham*).

p. 155, Index, s.v. *fānīd*: See as well p. 18.

New Arabic Fragments from Maimonides' *On Asthma* (MS J)

For my critical edition of Maimonides' *On Asthma*, I had to supply the missing Arabic text in several cases with one of the extant Hebrew translations in order to provide a complete text. A section of the lost Arabic text has now been retrieved in **J**. The manuscript, written in Judeo-Arabic and consisting of nineteen folios, covers the following texts from Maimonides' medical works:

1. fols. 1a–2b: *On the Regimen of Health* 4.11–12 (fragmentary lines and words); 4.13 (complete); 4.14–17 (complete but some loss of text);

2. fols. 2b–4b: *On Poisons* 9.6–16;

3. fols. 5a–7b: unidentified chapters on "al-buḥrān" (crisis of a disease) and different remedies, such as *iṭrīful* (a compound remedy containing amongst others myrobalans) and different kinds of electuaries;

4. fols. 8a–11a: *On Asthma*, 9.6–16 (complete);

5. fols. 11b–19b: *On Coitus*.

The identification of these texts confirms the description of the manuscript in the Institute for Microfilmed Hebrew Manuscripts for *On Poisons* and *On Asthma*, but not for *On the Regimen of Health*, which is lacking in the description of the Institute.

The new Arabic fragments from Maimonides' *On Asthma* are the following (words printed in bold are either missing from the Hebrew translation or are translated differently):

(9.7, end) ولا تلذع ولا تنكي وإن زيد فيها يسير عسل في الشيوخ أو الشهد كان أجود وهو رأي جالينوس أيضا .

(9.8) وذكر أنّ الاحتقان بلعاب بزر الكتّان ينفع أصحاب حمّى الدقّ ويسكّن الأخلاط واعلم أنّ تعاهد الحقن منقي الدماغ جدًّا **بالعرض** ومصفي **الحواسّ** ويبطئ بالشـيب ويحسـن الهضوم ويخلص من أمراض كثيرة لأنّ بها تنقى الأسـافل وتغتسـل ‏*وتجد (مجرى MS) الأعضاء العليا **ظرفـا** (= طرقا؟) سـائلا لدفع فضلاتها وعلى(؟) قصـد الطبيعة من خروج الفضلات على هذا الطريق **فيلزم** كما ذكرناه .

(9.9) واعلم أنّه لا شيء أضرّ في تدبير الصحّة ولا أجلب للأمراض من حقن الفضلتين. وقد بيّن جالينوس أنّ الغائط إذا يرجع **بالقهقرة** [و]يفسد الأخلاط **كلّها** بارتقاء الأبخرة حتّى إلى الدماغ **ويكدّر جميع** الأرواح ويكون سببا لابتداء عفونات وفساد هضوم وابتداء أمراض عظيمة وكذلك يحدث من حقن البول. وما ذكرنا من مضارّ هذا إلا بعض **ما ذكر** فليتحفّظ من هذا جدًّا.

(9.10) وأمّا القيء فإنّه من تدبير الصحّة **اللازم** للناس كافة وقد يستعمل في طبّ الأمراض وسأذكر **صورة** التطبّب بـه في مرض الربو. ولا ينبغي تعطيل القيء فـي تدبير الصحّة إلا لمن لم يعتاده أو لمن يتعسّر عليه جدًّا أو لمن به علّة في دماغه أو عينيه. وعلّة الحاجة إليه في تيبير الصحّة هـو أنّـه لا بدّ ضرورة من تولّد فضلة **بلغمية** في المعدة والأمعـاء والبلغم في طبيعته لزج(؟) فإذا بقـت هـذه الفضلة في آلات الهضـم الأوّل أعني المعدة والأمعاء حجزت بـين الغذاء وجرم المعدة والأمعاء فيعسر الهضم ويفسد بعض الأغذية. أمّا الأمعاء فقد اعتنى فيها عناية إلاهية ٭فإن (بأن **(MS** صبّت لها فضلة المرارة فغسل ذلك البلغم ويجلوه وينقّي الأمعاء منه دائما. ولم يمكن أن يصبّ من هذا المرار....

Since the text as extant in this manuscript offers some new readings deviating from the Hebrew translation I used for the edition, I provide an English translation of these sections. The new readings are indicated by the words printed in bold.

9.8: And [Galen] said that the application of an enema with mucilage of linseed is beneficial for those suffering from hectic fever and mitigates the [bad] humors. Know that regular use of enemas **thoroughly** cleanses the brain **incidentally** and **purifies the senses**; it delays aging, improves the digestions, and prevents many diseases because it cleanses and flushes the lower organs so that the upper organs find open **vessels** to expel the superfluities according to the intention of nature to expel them through these passages. And **thus it is necessary [to do]** as we have mentioned.

9.9: Know that nothing is more harmful to the preservation of health and [more likely] to cause disease than the retention of the two [prime] superfluities. Galen has explained **that if the feces are retained (lit. "return backwards")**, they corrupt the humors through the ascension of vapors to the brain and **make all the pneumas turbid**, and they cause the beginning of putrefactions, corruption of the digestions, and the beginning of serious diseases. The same occurs from the retention of the urine. We have only mentioned some of the harm caused by them **as related by him**. Therefore, one should beware of it very much.

9.10: Vomiting is **necessary** for the preservation of the health for all people and may also be applied for the [actual] healing of diseases. I will mention **the mode of** its application to heal **the disease of asthma**. One should only desist in the application of vomiting for the preservation of health when someone is not used to it, when it is very hard on him or when he suffers from a brain or eye disease. The reason vomiting is necessary in the preservation of health is that **phlegmatic** superfluities unavoidably develop in the stomach and intestines. And when superfluous phlegm, which is viscous by its nature, remains in the organs of the first digestion, that is the stomach and the intestines, it **forms a barrier** between the food and the stomach itself and the intestines and [thus] impedes digestion so that some of the food is corrupted. But the intestines have been provided with a Divine Providence, for when superfluous yellow bile streams into them, the yellow bile cleanses and purifies the phlegm and <thus> constantly cleanses the intestines therefrom.

The text extant in **J** has not only preserved sections of the original Arabic text which are otherwise lost, but also some significant variants or additions to the Arabic text I edited on the basis of **P**. A survey of these variants shows that often they agree with those featuring in **א** and that in many cases they have preserved a better version of the text. The following is a list of these variants (printed in bold):

9.6

1. فهو نعم التدبير وفضيلته عظيمة **ومنافعه** جليلة جدًّا (٤–٣ lines ٤٣ .p)
(is one of the best regimens, is of a very great merit and **of very great benefit**)

2. على قدر وثاقة وأمن **عاقبة** (٧–٦ lines .ibid)
(reliable **and safe regarding their effect**)

3. إلانة **الطبع** فقط وإخراج أثفال يابسة (٧ line .ibid)
(to soften and expel the dry stools).

4. ولا يلتجئ **لإلانة الطبع** بما يتناول من المغليات ونحوها لأنّها قد ترخي **المعدة**
(٩–٨ lines .ibid)
(But one should not resort to decoctions and the like for softening **these stools** because they loosen **the stomach**)

9.11

1. وبعضهم رأى أنّه ينبغي أن **يتقيّأ** مرّتين (p. ٤٦ line ١٠)
(Some of them thought that **one should vomit** twice [a month])

2. وجميعهم يشير بأن يكون **ما يتناول** من الأغذية قبل القيء
(ibid., pp. ٤٦ lines ١٠–١١—p. ٤٧ line ١)
(and all of them advised that before vomiting one should **take** food)

9.13

1. ويشدّ بطنه **مع أسفل المعدة** (p. ٤٨ line ١٠)
(and tighten one's belly **with the lower** stomach)

2. **فيتقيّأ** بعد **التملّئ** من تلك الأطعمة بسكنجبين (ibid., lines ١٦–١٧)
(they should **vomit** after **filling themselves with** those foods with oxymel)

3. أو من أجل **هيأة يحذر معها** القيء (p. ٤٩ line ٣)
(or because **of [his] disposition should be wary of vomiting**)

9.15

أو **تحذفهما** بالجملة بحسب ذلك أيضا (p. ٥٠ lines ٥–٦)
(or according to the same criteria **you may also take away from them altogether**)

9.16

وليس من رأي **أفاضل الأطبّاء** وإنّما يلتجئ: (p. ٥٠ lines ١١–١٢)
(and is not part of the advice of an eminent **physician**. One should resort to . . .)

About the Editors

GERRIT BOS, chair of the Martin Buber Institute for Jewish Studies at the University of Cologne, was born in the Netherlands and educated both there and in Jerusalem. He is proficient in classical and Semitic languages, as well as in Jewish and Islamic studies.

Professor Bos is widely published in the fields of Jewish studies, Islamic studies, Judaeo-Arabic texts, and medieval Islamic science and medicine. In addition to preparing The Medical Works of Moses Maimonides, Professor Bos is also involved with a series of middle Hebrew medical-botanical texts, an edition of Ibn al-Jazzār's *Zād al-musāfir* (Viaticum), and an edition of Averroës' commentary on the zoological works of Aristotle, extant only in Hebrew and Latin translations. He recently received the Maurice Amado award for his work on Maimonides' medical texts.

MICHAEL R. McVAUGH is William Smith Wells Professor of History at the University of North Carolina (Chapel Hill). Much of his published research concerns the growth of medical learning within a university setting in the Middle Ages and the concomitant medicalization of European life. He developed this latter theme in his 1993 book, *Medicine before the Plague: Doctors and Patients in the Crown of Aragon, 1285–1335,* which was awarded the William H. Welch Medal by the American Association for the History of Medicine in 1994. Since 1975 he has been a general editor of the collected Latin writings of one of the most famous of medieval physicians, Arnau de Vilanova (d. 1311), and has edited several of the individual volumes in this international series. In 1997 he published an edition with commentary of the last great surgical treatise of the Middle Ages, the *Inventarium* or *Chirurgia magna* of Guy de Chauliac, and his general study of thirteenth-century surgery, *The Rational Surgery of the Middle Ages,* was published in 2006.